アクチュアル 脳・神経疾患の臨床

最新アプローチ
多発性硬化症と視神経脊髄炎

総編集●辻　省次
専門編集●吉良潤一

Actual Approach to Neurological Practice

中山書店

〈アクチュアル 脳・神経疾患の臨床〉

[総編集]

辻　省次　東京大学

[編集委員]（五十音順）

宇川義一　福島県立医科大学

河村　満　昭和大学

吉良潤一　九州大学＊

鈴木則宏　慶應義塾大学

祖父江元　名古屋大学

髙橋良輔　京都大学

西澤正豊　新潟大学

水澤英洋　東京医科歯科大学

＊本巻担当編集

シリーズ刊行にあたって

　近年，さまざまな診療ガイドラインが提供されるようになり，診断の進め方，治療法の選択などにおいて大変参考になるようになっています．このようなガイドラインの作成にあたっては，Evidence-based medicine（EBM）という考え方が積極的に取り入れられ，それがどの程度の根拠に基づくものか，という点が十分に吟味された上で診療ガイドラインに反映されています．このような資料は非常に有用であり，日々の診療に欠かせないものとなっていますが，一方で，一定のマニュアル的な位置づけになりやすく，診断の組み立て，疾患の成り立ち，治療法の機序などについて深く理解するという，本来，プロフェショナリズムの観点から求められることが，十分には達成しにくいという面もあります．

　同じ疾患であっても，患者さん一人一人は，その症状一つを取ってみても多様であるように，必ず特徴（variance）があり，それは，病態に関連する背景因子の個人差などを反映していると考えられます．すなわち，それぞれの患者さんが持っている病態の本質と，その特徴をよく把握して診療にあたることが求められるのです．EBM が group-oriented medicine と言われることもあるように，患者集団の平均的なところを把握して診療を進めるような考え方となっているのに対して，実際の診療の場では，患者さん個人の持つ variance をよく把握して最適な診療を進めることが望まれることになります（individual-oriented medicine）．このような考え方は，医師の裁量部分に適切に反映されるため，われわれは，疾患の症候，病態，診断，治療についての深い理解と，それぞれの患者さんの持つ特徴をよく把握した上で，診療を進めることが必要になります．

　シリーズ《アクチュアル 脳・神経疾患の臨床》は，このような考え方に立って，神経内科医ならびに神経内科専門医を目指す方々，さらには神経内科専門医取得後の生涯教育に役立つシリーズとして企画したものですが，他の診療科の方々でも神経内科疾患の診療に際して参考となるような内容となっています．各巻でテーマを絞り，その"take-home-message"が何であるかを読者にわかりやすいものとして発信するように努め，巻ごとに編集担当者を決めて専門編集体制をとるとともに，随時編集委員会を開催してその企画内容などを十分に吟味検討し，充実した内容を目指しています．各テーマの"focus"としては，できるだけ最新の動向を反映したものとするようにし，特に，"神経内科医としてのプロフェショナリズムを究める"，という立場を重視して，そのような視点に立つ記述を少しでも多く盛り込むようにしました．

構成にあたっては，最新の進歩・知識の全体をバランスよく理解できること，実地診療に役立つように検査，診断，治療などの診療上のノウハウをできるだけ盛り込むことに留意し，さらに必要に応じてその科学的根拠について簡潔に記述するようにしました．冒頭に述べましたように，同じ疾患であっても，患者ごとの病態の特徴をどのようにして把握・理解するか，という視点を記述に含めるようにし，さらに，本文での記載に加えて，「Column」「Case Study」「Lecture」「Memo」「Key words」などの項目の活用やフローチャートやイラストを積極的に取り入れることで，読者が理解を深めやすいように工夫しています．

　本シリーズが，神経内科医のプロフェショナリズムを目指す方々に座右の書として活用されるものとなることを編集委員一同祈念しています．

2011 年 10 月吉日

東京大学大学院医学系研究科 神経内科学教授
辻　省次

序

　本書のテーマである多発性硬化症（multiple sclerosis：MS）と視神経脊髄炎（neuromyelitis optica：NMO）は，シリーズ《アクチュアル 脳・神経疾患の臨床》で初めてとりあげる脱髄疾患（demyelinating disease）です．

　多発性硬化症と視神経脊髄炎は，disease modifying therapy（DMT；病態修飾療法）の出現と，疾患特異的なバイオマーカーの発見により，神経内科でも大きなトピックスとなっています．

　多発性硬化症は神経難病の代表的な疾患で，現在，世界中に250万人以上の患者さんがいるといわれています．若年成人に好発し，いったん発病すると根治的な治療法がないために，患者さんは終生本症に苦しめられることになります．過去4回のわが国の全国臨床疫学調査では，多発性硬化症の患者数が急増していることが示され，社会的にもますます重要な疾患となってきています．

　近年，本症の診療に大きな進歩がみられました．それがDMTの出現です．これにより患者さんはQuality of Lifeの高い社会生活を送ることができるようになりました．DMTは世界中で次々と開発され，わが国でも複数のDMTが臨床で使用できる時代となり，その数は今後もますます増える見通しです．しかし，DMTの出現は患者さんにとって大きな福音といえますが，いずれのDMTにも一定の率でnon-responderが存在しますので，神経内科医は絶えず最新のDMTに関わる情報を入手し，どのような患者さんにどのDMTを使用するか，患者個別的に治療法を最適化することが強く望まれるところとなりました．

　また一方，多発性硬化症ではこれまでにさまざまな中枢神経抗原を標的とする自己抗体の存在が報告されてきましたが，これらは臨床像との密接な結びつきがないものがほとんどでした．しかし，抗アクアポリン4（AQP4）抗体は視神経脊髄炎への特異性が高く，脱髄疾患では初めて臨床像と密接に結びついた自己抗体であるといえます．そして，アジア人の多発性硬化症は，視神経脊髄炎との臨床・病理学的なオーバーラップが大きいため，両疾患の関係がいまホットな話題となっています．このような新たなバイオマーカーの発見は，疾患に対する新たな理解を生み，診断・治療方針を大きく変えます．したがって，一般神経内科医にとっても脱髄疾患の病態に関する最新の情報にアクセスすることはとても大事なことです．

　本書は，"アクチュアル"という語が示すとおり，最新の多発性硬化症・視神経脊髄炎の情報の真実を，臨床現場にわかりやすく，そして興味深いスタイルでお届けすることを目指して企画されています．本書がわが国の多発性硬化症診療にいくらかでも貢献できることを願ってやみません．

2012年10月

九州大学大学院医学研究院神経内科学教授
吉良潤一

アクチュアル 脳・神経疾患の臨床
最新アプローチ 多発性硬化症と視神経脊髄炎
Contents

I. 多発性硬化症の病態と診断

日本における多発性硬化症の臨床像・疾患概念の変遷	吉良潤一	2
臨床疫学	松井 真	9
自然経過からみた病型分類と予後	吉良潤一	18
神経病理	真崎勝久，吉良潤一	29
Column 多発性硬化症におけるアストロサイト障害　35		
細胞性・液性免疫および髄液所見	松下拓也	37
神経症候	髙 昌星	46
画像診断—MRIを中心に	新野正明	56
Column Dawson's finger　59		
Column MRIを過信しない　60		
神経生理検査—誘発電位検査を中心に	萩原綱一，飛松省三	64
Column なぜパターン刺激か？　66		
Column 抗アクアポリン4（AQP4）抗体とVEP所見の関係　66		
Column なぜ電気刺激か？　68		
多発性硬化症およびCISの診断基準	藤原一男	70
小児多発性硬化症	鳥巣浩幸，原 寿郎	85
Column MSとADEMの頭部MRIを用いた鑑別　88		
Column 小児多発性硬化症の発症リスク評価　90		
多発性硬化症の鑑別診断	原 英夫	92
Column tumefactive MS　96		
多発性硬化症の類縁疾患		
バロー病	真崎勝久，吉良潤一	99
Column 同心円状病巣はどのように形成されるか　100		
Column バロー病がつなぐ脱髄性疾患　102		
急性散在性脳脊髄炎	井上裕文，市山高志	104
アトピー性脊髄炎	河野祐治	109
中枢・末梢神経の脱髄性疾患の合併	桑原 聡	115
Column 脱髄型GBSと軸索型GBS　116		
Column ミエリン構成蛋白遺伝子異常と先天性脱髄疾患　117		

病因・病態をめぐって
　免疫遺伝学的背景からみた病因・病態……………………………………………吉村　怜 119
　網羅的遺伝子発現解析からみた病因・病態………………………………………佐藤準一 125
　環境因子からみた病因・病態………………………………………………………菊地誠志 137
　動物モデルからみた病因・病態……………………………………………………山村　隆 146
　　Column Th17 細胞の介在する脳内炎症は制御するのが難しい？　148
　グリア細胞からみた多発性硬化症…………………………………………………錫村明生 150
　血液脳関門からみた病因・病態……………………………………佐野泰照,神田　隆 157
　髄鞘再生からみた病因・病態………………………………………………………中原　仁 164
　　Column 神経細胞はグリア海の孤島？　167
　　Column 髄鞘再生療法の開発　169

II. 多発性硬化症の治療とケア

　治療ガイドラインの用い方…………………………………………………………松井　真 172
　急性増悪期の治療
　　副腎皮質ステロイド薬……………………………………………………………松井　大 178
　　　Column 副腎皮質ステロイドと骨粗鬆症　181
　　　ディベート 定期的ステロイドパルス療法は有効か？　182
　　血液浄化療法（アフェレシス）…………………………………………………野村恭一 183
　　　Column IAPP の血漿処理量と IgG サブクラスの吸着率　188
　　　Column ステロイド治療抵抗性 MS に対するアフェレシス療法の有効性　189
　　　Column 多発性硬化症（MS）と視神経脊髄炎（NMO）　190
　再発・進行防止の治療
　　インターフェロンベータ…………………………………………………………越智博文 194
　　　Column IFNβに対する non-responder　195
　　　Column IFNβの長期追跡調査　199
　　　Column IFNβ中和抗体　201
　　フィンゴリモド……………………………………………………………………吉良潤一 205
　　　Column 抗 AQP4 抗体陽性例でのフィンゴリモドの作用機序　212
　　免疫抑制薬の用い方………………………………………………………………田中正美 217

最新アプローチ 多発性硬化症と視神経脊髄炎
Contents

免疫グロブリン大量静注療法 ································· 岡田和将 224
ナタリズマブ ··· 新野正明 229
    ディベート natalizumab はどのように使用すべきか？ 232
アレムツズマブ ··· 朝倉邦彦 235
リツキシマブ ·· 小森美華，近藤誉之 240
    Column MS と B 細胞，NMO と T 細胞 242
その他の新規治療薬の開発状況 ······························ 富岳 亮 246
対症療法 ··· 深澤俊行 255
    Column 対症療法の有効性の評価 256
    Column 髄腔内バクロフェン療法（intrathecal baclofen therapy：ITB 療法） 257
膠原病合併例の治療 ·· 郡山達男 263
妊娠・出産希望時の治療の進め方 ····························· 清水優子 272
    Column なぜ MS は妊娠中に安定するのか？―その免疫学的機序について 273
    Column MS の産褥期再発率と授乳 274
    Column フィンゴリモド（ジレニア®，イムセラ®）の妊娠・出産への影響 275
    ディベート 視神経脊髄炎の妊娠・出産―妊娠期に再発しやすいのか？ 276
患者への説明のポイント ······································· 横山和正 279
    Column 日本における MS 診断・治療の今後の課題 281
    Column 膠原病合併例で抗 AQP4 抗体陽性の場合の IFN β の使用 282
QOL とケア・生活指導の進め方 ····························· 菊地ひろみ 288
医療経済学的視点からみた多発性硬化症治療の課題 ········· 荻野美恵子 292

III. 視神経脊髄炎の病態と治療

疾患概念の変遷と診断基準 ···································· 藤原一男 304
抗アクアポリン 4 抗体 ·· 田中恵子 314
    Column AQP4 と炎症との関連についての EAE を用いた検討 316
    Column アクアポリン / 水チャネル 319
臨床像と画像・髄液検査所見 ·································· 宮本勝一 323
NMO spectrum disorder ································ 河内 泉，西澤正豊 331
    Column AQP4 分子の局在と NMO の病態 336
サイトカインバランスと免疫・免疫遺伝学 ··············· 磯部紀子，吉良潤一 338

神経病理所見からみた病態 ……………………………………………………………三須建郎 343
 Column 脱髄関連疾患の多様性とアストロサイト傷害・脱髄との関係　348
実験モデルからみた病態 ………………………………………中辻裕司, 木下　允, 望月秀樹 351
 ディベート NMO の病変分布は抗アクアポリン 4 抗体だけで説明できるか？　354
 Column 抗アクアポリン 4 抗体単独で炎症を惹起できるか？　354
治療法の選択と新規治療法の開発状況 …………………………………………………中島一郎 358
病態をめぐって〈ディベート〉
 展望 ………………………………………………………………………………中島一郎 365
 問題点・課題 ……………………………………………………………………吉良潤一 370

Case Study

CASE 1　長大な脊髄病巣の出現を認め,
　　　　四肢麻痺・呼吸不全となった 54 歳女性 ………………………………清水　潤 384
CASE 2　脳腫瘍が疑われ緊急入院となった 12 歳男児 ………………桐山敬生, 上野　聡 387
CASE 3　脳 MRI にて同心円状病変を呈した 45 歳女性 …………………………新野正明 394

付録

最新版多発性硬化症診断基準（2010 年改訂 McDonald 基準）……………………藤原一男 397
本書でとりあげたわが国で多発性硬化症治療に用いられる主な薬剤 …………………… 403

索引 ……………………………………………………………………………………………… 404

【読者への注意】

本書では, 医薬品の適応, 副作用, 用量用法等の情報について極力正確な記載を心がけておりますが, 常にそれらは変更となる可能性があります. 読者には当該医薬品の製造者による最新の医薬品情報（添付文書）を参照することが強く求められます. 著者, 編者, および出版社は, 本書にある情報を適用することによって生じた問題について責任を負うものではなく, また, 本書に記載された内容についてすべてを保証するものではありません. 読者ご自身の診療に応用される場合には, 十分な注意を払われることを要望いたします.

中山書店

執筆者一覧（執筆順）

吉良潤一	九州大学大学院医学研究院神経内科学	山村　隆	国立精神・神経医療研究センター神経研究所免疫研究部／多発性硬化症センター
松井　真	金沢医科大学神経内科学	錫村明生	名古屋大学環境医学研究所神経免疫分野
真崎勝久	九州大学大学院医学研究院神経内科学	佐野泰照	山口大学大学院医学系研究科神経内科学
松下拓也	九州大学大学院医学研究院神経内科学	神田　隆	山口大学大学院医学系研究科神経内科学
髙　昌星	信州大学医学部保健学科生体情報検査学講座	中原　仁	慶應義塾大学医学部神経内科
新野正明	国立病院機構北海道医療センター臨床研究部	松井　大	大津赤十字病院神経内科
萩原綱一	九州大学大学院医学研究院臨床神経生理学分野	野村恭一	埼玉医科大学総合医療センター神経内科
飛松省三	九州大学大学院医学研究院臨床神経生理学分野	越智博文	愛媛大学大学院医学系研究科加齢制御内科学分野
藤原一男	東北大学大学院医学系研究科多発性硬化症治療学	田中正美	国立病院機構宇多野病院多発性硬化症センター
鳥巣浩幸	九州大学大学院医学研究院成長発達医学分野	岡田和将	産業医科大学医学部神経内科学
原　寿郎	九州大学大学院医学研究院成長発達医学分野	朝倉邦彦	藤田保健衛生大学脳神経内科学
原　英夫	佐賀大学医学部内科学講座	小森美華	京都大学大学院医学研究科臨床神経学
井上裕文	山口大学大学院医学系研究科小児科学分野	近藤誉之	武田病院神経免疫センター
市山高志	山口大学大学院医学系研究科小児科学分野	富岳　亮	金沢医科大学神経内科学
河野祐治	九州大学大学院医学研究院神経内科学	深澤俊行	さっぽろ神経内科クリニック
桑原　聡	千葉大学大学院医学研究院神経内科学	郡山達男	広島市立広島市民病院神経内科
吉村　怜	九州大学大学院医学研究院神経内科学	清水優子	東京女子医科大学神経内科
佐藤準一	明治薬科大学薬学部生命創薬科学科バイオインフォマティクス	横山和正	順天堂大学医学部脳神経内科
菊地誠志	国立病院機構北海道医療センター神経内科	菊地ひろみ	札幌市立大学看護学部

荻野美恵子	北里大学医学部神経内科学	中辻裕司	大阪大学大学院医学系研究科神経内科学
田中恵子	金沢医科大学神経内科学	木下　允	大阪大学大学院医学系研究科免疫制御学
宮本勝一	近畿大学医学部神経内科	望月秀樹	大阪大学大学院医学系研究科神経内科学
河内　泉	新潟大学脳研究所神経内科	中島一郎	東北大学病院神経内科
西澤正豊	新潟大学脳研究所神経内科	清水　潤	東京大学医学部附属病院神経内科
磯部紀子	九州大学大学院医学研究院神経内科学	桐山敬生	奈良県立医科大学神経内科
三須建郎	東北大学大学院医学系研究科多発性硬化症治療学	上野　聡	奈良県立医科大学神経内科

本書で用いられる主な略語

AQP4	aquaporin-4	アクアポリン4
AZT	azathioprine	アザチオプリン
CIS	clinically isolated syndrome	
CMS	conventional <form of> multiple sclerosis	通常型多発性硬化症
CPA	cyclophosphamide	シクロホスファミド
DFPP	double filtration plasmapheresis	二重濾過血漿分離交換法
DMD	disease modifying drug	病態修飾薬
DMT	disease modifying therapy	病態修飾療法
EDSS	Expanded Disability Status Scale of Kurtzke	Kurtzke の総合障害度スケール
IAPP	immunoadsorption plasmapheresis	免疫吸着療法
IFNβ	interferon-β	インターフェロンベータ
IVIg	intravenous immunoglobulin	免疫グロブリン大量静注療法
LCL	long spinal cord lesion	長大な脊髄病巣
LESCL	longitudinally extensive spinal cord lesion	3椎体以上の長大な脊髄病巣
MITX	mitoxantrone	ミトキサントロン
MP	methylprednisolone	メチルプレドニゾロン
MS	multiple sclerosis	多発性硬化症
MTX	methotrexate	メトトレキサート
NMO	neuromyelitis optica	視神経脊髄炎
OSMS	opticospinal <form of> multiple sclerosis	視神経脊髄型多発性硬化症
PE	plasma exchange	血漿交換療法
PP	plasmapheresis	血漿浄化療法
PPMS	primary progressive multiple sclerosis	一次性進行型多発性硬化症
PSL	prednisolone	プレドニゾロン
RRMS	relapsing-remitting multiple sclerosis	再発寛解型多発性硬化症
SPMS	secondary progressive multiple sclerosis	二次性進行型多発性硬化症

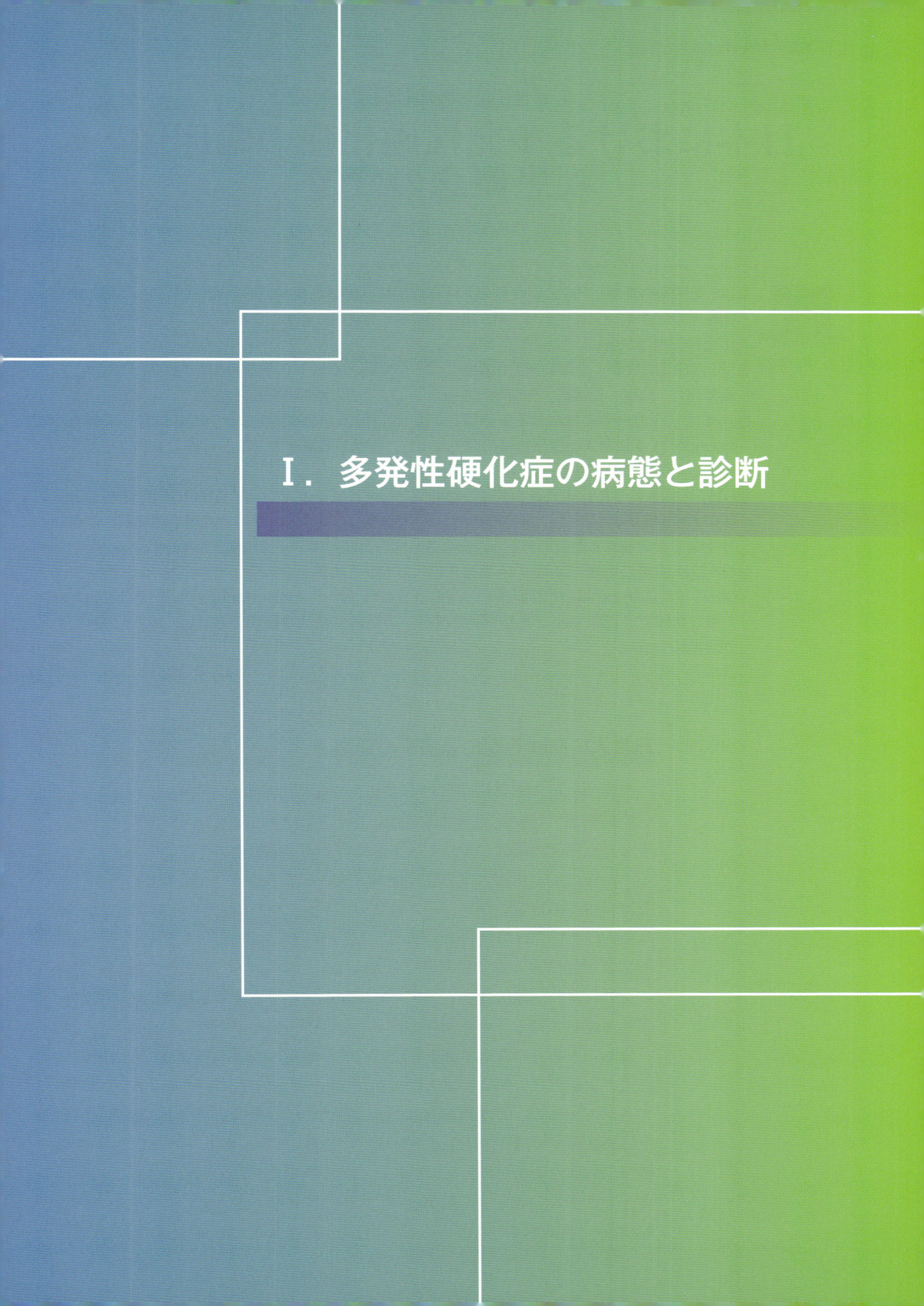

I．多発性硬化症の病態と診断

I. 多発性硬化症の病態と診断

日本における多発性硬化症の臨床像・疾患概念の変遷

Point

- MS 有病率の変遷：1972 年から 2004 年の間に実施された 4 回の多発性硬化症（MS）全国臨床疫学調査結果によれば，MS 推定患者数・有病率は過去 30 年間で約 4 倍増加し，特に女性で増加が著しい．
- MS 臨床像の変遷：全国臨床疫学調査により，発症年齢ピークが 30 歳代から 20 歳代へと若年化し，高度の視神経・脊髄障害が減少していることが明らかにされた．
- バイオマーカーの発見による疾患概念の変遷：中枢神経の主要な水チャネル分子である aquaporin 4 に対する自己抗体の発見により，視神経脊髄炎が MS とは異なる独立した疾患として位置づけられた．
- DMT の導入による臨床経過の変遷：わが国でも IFNβ やフィンゴリモドの日常臨床への導入により MS の再発が減り，臨床経過が大きく改善しつつある．長期的な総合障害度の改善や生命予後の改善も期待できるが，安全性を含む長期観察データが望まれている．
- MS 診断基準の変遷：DMT の早期導入により MS への進行の抑制が期待できることから，MS の早期診断を目指した診断基準の改訂が行われ，最新の McDonald 基準（2010 年）では，1 回の発作で 1 回の MRI でも空間的多発性・時間的多発性が証明できれば，MS との診断が可能になった．

日本人における MS 有病率の変遷

　世界的には先進諸国における多発性硬化症（multiple sclerosis：MS）の有病率の増加，特に若年女性での増加が著しい[1-3]．欧米白人では同一国でみても，高緯度地域ほど MS 有病率が高いという緯度の影響がよく知られている．わが国でも同様に高緯度ほど MS 有病率が高いという，MS の有病率に及ぼす緯度の影響の存在が示されている[4]．しかし最近の調査によれば，欧米白人においては緯度の低い地域で MS 有病率が増加することに伴って緯度の影響が軽減する方向にあることが示されている[3,5]．つまり，緯度の及ぼす正の作用の一部にはライフスタイルの現代化で変化する環境因子の正の作用と関連している（オーバーラップしている）側面があるといえる．

　日本でも過去の有病率調査と比較して，最近の疫学調査では，たとえば北海道の十勝地区の調査では人口 10 万人あたり 13.1 人という高い有病率が報告されている[6]．わが国全体では，過去 30 年の間に実施された 4 回の MS 全国臨床疫学調査（1972, 1982, 1989, 2004 年）により[7-9]，MS 患者数の増加や病像の変化が明らかにされた．この調査結果は以下のように要約される．①日本人の MS はこの 30 年間で患者数が約 4 倍増加した（推定患者数 9,900 人，有病率 7.7／10 万人）．②発症年齢のピークが 30 歳代から 20 歳代

1 日本人MSの臨床像と緯度との関係

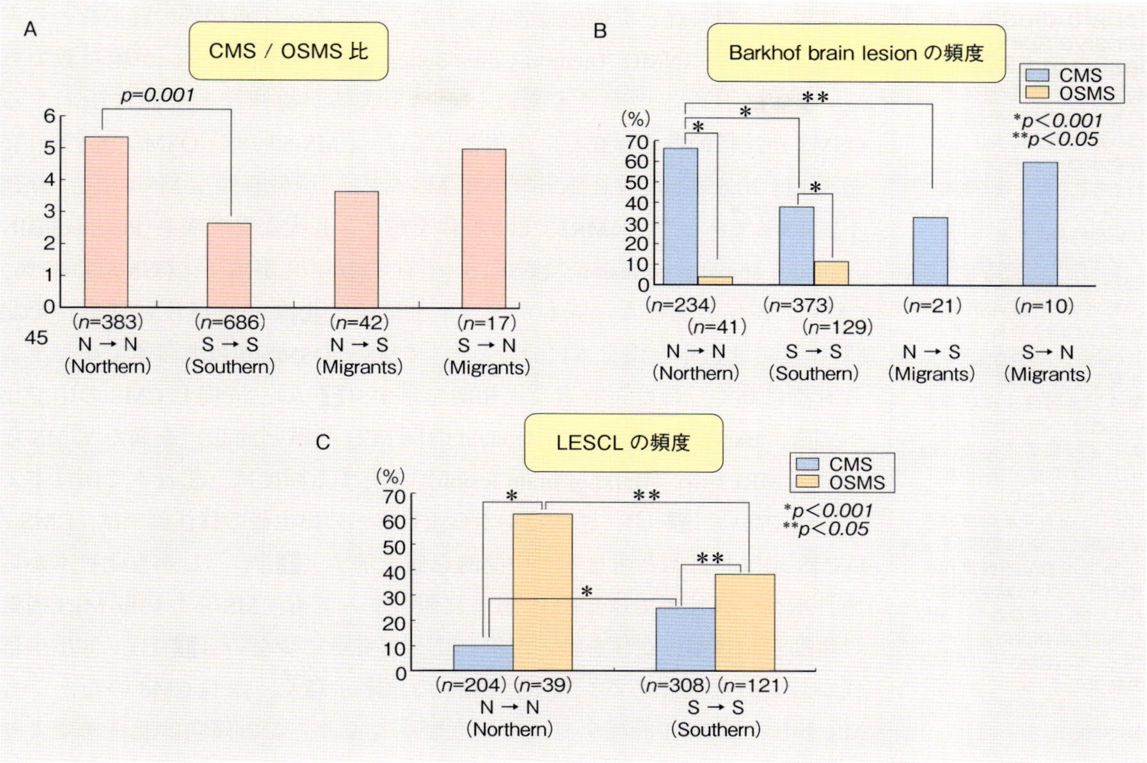

A：CMS／OSMS比．N：北日本，S：南日本．矢印の基点は出生地，矢印の終点は現在の居住地を示す．
B：Barkhof brain lesionの頻度．Migrants（移住者）はOSMSの数が少ないので，OSMSについては図中に示していない．
C：LESCLの頻度．

に若年化した．さらに以前の調査でみられた50歳代の第2の発症ピークが消失した．③女性の比率が約2倍増え，男女比は1：2.9となった．④出生年代別にみると，若い世代ほど通常型MS（conventional MS：CMS）患者の比率も絶対数も増えてきており，その傾向は特に北日本で顕著である．

MS有病率の増加は，MRIの普及による診断技術の向上の影響があることは想像に難くないが，女性の比率の顕著な増加はこれのみでは説明できず，真の増加を反映しているものと考えられる．また，日本と同様なMS発症年齢の若年化は，MS有病率の増加が著しい他地域でも報告がある[10]．日本ではわずか30年の間に劇的なMS患者数の増加が生じており，特に若年女性でMS発症リスクが増大していることがわかる[*1]．

日本人MSの臨床像の変遷

従来，アジア人種のMSは視神経と脊髄の障害が高度で，欧米白人に比してCMSに対する視神経脊髄型MS（opticospinal MS：OSMS）の比率が高いことが知られていた．これは，これまでの臨床症候に基づく解析によるところが大きかったが，第4回の全国臨床疫学調査では，初めて約1,000例に上る詳細なMRI所見が集積された[9,11]．これは世界的にみてもまれな規模のデ

> **Memo**
> **MS発症年齢の若年化**
> 地中海のサルディニア島（北緯約40度）では，1976年から2001年にかけて，MS有病率が10万人あたり6.8人から152人に著増した．並行して，MS発症年齢の若年化が起こっていることが観察されている[9]．日本と同様な緯度にある海に囲まれた島である点，第二次世界大戦後に生活の現代化が急速に進んだ点など共通しているのは興味深い．日本も今後サルディニア島同様にMSがさらに激増する可能性がある．
>
> [*1]
> 詳細は本章「臨床疫学」（p.14）参照．

longitudinally extensive spinal cord lesion（LESCL）

病巣の長さが3椎体以上に及ぶ長大な脊髄病巣をいう。欧米白人のMSでは，脊髄病巣が2椎体以上にわたることはまれであることから，LESCLはNMOに特徴的とされる。しかし，アジア人種のMSは，脳にMSらしい脳病巣を有するCMSや抗AQP4抗体が陰性のCMSであっても，10ないし20%がLESCLを有するのが特徴である。第4回全国臨床疫学調査によれば，この傾向は南日本でより顕著である（❶-C）。つまり，南日本ではいる日本に比し，CMSでLESCLを有する頻度が有意に高く，逆にOSMSでLESCLを有する頻度が有意に低いという結果が得られている。すなわち，MSとNMOの病像のオーバーラップ（CMSとOSMSの病像のオーバーラップ）は，北日本より南日本で顕著といえる。

＊2
具体的なデータは本章「臨床疫学」（p.16）参照．

ータといえる．その結果，以下のような点が明らかにされた．①過去の調査と比較し，視神経と脊髄の障害程度が軽くなった．②単相性の経過をとるドゥヴィック病（NMO〈neuromyelitis optica：視神経脊髄炎〉）が絶対数でもMS全体に占める比率でも激減した．③病巣が視神経と脊髄に限局するOSMSが比較的多く存在し，全体としては，CMS 57.7%，OSMS 16.5%，脊髄型MS 10.6%，視神経脳幹脊髄型MS 5.8%，脳幹脊髄型MS 4.6%，分類不能4.9%であった．④MRIでは3椎体を超える長大な脊髄病巣（longitudinally extensive spinal cord lesion：LESCL）を有する頻度が高く，OSMSで42%，CMSで17%であった．⑤わが国（本土はほぼ北緯30〜45度に位置）を北緯37度で北日本と南日本に分けると，CMS／OSMS比は北日本で南日本より有意に高く，緯度と有意な逆相関を示す（❶-A）．⑥同じCMSの中で比べても，Barkhofの基準（McDonaldの脳MRI基準と同じ）を満たすMSらしい脳MRI病巣（Barkhof brain lesion）を有する頻度は，北日本で南日本より有意に高い（❶-B）．⑦北日本から南日本への出生後の移住例では，CMS／OSMS比は北日本と南日本の中間的な値を示す（❶-A）．しかも北日本から南日本への移住例では，CMS患者に限ってみても，MSらしい脳MRI病巣の頻度が北日本に在住を続けた例に比べて有意に少ない（❶-B）．⑧出生年代が若い（最近である）ほど，CMSの比率が高く，かつCMSのなかでもMSらしい脳MRI病巣を有する頻度が高くなり，この傾向は北日本でより顕著である[*2]．

これらの結果は，日本人MSは戦後の急速な欧米化などの環境要因の影響を受けて病像が欧米型（CMS）へと大きく変わってきていること，またこのようなMSの臨床病型の変化は緯度の影響を強く受け，北日本でより顕著であることを示している．生活の現代化・欧米化は日本中で起こったにもかかわらずCMSの増加，MSらしい脳MRI病巣の増加が高緯度地域で著しいことはきわめて興味深い．このことは，ライフスタイルの現代化のMSへの影響は緯度の影響と相互作用する，ないし関連する面があることを意味しており，前述の世界的な動向から示唆されることとも一致している．

バイオマーカーの発見による疾患概念の変遷

近年，NMOとアジア人種のOSMSで，アストロサイトの足突起に存在する水チャネル蛋白であるaquaporin 4（AQP4）に対する自己抗体が存在することが示された[12,13]．本抗体のNMOにおける感度は50%程度と中等度であるが，特異度が90%程度と高いことから，NMOはMSとは異なる独立した一疾患単位と位置づけられるようになった[12]．NMOの治療反応性がMSとは異なることから，臨床的にNMOをMSから分離する意義は大きい．そこで，NMO-IgG／抗AQP4抗体を含めたWingerchukらの新しいNMO診断基準[14]が広く使用されるようになった．さらにNMO spectrum disorder（NMOsd）の名称のもとにスペクトラムが大幅に広げられ，アジア人のOSMSもその中に含められている．しかし，そのことで逆にNMOsdの範疇があいまいに

もなってきているともいえる．加えて，アジア人種では MS と NMO の間でオーバーラップが多く，たとえば，アジア人種では抗 AQP4 抗体が陰性の CMS 例であっても LESCL が 10〜20％で認められる[9,11]．また，NMO は抗 AQP4 抗体の存在を根拠として MS から分離されたのに，NMO の半数では抗 AQP4 抗体は陰性なので，seronegative NMO は，何の根拠をもって MS とは異なる疾患といえるのか，その理由づけが困難であるなどの課題が残されている．本書でも，MS と NMO が独立した疾患単位とする立場と，両者がスペクトラムの両端にあり中間的なタイプがアジア人種では比較的よくみられるという立場からのディベートがなされているので，参照されたい[*3]．Wingerchuk らの改訂 NMO 診断基準[14]では，単相性のものから再発性のものまで，さらには自己免疫素因を有するものから傍腫瘍性のものまで heterogeneous なものが一疾患単位として一括りにされているので，適切ではないと私たちは考えている．

*3
本巻Ⅲ．視神経脊髄炎の病態と治療「病態をめぐって―問題点・課題」（p. 370）参照．

DMT の導入による治療と臨床経過の変遷

　MS の治療方針は，急性期の短縮，再発・進行防止，後遺症の対症療法から成る．急性期治療に関しては，ステロイドパルス療法が主体であることに変わりはないが，無効な場合や抗 AQP4 抗体が陽性の場合は，血液浄化療法がより積極的に施行されるようになり，効果がみられる例も少なくない．従来，再発防止には免疫抑制薬や少量ステロイド薬の維持療法が経験的に行われてきた．しかし，アジア人種では初のインターフェロンベータ（IFNβ）-1b（ベタフェロン®）の多施設共同二重盲検試験により，日本人でも欧米白人と同様に IFNβ-1b により，OSMS であれ CMS であれ 30％程度の再発率の減少がみられることが証明された[15]．IFNβ の臨床導入により MS の治療は大きく様変わりし，臨床経過も再発，特に重症の再発が減るなどの改善が得られた．

　しかし，市販後に日本人 MS 患者では IFNβ の無効例が OSMS で多いこと[16]や IFNβ-1b 導入後にむしろ予期しない増悪を示す例がある[17]との報告がなされた．そこで，厚生労働省免疫性神経疾患調査研究班では IFNβ 使用例についての全国調査を実施し，抗 AQP4 抗体陽性例では無効例や中止例が多いこと，膠原病合併例では無効例が多いことなどを明らかにし，日本人の特性も考慮した MS 治療ガイドライン 2010 が作成された．現在，抗 AQP4 抗体陽性例には長期少量ステロイド薬維持療法が提唱され，ステロイド薬の長期使用例が増えてきた．しかし，10 年，20 年とステロイド薬の使用が長期に及んだ場合，骨粗鬆症，病的骨折，糖尿病，感染症などの発生は不可避であることから，免疫抑制薬の併用も含めて，ライフロングな視点からの投薬管理が望ましい．

　一方欧米では，IFNβ を clinically isolated syndrome（CIS，MS を示唆する初回発作のみ）の時期から開始することにより，臨床的に確実な MS になるのを有意に遅らせることが報告され，注目されている[18]．しかし，この治

験では，早期治療開始で実薬が偽薬より有意に効果がみられたのは，多巣性の症候で発症した症例やMRI上も初回から9個以上の脳病巣を有する症例であって，MRI上の病巣が少ないものでは有意差がなかった[18]．また，その作用はマイルドで，統計学的には1人の患者が総合障害度で1段階進むのを抑えるのに約12人の患者に投与する必要があるというレベルであった[18]．したがって，脳病巣の少ないアジア人種のMSにこの結果をそのまま適用できるかは，今後の検討課題として残されている．

わが国では，2011年からフィンゴリモド（イムセラ®，ジレニア®）が臨床導入された．フィンゴリモドのresponderは約80％にも達するといわれている．しかし，世界的にみても長期の安全性が確認されていないことから，わが国でも欧州同様に第二選択薬の位置づけである．しかし，IFNβでは約30％のMS患者がnon-responderと目されているので，フィンゴリモドで恩恵を受ける患者数は多いと考えられる．長期の安全性が確立すれば，その位置づけもまた変わってくるであろう*4．

さらに切れ味のよい分子標的療法として，natalizumab（Tysabri®／2012年現在国内未承認），alemtuzumab（Campath®／2012年現在国内未承認）などが，より安全な経口薬としてBG-12（dimethyl fumarate）などの開発が世界的には進められており，これらはわが国でも治験中，あるいは治験が計画されている．近い将来，このような切れ味のよいDMT（disease modifying therapy：病態修飾療法）がわが国のMS臨床にも導入されよう．しかし，このようなピンポイントに作用する分子標的療法では，免疫バランスが崩れることで思いがけない新たな自己免疫疾患や日和見感染症を誘発してしまう危険性が常にある．したがって，神経内科医がMSのDMTについて絶えず最新の情報を入手し，どのようなMS患者にどのDMTを使用するか，患者個別的な治療法の最適化を図ることがより強く望まれよう．

*4
本巻II.「フィンゴリモド」（p.205）参照．

MS診断基準の変遷

世界的にDMTの臨床応用が広まるにつれ，早期DMT開始のため，MSの早期診断が求められるようになった．これは，前述のようにCISの状態で，IFNβなどを早期に開始したほうが，その後に臨床的に確実なMSになる率を有意に減少できること，治験後に遅れてIFNβを始めた例は早く始めた例に比し臨床的に確実なMSになる率が高いままで推移すること（実薬を治験当初から開始した群では，偽薬で開始した群に比し40％ほど障害度の進行のリスクが軽減する状態が続く），が示されたことによる[18]．

従来，MSは初回発作の後に臨床的な再発があるまで，臨床的に確実なMSとは診断できなかった．そこで，2005年の改訂McDonald基準では，MRI上の再発（潜在性の病巣）がみられれば，臨床的には1回の発作であってもMSと診断できるようになった[19]．ただし，MRI上の再発とする前提条件として，Barkhof基準（McDonaldのMRI基準と同じ）を満たすMSらしい脳MRI病巣を有することがあげられている．さらに，2010年の改訂

2 disease activity free state（DAFS）の定義と頻度

DAFS の定義		
・再発がない ・障害度（EDSS）の進行がない ・new MRI activity がない（No new T2 lesions and new gadolinium enhancing lesions）		
最近の第Ⅲ相試験における DAFS（％）の頻度		
	実薬	偽薬
natalizumab（AFFIRM）	37.0	7.0
フィンゴリモド 0.5 mg（FREEDOMS）	32.7	16.0
フィンゴリモド 1.25 mg（FREEDOMS）	37.5	12.9

（Lublin FD. *Multiple Sclerosis and Related Disorders* 2011[22] より）

では，1回の臨床的な発作で1回のMRIであっても，造影される新しい病巣と造影されない古い病巣が共存していれば，時間的な多発性の証明としてよいことになった[20]．すなわち，このような例では1回の臨床的な発作で1回のMRIでもMSと診断できることになった．ただし，急性散在性脳脊髄炎でもすべての脳病巣が一様に造影されるとは限らないので注意が必要であるし，抗AQP4抗体を測定しNMOの可能性を除外する必要性も明記されている[20]．アジア人種のMSでは，Barkhof brain lesionを有する例は，臨床的に確実なMS例であっても約6割程度にとどまることから，McDonaldのMRI基準（Barkhof基準）をそのままアジア人種のMSのMRI基準として適用することには問題があり，Pan-Asian Committee for Treatment and Research in Multiple Sclerosis（PACTRIMS）からはアジア人種のMS向けのMRI基準の改訂版が提唱されている[21]．

おわりに

わが国で繰り返し行われているMSの縦断的な臨床疫学調査は，他のアジア諸国では例をみないものである．わが国のMSの臨床像の変化など，このような地道な臨床研究によって初めて明かされることも多くあると考える．また，新しいバイオマーカーの発見により疾患概念の劇的な変更が起こることも経験された．この意味では，MSのバイオマーカーの発見が強く待ち望まれる．

MSの治療は，IFNβの導入により様変わりし，この20年間はこのような非特異的なDMTにより初めてMSの経過を変えることができた，エポックメーキングな時代であったといえよう．MSをprocess-driven diseaseの視点からみて，その病態に重要なステップをブロックすることを目指した分子標的療法は，大きな成果を生みつつある．一方，antigen-driven diseaseという視点から抗原特異的な免疫寛容療法の導入も試みられたが，めぼしい成果はいまだ得られていない．これは，T細胞やB細胞が認識するMSの自己抗原とエピトープが多種多様であることによると考えられる．

Memo

disease activity free status (DAFS)

最近の臨床試験では，早期のMS患者が組み込まれることが増え，かつDMTの治療効果が優れているものが多いため，どのDMTでも年間再発率や新規MRI病巣の出現を大幅に抑制する．したがって，DMT間の効力の比較が，これらの単一な臨床パラメーターでは難しくなっている．このため，disease activity free status（DAFS）というパラメーターが開発され，用いられることが多くなってきている．DAFSは，①臨床的な再発がない，②総合障害度（KurtzkeのExpanded Disability Status Scaleスコア）の進行（悪化）がないこと，③MRI上の新規の活動性病巣がない（新規または拡大するT2病巣もガドリニウムで造影されるT1病巣もない）ことの3点を満たすものをいう．現時点で最も強力と考えられているnatalizumabでも%DAFSは37%と偽薬の5倍程度にすぎない[22]．したがって，末梢からリンパ球が中枢神経内へ移行するのをブロックするだけではMSの治療は不十分であることが示唆される．

一方,最新の分子標的療法をもってしても,disease activity free status に至る例は30％台にすぎない[22](**2**).これは末梢からの作用だけでは,病勢を完全に食い止めるのは不十分で,中枢神経内のグリア炎症をいかに阻止するかという視点からの治療法の開発が必要であることを示唆している.今後さらに,MS 自体の有病率と臨床像,疾患概念と診断基準,治療法と経過が,変遷していくことが予想される.

(吉良潤一)

文献

1) Noonan CW, et al. Prevalence estimates for MS in the United States and evidence of an increasing trend for women. *Neurology* 2002 ; 58 : 136-138.
2) Barnett MH, et al. Progressive increase in incidence and prevalence of multiple sclerosis in Newcastle, Australia : A 35-year study. *J Neurol Sci* 2003 ; 213 : 1-6.
3) Wallin MT, et al. Multiple sclerosis in US veterans of the Vietnam era and later military service : Race, sex, and geography. *Ann Neurol* 2004 ; 55 : 65-77.
4) Kira J. Multiple sclerosis in the Japanese population. *Lancet Neurol* 2003 ; 2 : 117-127.
5) Alonso A, Hernán MA. Temporal trends in the incidence of multiple sclerosis : A systematic review. *Neurology* 2008 ; 71 : 129-135.
6) Houzen, et al. The prevalence and clinical characteristics of MS in northern Japan. *J Neurol Sci* 2003 ; 211 : 49-53.
7) Kuroiwa Y, et al. Nationwide survey of multiple sclerosis in Japan. Clinical analysis of 1,084 cases. *Neurology* 1975 ; 25 : 845-851.
8) Shibasaki H, et al. Nationwide survey of multiple sclerosis in Japan : Reappraisal of clinical features. *J Trop Geo Neurol* 1992 ; 2 : 73-82.
9) Osoegawa M, et al. Temporal changes and geographical differences in multiple sclerosis phenotypes in Japanese : Nationwide survey results over 30 years. *Mult Scler* 2009 ; 15 : 159-173.
10) Cocco E, et al. Anticipation of age at onset in multiple sclerosis : A Sardinian cohort study. *Neurology* 2004 ; 62 : 1794-1798.
11) Ishizu T, et al. Heterogeneity and continuum of multiple sclerosis phenotypes in Japanese according to the results of the fourth nationwide survey. *J Neuol Sci* 2009 ; 280 : 22-28.
12) Lennon VA, et al. A serum autoantibody marker of neuromyelitis optica : Distinction from multiple sclerosis. *Lancet* 2004 ; 364 : 2106-2112.
13) Lennon VA, et al. IgG marker of optic-spinal multiple sclerosis binds to the aquaporin-4 water channel. *J Exp Med* 2005 ; 202 : 473-477.
14) Wingerchuk DM, et al. Revised diagnostic criteria for neuromyelitis optica. *Neurology* 2006 ; 66 : 1485-1489.
15) Saida T, et al. Interferon beta-1b is effective in Japanese RRMS patients : A randomized, multicenter study. *Neurology* 2005 ; 64 : 621-630.
16) Ochi H, et al. Time-dependent cytokine deviation toward the Th2 side in Japanese multiple sclerosis patients with interferon beta-1b. *J Neurol Sci* 2004 ; 222 : 65-73.
17) Warabi Y, et al. Interferon beta-1b exacerbates multiple sclerosis with severe optic nerve and spinal cord demyelination. *J Neurol Sci* 2007 ; 252 : 57-61.
18) Kappos L, et al. Effect of early versus delayed interferon beta-1b treatment on disability after a first clinical event suggestive of multiple sclerosis : A 3-year follow-up analysis of the BENEFIT study. *Lancet* 2007 ; 370 : 389-397.
19) Polman CH, et al. Diagnostic criteria for multiple sclerosis : 2005 revisions to the "McDonald Criteria". *Ann Neurol* 2005 ; 58 : 840-846.
20) Polman CH, et al. Diagnostic criteria for multiple sclerosis : 2010 revisions to the McDonald Criteria. *Ann Neurol* 2011 ; 69 : 292-302.
21) Chong H, et al. Proposed modifications to the McDonald criteria for use in Asia. *Mult Scler* 2009 ; 15 : 887-888.
22) Lublin FD. Disease activity free status in MS. *Multiple Sclerosis and Related Disorders* 2011 ; 1 : 6-7.

I. 多発性硬化症の病態と診断

臨床疫学

> **Point**
> - 多発性硬化症（MS）は欧米諸国での有病率が高く，アジアの国々では低い．また高緯度地域に患者が多く，低緯度地域には少ない．
> - 主に大脳や小脳病変に起因する症状を呈する欧米人 MS（conventional MS：CMS）と異なり，日本人 MS 患者では視神経と脊髄に主たる病変を有する患者が比較的多い．
> - 遺伝的要因としては，主要組織適合抗原の一つである HLA-DR2 のほか，インターロイキン 2 受容体，インターロイキン 7 受容体などの免疫関連遺伝子があげられる．
> - 環境要因には，緯度とも関連する日照時間とビタミン D 血中濃度のほか，EB ウイルス感染や喫煙があげられる．
> - 日本では 30 年間に MS 患者数が 4 倍に増加した．女性の比率の増加，発症年齢の若年化および北部日本における CMS 患者の増加が目立つ．

はじめに

2000 年に New England Journal of Medicine に掲載された多発性硬化症（multiple sclerosis：MS）についての総説には，本疾患が Charcot, Carswell, Cruveilhier らによって百数十年以上も前に記載されてから今日に至るまでの病因究明，診断方法や治療の進歩などの成果が簡潔にまとめられている[1]．その中で，疫学についての記載は特異な位置を占めている．たとえば，MS の有病率は国や地域により大きく異なるが，数十年単位の経過では，低い地域では増加に転じ，従来高かったスウェーデンやスコットランドの一部の地域では下がりつつあることや，特殊な例として，外国軍隊の駐留により急速に MS 発生率が増えた Faroe 諸島の事例などが取り上げられている．日本の MS 患者数も 30 年間に増加し，またその病型が変化している[2]．つまり，疫学データは元来変化するものであり，疾患を別の側面から観察することによって，初めて病因・病態の解明に繋がる事実に光を当てることができる可能性を内在した研究分野である．

発症した後の MS の治療方法の研究は近年目覚ましい成果を上げつつあるが，疫学の研究成果は，MS の発症自体を未然に防ぐという手だてを提供することができる可能性を秘めている．

有病率の相違

MS の有病率は国ごとに大きく異なる．アジア地域では低有病率とされる人口 10 万人あたり 5 人未満（多くは 2.0 以下）の値を示す国が多いが[3]，北ヨーロッパの国々では高有病率とされる人口 10 万人あたり 30 人という基

1 世界のMS有病率

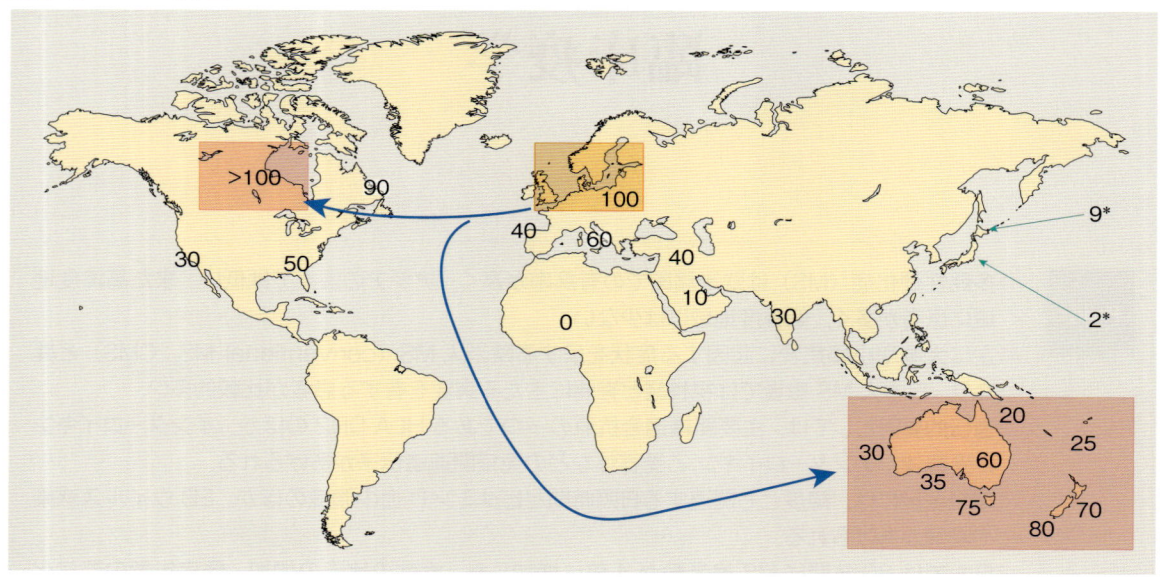

(Compston A, et al. McAlpine's Multiple Sclerosis, 4th ed, 2006[4])に筆者が新しい数値*を加えたもの)

遺伝的因子と環境因子

遺伝的背景と環境因子は互いに独立したMS発症のリスクではなく，ある環境下ではある遺伝子の関与度が増す可能性があることが知られている[6]．しかし，MSに罹患した両親から生まれた子がMSを発症するリスクは高いが，患者である両親に育てられた血縁のない養子の発症リスクは一般人口と変わらないことから，感染因子をはじめとする環境要因よりは遺伝的要因が重要であると推定される．さらに，双生児のMS患者で別個の環境で養育された例は非常に少ないため，MS患者である父親あるいは母親のみが共通である兄弟姉妹（half-sibs）を研究対象とした結果，一緒に育っても，別の環境（家庭）で育っても，MSの発症率は変わらなかった[7]．したがって，MSの家族内集積は環境因子よりも遺伝的因子の関与のほうが大きいと考えられる．

準をはるかに超える50～100人という数字を示し，この地域に出自をもつコーカソイド人種が移住したカナダや米国北部，オーストラリアなどの国々でも有病率が高い（**1**）[4]．しかし，この現象は，同一国内では北緯でも南緯でも高緯度地方になるほどMSの有病率が高い事実と併せ考えると，人種差を規定する遺伝的な背景の相違のみでは説明がつかない．実際に，ほぼ均一な民族性を有する日本国内でも，高緯度地方ほど有病率が高くなる傾向にある[3]．

ところで，MSの病因を考えるうえで重要な研究が，双生児におけるMSの発症率である．遺伝的な背景が同一である一卵性双生児の一方がMSに罹患した場合に他方もMSに罹患した症例は31％であり，遺伝的背景が異なる二卵性双生児の場合には，両名ともMSに罹患したのは5％にすぎなかった[5]．この結果は，遺伝的な背景の重要性を明確に示すとともに，遺伝子のみでは説明することができない後天的な環境要因の関与が存在することを示している．したがって，以下の項目では，MSの疫学を遺伝的要因と環境要因に分けて記載する．

遺伝的要因

人種差

前述したように，コーカソイド人種ではMSの有病率は高く，アジア系人種では低い[3,4]．また，アラブ系住人が多く居住する中近東の地域では，人口10万人あたり5～30人という中間の有病率を示す国が多い[3]．人種あるいは遺伝学的な背景の重要さは，たとえばクウェート国内では，パレスチナ

2 多発性硬化症の疾患感受性遺伝子

遺伝子	染色体	調査対象	機能	発症リスク
HLA-DRB1*1501	6p21-p23	国際共同，日本人	抗原提示	上昇
IL2RA	10p15-p14	国際共同	IL-2受容体	上昇
IL7R	5p13	国際共同	IL-7受容体	上昇
TNFRSF1A	12p13.2	国際共同	TNF受容体	上昇
CD40	20p12	国際共同	免疫補助刺激分子	上昇
CD58	1p13	国際共同	接着分子	上昇

IL-2：interleukin 2, IL-7：interleukin 7, TNF：tumor necrosis factor.
（Kira J. *Lancet Neurol* 2003[3]；Oksenberg JR, et al. *Nat Rev Neurol* 2010[10] より）

系アラブ人はクウェート系アラブ人の2.5倍ものMS有病率を示し，ドイツのある州の調査結果によると，ヨーロッパ系住民よりもトルコからの移民にはMS患者が少ないという事実からも明らかである[8]．

有病率のみならず，特徴的な症状にも人種差が存在する．日本をはじめアジアの国々では，視神経と脊髄に主たる病巣を有する視神経脊髄型MS（opticospinal〈form of〉MS：OSMS）が多い[3]．また，日本人MSでは，小脳病変に起因する症状を呈する症例が少ない[3]．MSの診断に有用とされるシャルコーの三主徴とは眼振・断綴性言語・企図振戦を指すが，これらはいずれも小脳症状であることを考慮すると，欧米諸国におけるMSとは異なる特徴を日本人MS患者が備えていることは確かである．このため，大脳や小脳病変に基づく症状を主体とし，脳MRIで典型的な脱髄病巣を呈するMSを通常型MS（conventional〈form of〉MS：CMS）と呼称し，OSMSと対比して解析すると新たな知見が得られる場合がある．たとえば，近年の日本人MS有病率の増加は，OSMSではなくCMSの増加によることが判明した点などである[2]．

遺伝子

遺伝子で規定されるMS発症に関与する要因のうち，最もよく知られているのは，主要組織適合抗原の一つであるHLA-DR2である[1]．欧米のMS患者におけるHLA-DR2の重要性は多くの報告で確認されていたが，日本人MSでは必ずしも一定の成績が得られなかった．ところが，CMSとOSMSの病型に分類して解析することにより，日本人CMS患者はHLA-DR2を規定する*HLA-DRB1*1501*アレルと相関し，OSMS患者は*HLA-DPB1*0501*アレルと相関していることが明らかになった[3]．すなわち，免疫応答遺伝子が同一のものであれば，類似の症候を呈することが判明した．さらに，最近行われた12,000人を超えるMS患者を対象とした大規模な国際共同研究の結果，いくつかの免疫応答関連遺伝子がMS感受性遺伝子として抽出された．それは，CD25として知られるインターロイキン2受容体（IL-2R）のα鎖を規定する遺伝子とCD127として知られるインターロイキン7受容体（IL-7R）

Memo

IL2RA と *IL7R*

両遺伝子の一塩基多型がどのようにMSの病因に関わっているかは今後の重要な研究課題であるが，両者の発見は想定内の結果ともいえる[9]．

まず，IL-2受容体α鎖はCD25であるが，この分子を膜表面上に多く発現したCD4陽性のヘルパーT細胞分画（CD4⁺CD25^{high}）は，免疫応答の制御に重要な役割をするregulatory T細胞（Treg）を多く含んでいる．すでにMS患者ではTregの機能が低下していることが明らかにされており，*IL2RA*遺伝子が何らかの形でTregの機能に影響を与えている可能性は十分に考えられる[11]．一方，IL-7はB細胞およびT細胞の分化に関与するサイトカインであり，IL-7受容体はMS患者の髄液細胞に多く発現している．Tregのマスター遺伝子である*Foxp3*は，IL-7α（CD127）の発現がむしろ抑制されているCD4⁺CD25^{high}細胞（CD4⁺CD25^{high}CD127^{dim}）に強く発現しており，*IL7R*は*IL2RA*と同様，Treg機能不全を介してMSの病因に結びついている可能性がある[12,13]．

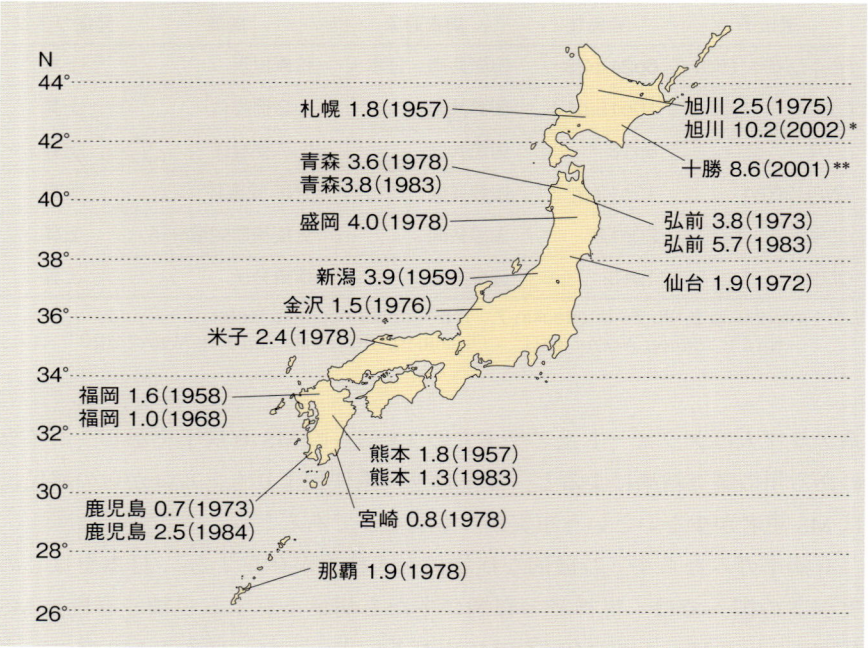

3 日本のMS有病率

（吉良潤一．日本臨牀 2003 [14]；*小副川学．医学のあゆみ 2006 [24]；** Houzen H, et al. *Mult Scler* 2008 [25] より）

のα鎖を規定する遺伝子である [9,10]．現在までにいくつかの疾患感受性遺伝子の報告があるが，重要なことは，明らかにされた遺伝子の関与はごくわずかなMS発症リスクの増加に関与しているにすぎないという事実である [9]．これまでの成果を **2** にまとめた．

環境要因

緯度

　高緯度地方ほどMS有病率が高いという現象は，高緯度の北部ヨーロッパに居住していたコーカソイド人種に元来多い疾患であるという遺伝的な背景を反映しているとともに，この住人が北米へ移住した際には，主として北部の州に居住したため，人種差で説明ができる場合もある [8]．しかし，民族性のほぼ均一な日本でも特に北緯37度以北の地域では有病率が高くなるという事実があり，環境要因の関与が考えられる（**3**）[14]．高緯度地方という特徴から考えられる環境要因は，寒い地方の住民が感染する機会の多い病原体の存在と，日照時間が短いという2点があげられる．

日照時間

　日照時間，言い換えれば紫外線への曝露は，ビタミンDの産生と関連している．紫外線曝露の観点からMSをみてみると，フランス国内で夏季の紫外線を地域ごとに調査した結果，北から南に行くほど強くなり，それはMS

4 夏季日照とMS有病率

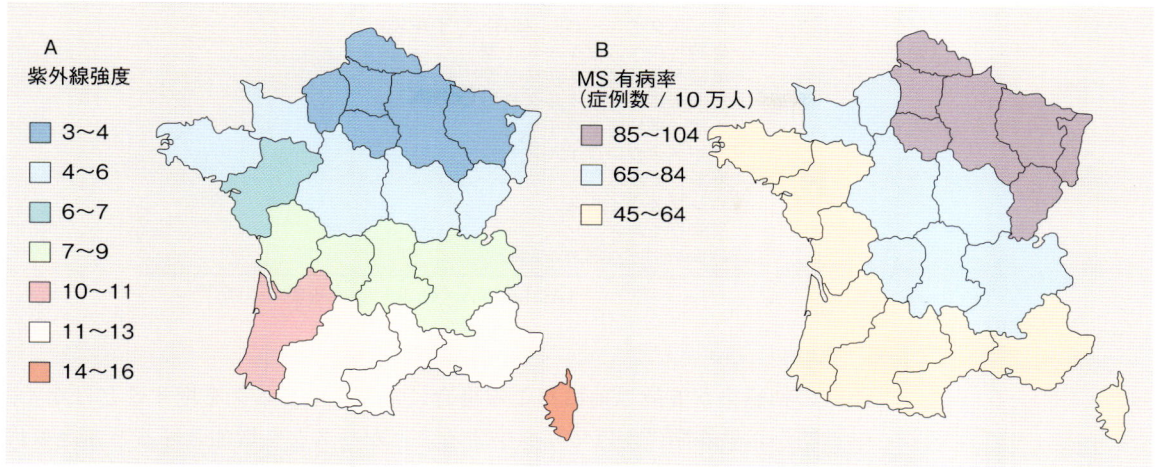

A：フランス国内地域別の夏季紫外線強度．B：フランス国内地域別の農家におけるMS有病率．
(Handel AE, et al. *Nat Rev Neurol* 2010[6] より)

の有病率とちょうど逆の関係にあった（ 4 ）[6]．また，生誕地における12月の平均日照時間はMSの有病率と逆相関を示したとの米国からの報告があり，類似の報告がオーストラリアやスイスから提出されている[15]．

ビタミンD

　紫外線Bへの曝露により皮膚でビタミンD_3が産生される．ビタミンDは免疫制御作用があることが知られており，中枢神経ミエリンに対する自己免疫機序が想定されているMSでは，疾患抑制的に作用するものと推定されている[16]．さらに近年，ビタミンDには，CMSとの関係が明らかにされている *HLA-DRB1* * *1501* アレルとの相互作用が存在することが明らかにされた[17]．実際に，25-hydroxyvitamin Dの血清中濃度を測定してみると，20歳に至るまでに100 nmol／L以上のレベルに保たれていれば，MSのリスクは著しく低くなるという[15]．また，MS患者の生まれ月には偏りがあることが知られているが，子宮内でのビタミンD濃度がMS疾患感受性遺伝子との相互作用を通じて胎児におけるMSリスクを形成する可能性が指摘されている[6,17]．このように，ビタミンDはMSの発症抑制因子であるという疫学的証拠が揃っていることから，近年，ビタミンDの補充療法がMS発症予防手段として注目されている[16,17]．

感染因子

　血清や髄液の抗体価を測定するなどの手法を用いて，これまでさまざまな病原体がMSと関連する感染因子の候補として取り上げられてきた．*Chlamydia pneumoniae* 以外はすべてウイルスであるが（ 5 ），後述する移動・移民の問題とも関連して，エプスタイン・バー（Epstein-Barr：EB）ウイルスがMS発症に関与しているとの疫学的証拠が集積されている[18]．EBウイ

5 多発性硬化症との関連が疑われてきた感染因子

エプスタイン・バー（EB）ウイルス
単純ヘルペスウイルス1型
単純ヘルペスウイルス2型
ヒトヘルペスウイルス6型
水痘・帯状疱疹ウイルス
サイトメガロウイルス
麻疹ウイルス
ムンプスウイルス
風疹ウイルス
Chlamydia pneumoniae

（Ascherio A, et al. *Ann Neurol* 2007 [18] より）

ルスの初感染が5歳以前に起こる場合にはMSのリスクを増すことはなく，学童期から思春期にかけて初感染することがリスクを増加させると推定されている[6,18]．また，若年成人でEBウイルスに感染し伝染性単核球症を発症した患者は，さらに2〜3倍のMS発症リスクにさらされると推定されている[18]．

一方，外来性にもたらされた感染因子がMS発症の引き金になったと考えられる実例がある．1940〜1945年までイギリス軍が駐留したデンマーク領Faroe諸島では，1942〜1945年にかけて急速にMS患者の発生率が増え，それは1953年まで続いた[19]．しかも，患者の発生地区は軍隊の駐留地区とほぼ一致していた．この感染因子は特定されていないが，ヒトからヒトへ伝播し，しかも持続感染するものであろうと考えられている[19]．

移動・移民

MSの有病率が高い国から低い国へ移住する場合，思春期以降に移住してもMSの発生率は高いまま変わらないが，思春期に至るまでに移住すれば，低いほうの国と同じ発生リスクへ低下することが知られている[8]．MSはある年齢の範囲で起こる環境要因の変化によって，疾患として発症するかどうかが規定されているが[8]，その限界年齢としては5歳までという報告や15歳までという報告などさまざまである[18,19]．移住に伴い変化する要因としては，日光への曝露時間，血清25-hydroxyvitamin D濃度，EBウイルスによる初感染などがあげられる[6,15,18]．ところで，ハワイに生まれそこに在住している日系人は，米国西海岸に生まれ育った日系人とは同じMS有病率を示すが，日本在住の日本人に比べて3倍の数値を示す[8]．遺伝的にはほぼ同じ背景を持ちながら，有病率の高い米国へ移住した日本人の子孫は，コーカソイド人種よりは低く，出自の日本よりは高い有病率を呈している．このように，移動や移民の問題は，遺伝的要因と環境要因の相互作用を考えるうえで示唆に富む情報を提供する．

性差

1922年に出版されたAssociation for Research in Nervous and Mental Diseasesからの報告には，MSは若年成人を侵すが男性患者のほうが多いと記載され

6 日本における多発性硬化症の病像変化

	全国調査年			
	1972年	1982年	1989年	2004年
男女比	1：1.7	1：2.3	1：2.6	1：2.9
発症時年齢（平均）	33	32	34	32
発症時視力低下（％）	41.8	34.6	36.6	29.5
経過中重症視力低下（％）	24.6	22.4	20.3	15.7
経過中横断性脊髄炎（％）	ND	ND	36.7	27.4

ND：not done
（Osoegawa M, et al. *Mult Scler* 2009[21]；吉良潤一．日本医事新報 2007[23]；小副川学．医学のあゆみ 2006[24] より）

ている[19]．ところが1971年のアイルランドでの調査では，女性の有病率のほうが高くなっている[19]．その後の調査でも，女性MS患者の増加は日本を含めた世界的な趨勢であることが明らかにされている[19-21]．女性MS患者の増加の原因はいまだ解明されていないが，父親がMSでその息子がMSになるリスクが最も低く，母親がMSでその娘がMSに罹患するリスクが最も高い[6,20]．子宮内で胎児の置かれる環境や性ホルモンなどの要因が想定されるが[6,15,20]，今後の研究の進展に待つところが大きい．

喫煙

喫煙習慣がMS発症のリスクになっていることは，複数の前方視的調査において指摘されている．特に女性の喫煙者では，リスクは1.7～1.8倍になる．喫煙がどのような機序を介してリスクを高めているのか現時点では不明であるが，呼吸器系感染症の頻度を高め，その罹病期間を長引かせることも要因の一つと考えられている[15]．なお，最近30年間で急速に女性の患者が増加した地中海のクレタ島での調査の結果，都会的生活・ヤギ乳から牛乳への食生活の変化に加えて，喫煙の増加が要因として指摘されている点は興味深い[22]．

日本における多発性硬化症

2004年に行われた厚労省班会議による第4回MS患者全国調査は，多くの興味ある疫学情報を提供した[23]．要約すると，最初に全国調査が行われた1972年からわずか30年の間に，日本人MSの病像が大きく変化したということである．以下，項目別に記載する．

有病率

2003年時点での推定MS患者数は，男性3,000人，女性6,900人で，有病率は対人口10万人に対し7.7人と推計された[2,24]．以前に行われた調査では，各県での数値が0.8～3.9人であったことから[14]，MS患者は増加していることが判明した．また，女性患者の割合が増加していることが確認され（**6**），

7 日本人 MS 病型の出生年代による相違と南北差

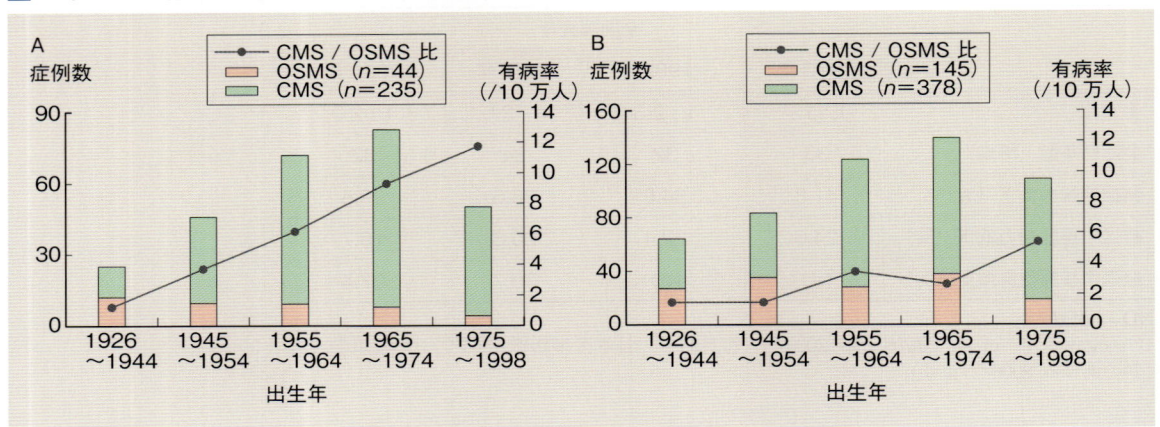

A：北緯 37 度以北の北部日本における CMS と OSMS 患者数および CMS/OSMS 比．B：北緯 37 度以南の南部日本における CMS と OSMS の患者数および CMS / OSMS 比．

（Osoegawa M, et al. *Mult Scler* 2009[21] より）

1989 年の調査において 30 歳代前半であった発症年齢のピークが，2004 年の調査では 20 歳代へと若年化した[21,23,24]．

地域差・移動

北海道の旭川では，1975 年の有病率 2.5 人が 2002 年には 10.2 人と増加し[24]，十勝地区では，2001 年の有病率 8.6 人がわずか 5 年後の 2006 年には 13.1 人と急増している[25]．この MS 患者の増加は，CMS の増加によるものであると考えられている．特に 1955 年以降に出生した患者では，OSMS の患者数が変わらないのとは対照的に，CMS 患者数は若年世代ほど増加する傾向が認められた（7）[2,21]．日本を北緯 37 度で分け，それより北の地域で生まれそのまま北部日本で生活している CMS 患者では，37 度以南の地域に生まれそのまま南部日本で暮らしている CMS 患者よりも，典型的な脱髄病巣とされる Barkhof 基準を満たす MRI 病変を有する患者が多いという事実も，近年の北部日本における典型的 CMS 患者の増加と符合している[2,21]．

臨床病像の変化

OSMS は以前の調査では全日本人 MS 患者の 42％を占めていたが[3]，2004 年の全国調査では，OSMS 患者と脊髄のみに症状を有する脊髄型患者を合わせても，27％にすぎないことが判明した[21,24]．これは，OSMS の割合が相対的に低下したことによるものである（7）[2,21]．さらに，初発症状が視神経炎である患者や，MS の経過中に重度の視力障害を呈する患者の割合が減少し，横断性脊髄炎も減少傾向にあった（6）．これらのデータは，日本人 MS では視神経と脊髄の障害が軽症化していることを示している[23]．

30 年余りにわたって行われた 4 回の全国調査で明らかにされた日本人 MS の病像変化は，第二次世界大戦後，急速に西欧化したわが国の生活環境や，

緯度の差により規定される環境要因の存在を示唆している．従来の調査結果には，視神経脊髄炎（neuromyelitis optica：NMO）の患者が含まれていることから，抗アクアポリン4抗体の測定を取り入れた第5回MS患者全国調査を実施することは，今後のMSの動向を知るうえできわめて重要な意味を持つことになる．

（松井　真）

文献

1) Noseworthy JH, et al. Multiple sclerosis. *N Engl J Med* 2000；343：938-952.
2) 吉良潤一．日本人多発性硬化症の臨床研究における最近の進歩．臨床神経学 2009；49：549-559.
3) Kira J. Multiple sclerosis in the Japanese population. *Lancet Neurol* 2003；2：117-127.
4) Compston A, Confavreux C. The distribution of multiple sclerosis. In：Compston A, et al (editors), McAlpine's Multiple Sclerosis. 4th edition. London：Churchill Livingstone/Elsevier；2006, pp.71-111.
5) Sadovnick AD, et al. A population-based study of multiple sclerosis in twins：Update. *Ann Neurol* 1993；33：281-285.
6) Handel AE, et al. Environmental factors and their timing in adult-onset multiple sclerosis. *Nat Rev Neurol* 2010；6：156-166.
7) Sadovnick AD. The genetics of multiple sclerosis. *Clin Neurol Neurosurg* 2002；104：199-202.
8) Poser CM. The epidemiology of multiple sclerosis：A general overview. *Ann Neurol* 1994；36(Supple 2)：S180-S193.
9) Peltonen L. Old suspects found guilty-The first genome profile of multiple sclerosis. *N Engl J Med* 2007；357：927-929.
10) Oksenberg JR, Baranzini SE. Multiple sclerosis genetics-Is the glass half full, or half empty? *Nat Rev Neurol* 2010；6：429-437.
11) Hafler DA, et al. The International Multiple Sclerosis Genetics Consortium. Risk alleles for multiple sclerosis identified by a genomwide study. *N Engl J Med* 2007；357：851-862.
12) Gregory SG, et al. Interleukin 7 receptor α chain (IL7R) shows allelic and functional association with multiple sclerosis. *Nat Genet* 2007；39：1083-1091.
13) Lundmark F, et al. Variation in interleukin 7 receptor α chain (IL7R) influences risk of multiple sclerosis. *Nat Genet* 2007；39：1108-1113.
14) 吉良潤一．多発性硬化症—臨床疫学—環境要因と遺伝要因．日本臨牀 2003；61：1300-1310.
15) Ascherio A, Munger KL. Environmental risk factors for multiple sclerosis. Part II：Noninfectious factors. *Ann Neurol* 2007；61：504-513.
16) Ascherio A, et al. Vitamin D and multiple sclerosis. *Lancet Neurol* 2010；9：599-612.
17) Handunnetthi L, et al. Multiple sclerosis, vitamin D, and HLA-DRB1*15. *Neurology* 2010；74：1905-1910.
18) Ascherio A, Munger KL. Environmental risk factors for multiple sclerosis. Part I：the role of infection. *Ann Neurol* 2007；61：288-299.
19) Kurtzke JF. Epidemiology of multiple sclerosis. Does this really point toward an etiology? Lectio Doctoralis. *Neurol Sci* 2000；21：383-403.
20) Rose JW. Multiple sclerosis：Evidence of maternal effects and an increasing incidence in women. *Neurology* 2009；73：578-579.
21) Osoegawa M, et al. Temporal changes and geographical differences in multiple sclerosis phenotypes in Japanese：Nationwide survey results over 30 years. *Mult Scler* 2009；15：159-173.
22) Kotzamani D, et al. Rising incidence of multiple sclerosis in females associated with urbanization. *Neurology* 2012；78：1728-1735.
23) 吉良潤一．多発性硬化症—日本における最近の動向．日本医事新報 2007；4301：53-59.
24) 小副川学．多発性硬化症の疫学—最近の全国臨床疫学調査からみえてくるもの．医学のあゆみ 2006；219：129-134.
25) Houzen H, et al. Increasing prevalence and incidence of multiple sclerosis in northern Japan. *Mult Scler* 2008；14：887-892.

自然経過からみた病型分類と予後

- 自然経過から，多発性硬化症（MS）は，再発寛解を繰り返す再発寛解型MS（RRMS），発病当初から慢性進行性の経過をとる一次性進行型MS（PPMS）に分類される．欧米白人ではRRMSが80〜90％，PPMSが10〜20％を占めるが，日本人ではPPMSは5％程度である．
- RRMSとPPMSは治療に対する反応性の違いから異なる疾患とする立場と，長期間の自然経過の観察に基づいてRRMSもPPMSも同じような年齢で同様な障害度に進行することから，1つの疾患の異なる表現型とする立場がある．
- RRMSの約半数は，15〜20年の経過で再発がなくても次第に障害が進行する二次性進行期に移行し，二次性進行型MS（SPMS）と称される．
- PPMSは男女比が1対1と，RRMSのような女性優位はない．RRMSより発症年齢が10歳遅いが，進行はより速い．痙性対麻痺，小脳性運動失調など運動障害が主徴となる．PPMSはガドリニウム造影脳MRI病巣は少ないが，早期に脊髄萎縮をきたしやすい．
- 障害がKurtzkeのEDSSスコアで4に達するまでの期間（進行のスピード）は臨床病型によりさまざまであるが，スコア4から6に至る期間は，病型や再発の有無には関わりなく一定と報告されている．PPMSでもRRMS／SPMSでも，障害度がスコア6（49歳と48歳），スコア8（ともに58歳）に達する年齢は差がない．
- 発症後10年でEDSSがスコア3（2または2.5とするものもある）以下のMSをbenign MSということが多い．benign MSは発症10年後でMSの20％前後あり，女性，若年発症，初発時に運動障害がないこと，が有意に良好な経過と関連する．
- MSの予後不良因子としては，男性，高齢発症，PPMS，初発時の運動症候・小脳症候・膀胱直腸障害の存在，再発間隔の短さ（年間再発率の高さ），病初期の再発の多さ，初期からの障害の残存，より多くの神経機能障害，発症5年後の障害度の高さとMRI lesion loadの多さなどがあげられている．
- MSの障害は年齢に依存し，RRMSでは初回発作からの完全回復率は，高齢者では若年者より有意に低下する．
- 産褥期（出産後3か月）には再発が増えるものの長期の障害とは関連がない．また，授乳は産褥期の再発には影響しない．
- 小児期発症のMSは，MS全体の3〜5％を占め，従来は成人より予後が良いといわれていた．しかし，最近では，成人発症のMSより，再発頻度が高く，二次性進行期に入るまでの期間は成人より10年長いが，年齢では10歳若く進行期に入ると報告されている．
- 日本人MSでは，発症後平均10年経過しても脳MRIでMSらしい脳病巣を欠き（Barkhof基準を満たさず），長大な脊髄病巣も有さない，MRI lesion loadの少ないMSが44％を占める（第4回全国臨床疫学調査）．これらは，比較的良性の経過をとり，*HLA-DRB1*0405*との関連が示唆されている．

自然経過（natural course）からみた病型分類

多発性硬化症（multiple sclerosis：MS）は，自然経過に基づいて再発寛解を繰り返す再発寛解型MS（relapsing-remitting MS：RRMS）と，発病当初から慢性進行性の経過をとる一次性進行型MS（primary progressive MS：PPMS）に大別される．欧米白人では，RRMSが80〜90%，PPMSが10〜20%を占めるといわれている．日本人では，PPMSは5%前後と欧米白人よりはやや少ない．RRMSの約半数は，発病後15〜20年の経過で，再発がなくても次第に障害が進行するようになり，二次性進行型MS（secondary progressive MS：SPMS）という名称が冠される．再発は炎症過程を，進行は変性過程を表していると考えられている．PPMSでは基本的に再発はないが，再発が重畳するprogressive relapsing typeや，発症時に1回だけ再発があり，その後は進行性の経過をとる中間的な病型も知られている．同じ進行型MS（progressive MS）といっても，PPMSはRRMSより一般にガドリニウム造影MRI病巣は少ない．しかし，ガドリニウム造影病巣がみられないわけではないので，ひたすら進行性の経過をとるPPMSでも血液脳関門の破綻を伴う炎症は生じていると考えられる．

標準的な多発性硬化症の自然経過

RRMSの標準的な自然経過を **1** に示す．MSになりやすい素因は，移民などの研究から[*1]，ヒトの免疫系が形成される15歳までに獲得されると考えられている．その後に，平均して30歳ごろに臨床的に明らかな初回発作を起こし，再発・寛解を繰り返す．初発時にすでに複数の潜在的な脳MRI病巣を有することが多いので，臨床的な発症に先行して潜在的な病巣（clinically silent lesion）の形成は多くの患者で生じている．

再発は中枢神経系のどこにでも生じうる．急性脱髄性炎症に伴う軸索の切断は早い時期から生じていることが病理学的に証明されているが，中枢神経の可塑性や再髄鞘化により，再発は病初期には回復しやすい．しかし，次第に軸索障害が蓄積することにより再発後に後遺症を残すようになる．再発頻度は発症後数年が最も高率で，経過が長くなるにつれ年間再発率は自然に減少する．

しかし発症後，15〜20年の経過で再発がなくても障害が次第に進行するようになり，二次性進行期に入る．二次性進行期では，進行性の障害をきたす病巣は中枢神経のどこにでも起きるわけではなく，錐体路の遠位部に最も生じやすい．したがって，痙性対麻痺が悪化していく形をとりやすい．次いで小脳が障害されやすいので，小脳性運動失調が次第に増悪する．二次性進行期への移行が予後（将来の障害度）を規定するといわれている．多数例の自然経過の観察から，二次性進行期は，実際にはKurtzkeの総合障害度スケール（Expanded Disability Status Scale：EDSS）スコア3レベルの軽度の障害の段階（軽度の障害があるものの補助装具なしで自力歩行可能な段階）から

[*1] 本章「臨床疫学」（p.14）参照．

Memo

Kurtzkeの総合障害度スケール（Expanded Disability Status Scale：EDSS）

本スケールは，0（異常所見なし）から10（MSによる死亡）まで0.5段階刻みに障害度を評価するシステムで，最も古くから世界中で使用されてきた．当初は，Disability Status Scale（DSS）といい，1段階刻みであった．それをより詳細に評価するようにしたものがEDSSである．主に運動障害に評価が依存する点と，これは数字で表されているが質的な評価であって，各1段階の障害の幅が同じというわけではないので量的な変数としては扱えない点に，留意する必要がある．

1 人の一生を通してみた標準的な多発性硬化症の経過

SP 開始時の総合障害度		
DSS	SP の開始 (n=435)	
1	8 (1.8%)	
2	120 (27.6%)	
3	209 (48.0%)	
4	59 (13.6%)	
5	21 (4.8%)	
6	17 (3.9%)	
7	1 (0.2%)	

文献 1 によると，総合障害度（Disability Status Scale：DSS）スコアで 2 ないし 3 くらいの段階から，進行期への移行を認めることができるという．
SP：secondary progression（二次性進行期）

すでに始まっているとの報告もある[1]．平均寿命は，一般人と同じ程度か，10 年ほど短縮するといわれている[2]．死亡率も同年齢の一般人口より 3 倍程度高いが 1950 年代以降，死亡率の増加は軽減されてきている[2]．

RRMS と PPMS の臨床像の違い

PPMS は RRMS に比して男性の割合が多く男女比はほぼ 1 対 1 で，発症年齢が約 10 歳遅い（**2**）[3]．症候は運動障害が主体で，痙性対麻痺または小脳性運動失調（特に体幹失調）を呈する．脳 MRI では，ガドリニウム造影病巣の頻度が PPMS は，RRMS や SPMS より低い．脊髄萎縮を早期から呈する．オリゴクローナル IgG バンドの陽性率も，PPMS は RRMS よりやや低い．インターフェロンβ（IFNβ）は PPMS では無効であるなど，RRMS とは disease modifying therapy（DMT：病態修飾療法）に対する治療反応性が異なっている．したがって，PPMS では RRMS とは異なる診断基準が設けられている[*2]．

RRMS と PPMS における再発と障害の進行の関係

進行（障害度の悪化）は，RRMS より PPMS がより速い（**2**）．1,000 例を超える MS 患者での観察研究によれば，総合障害度（EDSS）で，スコア

*2
本章「多発性硬化症および CIS の診断基準」（p.70）参照．

2 RRMS と PPMS の特徴の比較

	RRMS	PPMS
MS に占める頻度	85〜90%	10〜15%
性比（男：女）	1：2〜3	1：1
平均発症年齢（歳）	30歳	40歳
主たる症候	脊髄（感覚優位），視神経，脳幹症候	痙性対麻痺，小脳性運動失調
脳 MRI 上の Gd 造影病巣	よくあり	少ない
早期の脊髄萎縮	まれ	あり
髄液 OB の頻度	90%	80%
経過（車椅子生活までの期間，中央値）*	より遅い（33.1年）	より速い（13.4年）
IFNβ 治療効果	あり	なし

Gd：gadolinium, IFNβ：interferon beta, OB：oligoclonal bands.
*文献 4 による．

4（障害はあるが補助具なしで休まずに 500 メートル歩行可能），スコア 6（一本杖歩行で 100 メートル以上は歩けない），スコア 7（10 メートル以下しか歩けず車椅子使用）に達する期間（中央値）は，RRMS で 11.4 年，23.1 年，33.1 年で，PPMS で 0.0 年，7.1 年，13.4 年と，PPMS で有意に短かったという[4]．しかし，スコア 4 から 6 に達するのは，RRMS で 5.7 年，PPMS で 5.4 年と差はなかった．また PPMS では，再発が重畳していてもいなくても障害の進行には影響がなかった．したがって，障害がスコア 4 に達するまでの進行のスピードは臨床病型によりさまざまであるが，スコア 4 から 6 に至るスピードは，病型や再発の有無には関わりなく一定といえる．すなわち，再発自体は障害の進行にはあまり関係がなく，一定の障害（スコア 4）に至るまでは経過はさまざま（外因によって影響される：炎症過程のスピードはさまざま）であるものの，ある段階（スコア 4）まで障害が達すると，その後の進行は一定（内因によって規定されている：変性のスピードは一定）と解釈されている．

benign MS の自然経過

benign MS（良性型 MS）の定義は一様ではないものの，発症 5〜10 年後に EDSS スコア 2 以下のものは，10〜20 年後に障害を呈するリスクがきわめて低いといわれている[5]．

発症 10 年後に EDSS スコア 3 以下の定義を満たす benign MS 患者 200 例を 20 年目の EDSS で評価したカナダの報告によれば，52.1％は引き続き benign であったが，21.3％は EDSS が 6 以上に進行し，23％は二次性進行型へ移行したという[6]．この報告によれば，発症 20 年後の進行に関連した因子は，発症 10 年後の EDSS だけであった[6]．

496 人のオランダ人 MS 患者を benign MS と non-benign MS に分けて臨床

benign MS（良性型 MS）の定義
一般的には，発症後 10 年で EDSS がスコア 3 以下の例を benign MS とすることが多い．しかし，EDSS スコア 2.5 以下，あるいはスコア 2 以下とするものもある．論文によって定義がまちまちなので，注意する必要がある．

像を比較した報告によれば，再発寛解型の経過，発症5年後のEDSSが低い（スコア2.5）こと，DMTの使用，最初の5年間の再発が少ないことが，10年後にbenign MSであることに有意に関連していた[7]．しかし，20年後もbenign MSであることと有意に関連したパラメーターは，10年後のEDSSのみであったとされており，これは上記の報告とも一致している．この報告でも10年後にbenign MSであったものが，20年後もbenign MSであった率は69％に減少したとしている．

53例のbenign MS患者を含む436例のアイルランド人MS患者を21年間フォローして，benign MSと関連する因子を検討した研究によれば，女性，若年発症，運動障害がないことが有意に良好な経過と関連していたという[8]．

1976年から1986年までに診断された230人のMS患者を20年間フォローしたノルウェーからの報告では，10年以上EDSSが3以下をbenign MSと定義し，その割合は，1995年には37.6％であったものが，2003年には24.2％に減少している[9]．benign courseに関係していた因子は，再発寛解型の経過，女性，若年発症，低い年間再発率であったとされている[9]．

307人のMS患者を37年から59年間の長期にわたってフォローしたスウェーデンからの報告によれば，RRMSで40年後にnon-progressiveである割合は22％，50年後では14％であったという[10]．これらの患者では，年間再発率は，初期の0.29から経過とともに0.015まで減少したと報告されている[10]．

年齢と予後

RRMSでは，初回発作からの回復の程度は年齢に依存し，高齢者では完全回復の率が若年者より有意に低下する（若年者では87.4％が完全回復するのに対して高齢者では68％が完全回復に至る）[11]．発症時年齢が20歳のものに比して，40歳では2倍，50歳では3倍，SPMSに移行する確率が高くなる．二次性進行期への移行が若年であるほど，発症から早期に高いEDSSスコアに到達する[12]．また，PPMSとRRMS／SPMSでは，障害度がスコア6に達する年齢は49歳と48歳，スコア8に達する年齢は58歳と58歳と，ほとんど差がないという報告もある[12]．すなわち，障害は年齢によって第一義的に規定されるという解釈ができる．

妊娠・出産と長期予後の関係

MSの再発は，妊娠中には減少する．特に妊娠第3三半期には減少する．産褥期（出産後3か月間）には，逆に再発は増加する．授乳は産褥期の再発には影響しないとされている．産褥期には再発が増えるものの長期の障害とは関連がない[13]．多くのMS患者では妊娠・出産は安全に行え，長期経過に悪影響は及ぼさないと考えられる*3．

*3
本巻II.「妊娠・出産希望時の治療の進め方」（p.272）参照．

自然経過からみたMSの予後を予測する因子

一般に予後不良因子としては，男性，高齢発症，初発時の運動症候・小脳

3 MSの予後を予測する因子

	予後良好を示唆する因子	予後不良を示唆する因子
MS	・女性 ・若年発症 ・再発寛解型の経過 ・初発時に運動障害がない ・発症5年後のEDSSが2.5以下 ・発症5年以内の再発が少ない ・年間再発率が低い	・男性 ・高齢発症 ・PPMS ・初発時の運動症候・小脳症候・括約筋障害 ・再発間隔の短さ ・初回発作の回復が完全でない
RRMS	・MSと同じ（上記）	・発症年齢が高い ・初回発作からの回復が不完全 ・二次性進行期の開始 ・年間再発率の高さ ・発症5年後の障害度の高さ ・第2回目の発作までの期間の短さ ・より多くの神経機能の障害 ・発症5年後のMRI lesion loadの多さ
PPMS		・2年後，5年後の障害度の高さ

妊娠・出産は長期の予後には影響を与えない．

症候・膀胱直腸障害の存在，PPMS，再発間隔の短さ，病初期の再発の多さ，初期からの障害の残存などがあげられている[14]（ 3 ）．これらの因子は，PPMSを特徴づける因子でもある．フランスでの2,871人のMS患者を長期間観察した報告では，RRMSにおいては，EDSSスコア4になる期間が短い（進行が速い）ことは，発症年齢が高いこと，初回発作からの回復が不完全であることと有意に関連していた．RRMSにおいて，予後不良を予測する因子としては，二次性進行期の開始，年間再発率の高さ，発症5年後の障害度の高さ，第2回目の再発までの期間の短さ，より多くの神経機能システムの障害であった[15]．PPMSでは，2年後，5年後の障害度の高さが予後不良因子となっていた．MRI所見と進行の関係では，clinically isolated syndrome（CIS，MSを示唆する初回発作のみ）の時期から縦断的にMRIを長期間フォローした研究によれば，発症5年後の脳MRIのlesion volumeは，発症14年後のEDSSスコアと中等度の強さの正相関（$r=0.6$）を示したと報告されている[16]．

小児期発症MSの臨床経過の特徴

小児期発症のMSは，MS全体の3〜5％を占めるといわれている[17]．従来は小児期発症のMSは予後が成人より良いといわれていた．しかし最近では，成人発症のMSより再発頻度が高く[17]，若年で二次性進行期に入ると報告されている[18]．小児期発症のMSは，発症後は平均28年間で二次性進行期に入り，これは成人発症MSより約10年長い[18]．しかし，年齢では平均41歳で二次性進行期に入り，これは成人発症MSより約10歳若い．また，発症から総合障害度（EDSS）が4，6，7になるのに，20.0年，28.9年，37.0年かかり，34.6歳，42.2歳，50.5歳で達するといわれており，これも成人発

症MSよりは長くかかるが，年齢としては若い．したがって，小児期発症MSにおいてもDMTの使用を考慮すべきである．

日本人MSの自然経過

全国臨床疫学調査による日本人MSの臨床病型の特徴

2004年に実施された第4回全国臨床疫学調査においては，視神経脊髄型MS（opticospinal MS：OSMS）は通常型MS（conventional MS：CMS）に比し，有意に発症年齢が高く，女性の比率が高く，二次性進行型の割合が低く，経過中に両側視力低下・高度の視力低下・対麻痺・横断性脊髄炎・中等度以上の脊髄障害が出現した割合が高かった[19]．また今回の調査でprogression indexでみたMSの進行は，高齢発症ほど有意に速いという結果であった．これはOSMSでもCMSでも同様であり，欧米の報告と一致する．

全国臨床疫学調査でMRI所見も加味した日本人MS病型の特徴と経過

第4回全国臨床疫学調査では初めて脳および脊髄MRI所見が集積された[19,20]．脳MRIでは，CMSはOSMSと比べBarkhof基準を満たすMSらしい脳MRI病巣を有する例が有意に多く（45.5% vs. 8.2%，$p<0.0001$），一方，脊髄MRIにおいて，3椎体以上の長さを有する脊髄病巣（longitudinally extensive spinal cord lesion：LESCL）がOSMSで有意に多く出現した（41.2% vs. 16.1%，$p<0.0001$）．しかし，CMSの16.1%でもLESCLが認められていた．一般に欧米白人のMSではLESCLの出現は数%未満であることから，このことはアジア人種の脊髄障害の強さを反映したものと考えられた．

そこでOSMS，CMSの臨床病型に，脊髄MRI所見を組み合わせて4群に分けて臨床像を比較した．脊髄病巣は，LESCLを有する群と3椎体未満の脊髄病変を有する群（short lesion）に分けた（**4**）．OSMS／LESCL（＋）群は，発症年齢がCMS群と比べ有意に高齢で，女性の比率が高く，総合障害度（EDSS）も高く，一方，二次性進行型の比率は有意に少なかった．CMS／LESCL（＋）群でも女性の比率が高く，EDSSがLESCLを有さないOSMS，CMSより有意に高値であった．OSMS／LESCL（－）群でも，発症年齢は有意にCMS／LESCL（－）群より高く，また女性の比率も高く，二次性進行型の割合は低かったが，EDSSは高くなかった．OSMS／LESCL（＋）群は経過中に両側視力低下・高度の視力低下・横断性脊髄炎・対麻痺・中等度から高度の脊髄障害が出現した割合，著明な髄液細胞増多を伴う割合が有意に他群より高かった．CMS／LESCL（＋）群でも，有意に両側視力低下・高度視力低下・横断性脊髄炎・中等度から高度の脊髄障害・著明な髄液細胞増多を示した割合が，CMS／LESCL（－）群より有意に高かった．OSMS／LESCL（－）群は，CMS／LESCL（－）群より有意に両側視力低下・高度の視力低下・横断性脊髄炎が出現した割合が高かった．OSMS／LESCL（＋）群では，EDSSと罹病期間の間に有意な相関はみられなかったが，それ以外の群では，罹病

4 臨床病型と脊髄 MRI 病巣からみた日本人 MS の臨床像の特徴

臨床病型	OSMS		CMS	
脊髄病巣	LESCL (+) (n=82)	Short (+) (n=89)	LESCL (+) (n=121)	Short (+) (n=354)
発症年齢	38.0±13.0	32.6±12.3	31.1±14.8	28.5±11.3
調査時年齢	49.4±14.2	43.3±13.6	41.3±15.5	39.6±12.2
罹病期間(年)	11.4±8.9	10.7±8.9	10.4±8.7	11.2±8.3
男女比(女性:男性)	12:70 (1:5.83)	17:72 (1:4.24)	20:101 (1:5.05)	106:248 (1:2.34)
EDSS	5.3±2.4	3.3±2.5	4.9±2.9	3.5±2.5
二次性進行型の割合	7/82 (8.5%)	4/89 (4.5%)	22/121 (18.2%)	62/354 (17.5%)
両側視力低下	52/82 (63.4%)	36/89 (40.4%)	54/121 (44.6%)	86/348 (24.7%)
対麻痺	59/80 (73.8%)	41/86 (47.7%)	67/116 (57.8%)	162/347 (46.7%)
横断性脊髄炎	51/80 (63.8%)	33/87 (37.9%)	57/116 (49.1%)	75/341 (22.0%)
高度の視力低下	44/82 (53.7%)	23/88 (26.1%)	32/121 (26.4%)	40/347 (11.5%)
中等度から高度の脊髄障害	45/82 (54.9%)	20/88 (22.7%)	56/121 (46.3%)	92/350 (26.1%)
著明な髄液細胞増多 (>50/μL)	9/69 (13.0%)	1/77 (1.2%)	13/102 (12.7%)	8/315 (2.5%)

$*p<0.05$

5 第4回全国臨床疫学調査結果による臨床病型分類とその頻度

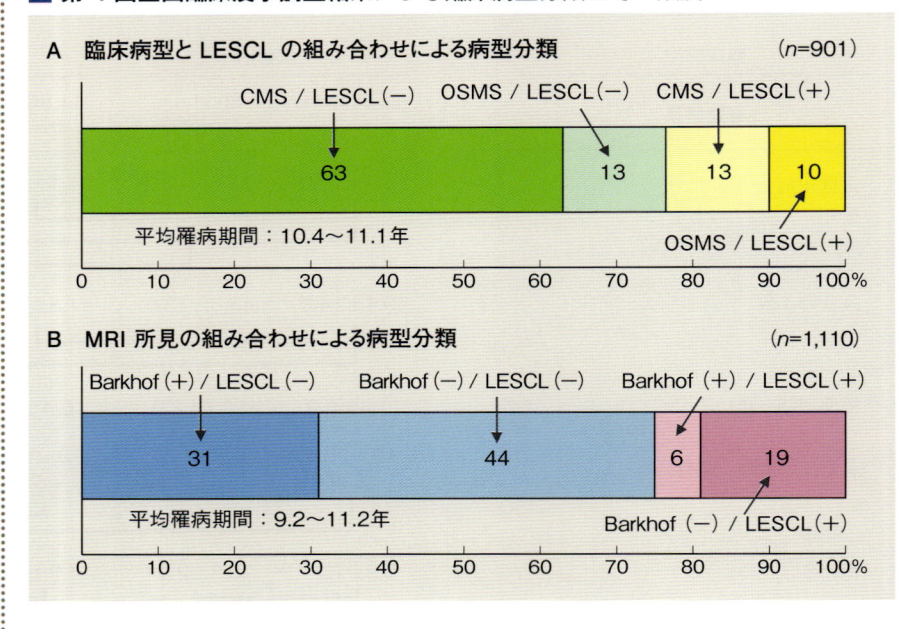

A　臨床病型とLESCLの組み合わせによる病型分類　(n=901)

CMS／LESCL(−)	OSMS／LESCL(−)	CMS／LESCL(+)	OSMS／LESCL(+)
63	13	13	10

平均罹病期間：10.4～11.1年

B　MRI所見の組み合わせによる病型分類　(n=1,110)

Barkhof(+)／LESCL(−)	Barkhof(−)／LESCL(−)	Barkhof(+)／LESCL(+)	Barkhof(−)／LESCL(+)
31	44	6	19

平均罹病期間：9.2～11.2年

期間と有意な正の相関がみられた．主治医の記載によるIFNβ-1b（ベタフェロン®）の治療効果は，OSMS／LESCL（+）群で，OSMS／LESCL（−）群より投与後増悪例が多く（増悪例は18.2％対8.0％，有効例は51.5％対68.0％），またCMS／LESCL（+）群でもCMS／LESCL（−）群より同様に投与後増悪例が多かった（増悪例は13.3％対3.7％，有効例は63.3％対72.2％）．したがって，CMS／LESCL（−）群は典型的な西洋型MSを，OSMS／LESCL（+）群は典型的なアジア型MSを表しているが，その間にCMS／LESCL（+）群やOSMS／LESCL（−）群のような中間型ないしは移行型が存在し，一連のスペクトラムをなしていると考えられる．

次にMRI所見のみから，欧米白人のMSの特徴であるBarkhof基準を満たすMSらしい脳病巣の有無，アジア型MSの特徴であるLESCLの有無から4群に分けて，その頻度をみると，典型的な西洋型MSを表すBakhof（+）／LESCL（−）群は，全体の31％にすぎず，一方，典型的なアジア型MSを表すBarkhof（−）／LESCL（+）群は19％であった（**5**）．驚いたことに，わが国のMSで最も多いのは，Barkhof（−）／LESCL（−）群で44％を占めた[20]．すなわち，わが国のMSではMRI lesion loadの少ないMS病型が最も多い．自験例の検討から，このような病型は，比較的予後が良好で*HLA-DRB1*0405*アレルを有する頻度が有意に多かった[21,22]．*HLA-DRB1*0405*アレルを有するMSは，本アレルを有さないMSに比して発症年齢が有意に若く，Barkhof基準を満たすMSらしい脳MRI病巣を呈する率が有意に低く，髄液オリゴクローナルバンドの陽性率が低く，progression indexが有意に低いなど，比較的良性の経過を呈する．近年，わが国の若年者でMSは増加傾向にあるが，出生年代別にみると，*HLA-DRB1*0405*アレルを有するMSの比率が若年者

で有意に増加している．したがって日本人では，Barkhof(−)／LESCL(−)群で*HLA-DRB1*0405*アレルを有するMSは，比較的良性の経過をとるMSである可能性が高い．

おわりに

　近年，世界的にDMTが導入され，MS患者の自然経過を変えることができるようになった．したがって，これまでフォローしてきたMS患者のこれまでの観察結果が，人類にとってMSの自然経過を同定する最後の機会といえる．これからはDMT存在下でのMSの臨床経過ということになる．その意味で，MSの自然経過は，historical controlしか存在しなくなり，これとの比較でDMTがどのくらいMSの自然経過を変えたかを推定するしかなくなる．DMTのMSの自然経過に及ぼす影響は，IFNβの長期フォローの影響が，最近ようやく明らかにされた．IFNβはMSの生命予後を変える可能性が示されて注目されているところである[*4]．

　MSの自然経過からは，RRMSとPPMSに大別され，両者は臨床像も大きく異なる．しかし，障害の進行という観点に立ってみると，多数例のライフロングな解析から，両者は同じような年齢で同じような障害度に達することが示された．したがって，MSは単一の疾患であるとする考え方に支持が集まってきている．最近の全ゲノム関連解析（genome wide association study）によれば両者に差異はなく，同一疾患であることが示唆されていることとも合致する．

　一方，MSには一定の割合でbenign MSが存在する．このような予後の良いMSを同定するバイオマーカーはまだない．日本人では，MRI lesion loadの少ないbenign MSが比較的多い可能性が第4回全国臨床疫学調査からは示されている．benign MSを予測するバイオマーカー，二次性進行期への移行を予測するバイオマーカーなどの発見が，DMTへの反応性を予測するバイオマーカーとともに強く望まれている．MSはライフロングな疾病であることから，各患者の長期の予後を見据えた個別的な治療戦略を考えてDMTを選択する必要がある．その意味からも，病型ごとの自然経過の理解が進むことが大切である．

（吉良潤一）

[*4] 本巻II.「インターフェロンベータ」(p.194)参照．

文献

1) Kremenchutzky M, et al. The natural history of multiple sclerosis：A geographically based study 9：observations on the progressive phase of the disease. *Brain* 2006；129：584-594.
2) Brønnum-Hansen H, et al. Survival and mortality rates among Danes with MS. *Int MS J* 2006；13：66-71.
3) Miller DH, Leary SM. Primary-progressive multiple sclerosis. *Lancet Neurol* 2007；10：903-912.
4) Confavreux C, et al. Relapses and progression of disability in multiple sclerosis. *New Engl J Med* 2000；343：1430-1438.

5) Pittock SJ, Rodriguez M. Benign multiple sclerosis : A distinct clinical entity with therapeutic implications. *Curr Top Microbiol Immunol* 2008 ; 318 : 1-17.
6) Sayao AL, et al. Longitudinal follow-up of "benign" multiple sclerosis at 20 years. *Neurology* 2007 ; 68 : 496-500.
7) Ramsaransing GS, De Keyser J. Predictive value of clinical characteristics for "benign" multiple sclerosis. *Eur J Neurol* 2007 ; 14 : 885-889.
8) Costelloe L, et al. Long-term clinical relevance of criteria for designating multiple sclerosis as benign after 10 years of disease. *J Neurol Neurosurg Pscychiatr* 2008 ; 79 : 1245-1248.
9) Glad SB, et al. Long-term follow-up of benign multiple sclerosis in Hordaland County, Western Norway. *Mult Scler* 2009 ; 15 : 942-950.
10) Skoog B, et al. A representative cohort of patients with non-progressive multiple sclerosis at the age of normal life expectancy. *Brain* 2012 ; 135 : 900-911.
11) Cossburn M, et al. Age at onset as a determinant of presenting phenotype and initial relapse recovery in multiple sclerosis. *Mult Scler* 2012 ; 18 : 45-54.
12) Scalfari A, et al. Age and disability accumulation in multiple sclerosis. *Neurology* 2011 ; 77 : 1246-1252.
13) Vukusic S, Confavreux C. Pregnancy and multiple sclerosis : The children of PRIMS. *Clin Neurol Neurosurg* 2006 ; 108 : 266-270.
14) Bergamaschi R. Prognosis of multiple sclerosis : Clinical factors predicting the late evolution for an early treatment decision. *Expert Rev Neurother* 2006 ; 6 : 357-364.
15) Degenhardt A, et al. Clinical prognostic factors in multiple sclerosis : A natural history review. *Nat Rev Neurol* 2009 ; 5 : 672-682.
16) Brex PA, et al. A longitudinal study of abnormalities on MRI and disability from multiple sclerosis. *N Engl J Med* 2002 ; 346 : 158-164.
17) Boiko A, et al. Early onset multiple sclerosis : A longitudinal study. *Neurology* 2002 ; 59 : 1006-1010.
18) Renoux C, et al. Natural history of multiple sclerosis with childhood onset. *N Engl J Med* 2007 ; 356 : 2603-2613.
19) Osoegawa M, et al. Temporal changes and geographical differences in multiple sclerosis phenotypes in Japanese : Nationwide survey results over 30 years. *Mult Scler* 2009 ; 15 : 159-173.
20) Ishizu T, et al. Heterogeneity and continuum of multiple sclerosis phenotypes in Japanese according to the results of the fourth nationwide survey. *J Neuol Sci* 2009 ; 280 : 22-28.
21) Matsuoka T, et al. Heterogeneity and continuum of multiple sclerosis in Japanese according to magnetic resonance imaging findings. *J Neurol Sci* 2008 ; 266 : 115-125.
22) Matsuoka T, et al. Association of the HLA-DRB1 alleles with characteristic MRI features of Asian multiple sclerosis. *Mult Scler* 2008 ; 14 : 1181-1190.

I. 多発性硬化症の病態と診断
神経病理

Point
- 多発性硬化症（MS）は中枢神経系の白質を主に標的とする炎症性脱髄性疾患である．
- MSの病理学的特徴は，リンパ球やマクロファージなどの炎症細胞浸潤，脱髄，グリオーシス，軸索障害，髄鞘再生などである．
- MSの脱髄所見には多様性があり，細胞性免疫および液性免疫の関与や，早期からのオリゴデンドロサイトの脱落などが報告されている．
- MSの脱髄病巣では，さまざまな程度で軸索障害を合併しており，最近では可逆性軸索障害の存在も報告されている．

序論

　多発性硬化症（multiple sclerosis：MS）は，中枢神経系の白質を主に標的とする炎症性脱髄性疾患である．その病理学的特徴は，リンパ球やマクロファージなどの炎症細胞浸潤，脱髄，グリオーシス，軸索障害，髄鞘再生である．実験的自己免疫性脳脊髄炎（experimental autoimmune encephalomyelitis：EAE）を主とする多くの基礎研究から，MSの病態はT細胞を中心とした自己免疫疾患との考え方が一般的である．これに基づき，MSではステロイド薬をはじめとする抗炎症薬や，インターフェロンベータなど病態修飾薬が特に急性期や病初期に効果を示してきた．しかし，MSの本質的な原因はいまだ明らかではない．急性期には，オリゴデンドロサイト（oligodendrocyte；乏突起膠細胞）やミエリンを中心とした中枢神経組織に対する炎症性組織障害（neuroinflammation）が生じ，進行期には神経細胞や軸索の脱落（neurodegeneration）が顕著になるといわれているが，両者の関連についても明確な機序はわかっていない．ここではMSの病理学的特徴を最近の知見を含めて紹介する．

病期ごとの病理学的特徴

　MS患者の多くは再発寛解の経過で始まり（再発寛解型MS〈relapsing-remitting MS：RRMS〉），一部の症例は数年の経過で進行型に移行する（二次性進行型MS〈secondary progressive MS：SPMS〉）．また，再発寛解の経過がなく，発症時から進行性の経過をたどる症例も存在する（一次性進行型MS〈primary progressive MS：PPMS〉）．

急性期MSの病理所見

　MSの病理学的特徴は，脳や脊髄の白質における一次的な脱髄が局所的に

1 MS の脱髄病巣

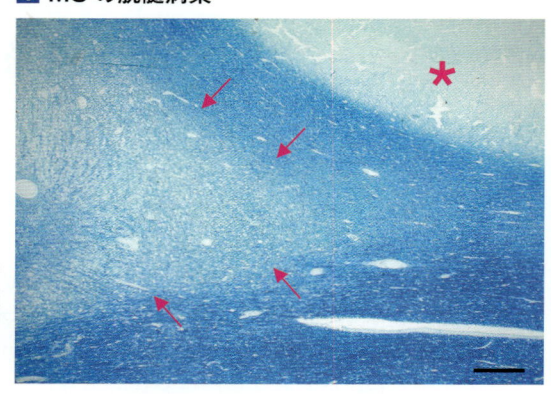

脱髄病巣（左，→内）では，正常白質（右下）と比較して髄鞘の淡明化を認める．右上（*）は正常皮質．KB 染色．scale bar = 400 μm.

2 脱髄病巣にみられる perivascular cuff

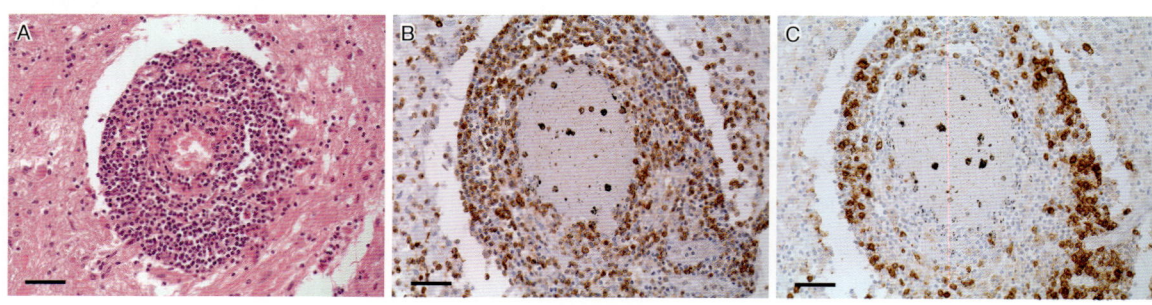

A：急性期脱髄病巣では，血管周囲性に単核球主体の炎症細胞浸潤が認められる．HE 染色．B：UCHL-1（CD45RO）染色により，炎症細胞は T 細胞主体であることがわかる．C：CD20 染色では B 細胞浸潤も認められる．scale bars = 50 μm.

Memo

髄鞘蛋白の局在

中枢神経に発現するミエリン蛋白は，その局在や発現量が各種異なっている．PLP は全ミエリン蛋白のうち約 50% を占める膜内在性の 4 回膜貫通蛋白で，ミエリン全周性に存在して層構造を安定化させるといわれている．MBP は全蛋白の 30〜40% を占め，髄鞘膜の細胞質側に存在し，髄鞘層内で内膜同士の接着に関与する．MAG は全蛋白の約 1% 程度で，軸索と接する最内層に存在して軸索の成長や伸展にも関与しているといわれる．MOG は髄鞘膜の最外層表面に突出して微量のみ存在する糖蛋白であり，その機能はまだ不明な点も多い．

生じ，炎症性変化を伴うものである（**1**）．炎症は主に T 細胞，活性化マクロファージやミクログリアから構成され，特に血管周囲性に炎症細胞浸潤が著明に認められることが多い（perivascular cuff，**2**）．病巣内でマクロファージにミエリン崩壊産物の貪食像が確認された場合には，活動性脱髄（active demyelination）と表現される（**3**）．髄鞘蛋白のなかでも myelin-associated glycoprotein（MAG）や myelin-oligodendrocyte glycoprotein（MOG）など minor myelin protein の貪食像が確認できるのは約 2 日（early active demyelination），myelin basic protein（MBP）や proteolipid protein（PLP）のような major myelin protein は約 6〜8 日，クリュヴァー・バレラ（Klüver-Barrera：KB）染色では約 10 日（late active demyelination）と，確認される時期が異なる[1,2]．また，脂質染色である Sudan 染色陽性マクロファージは数か月間存在する（inactive demyelination）．炎症の活動期には血液脳関門（blood-brain barrier：BBB）の障害を伴うこともあり，ガドリニウム造影剤を用いた MRI で病変が増強されることと一致する．完成された脱髄病巣では，さまざまな程度の軸索障害や脱落を合併し，一部には髄鞘再生の所見も認められる．これら局所的な炎症性脱髄病巣は主に急性期 MS や RRMS で認められる所見である．

3 急性期脱髄病巣にみられるミエリン貪食マクロファージ

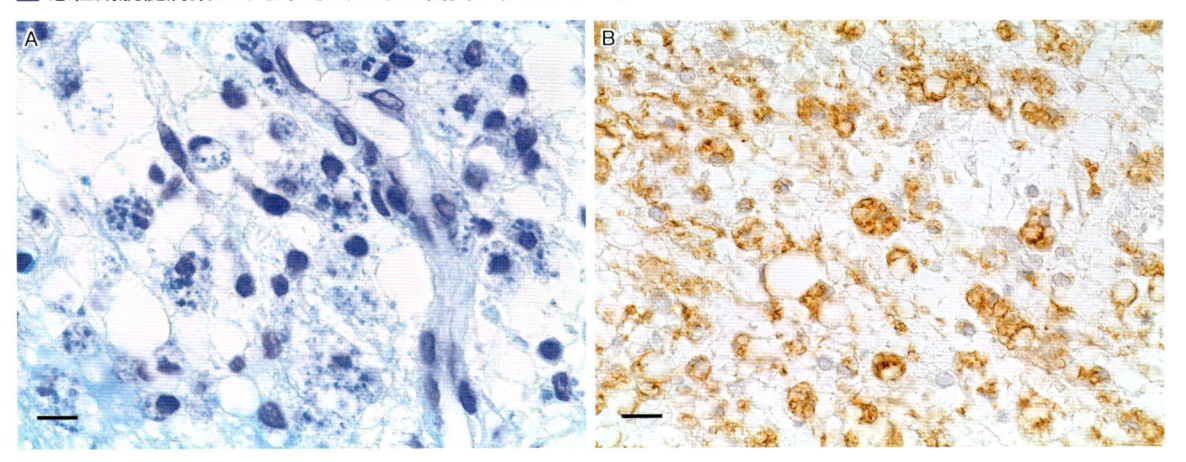

急性期の活動性脱髄病巣では，ミエリン崩壊産物を貪食するマクロファージが多数観察される．A：KB 染色，B：MBP 染色．scale bars ＝ 10 μm（A），20 μm（B）．

慢性期 MS の病理所見

　慢性期の MS 病巣は，長期経過した MS 剖検例で多く認められる．病巣は境界明瞭で，髄鞘は完全に脱落している．ミエリン貪食マクロファージは認められない．病巣全体で細胞成分は減少しているが，主に血管周囲性にリンパ球やマクロファージが残存している．線維性グリオーシスも多く認められる．軸索はさまざまな程度で脱落しており，成熟オリゴデンドロサイトは認められないとされる．

進行型 MS の病理所見

　SPMS や PPMS など進行型 MS においては，その病理学的特徴は異なっている．Prineas らは，2 例の SPMS 患者剖検例から得られた 23 病巣について詳細な病理学的検討を報告している[3]．これによると，SPMS の脱髄病巣では急性期 MS にみられる局所的な活動性脱髄病巣は比較的まれで，ミエリン貪食マクロファージや血管周囲の細胞浸潤が乏しいことを指摘している．また，病巣の辺縁部には活性化ミクログリア，活性化補体の沈着，髄鞘の破壊が進行している所見が認められている．完成した古い病巣でも進行性の脱髄所見が得られたことを特徴的としており，血管周囲性の炎症細胞浸潤がない進行性脱髄が，臨床的な進行性の経過と関連している可能性を示唆している．

　また，通常の MRI 画像では異常所見を認めない，いわゆる normal appearing white matter（NAWM）においても病理学的異常が報告されている．Kutzelnigg らは，進行型 MS の NAWM では，活性化ミクログリア，T 細胞の浸潤，血管周囲性の炎症細胞浸潤，軸索障害などが認められ，逆に一次的な脱髄は乏しいことを報告した[4]．これら NAWM の病理所見は，PPMS や SPMS でより顕著であり RRMS では乏しいとされる．さらに Kutzelnigg らは，

進行型 MS におけるもう一つの病理学的特徴として，広範な皮質脱髄（cortical demyelination）をあげている．皮質脱髄は主に大脳の軟膜下層で多く認められ，髄膜の単核球の炎症性浸潤を伴っていた．皮質脱髄は PPMS や SPMS では広範囲に認められたが，RRMS ではまれであった．

MS における病理学的所見の多様性

2000 年，Lucchinetti らは臨床病理学的に MS と診断された多数例（脳生検例 51 例，剖検例 32 例）で，活動性脱髄病巣について免疫組織学的検討を行った[5]．その結果，MS の初期病変は基本的に 4 つのパターンに分類されることを見出した．パターン I は T 細胞やマクロファージ，ミクログリアの浸潤が主体であり，パターン II はパターン I に加えて免疫グロブリンや補体の沈着を伴い，B 細胞や形質細胞の浸潤も認められる．髄鞘再生を示す shadow plaque はパターン I，II で認められる．パターン III と IV はオリゴデンドロサイトの脱落を主体とするもので，自己免疫異常よりも primary oligodendrocyte dystrophy が示唆されている．パターン III はミエリン蛋白のなかでも最内層に発現する MAG の脱落が先行し，オリゴデンドロサイトのアポトーシス様変化を伴う distal oligodendrogliopathy が大きな特徴とされている．さらに，パターン III の一部の病変では，バロー病様の同心円状病巣が認められている．パターン IV は PPMS に例外的にみられ，パターン I，II に類似した脱髄所見も認められるが，DNA 断片化を伴うオリゴデンドロサイトの脱落が際立つ点で区別される．これらの結果より，パターン I と II は T 細胞やマクロファージの関与する細胞性免疫が主体であり，ミエリンを標的とした脱髄であることが示唆された．一方，パターン III と IV はオリゴデンドロサイトが一次的な標的となりうることを示唆しており，ウイルス感染や毒素などの関与を考察している．活動性脱髄病変でこれらの異なるパターンが認められる理由は明らかでないが，同じ患者の複数の活動性脱髄病変ではパターンは均一であったと述べられている．他方，同じ患者でも複数の脱髄パターンがみられたり，病期の違いをみているにすぎず，必ずしも明確な分類はできないとする説もある．

オリゴデンドロサイトの病理

中枢神経において髄鞘形成を担当するオリゴデンドロサイトは，MS の急性期病巣では著明に脱落するという報告や，一方で数は保たれるとの報告があり，個々の症例や病期により組織障害の差がみられることが推測される[6,7]．Barnett らは，再発から 17 時間後に死亡した 14 歳女性の脳幹病変に注目し，再発から死亡までの期間が短い RRMS 患者 12 例について病理学的所見を報告した[8]．12 例中 7 例では，リンパ球の浸潤やマクロファージのミエリン貪食像のない髄鞘保持層で，広範囲のオリゴデンドロサイトに顕著なアポトーシス様変化と多数の活性化ミクログリアが観察された．このことは RRMS における最も早期の変化はオリゴデンドロサイトのアポトーシスによる脱落

Memo

皮質脱髄と髄膜のリンパ濾胞形成について

最近，MS の病態機序における重要な側面として皮質や髄膜病変が報告され，認知機能障害への関与が示唆されている．2011 年，Lucchinetti らは多数例の早期 MS 患者の生検標本や剖検例を用いて，炎症性に皮質脱髄が生じていることを明らかにした[18]．さらに，皮質脱髄は髄膜炎症とも局所的に関連していることも見出した．一方，近年 MS 患者の軟髄膜に B 細胞主体の異所性リンパ濾胞様構造が存在することが複数の研究グループから病理組織学的に確認されており，髄膜炎症や皮質病変との関連が示唆されている[19]．

であることを示すものであった．続いて，1〜2日後にはオリゴデンドロサイトは消失し，活性化ミクログリアの浸潤が著明となり，ミエリン内に浮腫性変化を伴っていた．従来考えられていたマクロファージによるミエリン貪食像は3日目以降に出現する変化であったとしている．また，再発を起こして2日目の新しい病巣では，ミエリンの貪食・崩壊が進む過程とは別に，すでにオリゴデンドロサイト前駆細胞が出現していることも指摘し，再生が始まっていることが推測される．

さらに，Hendersonらは，脱髄の所見が明らかでない早期病巣における炎症細胞の割合を報告している[9]．オリゴデンドロサイトの脱落を特徴とする早期病巣では，活性化ミクログリアは多数認めたものの，T細胞やB細胞，IgG陽性の形質細胞やマクロファージはほとんど認めず，一方で急性期の脱髄病巣では，これらの免疫細胞の浸潤が著明であった．これらの結果から，オリゴデンドロサイトのアポトーシス様変化は病初期から生じており，免疫細胞による直接の傷害ではなく，未知の原因である可能性が推測される．

アストロサイトの病理

アストロサイト（astrocyte；星状細胞）はニューロン間シナプスやランヴィエ絞輪，血液脳関門などに突起を介して連絡を可能とする細胞であり，ギャップ結合を介してアストロサイト間やアストロサイト-オリゴデンドロサイト／ミエリン間の機能的連絡も行っている．MSの急性期脱髄病巣ではHE染色で赤く肥大した胞体を有するアストロサイトが多数認められ，肥大アストロサイト（hypertrophic astrocyte）と呼ばれる．肥大アストロサイトは，中間径フィラメントであるGFAPやvimentin，nestinなどの発現が亢進する．また，一部の肥大アストロサイトは特に膨化が著明で，核が細かい青色の顆粒状に認められ，有糸分裂（mitosis）を想像させる．このアストロサイトは特にクロイツフェルト細胞（Creutzfeldt astrocyte）と表現される．急性期の脱髄病巣に比較的特徴的な所見とされ，治療前の脳生検組織などでも観察されることがある（**4**）．

軸索障害

MSは髄鞘を一次的な標的とした自己免疫疾患であり，軸索は比較的保たれることが特徴とされてきた．しかし，Fergusonらは，活動性脱髄病巣における軸索障害の病理所見をamyloid precursor protein（APP）染色を用いて報告した[13]．APPは正常ではニューロンに発現し，軸索に沿って輸送される．ホルマリン固定した脳組織における正常軸索では，通常のAPP染色では検出できないが，軸索障害部位ではAPP陽性の軸索が高率に検出される．MSの活動性脱髄病巣でもAPP陽性の軸索が高率に認められ，軸索障害が生じていることが示唆された．また，Trappらは，11例のMS剖検例から得た14の活動性脱髄病巣と33の慢性活動性病巣について，軸索の病理学的変化を観察した[14]．その結果，卵型の神経終末軸索（terminal axonal ovoids）の存

4 脱髄病巣にみられる反応性アストロサイト

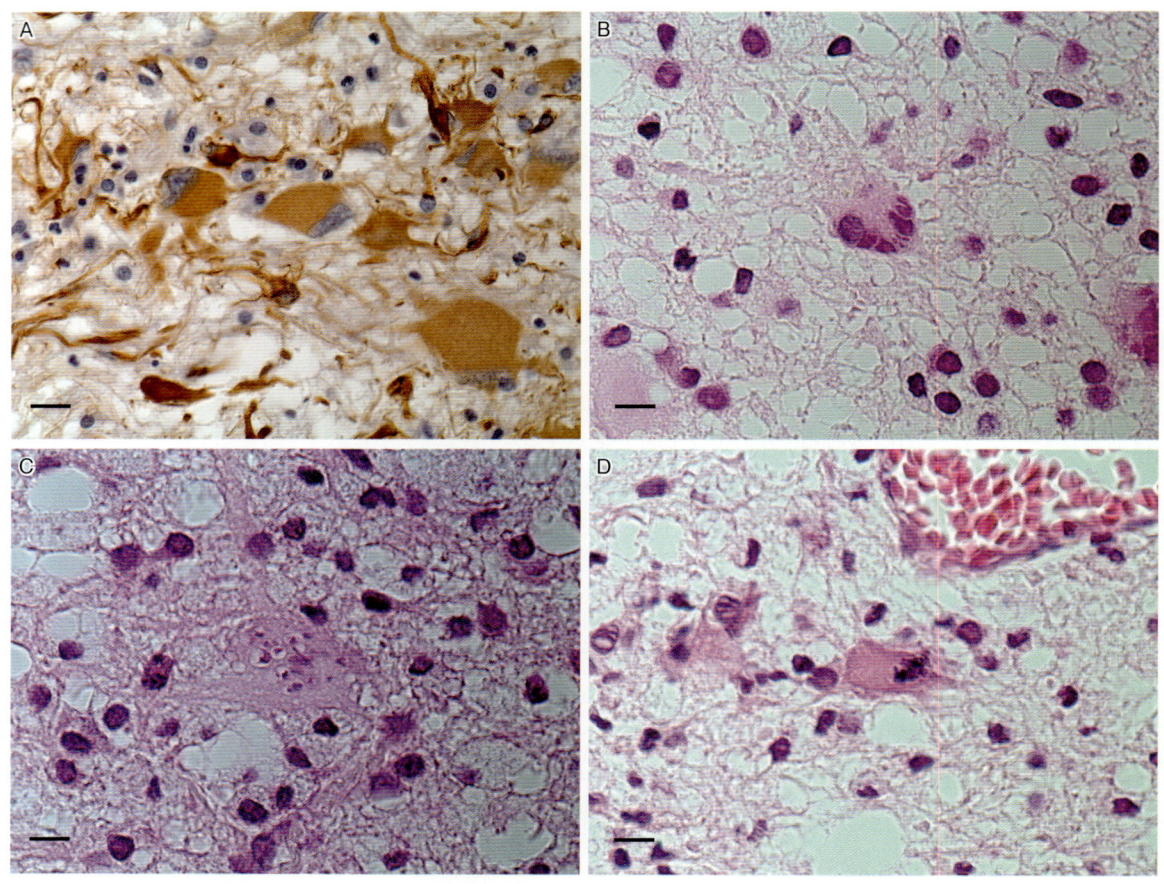

A：脱髄病巣では，細胞体が膨化し，核が偏在化した反応性アストロサイトや変性した突起が多数認められる．GFAP 染色．また，多核巨細胞様（B），不規則な多数の核周囲に halo を伴うもの（C），有糸分裂を想像させるアストロサイト（D）なども散見される．scale bars ＝ 20 μm（A），10 μm（B〜D）．

5 脱髄病巣における軸索障害

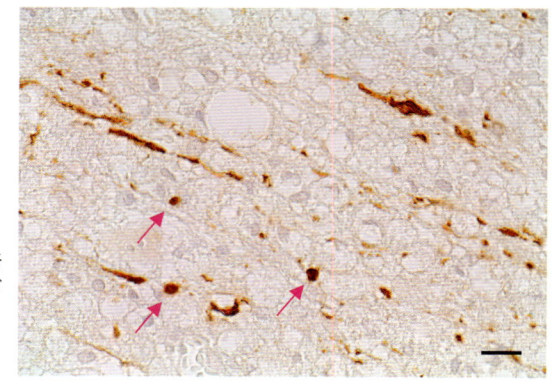

脱髄病巣内では，軸索離断や，断端部と考えられる ovoid（→）が認められ，軸索障害が示唆される．neurofilament 染色．scale bar ＝ 50 μm．

在によって確認した軸索離断（5）は47病巣すべてに認められた．MS 病巣では軸索離断は一般的であり，非可逆的神経障害との関連性が考察されている．

神経病理 | 35

Column

多発性硬化症におけるアストロサイト障害

視神経脊髄炎（neuromyelitis optica：NMO）患者血清中に抗アクアポリン4（aquaporin-4：AQP4）抗体が発見されて以来，脱髄性疾患におけるアストロサイト障害が広く注目されるようになった．最近筆者らの研究グループは，MSや一部のNMO，バロー病において，抗体や補体の関与しないアストロサイト障害が存在することを報告してきた[10,11]．病理学的には，急性期脱髄病巣におけるGFAP陽性の反応性アストロサイトでは，AQP4やconnexin43（Cx43）が広範に脱落していることを見出し，一方で抗体や活性化補体の血管周囲性沈着は認めなかった．AQP4やCx43など，アストロサイト足突起に発現する一部の機能的膜蛋白が早期から脱落することが，脱髄性疾患の病態へ関与している可能性が示唆された．さらに，MSの最重症亜型であるバロー病では，オリゴデンドロサイト／ミエリンに発現するCx32やCx47も広範に発現が低下していることを見出し，バロー病のような巨大病巣の形成にCxギャップ結合を介したグリア細胞間情報伝達障害が関与している可能性が示唆された．また，バロー病の早期病変といわれる辺縁病巣においてもAQP4やCx43がすでに脱落しており，病初期からのアストロサイト機能障害の関与が示唆された（**6**）[12]．

6 多発性硬化症におけるAQP4とCx43の脱落

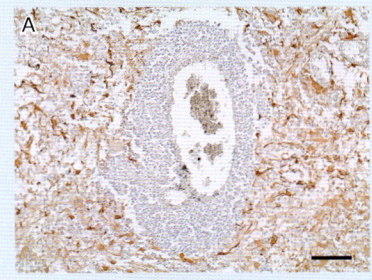

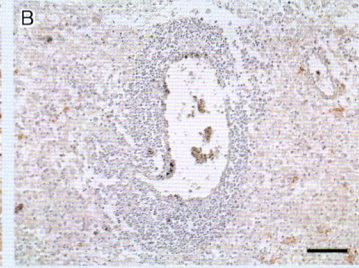

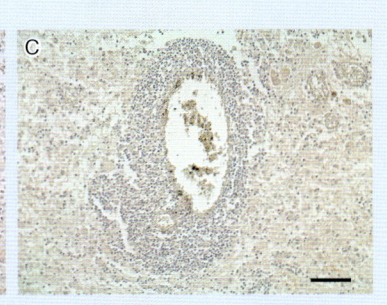

A：MSの急性期病巣にみられるperivascular cuff周囲に，反応性アストロサイトや変性した突起が多数観察される．GFAP染色．
B：AQP4は血管周囲性の染色は認められず，一部の反応性アストロサイトで染色性が認められた．AQP4染色．
C：Cx43は血管周囲や反応性アストロサイトで染色性が認められなかった．Cx43染色．
scale bars = 100 μm．

一方，最近Nikićらは，in vivoイメージング法を用いてEAEの初期病巣における軸索の変化を経時的に評価した[15]．その結果，軸索内ミトコンドリアの局所的な異常，軸索腫脹，軸索の断片化が段階的に生じることを見出した．腫脹した軸索は数日間変化がみられず，一部の軸索は自然に回復したとして，可逆性軸索障害の存在を考察している．さらに，同様の軸索変化はヒトMS病巣でも観察されたことから，可逆性軸索障害は治療標的となりうることが示唆された．

髄鞘再生

MSの病理学的特徴は，前述のように脱髄と部分的な軸索保持であるが，髄鞘再生（remyelination）は脱髄病巣の辺縁部や病巣中心部でも起こりうるとされている．髄鞘再生が生じると，病理学的には"shadow plaque"と表現され，KB染色で淡く染色される境界明瞭な病巣で，薄い髄鞘を有する有髄線維が認められる．shadow plaqueはMSの急性期病巣でよく認められ，オリゴデンドロサイト前駆細胞が動員され，分化増殖を行うことで髄鞘再生が行われると考えられている．一方，慢性期病巣や進行型MSでは髄鞘再生は

Key words

connexin蛋白
connexin（Cx）は4回膜貫通型の膜蛋白であり，細胞間でギャップ結合を形成する主要な蛋白である．中枢神経系においては，アストロサイトはCx43とCx30を発現し，一方オリゴデンドロサイトはCx47とCx32を発現しており，同型（homotypic）もしくは異型（heterotypic）のギャップ結合をアストロサイト間やアストロサイト−オリゴデンドロサイト／ミエリン間で形成する．ギャップ結合は2つの細胞を並列させるとともに，細胞間で直接的にCa^{2+}イオンや小分子などセカンドメッセンジャー分子を介した機能的連絡にも役割を果たしている．

ほとんど認められないとされてきた．最近，MRI 所見と病理学的所見の相関を検討した報告では，MS 病変の 40％で髄鞘再生の所見を認めたとされる[16]．また，Patrikios らの報告では，MS 剖検例の 20％で広範な髄鞘再生の所見を認め，さらに高齢で死亡した症例や，進行型 MS の症例でも広範な髄鞘再生を認めたとしている[17]．しかし，なぜ髄鞘再生が一部の MS 患者で顕著であり，一方では認められないのか，その理由は明らかでない．脱髄病変の分布（皮質下白質，深部白質，脳室周囲白質など）や，オリゴデンドロサイトの脆弱性，炎症性サイトカインのような因子の存在などが髄鞘再生に影響していることが推測されている．

（真崎勝久，吉良潤一）

文献

1) Lassmann H, et al. Immunopathology of multiple sclerosis：Report on an international meeting held at the Institute of Neurology of the University of Vienna. *J Neuroimmunol* 1998；86：213-217.
2) Lucchinetti C. Multiple sclerosis pathology during early and late disease phases：Pathogenic and clinical relevance. In：Zhang J (editor). Immune Regulation and Immunotherapy in Autoimmune Disease. New York：Springer；2007, pp.214-264.
3) Prineas JW, et al. Immunopathology of secondary-progressive multiple sclerosis. *Ann Neurol* 2001；50：646-657.
4) Kutzelnigg A, et al. Cortical demyelination and diffuse white matter injury in multiple sclerosis. *Brain* 2005；128：2705-2712.
5) Lucchinetti C, et al. Heterogeneity of multiple sclerosis lesions：Implications for the pathogenesis of demyelination. *Ann Neurol* 2000；47：707-717.
6) Ozawa K, et al. Patterns of oligodendroglia pathology in multiple sclerosis. *Brain* 1994；117：1311-1322.
7) Lucchinetti C, et al. A quantitative analysis of oligodendrocytes in multiple sclerosis lesions. A study of 113 cases. *Brain* 1999；122：2279-2295.
8) Barnett MH, Prineas JW. Relapsing and remitting multiple sclerosis：Pathology of the newly forming lesion. *Ann Neurol* 2004；55：458-468.
9) Henderson AP, et al. Multiple sclerosis：Distribution of inflammatory cells in newly forming lesions. *Ann Neurol* 2009；66：739-753.
10) Matsuoka T, et al. Aquaporin-4 astrocytopathy in Baló's disease. *Acta Neuropathol* 2010；120：651-660.
11) Matsuoka T, et al. Reappraisal of aquaporin-4 astrocytopathy in Asian neuromyelitis optica and multiple sclerosis patients. *Brain pathol* 2011；21：516-532.
12) Masaki K, et al. Extensive loss of connexins in Baló's disease：Evidence for an auto-antibody-independent astrocytopathy via impaired astrocyte-oligodendrocyte / myelin interaction. *Acta Neuropathol* 2012；123：887-900.
13) Ferguson B, et al. Axonal damage in acute multiple sclerosis lesions. *Brain* 1997；120：393-399.
14) Trapp BD, et al. Axonal transection in the lesions of multiple sclerosis. *N Engl J Med* 1998；338：278-285.
15) Nikić I, et al. A reversible form of axon damage in experimental autoimmune encephalomyelitis and multiple sclerosis. *Nat Med* 2011；17：495-499.
16) Barkhof F, et al. Remyelinated lesions in multiple sclerosis：Magnetic resonance image appearance. *Arch Neurol* 2003；60：1073-1081.
17) Patrikios P, et al. Remyelination is extensive in a subset of multiple sclerosis patients. *Brain* 2006；129：3165-3172.
18) Lucchinetti CF, et al. Inflammatory cortical demyelination in early multiple sclerosis. *N Engl J Med* 2011；365：2188-2197.
19) Howell OW, et al. Meningeal inflammation is widespread and linked to cortical pathology in multiple sclerosis. *Brain* 2011；134：2755-2771.

I. 多発性硬化症の病態と診断

細胞性・液性免疫および髄液所見

Point
- 多発性硬化症の病態には，遺伝学的背景，病理学的所見，動物モデルの知見から髄鞘蛋白を抗原とした細胞性免疫が関与していると考えられる．
- 近年の研究の進展により，従来の Th1-Th2 バランス仮説を超えた，複雑な免疫調整システムの背景が明らかになってきた．特に自己免疫性炎症に関与するヘルパー T 細胞として IL-17 を産生する Th17 が注目されている．
- 多発性硬化症の病態には細胞性免疫，液性免疫の影響が認められる．単一の抗原や免疫細胞の働きだけではない複数の経路が関係している．
- オリゴクローナルバンドは古典的な検査であるが，多発性硬化症の予後についての情報を有し，現在もその重要性は高い．

多発性硬化症の病態

多発性硬化症（multiple sclerosis：MS）は，中枢神経の脱髄が時間的，空間的に散在する慢性炎症性脱髄性疾患である．臨床的には視野障害や複視，脱力，感覚障害といった中枢神経症状の急性発現（再発）を繰り返す再発寛解型 MS，再発寛解型として発症したが，徐々に再発とは関係なく神経症状が慢性に悪化する二次性進行型 MS，発症時から慢性的に症状が進行する一次性進行型 MS の 3 つのパターンが知られている．

急性期脱髄部では髄鞘を貪食した多数のマクロファージと血管周囲性に T リンパ球，B リンパ球の集簇がみられるが，こうした病理所見は中枢神経組織や髄鞘蛋白を免疫して脳炎を惹起する動物モデル（実験的自己免疫性脳脊髄炎〈experimental autoimmune encephalomyelitis：EAE〉）と類似しており，EAE の解析が MS 病態に多くの洞察を与えている．EAE では髄鞘蛋白およびそのペプチドに応答するヘルパー T 細胞が脳炎の発症にきわめて重要な役割を果たしていることが明らかとなっており，MS は髄鞘蛋白に対する自己免疫疾患と考えられるようになった．しかし，病理学的に免疫グロブリン・補体の沈着も確認されており，単純な T 細胞応答のみではない，細胞性免疫と液性免疫の双方が関与した複雑な病態が MS には存在していると考えられる．

Keywords

EAE
中枢神経組織を動物に免疫することで脳炎の発症が確認され，その病理学的な特徴が似ているため MS，急性散在性脳脊髄炎のモデルとして利用されるようになった．後に髄鞘蛋白やペプチドに特異的に反応する $CD4^+$ T 細胞を移入することで脳炎が惹起されることが明らかとなった．

細胞性免疫

CD4陽性T細胞（CD4⁺T細胞，ヘルパーT細胞）

Keywords

Th1／Th2
CD4⁺ヘルパーT細胞には，主にIFNγを産生しマクロファージの活性化など細胞性免疫を介して感染防御を行うtype 1ヘルパーT細胞（Th1）と，IL-4, IL-10を主に産生しB細胞に作用して抗体産生を促し液性免疫を介して感染防御を行うtype 2ヘルパーT細胞が存在する．Th1／Th2は相互排他的に分化するため，このバランスがどちらか一方にシフトすることで多発性硬化症（Th1シフト），気管支喘息（Th2シフト）といった疾患が生じると考えられてきた．しかしヘルパーT細胞の機能分化の詳細が明らかになるにつれ，この二項対立的仮説には再考が迫られている．

　抗原提示を受けたナイーブT細胞は，サイトカインの働きによって細胞性免疫に関係するtype 1ヘルパーT細胞（Th1；interferon〈IFN〉γを産生）か，液性免疫に関係するtype 2ヘルパーT細胞（Th2；interleukin〈IL〉-4を産生）の2つの異なる種類のヘルパーT細胞に相互排他的に分化する．このTh1／Th2バランスの偏倚により多くの疾患の病態が説明できると考えられてきた．EAEを発症したマウスの中枢神経にはTh1の浸潤が主にみられ，EAE，ひいてはMSはTh1疾患であるとされてきた．しかし，その後EAEにおける脳脊髄炎の惹起にはTh1，Th2とは異なる系統であるIL-17を産生するヘルパーT細胞（Th17）が決定的な役割を果たすことが明らかとなり[1,2]，自己免疫疾患のキーとなるT細胞として注目されている．EAEによる研究ではナイーブT細胞はtransforming growth factor（TGF）-βとIL-6またはIL-21の存在下でTh17に分化し，IL-23により維持されていることが示されている．ヒトではTh17への分化に必要なサイトカインはTGF-βとIL-1β，IL-6, IL-21もしくはIL-23であるとされている．IL-17はB細胞，マクロファージ，線維芽細胞，血管内皮細胞，アストロサイト（astrocyte；星状細胞）などに作用し，抗体産生やIL-1, -6, CXCL8, G-CSFといった炎症性ケモカイン，サイトカイン分泌を促進し，中枢神経内へ免疫細胞（特に好中球）を遊走させ，さらなる炎症カスケードを惹起，また血管内皮細胞への影響により血液脳関門の破綻を介して，病態に関与していると考えられている．近年ではTGF-βとIL-4の存在下でナイーブT細胞から分化し，IL-9とIL-10を産生する新たなヘルパーT細胞サブセット（Th9）の存在も指摘されており[3]，ヘルパーT細胞と炎症との関連はTh1／Th2バランス仮説を超えて複雑化している．Th1, Th9, Th17はそれぞれEAEを惹起するが，その中枢神経病像には相違が認められており[4]，MS病態の多様性に関連している可能性はある（**1**）．

　これらヘルパーT細胞とMS病態との関連についてはEAEほど明確ではないものの，多くの報告がある．IFNγがMSの増悪因子であることは臨床試験によって広く知られており[5]，また髄鞘蛋白の一種であるミエリン塩基性蛋白（myelin basic protein：MBP）に応答するT細胞はMSではIFNγを中心とした炎症促進性サイトカインを分泌しており，MSはTh1疾患であるとする考えを支持してきた．MS病変部にはIL-17産生CD4, CD8陽性細胞が認められ[6]，再発期には髄液中のTh17細胞が寛解期やその他の炎症性疾患と比較して増加していること[7]，MSの標準的治療薬であるIFNβ-1a（アボネックス®），-1b（ベタフェロン®）がTh17への分化を抑え，選択的にアポトーシスを誘導している[8,9]ことなどはMSとTh17の関係を示唆している．一方，Th1細胞で誘導したEAEにはIFNβが効果を示すが，Th17細胞で誘

1 CD4⁺ T 細胞の分化

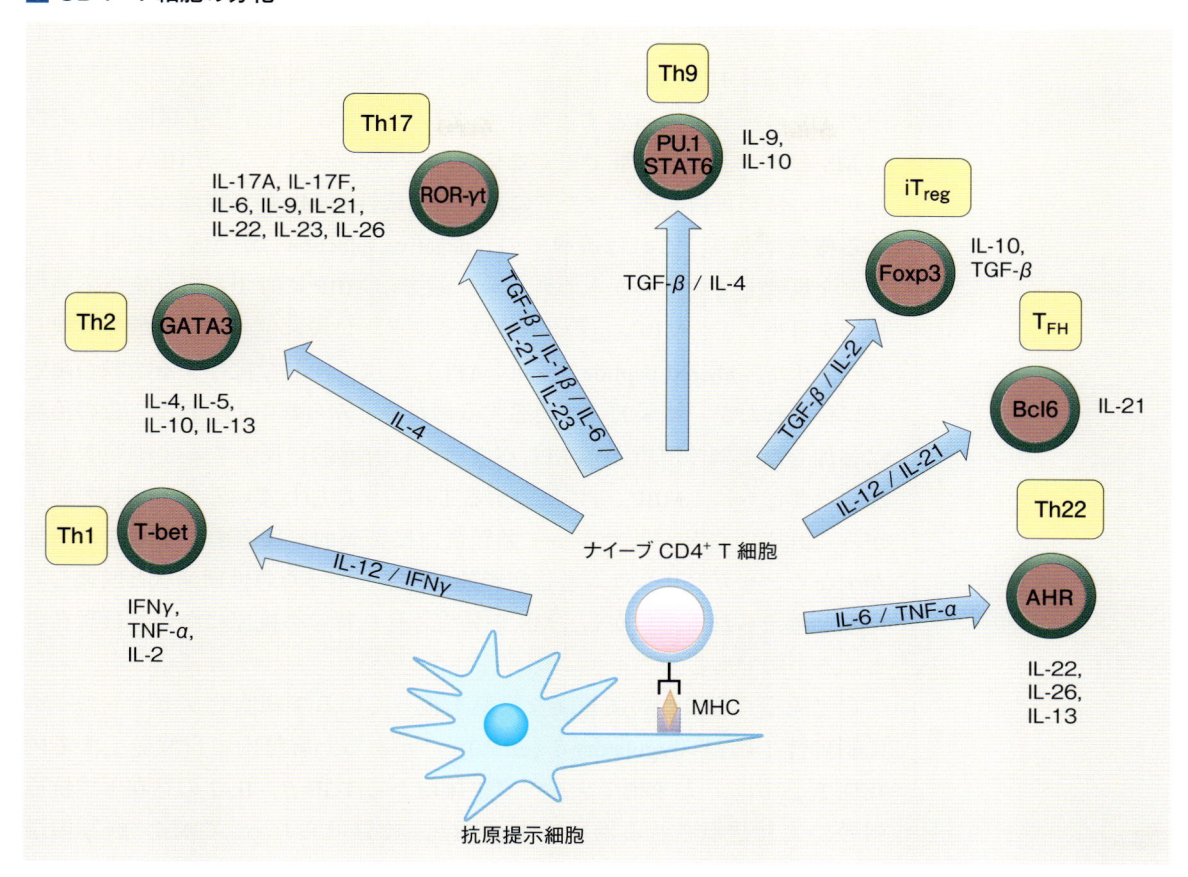

導した EAE では IFNβ により症状が増悪し，また IFNβ の効果が乏しい MS 症例では血清中の IL-17F が高いことが報告されている[10]．実際 IL-17 が関与していると考えられる多くの自己免疫疾患では IFNβ により症状が悪化することが知られており，MS においては IL-17 が惹起する炎症性カスケード以外の機序が関与していると考えられる．ヒトでは Th17 誘導環境下でも IFNγ だけや IL-17／IFNγ の双方を産生するヘルパー T 細胞が誘導されるが，産生するサイトカインは IFNγ であっても遺伝子発現のパターンは Th1 ではなく Th17 に近い．蛋白発現としては Th1 と考えられる T 細胞が，実際は Th17 の系統である可能性はある．また IFNγ の影響そのものも Th17 に起因するものかもしれない．

抗原提示側については以前より class II 主要組織適合性複合体（major histocompatibility complex：MHC）である白血球抗原（HLA）*DRB1*1501* が MS のリスクファクターとして知られていたが，多数の MS 患者を対象とした最近の全ゲノム連鎖解析でも同 HLA が最も相関の強いリスクファクターとして再確認された．またその他に同定された疾患関連遺伝子も，ほとんどがサイトカインや共刺激因子に関連したものであり，免疫学的機序の関与を示唆している[11]．

抗原については EAE の知見から髄鞘蛋白が第一の候補であり，現在まで多くの研究が行われている．EAE の結果から候補となった髄鞘蛋白に反応する T 細胞は HLA class II 分子に拘束されており，間接的にこうした髄鞘蛋白が MS の抗原であるとする考えを支持している．しかし T 細胞の反応性は MS とコントロール群で差がないとする報告が多い．一方 HLA との親和性が低い髄鞘蛋白関連ペプチドに対する反応性が MS 群で軽度ながら高いとする報告はあり，これは胸腺での"negative selection"がうまく機能しないことを反映しているのかもしれない．過去に MBP に対する自己免疫応答の抑制を目指して，MBP_{83-99} の T 細胞レセプター付着部位のアミノ酸を置換したペプチド（altered peptide ligand：APL）を皮下注射で投与する治験が限定的に行われたが，結果的には増悪する例が多くみられ中止された．この治験に参加した症例の解析から APL ペプチドに特異的に反応する T 細胞数が増加するとともに，MBP_{83-99} に反応する T 細胞が増加している例で病状の悪化がみられている[12]．したがって髄鞘蛋白に特異的に反応する T 細胞の増加が少なくともガドリニウム増強病変数や再発といった急性期病状と関連していると考えられる．しかし，MS を発症させる特定の抗原については現在のところ不明である．

　自己免疫寛容について重要な役割を担っている T 細胞サブセットの一つに制御性 T 細胞（regulatory T cell：T_{reg}）がある．胸腺内で自然発生する内在性 T_{reg}（nT_{reg}）と末梢でナイーブ T 細胞から TGF-β，IL-2 の存在下で抗原刺激により誘導される誘導性 T_{reg}（iT_{reg}）に分けられる．CD25，転写因子 Foxp3 の発現が特徴とされるが，Foxp3 が発現しない誘導性 T_{reg} サブセットとして T regulatory type 1（Tr1），T helper type 3（Th3）も存在する．IL-10，TGF-β を分泌することで免疫制御に関与していると考えられているが，詳しいメカニズムはまだ不明である．自己免疫寛容の破綻という点から MS でも T_{reg} の関与が疑われている．MS 患者における Treg 細胞数や機能の低下については相反する結果が報告されているが，$CD4^+CD25^{high}Foxp3^+$ T_{reg} のうち CD39 陽性細胞のみがエフェクター T 細胞からの IL-17 産生を抑制する効果を持ち，末梢血におけるその細胞の割合と機能が再発寛解型 MS 患者において低下していたとの報告がある[13]．また，CD25 に対するヒト化モノクローナル抗体である daclizumab（Zenapax®/ 2012 年現在国内未承認）は MS の活動性脳病巣を抑制する効果が確認されているが，この効果は CD25 陽性 T 細胞の減少よりむしろ制御性の CD56 陽性ナチュラルキラー細胞の増加と関連しており[14]，T 細胞以外の制御機構の破綻が関与しているのかもしれない．

　近年，リンパ濾胞における胚中心の形成や B 細胞の成熟など液性免疫を調整する，今までの系統とは異なるヘルパー T 細胞が存在することが明らかとなり，濾胞性ヘルパー T 細胞（follicular helper T cells：T_{FH}）と名づけられている．CXCR5，共刺激蛋白質 ICOS，PD-1 などの発現と IL-21 の産生が特徴で，Bcl6 がマスター転写因子として知られている．同細胞の活動性の亢進は特に自己抗体産生を伴う自己免疫疾患との関連が想定されている．現

Keywords

CD25

CD25 は IL-2 レセプターの α 鎖で，CD122，CD132 とともに IL-2 のレセプターを構成する．CD25 は免疫制御機能を有する T 細胞のマーカーとして注目され，後にそのマスター転写因子である Foxp3 が同定された．CD25 は全ゲノム関連解析の結果からも MS 発症リスクとの関連が指摘されている．

在のところ MS の病態への関与は不明であるが，後述する液性免疫部分に影響を与えている可能性はある．

CD8 陽性 T 細胞（CD8$^+$ T 細胞，キラー T 細胞）

EAE の知見や HLA class II の関連から MS 病態への影響の点では CD4$^+$ ヘルパー T 細胞に関心が集まる傾向があるが，MS の病変部には CD4$^+$ T 細胞よりむしろ CD8$^+$ T 細胞が多く観察され，また非選択的に T，B 細胞を減少させる CD52 に対するモノクローナル抗体（alemtuzumab〈Campath®/ 2012 年現在国内未承認〉）が MS の病巣出現や再発を抑制するのに対し，CD4$^+$ T 細胞を選択的に減らすモノクローナル抗体ではこうした抑制効果は認められないことから CD8$^+$ T 細胞も MS 病態に関与していることが想定されている．MS 病巣や髄液中で CD8$^+$ T 細胞のオリゴクローナルな増殖が確認されており，何らかの抗原に対する免疫応答が中枢神経内で生じていると考えられる．また病理上 CD8$^+$ T 細胞の浸潤と軸索傷害には相関がみられ，MS の障害度については CD8$^+$ T 細胞の影響が強い可能性がある．CD4$^+$ T 細胞の項目で述べたように，炎症誘発性サイトカインとして IL-17 が注目されているが，IL-17 を産生する CD8$^+$ T 細胞も MS 病巣において確認されている．CD4$^+$ および CD8$^+$ T 細胞のマイクロアレイ解析により，CD8$^+$ T 細胞においてのみコントロール群と比較して MS 群の CD161 の発現が高く，末梢血の CD161^{high}CD8$^+$ T 細胞の割合も MS 群で高かった．IL-17 産生 CD8 陽性 T 細胞はすべてこの CD161 陽性のサブセットに含まれており，このサブセットが MS の病態に関与している可能性がある[15]．

一方，CD4$^+$ T 細胞と同様，CD8$^+$ T 細胞にも制御性機能を果たすサブセットが存在しており，IL-10 分泌による CD8$^+$ T 細胞の増殖・IFNγ 産生の抑制，MHC class Ib 分子である Qa-1（マウスの MHC．ヒトでは HLA-E に対応）拘束性に自己抗原に反応する T 細胞の直接除去，抗原提示細胞を介した炎症抑制効果などにより自己免疫寛容をもたらすとされている．また最近，CD8$^+$ T$_{reg}$ は Qa-1 を高発現している T$_{FH}$ を抑制することで自己免疫寛容の維持に寄与していると報告されている[16]．

glatiramer acetate（GA〈Copaxone®/ 2012 年現在国内未承認〉）は MBP に多く含まれる 4 つのアミノ酸であるグルタミン酸，リジン，アラニン，チロシンをランダムに結合させたペプチド混合物で MS の再発抑制効果があるが，未治療 MS 患者では CD8$^+$ T 細胞の GA に対する反応が低下しており，GA 投与によりこの反応性が改善し，HLA-E 拘束性に GA に特異的に反応する CD4$^+$ T 細胞が除去される．こうした作用が再発抑制に結びついているとされ，制御性 CD8$^+$ T 細胞の MS 病態への関与を示唆している．

液性免疫

MS の髄液所見としてオリゴクローナルバンド（oligoclonal bands：OCB）の出現や IgG index の上昇は古くから知られている．これは中枢神経内で B

細胞のクローナルな増殖が生じていることを反映しており，脳病理上も確認されている．また MS の脳病巣は病理的に多様なパターンをとるが，補体・免疫グロブリン沈着を伴うパターンもあり，液性免疫も MS の病態に関わっていると考えられる．しかし，こうしたクローナルに増殖した B 細胞から産生される抗体に，特定の対応抗原は確認されていない．髄腔内で産生された抗体は主要な組織傷害の経路ではないかもしれない．

CD20 は広く B 細胞に発現する表面抗原であるが（pro-B 細胞と形質細胞には発現しない），抗 CD20 モノクローナル抗体であるリツキシマブ（リツキサン®）は再発寛解型 MS の再発を抑制し，新たなガドリニウム増強病巣を減らす効果が確認されている．すなわち B 細胞は急性期病態にも関与しており，また形質細胞に対する影響はほとんどなく，実際 OCB に変化はなかったことから，B 細胞の MS 病態への関わりはやはり自己抗体を介したものではないと考えられる．MS のリスクファクターである *HLA-DRB1*1501* は OCB の陽性率と強い相関が認められており，B 細胞による抗原提示により T 細胞を介して MS 病態に関与している可能性がある．また，MS 患者の活性化された末梢血 B 細胞は lymphotoxin と tumor necrosis factor-α（TNF-α）の分泌が亢進しており，また末梢血単核球から B 細胞を除去すると $CD4^+$ および $CD8^+$ T 細胞の活性化・増殖が抑制される．この抑制効果は lymphotoxin と TNF-α の低下によりもたらされており，サイトカイン・ケモカインを介しても B 細胞は T 細胞の活性に影響を与えている[17]．

後述の髄液所見と併せ，B 細胞の活動性と MS の予後や機能障害に関連があることを窺わせる．

髄液所見

現在のところ MS に特異的な髄液中のマーカーは見つかっていない．一般的な髄液検査項目である細胞数や蛋白濃度に特徴的所見はなく，多くは正常範囲か軽度の上昇にとどまる．細胞数が極端に多い場合は MS 以外の疾患も検討する必要があり，特に好中球優位の場合は視神経脊髄炎を考慮する．

OCB や IgG index は現在 MS 診断に際して最も用いられている髄液検査で，それぞれ髄腔内での IgG 産生を質的，量的に評価するものである．OCB の陽性や IgG index の上昇は MS に特徴的所見ではあるが疾患特異的ではなく，スクリーニング検査として有用である．もっとも，欧米の報告では OCB の陽性率は 95％を超えるが，日本人では陽性率は 70％程度とされ，陰性例の判断にも十分な注意が必要である．

OCB は予後との関連が報告されている．一度だけ中枢神経症状を発症した状態を clinically isolated syndrome（CIS）と呼び，再度中枢神経症状が生じることで，時間的多発性が確認されると clinically definite MS（CDMS）と診断される．CIS のうち 60％程度が CDMS に移行するとされるが，OCB が陽性の場合は CDMS への移行リスクが高い[18]．また OCB 陽性と陰性の MS を比較した場合，陽性例において障害度の進行が速いことが報告されてい

Keywords

OCB と IgG index
OCB は血清・髄液蛋白をそれぞれ電気泳動し，ガンマグロブリン領域に血清には認められないバンドが髄液にのみ 2 本以上認められる場合を陽性とする．アガロースゲル電気泳動法から等電点電気泳動法に測定方法が改良されたことで検出力が高まり，日本においても陽性率が上昇した．IgG index は髄腔内での IgG 産生をみる指標で，IgG の髄液と血清の比をアルブミンの髄液・血清比で除したもの．0.6～0.7 を超えると高値と判定するが，基準値の設定に関しては人種間の差など明らかにすべき問題が残っている．

2 髄液中サイトカイン・ケモカイン

CSFで上昇↑	CSFで低下↓
・IL-2 ・IL-6, TNF-α ・CXCL10 ・CXCL8 ・CXCL12, CXCL13 ・IL-15 ・IL-1β, IL-1ra ・CCL5	・CCL2 ・IL-7

mRNA
・IL-6, IFNγ, TNF-α ・IL-17

る[19]（相関はなかったとする報告もある）．

　その他の髄液検査としてMBP濃度の測定も比較的行われている．脱髄を反映するためMSの急性期に濃度が上昇する傾向があるが，やはり疾患特異性は低い．

　MSでは炎症を反映して，髄液中のさまざまなサイトカイン・ケモカイン濃度の上昇および低下が報告されている（**2**）．全体にTh1系のサイトカインが上昇している傾向があり，また急性期にCCL2／monocyte chemotactic protein-1（MCP-1）が低下している点は，再発時にはTh2シフトの維持に問題が生じていることを反映している．ただし，いずれの変化も特徴的といえるものではなく，IL-6，IL-17，CXCL8といった炎症性サイトカイン・ケモカイン濃度の髄液中の上昇は，MSよりむしろ視神経脊髄炎においてより明確である[20]．

　CXCL13はB細胞に対する走化性因子であるが，髄液中CXCL13が高い例はCISからCDMSへの移行リスクが高い[21]．OCB陽性例でCXCL13は高い傾向があり，B細胞がMSの疾患活動性に関連していることを示している．

　また，軸索傷害の指標となる軽鎖ニューロフィラメントがMS患者の髄液で上昇しており，軽鎖ニューロフィラメントが高いと重症化しやすく，CISはCDMSへの移行リスクが高くなる[22]．

まとめ

　近年，特定の分子を標的とした分子標的治療薬の開発が進み，MSへの臨床応用も拡がっている．白血球の表面に発現される接着分子α4β1インテグリンを阻害し，血液脳関門を越えて中枢神経内へ移入するのを抑制するnatalizumab（Tysabri®／2012年現在国内未承認），スフィンゴシン1リン酸受容体に作用し，成熟T細胞の胸腺および二次リンパ系組織からの移出を阻害するフィンゴリモド（ジレニア®，イムセラ®）はMSの再発を強力に抑制する．臨床面からもMS病態における免疫細胞の関わりが明瞭になったとい

える．一方，MSのもう一つの特徴である中枢神経障害の慢性進行と炎症との関係については不明な点が多い．初期の強い炎症状態が進行型への移行リスクとされているが，進行型への移行は炎症とは独立した事象であるとする報告も増えている．MSの病巣形成のごく初期においては炎症細胞の浸潤に先行してオリゴデンドロサイト（oligodendrocyte；乏突起膠細胞）の変性が生じているとされ，変性機序の関与も想定される．MS病態には免疫学的機序が関わっていることは明らかだが，それだけでは説明のつかない事象も多くあり，変性機序への着目もMS病態の理解には必要と考えられる．

（松下拓也）

文献

1) Harrington LE, et al. Interleukin 17-producing CD4+ effector T cells develop via a lineage distinct from the T helper type 1 and 2 lineages. *Nat Immunol* 2005；6：1123-1132.
2) Park H, et al. A distinct lineage of CD4 T cells regulates tissue inflammation by producing interleukin 17. *Nat Immunol* 2005；6：1133-1141.
3) Veldhoen M, et al. Transforming growth factor-beta 'reprograms' the differentiation of T helper 2 cells and promotes an interleukin 9-producing subset. *Nat Immunol* 2008；9：1341-1346.
4) Jäger A, et al. Th1, Th17, and Th9 effector cells induce experimental autoimmune encephalomyelitis with different pathological phenotypes. *J Immunol* 2009；183：7169-7177.
5) Panitch HS, Bever CT Jr. Clinical trials of interferons in multiple sclerosis. What have we learned? *J Neuroimmunol* 1993；46：155-164.
6) Tzartos JS, et al. Interleukin-17 production in central nervous system-infiltrating T cells and glial cells is associated with active disease in multiple sclerosis. *Am J Pathol* 2008；172：146-155.
7) Brucklacher-Waldert V, et al. Phenotypical and functional characterization of T helper 17 cells in multiple sclerosis. *Brain* 2009；132：3329-3341.
8) Durelli L, et al. T-helper 17 cells expand in multiple sclerosis and are inhibited by interferon-beta. *Ann Neurol* 2009；65：499-509.
9) Ramgolam VS, et al. IFN-beta inhibits human Th17 cell differentiation. *J Immunol* 2009；183：5418-5427.
10) Axtell RC, et al. T helper type 1 and 17 cells determine efficacy of interferon-beta in multiple sclerosis and experimental encephalomyelitis. *Nat Med* 2010；16：406-412.
11) International Multiple Sclerosis Genetics Consortium；Wellcome Trust Case Control Consortium 2, Sawcer S, et al. Genetic risk and a primary role for cell-mediated immune mechanisms in multiple sclerosis. *Nature* 2011；476：214-219.
12) Bielekova B, et al. Encephalitogenic potential of the myelin basic protein peptide (amino acids 83-99) in multiple sclerosis：Results of a phase II clinical trial with an altered peptide ligand. *Nat Med* 2000；6：1167-1175.
13) Fletcher JM, et al. CD39+Foxp3+ regulatory T Cells suppress pathogenic Th17 cells and are impaired in multiple sclerosis. *J Immunol* 2009；183：7602-7610.
14) Wynn DR, et al. Daclizumab in active relapsing multiple sclerosis (CHOICE Study)：A phase 2, randomised, double-blind, placebo-controlled, add-on trial with interferon beta. *Lancet Neurol* 2010；9：381-390.
15) Annibali V, et al. CD161(High)CD8+T cells bear pathogenetic potential in multiple sclerosis. *Brain* 2011；134：542-554.
16) Kim HJ, et al. Inhibition of follicular T-helper cells by CD8(+) regulatory T cells is essential for self tolerance. *Nature* 2010；467：328-332.
17) Bar-Or A, et al. Abnormal B-cell cytokine responses a trigger of T-cell-mediated disease in MS? *Ann Neurol* 2010；67：452-461.
18) Masjuan J, et al. Clinically isolated syndromes：A new oligoclonal band test accurately predicts conversion to MS. *Neurology* 2006；66：576-578.
19) Joseph FG, et al. CSF oligoclonal band status informs prognosis in multiple sclerosis：

A case control study of 100 patients. *J Neurol Neurosurg Psychiatr* 2009；80：292-296.
20) Ishizu T, et al. Intrathecal activation of the IL-17 / IL-8 axis in opticospinal multiple sclerosis. *Brain* 2005；128：988-1002.
21) Brettschneider J, et al. The chemokine CXCL13 is a prognostic marker in clinically isolated syndrome（CIS）. *PLoS ONE* 2010；5：e11986.
22) Teunissen CE, et al. Combination of CSF N-acetylaspartate and neurofilaments in multiple sclerosis. *Neurology* 2009；72：1322-1329.

I. 多発性硬化症の病態と診断

神経症候

Point

- 多発性硬化症（MS）は寛解と再発を繰り返す中枢神経系の炎症性脱髄を主とし軸索変性を伴う疾患である．
- 中枢神経系脱髄疾患のなかで最も多く，炎症，脱髄，グリオーシスを三主徴とし，寛解・再燃または進行性の経過をとる．
- 頸髄が障害された場合には，頸部を他動的に前屈させると肩から背中にかけて脊柱に沿って下方へ放散する電気ショック様の痛み（電激痛）が走る，いわゆるレルミット徴候がみられる．
- MSの25％に初期症状として球後視神経炎がみられる．視力の低下，視野の異常，特に視野の中心部がみえにくくなる中心暗点が特徴である．
- 眼振，断綴性言語，企図振戦はシャルコーの三主徴として知られている．
- MSでは核間性眼筋麻痺が両側性に生じるのが特徴である．
- 若年成人でこうした両側性核間性眼筋麻痺がみられた場合にはMSの可能性が高い．

　多発性硬化症（multiple sclerosis：MS）は，寛解と再発を繰り返す中枢神経系の炎症性脱髄を主とし軸索変性を伴う疾患である，と定義される．MSは基本的には中枢神経系の炎症性脱髄疾患であるとされてきたが，2000年に入ってから，MSの病理所見がまとめられ，経過中に軸索変性をきたすことが明らかとなり，上記のごとく定義されるようになった．無治療の場合には軸索変性が進行し，認知症症状をきたすため，早期診断による早期治療が重要である．

　MSは中枢神経系脱髄疾患のなかで最も多く，炎症，脱髄，グリオーシスを三主徴とし，寛解・再燃または進行性の経過をとる．突然健康な若年成人を主として侵す疾患であり，時に発症数週間から数か月間疲労，脱力感，筋痛，関節痛がみられることがある．発症は急激なこともあれば，気づかないまま進行していることもある．症状は重症なこともあれば軽微で気づかないまま受診せず，何か月や何年も経過する場合もみられる．実際，剖検で初めてMSであることが判明することもあり，他の病気で受診し，頭部MRIを施行され，偶然にMSが発見される場合もある．MSの症状は多彩であるが，中枢神経系内の病変の局在により症状が出現する．無症候性であっても神経学的所見では神経機能障害が見出される場合もしばしば経験する．

　初発時の発症様式は脳卒中のように数分から数時間で急激に発症する場合が20％にみられる．30％で1日から数日間かけて症状が進行し，さらに20％では数週から数か月間かけて症状が進行する．残り10％では発症が明らかでないまま徐々に症状が進行し，数か月から数年にかけて慢性または間欠

1 多発性硬化症の初発神経症候

症候	%	症候	%
感覚障害	37	レルミット徴候	3
視神経炎	36	痛み	3
脱力	35	認知症	2
錯感覚	24	失明	2
複視	15	顔面神経麻痺	1
小脳失調症	11	インポテンツ	1
回転性めまい	6	ミオキミア	1
突発性（発作）症状	4	てんかん	1
膀胱障害	4	失神	1

（Matthews WB, et al. McAlpine's Multiple Sclerosis, 1999[4] より）

的に症状が進行するものがあり，一次性進行型 MS（primary progressive MS：PPMS）といわれる．MS の約 85％は再発寛解型（relapsing remitting MS：RRMS）として発症する．RRMS は 40 歳以下に発症する場合が多い．再発寛解型であっても，その後は慢性の PPMS と同様の経過をとることが多く，その場合は二次性進行型 MS（secondary progressive MS：SPMS）といわれる．RRMS の 50％は無治療の場合 15 年以内に SPMS の経過をたどる．RRMS に比し，SPMS では後遺症としての神経障害が著しい[1-3]．

発症の誘因としては何もないことが多いが，誘因として過労・ストレス，感染などがあげられる．また妊娠中は再発が少なく，出産後に再発することが多い．前駆症状のない場合が多いが，時に頭痛，発熱，感冒様症状，悪心・嘔吐などが約 10％の症例にみられる．また，過呼吸や動作時などに，急に構音障害や失調症，手足のしびれや痒みなどの突発性（発作）症状が現れることもある[4]．

多発性硬化症の神経症候

MS の初発症状は脱髄病巣の部位により，実に多彩である（**1**）．神経学的所見では無症状であると考えられた部位にも異常を認めることがある．実際，自覚症状が片側だけであっても，神経学的所見では両側に異常がみられることがある．

四肢のしびれは一側性のことも両側性のこともあるが，初期の MS の 50％以上にみられる．脊髄が障害されると両下肢の痙性対麻痺や失調性対麻痺をきたす．深部腱反射は後に亢進し，バビンスキー徴候陽性や腹壁反射の消失などの錐体路徴候がみられ，種々の程度の深部および表在感覚障害を伴う．

背下部の鈍い痛みは MS ではよくみられるが，病変部位との関係は不明である．一方，鋭い焼けつくような痛みは根痛として知られ，病変部位の局在を知るのに役立つが，実際にみられることは少ない．

その他，MSでよくみられる症状は視神経炎，横断性脊髄炎，小脳失調症，脳幹症状（回転性めまい，顔面の神経痛としびれ，構音障害，複視），一側の上肢または下肢の感覚障害および排尿障害である．

本邦では視力低下が最も多く，上・下肢の運動麻痺，四肢・項部・体幹などのしびれ感がこれに次ぐ．発症の状態は1～3日で神経症状の完成する急性ないし亜急性が多い．

全経過中に発現する症状の頻度は視力低下や視神経萎縮が最も多く，運動麻痺，感覚障害，腱反射亢進，運動失調，膀胱直腸障害，眼振，複視，構音障害，精神症状など多彩である．

決まった神経症状から初発することはなく，視力障害，しびれ感，運動麻痺，歩行障害，複視，排尿困難，感覚鈍麻，言語障害などが比較的多い．40％に排尿障害がみられる．発病初期には尿意促迫をみることがある．進行すると尿失禁，便秘，性不能症もみられることがある．下肢の痙性対麻痺は頻度が高い．脊髄障害は数か所のレベルに散在するため，対麻痺に加え，上肢の単麻痺を伴うことがある．後索が障害されるとロンベルク徴候が陽性となる．深部感覚障害が前景に出ることも多く，手指の特有の異常姿勢とアテトーゼ運動がみられることがある．ブラウン－セカール症候群を呈することも多い．欧米と比較して本邦を含むアジアでは視力障害，特に両眼の障害で始まる場合が多い．視力障害のみで発症した場合，その時点では球後視神経炎（retrobulbar optic neuritis）と区別できない[5]．

視神経炎

MSの25％に初期症状として球後視神経炎がみられる．視力の低下，視野の異常，特に視野の中心部がみえにくくなる中心暗点が特徴である．若年発症のMSでは，この頻度はさらに多い．典型的には一側の眼球に数日間かけて視力障害をきたす．1日か2日で視力喪失をきたすこともあり，眼球痛を経験することもある．この場合は眼球を動かすと痛みが増悪する．まれに脳腫瘍の場合のように数週間かけて視力喪失をきたすこともある．乳頭の蒼白，視神経萎縮が認められ，視野は中心暗点，不規則な半盲などを認める．両側の眼球が同時に障害されることもあるが，通常両側が障害される場合には一側が障害された後，数日また数週間後にもう一方の視神経が障害される．発症初期の眼底ではおよそ50％に視神経乳頭に浮腫がみられ，いわゆる視神経乳頭炎の所見を示す．この場合には頭蓋内圧亢進による視神経乳頭浮腫との鑑別が必要である．一般的には急速で重度の視力障害をきたす場合には視神経乳頭炎と考えられる．

約1／3の視神経炎は完全に視力を回復し，残りの大半も著しい視力障害があっても有意に回復することが多いが，一部で後遺症として視力喪失をきたすことがあり，早期に有効な治療を施す必要がある．副腎皮質ステロイド薬のパルス療法や血漿浄化療法（plasmapheresis）[6,7]などの早期治療により，通常1週間以内に改善が始まり，いったん改善がみられると数か月にわたっ

Keywords

ブラウン－セカール症候群

脊髄半側を傷害する病変側に生じた運動麻痺と，反対側に温痛覚鈍麻・脱失のみの表在感覚障害が同時にみられる．典型的には患側で障害部位レベル以下に深部感覚の障害があり，その上部には狭い全感覚消失帯がある．対側では感覚解離を認め，温痛覚は消失するが触覚は保たれている．障害側に運動障害が起こり，脊髄の前角障害による麻痺と錐体路障害による痙性麻痺，腱反射亢進，病的反射を示す．MSの場合は不完全ブラウン－セカール症候群を呈することが多い．

て回復が続く．

視神経炎だけが初期症状としてみられた場合，そのうちの1/2はその後，MSの他の症状をきたす．球後視神経炎として発病した症例の10〜40％が2年以内にMSに進展するといわれている．女性では74％，男性では34％が視神経炎を呈した後，15年以内にMSに発展するとされる．小児の場合はこれよりも頻度が少なく，40年間追跡調査をしてもMSに発展するのは26％である．視神経炎が再発する場合にはMSに発展する頻度がより高い傾向にある．視神経炎以外に症状がみられない場合でも頭部MRIで無症候性の脱髄病変がみられることがある．この場合はMSに発展している可能性が高い．

複視

複視は眼筋麻痺によって生じ，核間性眼筋麻痺（internuclear ophthalmoplegia：INO）または外転神経障害によって生じることが多いが，まれには動眼神経や滑車神経障害によって生じることがある．眼筋麻痺は30％前後にみられ，複視が生じる．これは内側縦束の障害で生じる核間性眼筋麻痺（内側縦束症候群：medial longitudinal fasciculus syndrome）であることが多い．側方注視時に内直筋が麻痺し，内転眼球は中央より内側へ動かず，外転眼では不完全な外転と水平眼振がみられる．輻輳は正常な場合と障害される場合とがある．内転障害のある側の橋部の内側縦束が障害されるためである．橋の血管障害，腫瘍でも起こるが，MSではこの核間性眼筋麻痺が両側性に生じるのが特徴である．実際，若年成人でこうした両側性核間性眼筋麻痺がみられた場合にはMSの可能性が高い．

このほかにMSでよくみられる注視麻痺には，①水平性注視麻痺，②一眼半水平注視麻痺症候群（one-and-a-half syndrome；水平性注視麻痺＋同側の核間性眼筋麻痺），③後天性振子様眼振（acquired pendular nystagmus）などがある[2]．

急性脊髄炎（横断性脊髄炎）

MSの場合，脊髄炎の症状は左右非対称的に生じ，不完全性であることが多い．臨床的には通常，数時間か数日かけて左右対称的または非対称的な対麻痺，レベルを持った軀幹の感覚障害，排尿障害およびバビンスキー徴候陽性がみられるのが特徴的である．腱反射亢進，腹壁反射の消失などの錐体路徴候を示す．ブラウン－セカール症候群（脊髄半側横断症候群）を呈することも多い．

髄液所見は軽度のリンパ球の上昇がみられるが，髄液蛋白は初期には正常であることが多い．

急性脊髄炎のみがみられ，その他の脱髄病変が示唆されない場合には，全身性エリテマトーデスや，混合性結合組織病，抗リン脂質抗体症候群による可能性も考慮しておかないといけない．

Key words

核間性眼筋麻痺（INO）

核間性眼筋麻痺は眼球共同運動の皮質化中間ニューロンの内側縦束が障害されて起こるもので，内側縦束症候群（medial longitudinal fasciculus syndrome）ともいう．側方注視時に障害側の内転制限がみられ，外転眼（健側）に眼振が生じる．輻輳は保たれるのが特徴である．MSのほか，脳幹梗塞などでもみられる．

四肢の筋力の低下

　四肢筋力の低下は脱力，巧緻性の欠如，疲労や歩行障害として現れる．運動によって起こる脱力はMSに特徴的である．上位ニューロン性の筋力低下はしばしば痙縮・深部腱反射亢進・バビンスキー徴候などの錐体路徴候を伴う．時には脊髄における求心性反射神経線維が障害されると深部腱反射は消失し，一見下位ニューロン障害（末梢神経障害）にみえることがある．

痙縮

　痙縮は自然にまたは動作時に筋痙攣を伴うことが多い．MS患者の30％以上に中等度から高度の痙縮が特に下肢にみられる[*1]．時として痙縮は重力に対して支持的に働くことがあり，この場合の抗痙縮薬はむしろ障害となる．

感覚障害

　感覚障害は錯感覚から感覚鈍麻まで多彩である．腫れている感じや締めつけられるような不快感はしばしばみられる．軀幹などにみられる水平線以下の感覚障害は障害が脊髄にあることを示唆している．この場合は帯で軀幹を締めつけられる感じの帯状絞扼感（girdle sensation）を伴うことも多い．痛みはMSでしばしば経験され，体の至るところに生じることがあり，時に場所を変えることがある．

小脳失調症

　小脳や脳幹が障害された場合には水平性あるいは回転性眼振と小脳失調症が出現する．小脳失調症は通常は小脳性振戦として現れる．頭部や軀幹の動揺，上肢や下肢の企図振戦，歩行や随意運動の協調障害として現れる．発語は爆発的であり，急に速度が落ちたりとまったりし，音節が不明瞭で聞き取りにくくなる，いわゆる断綴性言語となる．軀幹失調がある場合には，両足を広げないと立位保持が困難となり，歩行時には常に足を大きく開き（開脚歩行），ふらつきやすく，つぎ足歩行が困難となる．運動障害や感覚障害を伴っている場合には協調運動検査が行いがたく，小脳失調症の程度をみるのが困難な場合もある．眼振，断綴性言語，企図振戦はシャルコー（Charcot）の三主徴として知られている．

膀胱直腸障害

　排尿機能には，蓄尿機能と排出機能があり，蓄尿時には排尿筋は弛緩し，尿道括約筋が収縮する．これらの協調運動が円滑に行われるためには，排尿筋を支配する下腹神経（交感神経）と不随意筋である内尿道括約筋（交感神経で収縮し，副交感神経で弛緩する）および随意筋である外尿道括約筋を支配する陰部神経（体性神経）が正常に機能することが必要である．神経因性膀胱はこれらの神経が障害されて生じる排尿障害のことをいう．MSの膀胱

[*1] しばしば有痛性の強直性攣縮（painful tonic spasm）を伴い，移動や仕事また自分自身の身の回りの世話をするのに障害となる．

障害に関しては複数の原因と複数の機能障害が合併していることが多い．正常の排尿反射の場合には尿道括約筋が弛緩し，排尿筋の収縮が起こる．この反射は随意的に抑制することができる．排尿を止める場合には尿道括約筋が収縮し，排尿筋が弛緩する．尿が溜まり，膀胱壁が伸ばされるとこの排尿反射を活性化する．膀胱機能障害はMSの90％にみられ，そのうち1/3は週に1回またはそれ以上の頻度で尿失禁をきたす．仙髄の排尿反射中枢よりも中枢側に病巣がある場合を上位型（痙性神経因性膀胱）といい，その反対に仙髄の排尿反射中枢よりも末梢の異常の場合に下位型という．MSではこの上位型の痙性神経因性膀胱が多い．

■痙性神経因性膀胱（detruser hyperreflexia）

膀胱の持つ蓄尿機能が障害され膀胱の容量は減少し，1日尿量も減少する．膀胱は刺激され過敏な状態となり1日の排尿回数は10回以上と頻尿になり，尿意は切迫し辛抱ができなくなって失禁や夜尿もみられる．さらに尿道括約筋も収縮し，出口が閉まることにより排出機能も障害されると排尿に時間がかかり残尿もみられるようになる（detrusor sphincter dyssynergia〈排尿筋括約筋協働不全〉）．また，膀胱の内圧が上がるため，膀胱から尿管へと尿が逆流しやすく，腎盂炎を繰り返したり水腎症を起こしたりと，腎機能障害もきたしやすくなる．

■便秘

便秘は30％以上のMS患者にみられ，便失禁は15％にみられる．

認知機能障害

認知機能障害は記憶力の低下，注意力の低下，問題解決能力の低下として現れる．情報処理速度も低下する．多幸症はMSで特徴的とされるが実際にはまれである．日常生活動作に支障をきたすほどの認知障害はまれであるが，無治療で進行したMSでは皮質下性認知症としての症状を呈することがある．

うつ病

MS患者はうつ状態になりやすく，50〜60％にみられる．反応性，内因性または病気そのものの部分症状であることもあり，疲労感の原因ともなっている．これらは身体障害者になったことへの反応性によるものと考えられるが，一方で他の身体障害者に比べてMSでは感情障害の頻度がより高い．自殺は同年代の健常対照群よりも7倍多い．

疲労

疲労はMS患者の90％にみられ，その半分は中等度から重度の疲労を覚える．全身性の疲労感，けだるさ，重度の無気力，忍耐力の低下，休息や睡眠を必要とするほどの圧倒的な疲労感などがある．MS患者の就労を妨げる最も多い原因が疲労である．顕著な疲労がしばしば一過性または長期にわた

って続くことがある．特に発熱や病気の活性化のときに生じやすい．うつ状態もこれらの増悪因子となる．

性機能障害

性機能障害はMSで多い．男性の場合は陰萎，性欲の低下，性感の障害，射精障害，勃起不全や勃起持続障害がある．女性の場合は外陰部のしびれ，オルガスムスの低下，リビドーの低下，性交中の不快感，腟潤滑の低下がみられる．括約筋の痙縮は性交を障害し，尿失禁も問題となる．

顔面麻痺

顔面筋の麻痺は第7脳神経（顔面神経）の脳実質内の経路の障害により生じ，ベル麻痺と類似している．ただベル麻痺と異なり，MSの顔面麻痺は病側と同側の味覚低下と耳介後部の痛みを伴わない．片側性顔面痙攣が生じることもある．

回転性めまい

回転性めまいは突然起こり，急性前庭神経炎に類似する．三叉神経や顔面神経麻痺を伴うことが多く，末梢神経よりもむしろ脳幹部が責任病巣と考えられる．垂直性眼振または無方向性の眼振がみられる．

難聴

難聴も起こるがまれである．MSの難聴は後迷路性難聴であり，耳閉塞感を伴うことが多い．

副症状（付随症状／補助症状）

■ウートフ徴候（Uhthoff's symptom）

これは熱過敏症を指し，体温上昇に伴って神経症状が増悪し，体温の低下により元に戻るものである．MSの症状が高熱時に一過性に時に劇的に増悪することがある（偽増悪：pseudoexacerbation）．こうした体温上昇に伴って生じる神経症状の増悪は，脱髄により神経の伝導が低下している条件下で，体温上昇によりKチャンネルが開いて伝導効率がさらに低下し伝導ブロックが生じることに起因する．一過性の片側性の視力障害や四肢筋力低下が熱いお湯への入浴（hot bath test）や激しい運動によって起こり，MSに特徴的である．風呂やリハビリの部屋の温度はあまり高くしないよう推奨される．

■レルミット徴候（Lhermitte sign）

頸髄が障害された場合には，頸部を他動的に前屈させると肩から背中にかけて脊柱に沿って下方へ放散する電気ショック様の痛み（電撃痛）が走る，いわゆるレルミット徴候がみられる．この現象は，頸部の前屈により脱髄の生じた軸索が脊髄の伸展や圧に敏感になったもの，と考えられている．レルミット徴候はMSでよくみられるが，変形性頸椎症などの他の頸髄疾患でも

みられる．

突発性（発作）症状

　突発性の構音障害，失調症，手足の発作性の痛みやしびれ，閃光のようなまぶしさ，発作性の痒みや，レルミット徴候，上・下肢や顔面または軀幹の有痛性強直性痙攣（painful tonic seizure），などがある．持続30秒〜2分で5〜40回／日の頻度で生じる発作が特徴的である．発作は過呼吸や運動によって促進される．こうした突発性症状は，脱髄斑のエッジから生じる自然発火が隣接する白質の経路に波及することによって生じると考えられる．こうした症状は再発期や寛解期に通常生じやすい．特に有痛性強直性痙攣は感覚刺激や過呼吸で誘発されやすい．自発的または外的刺激により肢体に放散痛が急激に生じ，異常感覚を伴うテタニー様の強直性痙攣発作が数十秒間，一側の手指，前腕や下肢に起こるのが特徴的である．意識障害を伴わない．カルバマゼピン（テグレトール®）はこうした発作性症状には有効である．こうした一過性の症状は数日間または数週間，時にはもっと続くこともあるが，寛解や増悪を示しながら完全に消失する．こうした一過性の症状は，前から存在していた無症候性の脱髄斑の症候の顕在化，または新たな脱髄斑を伴わないMSの進行と考えられている．

三叉神経痛・片側顔面痙攣（攣縮）・舌咽神経痛

　三叉神経痛，片側顔面痙攣，舌咽神経痛は，それぞれ脱髄病変がそれぞれの神経根（第5，7，9脳神経）を含んでいる場合に生じる．三叉神経痛はMS以外の疾患で生じることが多いが，非定型的であったり，50歳前であったり，両側性であったりした場合にはMSによる可能性が考えられる．三叉神経の脊髄路の障害による顔面の感覚障害がみられることもある．若年成人で一過性の顔面の感覚鈍麻または三叉神経痛がみられる場合にはMSの可能性が高く，三叉神経の髄内線維に炎症が及んでいることを示唆する．

顔面ミオキミア

　顔面ミオキミアは持続性で急速なピクピクした不随意運動であり，顔面に広がる筋痙攣の場合もある．皮質延髄路または顔面神経の脳幹経路の病変による．

その他の初期神経症候

　高齢女性では失調症や筋脱力が緩徐に進行する頸髄症を呈することがあり，この場合は変形性頸椎症との鑑別が困難なことがある．
　その他の脳幹症状として，まれに昏蒙や昏睡もみられることがある．迷走神経や舌下神経の障害による構音障害，嚥下障害，脳幹部の両側錐体路の障害による四肢麻痺を生ずることもある．

確定診断後の症状と症候

　MSでは中枢神経障害に基づく症候であれば，どんなものでも出現しうる．多彩な症候がみられるが，欧米と比較して日本人MSでは急性横断性脊髄障害の頻度が高く，逆に失調症や企図振戦の頻度が低い．軽度の視神経萎縮のため視神経乳頭の耳側蒼白（temporal pallor）がみられることが多い．視神経炎は初発時は視力の回復は比較的良好であるが，再発を繰り返すごとに視力障害が残る．視神経炎が両側に起こり，失明に至るような顕著な視力障害を呈する場合には，MSよりも視神経脊髄炎（neuromyelitis optica：NMO）の可能性が高い．

　MSにまれな症候としては失語，失行，失認，全身痙攣発作，半盲があり，また筋固縮やジストニーのような錐体外路症候もまれである．

　MSと診断された後は多くの神経症候が定期的に生じうる．全身型のMSではおよそ半分くらいに視神経，脳幹，小脳，大脳，脊髄障害の症状や徴候がさまざまな程度に呈してくる．30〜40％くらいに四肢に深部感覚障害や脊髄性失調症が起こる（脊髄型）．いずれも非対称性の痙性対麻痺が進行性のMSに最も多くみられる症状である．小脳型または延髄橋小脳型は5％くらいにしかみられない．黒内障型も同程度である．全身型と脊髄型がおよそ80％を占める．

　脊髄の後索，脊髄視床路，脳幹の内側毛帯，視床などの病変により，感覚鈍麻，異常感覚などが生ずる．その分布は節性，脊髄の障害レベル以下，半身など病巣単位によりさまざまであり，また多巣性のことが多い．

　感覚障害の領域や周辺の正常な皮膚に痒み発作をみることがある．この際には皮疹を伴わない．これらの感覚障害は数時間から数日の間に出没することもある．

　神経症候に基づいてMSの重症度を評価する基準としてKurtzkeのEDSS（Expanded Disability Status Scale）がある[8]．EDSSはその時点での重症度を示し，その後の経過を評価するのに有用である．経時的にEDSSを評価し，EDSSが3.5未満の場合は歩行は正常であり，RRMSである場合が多い．一方，EDSSが5.5以上である場合には，通常進行性の経過（SPMSまたはPPMS）をとり，歩行障害があり，身体障害者である場合が多い．

急性（劇症型）MS

　時にMSは急性進行性で劇症の経過をとることがあり，急性MSと呼ばれている．これは大脳，脳幹，脊髄などの多彩な症状が2〜3週間のうちに出現し昏蒙や昏睡などの顕著な意識障害をきたし数週間〜数か月のうちに寛解をみることなく死に至る．剖検では急性散在性脳脊髄炎と異なり，比較的大きな典型的なMSの肉眼的脱髄斑が多数みられることが特徴である．こうした症例では血液浄化療法が有効なことが多く，救命しえたとの報告が増えており，われわれも同様に救命しえた症例を経験している[7]．

経過・予後

　寛解と増悪を繰り返しながら徐々に進行するもの，数回の再発後治癒するものなどさまざまである．再発後失明や対麻痺が回復せずに後遺症として残る症例もある．再発率は2回以上のものが30％近くある．初発より1年以内に再発するものが多く，3年以内に対麻痺が回復しない症例では予後不良といわれる．球後視神経炎だけで再発した症例は，2年以内に10〜40％のものがMSへ進展するといわれている．その際，髄液中の蛋白，IgGなどが異常値を呈する症例は再発率が高い．急性増悪時の適切な治療が本症の寛解率に大きな影響を与えるので，急性期の治療，処置が重要である．

　また再発予防にはインターフェロンベータ（IFNβ）-1a（アボネックス®），-1b（ベタフェロン®）やフィンゴリモド（イムセラ®，ジレニア®）の有用性が広く認められ，早期投与により軸索変性を予防し，認知症を防ぐことも明らかとなり，早期診断と早期治療が何よりも重要となってきている．

〔髙　昌星〕

文献

1) Kasper DL, et al（editors）. Harrison's Principles of Internal Medicine. 16th edition. New York：McGraw-Hill；2004.
2) Victor M, Ropper AH. Adams and Victor's Principles of Neurology. 7th edition. New York：McGraw-Hill；2001.
3) 髙昌星．アトルバスタチンと多発性硬化症．日本臨牀 2003；61：1455-1460.
4) Matthews WB, et al. McAlpine's Multiple Sclerosis. London：Churchill Livingstone；1999.
5) Hauser SL, et al（editors）. Harrison's Neurology in Clinical Medicine. New York：McGraw-Hill；2006.
6) 髙昌星．免疫性神経疾患に対するアフェレシス．日本アフェレシス学会雑誌 2001；20：62-68.
7) Sekijima Y, et al. Serial magnetic resonance imaging（MRI）study of a patient with Balo's concentric sclerosis treated with immunoadsorption plasmapheresis. *Mult Scler* 1997；2：291-294.
8) Kurtzke JF. Rating neurologic impairment in multiple sclerosis：An expanded disability status scale（EDSS）. *Neurology* 1983；33：1444-1452.

I. 多発性硬化症の病態と診断

画像診断
MRIを中心に

> **Point**
> - 2010年改訂McDonald診断基準において，MSの診断におけるMRIの重要性がますます高まった．診断目的の場合には，造影MRIを加えることで，より早期に診断できる可能性がある．
> - 脳MRIを撮像する際には，横断像だけでなく，矢状断像（特にFLAIR）が有用である．
> - MSを疑う場合には，脳だけでなく全脊髄MRIも撮像する．
> - 神経症状の増悪を認めなくても，定期的なMRIでのフォローアップが必要である．画像上，病変の増加を認めることがある．

MSにおける画像検査

多発性硬化症（MS）の診断は，Poserの診断基準[1]を用いていた時代には画像検査が診断に用いられることはなかった．その後，McDonaldの診断基準[2]が作成され，本格的に磁気共鳴画像（magnetic resonance imaging：MRI）の所見が診断に用いられるようになってきた．現時点で臨床的に有用な画像診断として最も汎用されるのはMRIである．一方，MSの日常診療の場でsingle photon emission computed tomography（SPECT）やpositron emission tomography（PET）を用いることは現時点では少ないため，本項ではMRIを中心に概説する．

MSは代表的な中枢神経系の脱髄性炎症性疾患であり，病変は髄鞘の豊富な白質に多く認められる．一方で，MSにおける病理学的変化は皮質にも多く認められ，詳細なMRIでの解析を行うと，皮質にも多く病変が認められることが明らかになってきた．MRIは，MS患者をフォローするうえで，臨床症状として現れない病巣の増加を確認できる手段としても非常に有用性が認められ，さらに最近改訂されたMcDonald診断基準[3]では，診断における重要性をさらに増している．特に，無症候性ガドリニウム（gadolinium：Gd）造影病巣と非造影病巣が同時に認められた場合（**1**），1回のMRIで時間的多発性（dissemination in time：DIT）の証明ができるようになったことが画期的なことである．さらには，最初のMRIから時期を問わないフォローアップのMRIにて新規T2病巣ないしGd造影病巣を認めた場合も，これでDITの証明が可能となった．一方，空間的多発性（dissemination in space：DIS）の証明においても，MRIが重要な役割を果たす．脳室周囲（periventricular），皮質近傍（juxtacortical），テント下（infratentorial），脊髄（spinal cord）の4領域のうち2つ以上の領域においてそれぞれ1個以上のT2高信

1 無症候性 Gd 造影病巣と非造影病巣が同時に認められる MRI

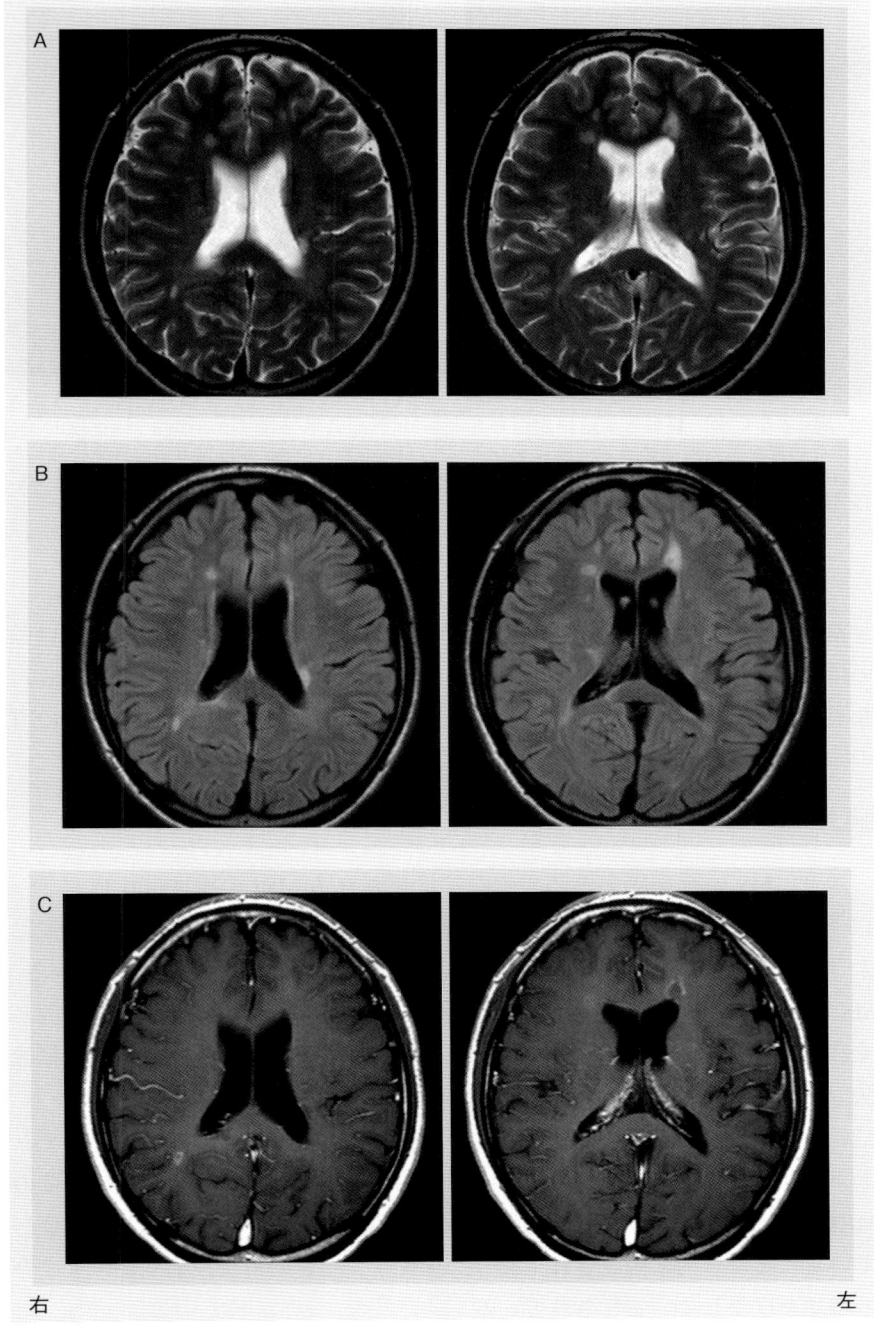

A：T2 強調画像，B：FLAIR 画像，C：Gd 造影 T1 強調画像．
脳室周囲を中心に T2WI および FLAIR にて高信号域を呈する病変が多数認められる．その一部は Gd にて周囲を中心に造影されている．すなわち，造影される病変と造影されない病変を呈しており，この画像から，McDonald の診断基準 2010 年改訂版における DIT の基準を満たしていることになる．

2 脳幹・小脳病巣

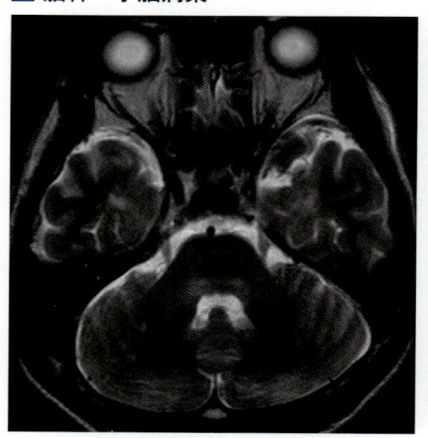

T2強調画像にて，脳幹，小脳に高信号を呈する病変を数か所認める．一般にテント下の病変を確認するには FLAIR 画像よりも T2強調画像が優れている．

3 Dawson's finger

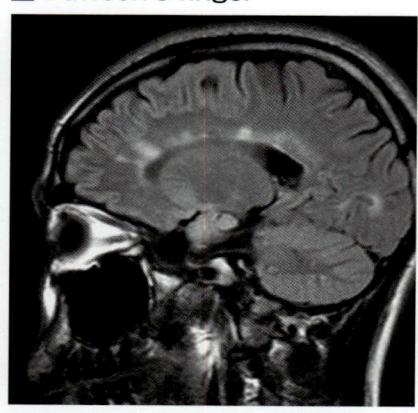

FLAIR 矢状断にて，高信号の病変が多数みられ，これらを Dawson's finger という．Dawson's finger は脳室近傍の静脈に沿った病変を示している．この所見を確認するには，FLAIR 矢状断が有用である．

*1
詳細は，本章「多発性硬化症および CIS の診断基準」(p.77) 参照．

号病巣を認めれば，DIS を証明したことになる*1．なお，MRI の磁場は強いほうがより病巣の確認には有利とされ，実験レベルでは7テスラ（tesla：T）なども使用されることもあるが，臨床の場で使用される MRI は 0.5～1.5 T のことが多い．

脳 MRI

通常，MS の脳病変を確認する際に汎用される MRI の撮像は，T1強調・T2強調・FLAIR（fluid attenuated inversion recovery：水抑制画像）横断像および FLAIR 矢状断像で，必要に応じて Gd 造影 T1強調画像が撮像される．MS においては脳室周囲に病変を呈することが多いため，病変と髄液が同じく高信号を呈する T2強調画像よりも，水分（髄液）の信号を抑制する撮像法である FLAIR のほうがテント上病変を確認するには優れている．一方，脳幹と基底核の MS 病変は FLAIR では描出できないことがあり，特にテント下病変の確認には FLAIR よりも T2強調画像が優れている．これらの MRI で描出される病変は剖検脳で確認される典型的な plaque とよく一致していることは以前に確認されており，ミエリン脂質の消失や病変部の水成分の増加を反映しているとされている．

脳 MRI にて最も一般的に病変が認められる場所は，脳室周囲であるが（**1** -A, B），2010 年改訂 McDonald 診断基準の DIS の中の一つの項目である，皮質近傍にも病巣ができやすい．その他，脳梁，脳幹・小脳（**2**）にも病変を認めるが，日本人 MS では MRI で小脳に病変を認める割合が，白人 MS に比較して有意に少ないとされる[4]．MS における MRI 上の病変の特徴の一つとして ovoid lesion があげられるが，この楕円形の病巣の長軸は，脳室に対して垂直に存在する．これは，Dawson's finger とも呼ばれるが，この病変

画像診断 | 59

Column

Dawson's finger

　Dawson's finger はもともと神経病理学者である James Dawson が報告した，MS の剖検脳での所見．すなわち，脳室周囲の静脈に沿って炎症細胞浸潤が病理学的に認められ，それが指のように見えることに由来している．FLAIR 矢状断は，脳梁における Dawson's finger を確認するのに有用である．

4 T1 強調画像における black hole

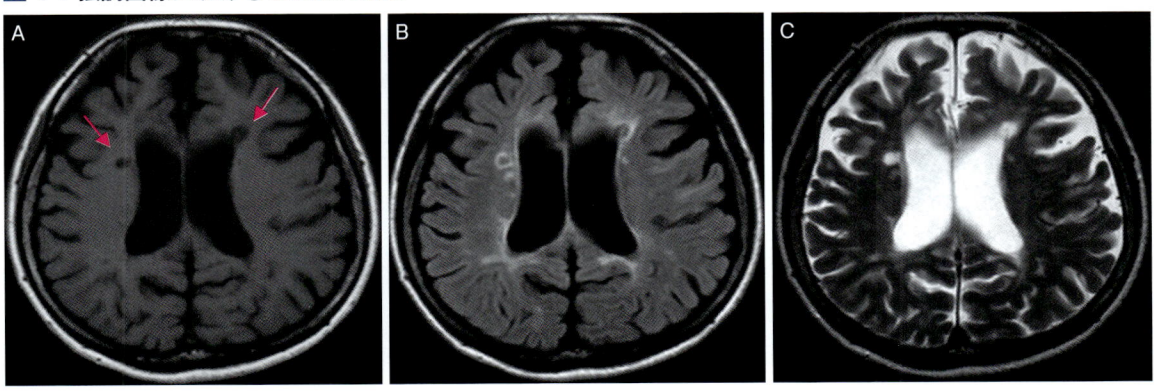

A：T1 強調画像，B：FLAIR 画像，C：T2 強調画像．
T1 強調画像にて，両側側脳室周囲に低信号を呈する black hole（→）を認める．同病変は FLAIR では高信号と低信号の混在，T2WI では高信号を呈している．

を確認するには，FLAIR 矢状断が最も適している（**3**）．

　病巣の活動性を評価するために Gd 造影剤が使用され，通常，これを投与した際の撮像法は T1 強調画像が用いられる（**1**-C）．Gd 造影病変は小さくて新しい病変の場合は全体的に均一に造影されることが多いが，少し大きめであったり，時期が経った病変の場合には ring 状に造影されることもあり，完全に ring 状になることもあれば，一部が欠けた部分的 ring 状になることもある．部分的 ring 状（open ring sign）は，比較的 MS に特異的とされる．一方，脳膿瘍や転移性脳腫瘍でも ring 状に造影されることがあるため，読影には注意が必要である．ちなみに，MS の造影病変は，4〜6 週間程度持続するが，数か月持続することはなく，脳腫瘍など他疾患との鑑別に有用な場合がある．造影病変は再発寛解型で多くみられ，一次性進行型では少ないとされる．

　T2 強調画像で高信号を呈する病変の中に，T1 強調画像で低信号を呈するものがあり，black hole と呼ばれる（**4**）．強い組織破壊と軸索消失を反映しているといわれるが，特に Gd 造影効果を伴うような T1 強調画像での低信号病変の場合（acute black hole），可逆性のことがあるため，経過を追って評価することが必要である．

　視神経炎を疑う場合に，冠状断 MRI にて視神経を撮像することでその病変を確認できることがある．その際には脂肪抑制条件で撮像する必要があり，脂肪抑制 T2 強調画像（特に冠状断）で高信号に視神経が描出されることがある（**5**）．視神経炎の活動性評価のために，脂肪抑制 Gd 造影 T1 強調画像

Key words

open ring sign

白質部分ではつながっている造影病変が皮質や灰白質で途切れ，ring の一部が欠けて open ring 状にみえるため，このような名称がつけられている．open ring sign は多発性硬化症などの脱髄病変に比較的特徴的とされ，ring 状に造影される腫瘍や膿瘍などとの鑑別に有用なことがある．

Key words

black hole

急性期に造影される acute black hole の半数以上は時間の経過とともに消失するが，一部は 6 か月以上経過しても存在し，造影効果も認められなくなる．これらは chronic black hole と呼ばれ，再発寛解型 MS よりも二次性進行型 MS に多いとされる．chronic black hole は脳萎縮や障害度との相関（特に二次性進行型 MS において）も指摘されている．

Column

MRIを過信しない

　MRIでの病巣評価の際に気をつけなければならないことは，病巣すべてがMRIで確認できるわけではないということである．明らかに再発を疑う神経所見を認めても，normal-appearing white matterやnormal-appearing gray matterなど通常のMRI撮像で病巣が確認できないこともある（ただ，normal-appearing white matterでもMRSでNAAが低下し，Choが上昇していることもあるとされる[5]）．したがってMRIで異常を認めない場合でも，再発を否定することなく，必要があれば髄液検査を施行するなどして精査を行い，もしくは症状から再発を強く疑う場合には，躊躇することなくステロイドパルスなどを施行すべきである．

5 視神経炎によるMRI所見

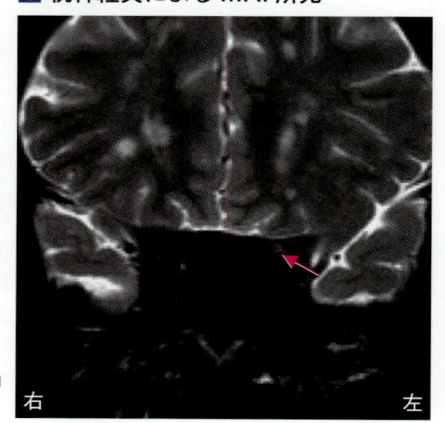

頭部脂肪抑制T2強調冠状断画像にて，左視神経が高信号に描出されている（→）．

を撮像することも有用である．

magnetic resonance spectroscopy（MRS）

　ルーチンに使用されることは少ないが，病変の評価に役立つ撮像として，MRSがある．MRSはMRIを用いて，脳内の代謝物質を測定する方法で，それにより，非侵襲的に脳内の神経変性や炎症などをとらえようとする．N-acetyl aspartate（NAA），choline（Cho），lactic acid（Lac），creatine（Cr）などを評価する．NAAはほとんど神経細胞や軸索に存在するため，それらの破壊や消失により，NAAの低下を来す．一方，Choを含む化合物はグリア細胞に多く含まれており，Choのピークは細胞膜の代謝を反映しているとされる．MSの病巣においては，主に急性期にChoが上昇し，脱髄，再髄鞘，炎症，グリオーシスなどでの細胞膜のturnoverを反映しているとされる．そのため，MSの病変においては，NAA／Cho比の低下を来すとされている[5]．

脊髄MRI

　通常，MSの脊髄病変を確認する際に汎用されるMRIの撮像は，T1強調・T2強調画像で，必要に応じてGd造影T1強調画像である．矢状断では描出できない病変もあることから，横断像での確認が推奨される．脊髄病変を確認するには，通常T2強調画像が用いられ，脊髄での急性期の病変はGdにて造影されることがある（**6**）．脊髄病変の評価には，T2強調画像以外にプ

6 頸髄活動性病変

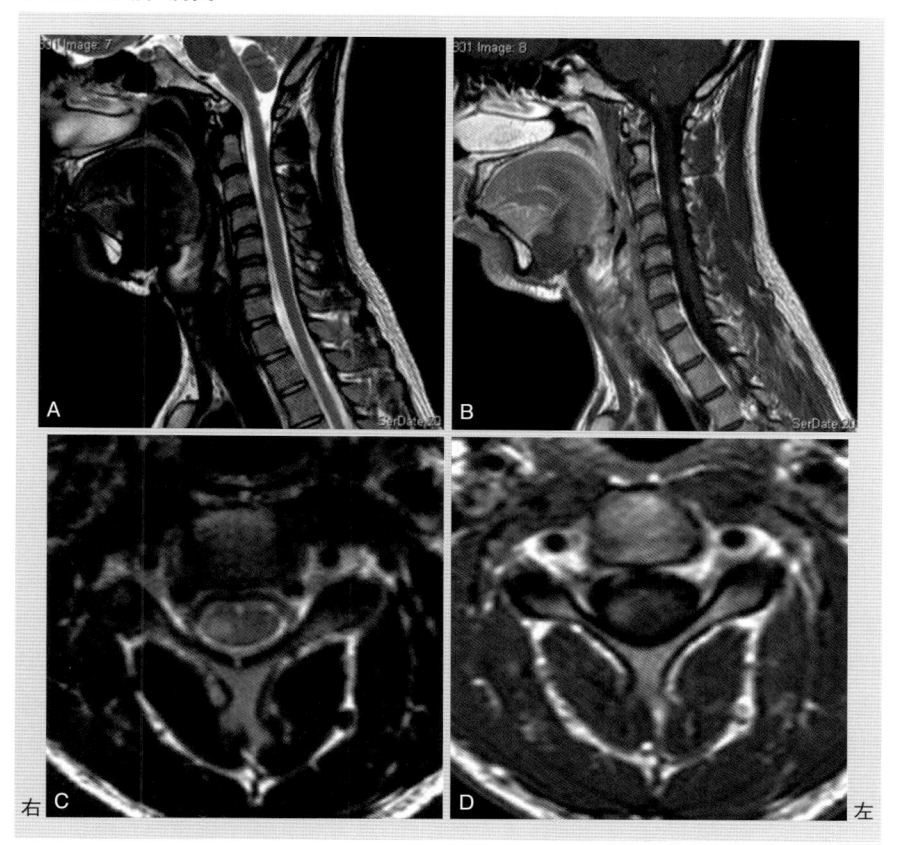

A：T2強調矢状断画像，B：Gd造影T1強調矢状断画像，C：T2強調横断画像，D：Gd造影T1強調横断画像．横断画像はC3/4レベル．
T2強調矢状断にてC3/4レベル右側索中心に高信号を認め，同病変はGdにて造影されている．

7 プロトン密度強調横断画像が有用な脊髄病変

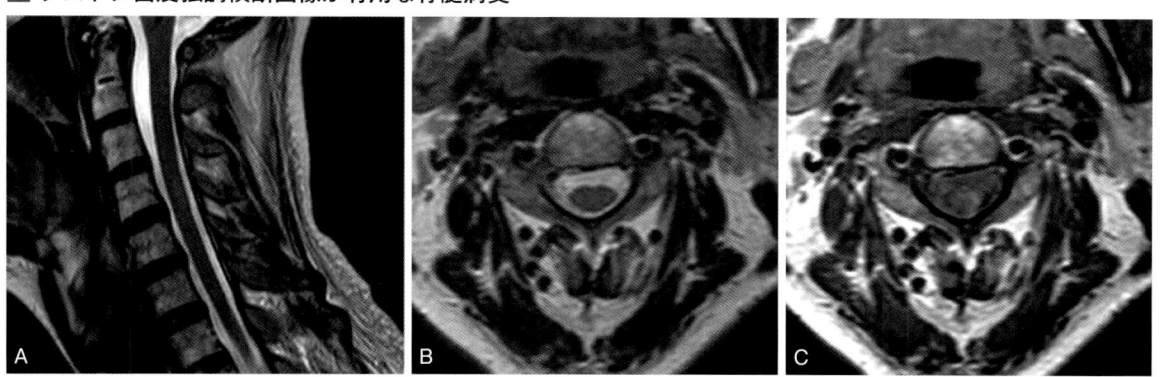

A：T2強調矢状断画像，B：C4レベルT2強調横断画像，C：C4レベルプロトン密度強調横断画像．
C4レベルにT2強調矢状断画像にて軽度高信号が疑われるが，鮮明ではない．一方，C4レベルのT2強調横断画像では病変ははっきりしないが，プロトン密度強調横断画像では，左側に高信号を認める．このように時にT2強調横断画像よりもプロトン密度強調横断画像のほうが病変を確認するのに有用な場合がある．

8 頸髄多発病変

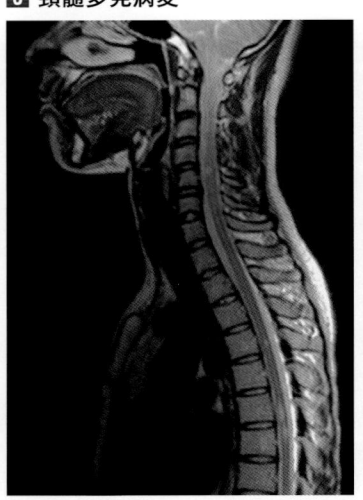

T2強調矢状断画像であるが、髄内に高信号領域が多数存在する。いずれの病変も1椎体以下の病変であり、視神経脊髄炎でみられるような長大病変は認めない。

ロトン密度画像（proton density image）も有用である．なかにはT2強調画像では見つけにくい病変もあるため，できるだけプロトン密度画像を組み合わせることが望ましい（**7**）．視神経脊髄炎（neuromyelitis optica：NMO）では3椎体以上の長大病変を呈することが多いが，MSでの脊髄病変は1椎体以下のことが多く，2椎体を超えることは少ない（**8**）．また，横断像での評価では，側索ならびに後索領域に病変を認めることが多く，全面積の半分以下のことが多い．脊髄病変が多くなると，矢状断画像で確認した場合，一見それらがつながって長大病変に間違えられることがあるため，注意深い評価が必要である．そのため長大病変かどうかを判断する場合，矢状断画像だけでなく，横断画像での評価も必要である．また，急性期の脊髄病変の場合は，脊髄が浮腫などにより腫大して見えることがあるため，急性期だけの画像で長大病変の判断をしないよう注意が必要である．病変が進行したり，強い炎症が起こった後などには，脳同様，脊髄が萎縮してくることもある．

謝辞

　視神経炎のMRI画像は，北海道大学病院放射線診断科 寺江聡先生にご提供いただきました．

（新野正明）

文献

1) Poser CM, et al. New diagnostic criteria for multiple sclerosis：Guidelines for research protocols. *Ann Neurol* 1983；13：227-231.
2) McDonald WI, et al. Recommended diagnostic criteria for multiple sclerosis：Guidelines from the International Panel on the diagnosis of multiple sclerosis. *Ann Neurol* 2001；50：121-127.
3) Polman CH, et al. Diagnostic criteria for multiple sclerosis：2010 revisions to the McDonald criteria. *Ann Neurol* 2011；69：292-302.
4) Nakashima I, et al. Clinical and MRI study of brain stem and cerebellar involvement in Japanese patients with multiple sclerosis. *J Neurol Neurosurg Psychiatry* 1999；67：

153-157.
5) Sajja BR, et al. Proton magnetic resonance spectroscopy in multiple sclerosis. *Neuroimaging Clin N Am* 2009 ; 19 : 45-58.

Further reading

- Kiferle L, et al. Positron emission tomography imaging in multiple sclerosis-current status and future applications. *Eur J Neurol* 2011 ; 18 : 226-231.
  PETのMSへの応用可能性に関して学びたい人にお勧め.

- Sellner J, et al. The radiologically isolated syndrome : Take action when the unexpected is uncovered? *J Neurol* 2010 ; 257 : 1602-1611.
  頭痛などで脳MRI検査を受けた際にMSに矛盾しない脳病巣が偶発的に見つかったものの，それまでまったく臨床イベントを発現していない場合に，"radiologically isolated syndrome（RIS）"と診断されることがある．その場合どのようにフォローしていくかに関して概説している．

- Calabrese M, et al. Cortical lesions in multiple sclerosis. *Nat Rev Neurol* 2010 ; 6 : 438-444.
  MSの皮質病変における病理的変化とMRI所見に関して学びたい人にお勧め.

I. 多発性硬化症の病態と診断

神経生理検査
誘発電位検査を中心に

> **Point**
> - 多発性硬化症（MS）では，MRIで描出されない潜在性病変の検出に誘発電位検査が補助診断として有用である．
> - MSの臨床で活用されている主な生理学的検査には視覚誘発電位，体性感覚誘発電位，運動誘発電位検査がある．
> - 複数の誘発電位検査を組み合わせることによりMS病変の空間的多発性の証明に役立つ．

MSにおける神経生理検査

　多発性硬化症（multiple sclerosis：MS）でよく用いられる神経生理検査は誘発電位検査である．MSは空間的多発性病変を特徴とするが，臨床症状や神経学的所見から病変部位を推定しながらも，MRIでは明らかな病変が描出されないことは日常の診療でしばしば経験される．それは，MRIが組織学的な変化を表すにすぎず，必ずしも機能的変化を反映していないことに起因している．誘発電位検査はこうしたMRIでは描出されない病変の証明において不可欠な存在である．また，明らかな臨床徴候を伴わない潜在性病変の検出にも優れており，MRIと併用することにより空間的多発性病変の証明に大きく寄与する．MSの臨床でよく用いられる誘発電位検査には，視覚誘発電位（visual evoked potential：VEP），体性感覚誘発電位（somatosensory evoked potential：SEP），運動誘発電位（motor evoked potential：MEP）がルーチン化されている．

視覚誘発電位（VEP）

　VEPはMSによる視神経炎を診断する目的で行われる．視神経炎はMSを特徴づける臨床症状の一つであるが，通常の撮影条件のMRIでは異常を検出し得ないことがしばしばであり，視機能障害の程度とMRI所見の間には必ずしも相関がないことが多い．また，通常の視力・視野検査で異常がない場合においても，VEPにより潜在的な視神経の機能的障害を確認できることがあり（**1**），VEPはMSの診断の過程において欠かすことのできない検査である[1]．脊髄炎で初発する場合のclinically isolated syndromeや，MS以外の疾患の検査目的で施行されたMRIで偶然MS様病変が見つかった場合（radiologically isolated syndrome）[2]ではVEPの必要性が高いと考えられる．ルーチンで行われるVEPは白黒の格子縞パターン（checkerboard pattern）刺激によるVEPであり，P100潜時の延長の有無を視神経障害（脱髄による視

Key words

P100
パターン刺激提示後100ミリ秒後に頂点を認める陽性波形．脳波上は慣習的に下向きの波形を陽性波，上向きの波形を陰性波としている．"P"はpositive（陽性）であることを表す．P100は一次視覚野由来の反応であると考えられている[5,6]．

1 VEP所見と臨床症状との対応

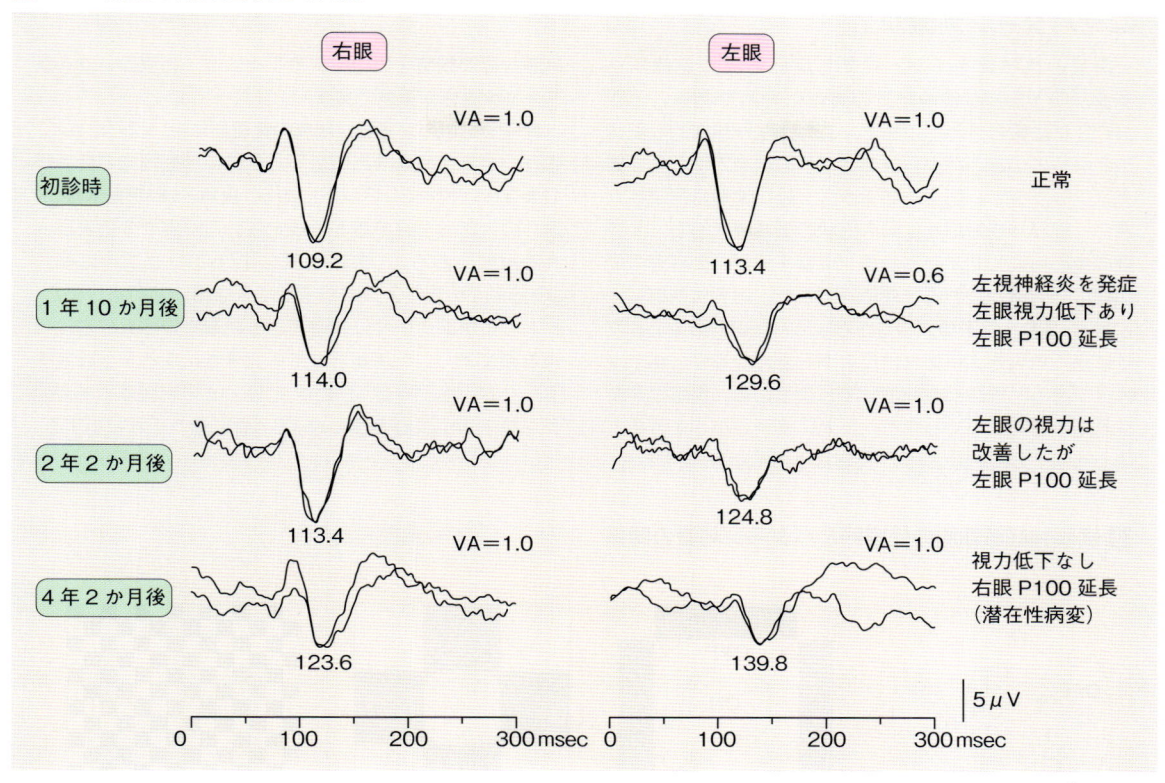

	右眼	左眼	
初診時	VA=1.0 109.2	VA=1.0 113.4	正常
1年10か月後	VA=1.0 114.0	VA=0.6 129.6	左視神経炎を発症 左眼視力低下あり 左眼P100延長
2年2か月後	VA=1.0 113.4	VA=1.0 124.8	左眼の視力は改善したが 左眼P100延長
4年2か月後	VA=1.0 123.6	VA=1.0 139.8	視力低下なし 右眼P100延長 （潜在性病変）

（飛松省三．臨床脳波 2005[3] を改変）

神経の伝導遅延）の判定の指標としている（**1**）．注意すべき点として，臨床的に視力が改善してもVEP所見の変化は緩慢であり，治療効果の速やかな判定は難しいことが多い（**1**）．

体性感覚誘発電位（SEP）

　SEPは体性感覚系の機能的な評価を行う検査であり，他の誘発電位検査と同様に，画像で検出し得ない病変の検出に有効である．SEPは，上肢（正中，尺骨神経）あるいは下肢（後脛骨，総腓骨神経）の末梢神経を皮膚表面から電気刺激して記録する．求心性感覚経路には後索-内側毛帯系と脊髄視床路系があり，前者は主に識別性の触覚・振動覚・関節位置覚を伝え，後者は痛覚・温度覚を伝えているが，電気刺激で行うルーチンのSEPで評価できるのは前者の経路であることに留意する必要がある．

　正中神経を手根部で刺激すると，鎖骨上窩（Erb点）に設置した電極からN9，頸椎棘突起上ではN13，手の感覚野に対応する頭皮上ではN20が記録される．N9，N13，N20の発生源はそれぞれ上腕神経叢，頸髄後角，大脳皮質感覚野（中心後回皮質3b野）とされている[8,9]．後脛骨神経刺激を足関節部で刺激すると，第4腰椎棘突起上からN17，第12胸椎棘突起上からN20，足の感覚野に対応する頭皮上からP37が記録される（文献[8]によって，N20

なぜパターン刺激か？ Column

　白黒の格子縞を 1 Hz 程度で反転させて記録するパターン VEP が視神経炎の診断に有用であることが 1972 年に報告されて以来[4]，この方法が標準的な記録法となっている．パターン刺激以外の刺激方法として閃光（フラッシュ）刺激もあるが，一般に波形の再現性が悪い．網膜神経節細胞は同心円状の受容野をもち，受容野の中心部に光刺激が加わると興奮するが，受容野の周辺部に光刺激が加わると逆に抑制され，両者は拮抗関係にある（**2**）．格子の大きさがちょうど受容野の中心部だけに当たる大きさであれば反応が大きくなるが，格子が大きすぎると周辺部も刺激してしまうため，反応が抑制されて小さくなってしまう．反対に格子が小さすぎると中心部が十分に刺激されず，反応は小さくなる．すなわち，網膜神経節細胞を適切に刺激するには，刺激のコントラストや大きさが重要である[5,6]．

　神経節細胞の受容野は網膜の黄斑部に近いほど小さく，細かい視覚情報を検出できる．黄斑部神経細胞の受容野の大きさは視角 20 分以下である．視角とは，視覚情報（刺激）の大きさと視距離から規定される，度や分で表される尺度である（1 分は 1 度の 1/60）．当院では視角 30 分と 15 分の 2 つの格子サイズを用いている．また，ヒトの黄斑部を十分に刺激できる刺激視野の大きさは視角 8 度であり，刺激視野がその大きさになるよう設定する．なお，格子幅 30 分とは 114 cm の視距離で一辺の長さが 1 cm，視野 8 度とは 16 cm にそれぞれ相当する．

2 網膜神経節細胞の受容野とパターン刺激の関係

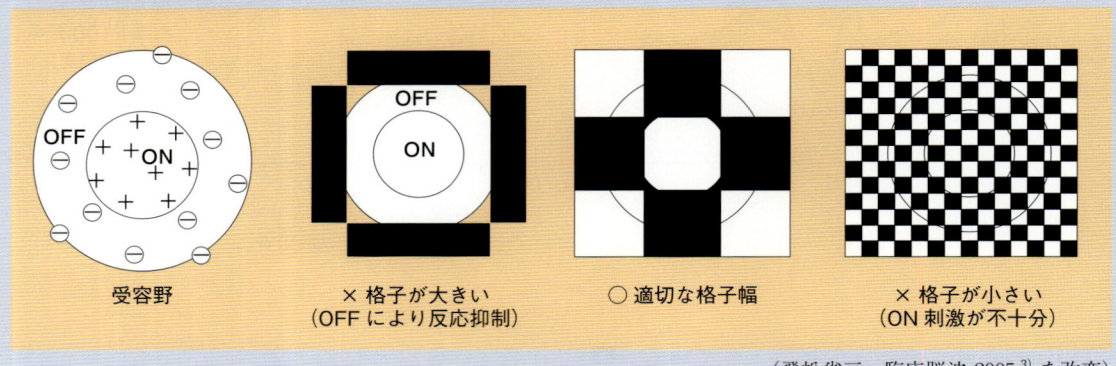

受容野　　　　×格子が大きい　　　　○適切な格子幅　　　　×格子が小さい
　　　　　　　（OFF により反応抑制）　　　　　　　　　　　（ON 刺激が不十分）

（飛松省三．臨床脳波 2005[3] を改変）

抗アクアポリン 4（AQP4）抗体と VEP 所見の関係 Column

　抗 AQP4 抗体陽性例の視神経脊髄型 MS では視神経障害がより高度であることが知られているが，それを電気生理学的なアプローチから考察した報告がある．Watanabe ら[7] は抗 AQP4 抗体陽性例と陰性例の VEP 所見の違いを検討し，陰性例では P100 潜時の延長例が多いのに対し，陽性例では誘発困難例が有意に多く認められることを報告した（**3**）．一般的に，潜時延長のみの場合は脱髄を中心とした障害が示唆され，誘発困難な場合は軸索障害が生じた場合ないしは高度の脱髄により反応ピークの時間的なばらつき（時間的分散という）が高度な場合が示唆される．抗 AQP4 抗体が病態に関与している場合は組織の炎症と浮腫性変化が遷延しやすく，視神経管部での絞扼により虚血性の障害を受けやすいことが考えられ，その結果として誘発困難例が多いのではないかと推察される．

3 抗 AQP4 抗体陽性例と陰性例における VEP 所見の特徴

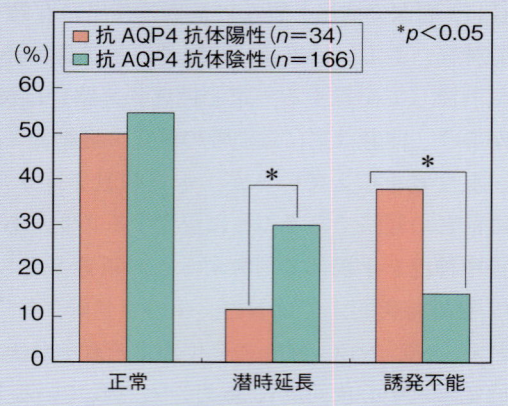

抗 AQP4 抗体陽性（$n=34$）
抗 AQP4 抗体陰性（$n=166$）
$*p<0.05$

（Watanabe A, et al. *J Neurol Sci* 2009[7] より）

4 MS 患者における上肢 SEP 所見例

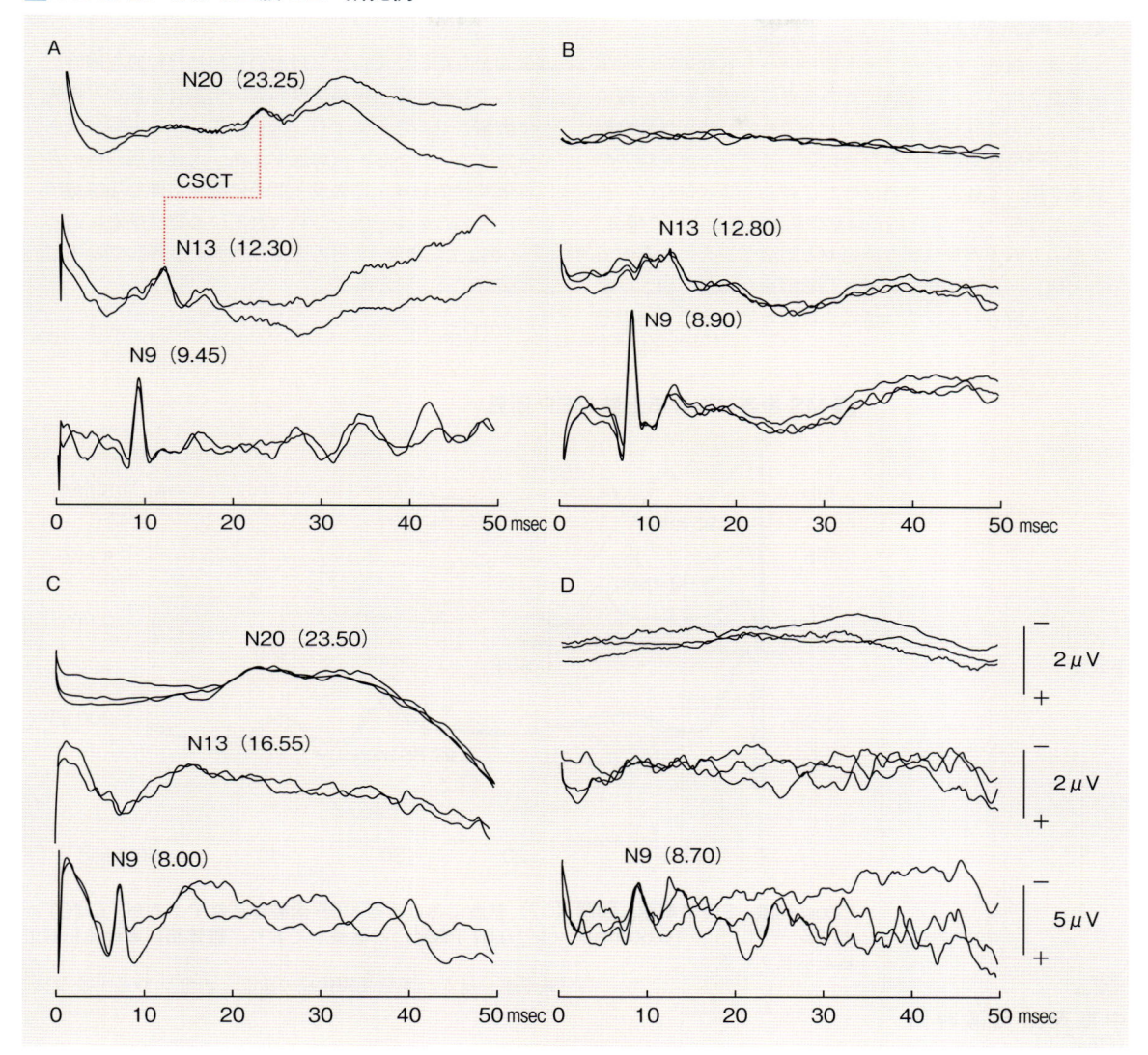

A：下部頸髄より上位の中枢病変．N20 潜時の延長（＞21.45 msec）および CSCT の延長（23.25 − 12.30 ＝ 10.95 msec ＞ 7.33 msec）を認める．B：下部頸髄より上位の中枢病変（高度）．N20 が誘発されない．C：下部頸髄病変．N13 および N20 が延長しているが，CSCT は正常．D：下部頸髄病変（高度）．N13 および N20 消失．

（萩原綱一ほか．多発性硬化症の診断と治療，2008[10]を改変）

は N22，P37 は P39 と記載されている）．N17，N20，P37 の発生源はそれぞれ馬尾，腰〜仙髄後角，大脳皮質感覚野（中心後回皮質 3b 野）である[8,9]．各誘発成分の頂点潜時・振幅，および N20 と N13 の潜時差から中枢感覚伝導時間（central sensory conduction time：CSCT）を測定して感覚障害の高位診断を行うことができる（**4**）．MS で重要となるのは CSCT であるが，脊髄病変により N13 や下肢 SEP の N20 において異常を認めるパターンもある．

運動誘発電位（MEP）

磁気刺激を用いて運動神経遠心路の神経伝導時間を評価する検査法であ

Key words
中枢感覚伝導時間（CSCT）
上肢 SEP においては N20（体性感覚野の手領域）の潜時から N13（頸髄後角）の潜時を引き算した値を CSCT と定義している．下肢 SEP の場合は P37（体性感覚野の足領域）の潜時から N20（腰〜仙髄後角）の潜時を引いた値が CSCT である．CSCT は身長や上下肢長の影響をほとんど受けない．

I. 多発性硬化症の病態と診断

Column

なぜ電気刺激か？

　触覚，痛覚，振動覚，温度覚といった感覚種別の機械的刺激を用いると，それぞれの感覚に対応した求心線維のインパルスを発生させることができる．神経学的診察による所見と対応づけるためには，こうした感覚種別の刺激を用いて検査できればそれに越したことはない．しかしながら，こうした感覚種別の刺激装置を用いた場合，刺激の立ち上がり（刺激開始から刺激が最大になるまでの時間）が遅く，かつ刺激される機械受容器の数が少ないため，得られる反応は低振幅になってしまう．一方で電気刺激を用いた場合は多種類の末梢神経線維を同時に刺激してしまうが，伝導速度が速い大径有髄線維を優先して興奮させることにより，得られる反応の振幅が大きく安定する．ただし，伝導速度が速い大径有髄線維の多くは識別性の触覚・振動覚・関節位置覚に関わる線維であり，そのためルーチンで行われている電気刺激によるSEPでは主に後索-内側毛帯系の機能を評価していることに留意する必要がある．

5 MS患者における上肢MEP所見

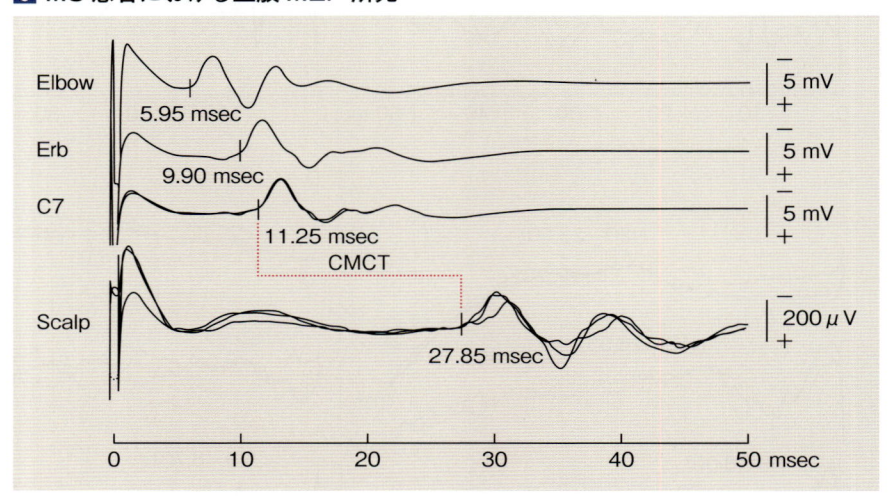

Elbow刺激，Erb点刺激，頸部（C7）刺激における各MEP潜時は正常であるが，CMCTが 27.85 − 11.25 = 16.60 msec（＞10.67 msec）と延長しており，錐体路における伝導遅延が示唆される．

（萩原綱一ほか．多発性硬化症の診断と治療，2008[10]）を改変）

Key words

中枢運動伝導時間（CMCT）

上肢MEPでは経頭蓋・運動野刺激MEPと頸部（C7）刺激MEPの立ち上がり潜時の差．下肢MEPでは経頭蓋・運動野刺激MEPと腰部（L4）刺激MEPの立ち上がり潜時の差がCMCTとして算出される．頸部刺激での興奮部位は前角細胞ではなく椎間孔付近の神経根であると推定されているため，CMCTは純粋な錐体路伝導時間ではない．また，下肢MEPについても腰部刺激MEPは神経根を刺激しているため，同様のことがいえる．臨床上はCMCTを錐体路障害の指標として用いても差し支えないが，厳密には神経伝導検査におけるF波潜時に異常がないことを確認する必要がある．

る．磁気刺激では電気刺激のような痛みを伴わず，頭皮・頭蓋骨・脳脊髄液などの電気抵抗の影響を受けずに大脳皮質運動野を興奮させることが可能である．上肢MEPでは肘部正中神経（Elbow），Erb点，頸部（C7），手の運動野（Scalp）を順に刺激し，短母指外転筋からMEPを記録する．それぞれの刺激部位についてMEPの立ち上がり潜時を計測し，運動機能障害の高位診断を行うことができる．特に頸部（C7）刺激と手の運動野（Scalp）刺激のMEP潜時の差から求められる中枢運動伝導時間（central motor conduction time：CMCT）は錐体路障害の指標としてMSでは重要である（5）．下肢MEPでは腰部神経根（L4）と足の運動野を刺激して母趾外転筋においてMEP潜時を計測する．MEPはVEPやSEPと比較して感度（異常検出率）の高い検査であるとされている[11,12]．ただし，MEPやSEPの場合，患者背景（頸椎症や末梢神経障害の有無など）をふまえて結果を解釈しなければ特異性が失われてしまうことに注意が必要である．また，深部腱反射の亢進や

病的反射の出現と MEP 所見の間には必ずしも相関がみられないことや，VEP や SEP と同様に治療に対する変化は緩慢であることに留意する必要がある．

（萩原綱一，飛松省三）

文献

1) Gronseth GS, Ashman EJ. Practice parameter: The usefulness of evoked potentials in identifying clinically silent lesions in patients with suspected multiple sclerosis（an evidence-based review）: Report of the Quality Standards Subcommittee of the American Academy of Neurology. *Neurology* 2000；54：1720-1725.
2) Lebrun C, et al. Association between clinical conversion to multiple sclerosis in radiologically isolated syndrome and magnetic resonance imaging, cerebrospinal fluid, and visual evoked potential: Follow-up of 70 patients. *Arch Neurol* 2009；66：841-846.
3) 飛松省三．早わかり誘発電位（2）—視覚誘発電位と聴覚脳幹誘発電位．臨床脳波 2005；47：638-648.
4) Halliday AM, et al. Delayed visual evoked response in optic neuritis. *Lancet* 1972；1：982-985.
5) Holder GE, et al. International federation of clinical neurophysiology: Recommendations for visual system testing. *Clin Neurophysiol* 2010；121：1393-1409.
6) Tobimatsu S, Celesia GG. Studies of human visual pathophysiology with visual evoked potentials. *Clin Neurophysiol* 2006；117：1414-1433.
7) Watanabe A, et al. Multimodality-evoked potential study of anti-aquaporin-4 antibody-positive and -negative multiple sclerosis patients. *J Neurol Sci* 2009；281：34-40.
8) Cruccu G, et al. Recommendations for the clinical use of somatosensory-evoked potentials. *Clin Neurophysiol* 2008；119：1705-1719.
9) 飛松省三．早わかり誘発電位（3）—体性感覚誘発電位と運動誘発電位．臨床脳波 2005；47：717-726.
10) 萩原綱一ほか．多発性硬化症の電気生理診断学．吉良潤一（編），多発性硬化症の診断と治療．東京：新興医学出版社；2008，pp.66-72.
11) Mayr N, et al. The sensitivity of transcranial cortical magnetic stimulation in detecting pyramidal tract lesions in clinically definite multiple sclerosis. *Neurology* 1991；41：566-569.
12) 黒川智美ほか．電気生理学的診断法．日本臨牀 2003；61：1347-1354.

Further reading

● 飛松省三．早わかり誘発電位（1）—誘発電位の基礎．臨床脳波 2005；47：573-583.
  誘発電位に必要な生理学的知識，誘発電位の記録と解析法，トラブル対処法などを中心に解説．

多発性硬化症およびCISの診断基準

> **Point**
> - MSは，臨床症候やMRIにより炎症性脱髄によると判断される病変が時間的・空間的に多発することにより臨床的に診断される．
> - 急性増悪を繰り返す再発寛解型と発症時から急性増悪がなく1年以上にわたり徐々に病状が進行していく一次性進行型は，McDonald基準によりMRI所見や髄液所見も考慮して高い精度で早期に診断することが可能である．再発寛解型として経過した後に慢性進行型に移行するものを二次性進行型と呼ぶが，この病型はMcDonaldの診断基準では定義されていない．
> - 初回の中枢神経の炎症性脱髄による臨床的増悪時をCISと呼ぶ．CISの症例においてMSに矛盾しない脳病変がある場合は，無治療ではMSに移行する可能性が高く，早期診断，早期治療の点から重要である．
> - 現時点では，MSに特異なバイオマーカーは知られておらず，MSの診断には他疾患の除外が必要である．

多発性硬化症（MS）の診断と診断基準

　MSは中枢神経の炎症性脱髄疾患であり，病変が時間的多発性（dissemination in time：DIT）および空間的多発性（dissemination in space：DIS）を呈することが特徴である．MSは中枢神経のミエリンを標的とする自己免疫疾患と考えられており，HLAをはじめとする遺伝要因とウイルスなどの環境要因の両者がMSの発症に関わっていると考えられているが，根本的な病因はいまだ明らかになっていない．

　ある病変が炎症性脱髄によるものであることは，最終的には病理学的検索により確定されるわけだが，本稿において取り上げる国際的なMSの診断基準はいずれも臨床的な診断であり，剖検や生検による病変の病理学的な確認を要しない．これは，MSをできるだけ早期に診断し治療候補薬の治験に組み入れることを想定して診断基準が作成されているからである．現在，国際的に広く用いられているMcDonaldの診断基準では，MSの特徴を考慮して時間的・空間的に多発する中枢神経病変に関するMRIの基準が定められ，改訂されるごとにより高い精度で早期のMS診断が可能になっている．しかしその感度，特異度ともに決して100％ではないことに留意する必要がある．またMSの診断を確定する単一のバイオマーカーはいまだ知られておらず，臨床，画像その他の検査所見を総合的に判断し，他疾患を除外することが今日でも必須である．

　わが国においてMSは特定疾患の一つであり厚生労働省によりその認定基

準が示されている．この制度においては，この認定基準を満たす患者は，都道府県知事あてに主治医が記入する臨床個人調査票を添付して，MSの認定と公費受給に関する申請をすることができる．この特定疾患の制度は，従来MSであることが確実である症例を認定することを目的としてきた．これは上記の国際的な診断基準がより早期のMS診断を目指しているのとは若干その目的が異なっているわけだが，McDonaldの診断基準のMRI基準などは順次この認定基準にも取り入れられてきている．

MSの病態，自然経過と臨床診断の関係

初回の炎症性脱髄病変による臨床的増悪時をclinically isolated syndrome（CIS）と呼ぶ（後述）．その後，初発時と異なる病変に起因する神経症候が生じ再発と判断されると，その段階で臨床的に時間的多発性および空間的多発性が確認されたことになり，臨床的に診断確実なMS（clinically definite MS：CDMS）となる．

臨床的には再発（急性増悪）と寛解を繰り返す（再発寛解型）ことが多いが，徐々に病状が増悪していく慢性進行型もある．慢性進行型のうち，二次性進行型は再発寛解型としてある期間経過した後に慢性進行型に移行した症例であり，一次性進行型は発症時から慢性進行する症例を指す．

MSの病勢は発症早期にむしろ活発である．急性軸索障害を示唆するアミロイド前駆蛋白陽性の軸索のMS病変内の単位面積あたりの数は，発症1年以内がいちばん多く，その後は漸減していく．また急性脱髄病変における単位面積あたりの浸潤細胞数も発症1年以内のほうが1年以上経過した症例よりも多い．このような事実からは，MSの発症早期には臨床症状が比較的軽症であるが病勢は高く，治療を遅らせるのは適切ではないといえる．

一般に，慢性進行型MSの治療は再発寛解型MSに比べて困難であることが知られている．その原因としては，①慢性進行型になると中枢神経内で炎症が持続しているにもかかわらず血液脳関門の破綻が修復され（CNS compartmentalizationと呼ぶ），血中のMS治療薬が病変部位に到達できなくなる，②慢性進行型では神経変性の要素も病態に加わり，免疫学的治療薬のみでは有効性が乏しくなる，などの機序が考えられている．したがって，早期に治療を開始し二次性進行型MSへの移行を防止することが望ましい．

MSの早期診断の重要性

CIS

中枢神経の1か所以上の部位の炎症性脱髄病変により引き起こされた24時間以上持続する初回の神経症候をCISと呼ぶ．通常は1か所の中枢神経病変，たとえば，右視神経炎による右眼視力低下などである．しかし，2か所以上の中枢神経病変が同時に起こる場合もある．たとえば，視神経炎と片麻痺が同時に起こる場合である．

表1 MS の鑑別診断における clinically isolated syndrome（CIS）の分類

Type 1 CIS	臨床的に monofocal，1 個以上の無症候性 MRI 病変
Type 2 CIS	臨床的に multifocal，1 個以上の無症候性 MRI 病変
Type 3 CIS	臨床的に monofocal，MRI may appear normal；無症候性 MRI 病変なし
Type 4 CIS	臨床的に multifocal，MRI may appear normal；無症候性 MRI 病変なし
Type 5 CIS	脱髄性疾患を示唆する臨床症候はないが，MRI 所見は MS を示唆

注：症候性病変は脱髄に典型的なものでなければならない．また MRI 病変も脱髄を示唆するものを指す．

（Miller DH, et al. *Mult Scler* 2008[1] より）

　CIS の時点で脳 MRI に MS に矛盾しない病変がみられる場合は，無治療ではその後に再発して臨床的に診断確実な MS になるリスクが高い．一方，MS 様の脳病変がみられない場合は MS に移行するリスクはより低い．これに関して MS の鑑別診断に関する国際委員会では CIS を 5 つのタイプに分類している（表1）[1]．少なくとも 1 個以上の脱髄に特徴的な MRI 病変があれば後に MS の基準を満たす可能性が高い（Type 1 CIS および Type 2 CIS）．monofocal（単巣性病巣）な臨床症候を呈し脱髄に特徴的な無症候性病変がまったくみられない場合は MS になるリスクは比較的低い（Type 3 CIS）．multifocal（多巣性病巣）な臨床症候を呈し脱髄に特徴的な無症候性病変がまったくみられない症例はおそらくまれであり（Type 4 CIS），そのような症例では MS なのか他の疾患であるかを見極めるため経過観察が必要である．単相性の神経症候がみられることが CIS の前提条件であるが，まれな状況として，無症候あるいは非特異的な症状（頭痛，めまいなど）のみだが，MRI では脱髄に典型的な複数の病変がみられる場合（Type 5 CIS）がありうる．しかし現在の MS の診断基準では，臨床症候なしで MS の診断をすることはしないということになっている．CIS の種々の臨床的特徴とそれらが MS である可能性について表2にまとめた．

　CIS の時点における脳病変とその後の MS への移行や予後に関する欧米の症例におけるより具体的なデータとしては，CIS の時点で 1 個以上の MS 様脳病変があれば長期的には 80％以上の症例が再発して臨床的に診断確実な MS になるが，CIS の時点でまったく MS 様脳病変がない場合は，MS への移行は 20％程度と報告されている．また CIS の時点で，脳 MRI の T2 病変が多いほど発症から 20 年後に歩行に補助を要する EDSS（後述）6.0 に達する可能性が高くなることも知られている．また MS と CIS の脳萎縮についてベースラインと 3 年後の脳 MRI 所見を比較した研究では，MS では 3 年間に灰白質・白質ともに萎縮し脳室も拡大したが，CIS においてもその間に灰白質では萎縮が有意に進行したことが報告されている．したがって CIS の

多発性硬化症および CIS の診断基準　73

2 CIS の種々の臨床的特徴とそれらが MS である可能性の関連

	MS でよくみられる CIS の特徴	MS でみられることもあるが頻度の低い CIS の特徴	MS ではほとんどみられない非典型的な CIS の特徴
視神経	・一側性視神経炎 ・眼球運動に伴う眼痛 ・部分的あるいは主に中枢性の視覚障害 ・正常の視神経乳頭または軽度の視神経乳頭浮腫	・両側同時発症の視神経炎 ・眼痛なし ・無光覚 ・出血を伴わない中等度または重度の視神経乳頭腫脹 ・ぶどう膜炎（軽度，後部）	・進行性視神経症 ・重度の持続性眼窩部痛 ・持続性の完全失明 ・神経網膜炎（macular star を伴う視神経乳頭浮腫） ・ぶどう膜炎（重度，前部）
脳幹／小脳	・両側核間性眼筋麻痺 ・小脳失調および複数の眼位でみられる眼振 ・外転神経麻痺 ・顔面の感覚低下	・一側核間性眼筋麻痺，顔面麻痺，顔面ミオキミア ・難聴 ・一眼半水平注視麻痺症候群（one-and-a-half syndrome） ・三叉神経痛・発作性緊張性痙攣	・完全外眼筋麻痺，垂直注視麻痺 ・血管領域症候群（たとえば延髄外側症候群） ・動眼神経麻痺 ・進行性三叉神経感覚障害・限局性ジストニア，斜頚
脊髄	・非横断性脊髄症 ・レルミット徴候 ・求心路遮断された手 ・感覚低下 ・尿意促迫，尿失禁，勃起不全 ・進行性痙性対麻痺（非対称性）	・完全横断性脊髄症 ・神経根症，反射消失 ・髄節性温痛覚消失 ・部分的ブラウン−セカール症候群（後索障害のない） ・便失禁 ・進行性痙性対麻痺（対称性）	・前脊髄動脈領域病変（後索のみ障害なし） ・馬尾症候群 ・境界明瞭な全感覚の感覚レベルと限局性脊髄性疼痛 ・完全なブラウン−セカール症候群 ・急性尿閉 ・進行性感覚性失調（後索）
大脳半球	・軽度の皮質下性認知機能障害 ・不全片麻痺	・てんかん ・半盲	・脳症（鈍麻，錯乱，傾眠） ・皮質盲

脳症は急性散在性脳脊髄炎（ADEM）の診断には必要だが，MS の受診時やその後の臨床経過中にもみられることがある．

(Miller DH, et al. *Mult Scler* 2008[1] より)

段階から治療を開始することにより長期予後を改善することが期待されるわけであり，そのためには MS の早期診断が重要になる．特に近年，MS の長期予後を改善する有効な治療薬（disease modifying drug：DMD）が次々に登場してきており，インターフェロンベータ（IFNβ-1a〈アボネックス®〉，IFNβ-1b〈ベタフェロン®〉）や glatiramer acetate（Copaxone®／2012 年現在国内未承認）などの DMD を CIS 症例に投与すると数年の間に臨床的に診断確実な MS に移行するのを約半数に減少することが報告されている．さらには早期治療の長期的な有効性（再発率低下，重症化の抑制，生命予後の改善など）も期待されている．

最近は，CIS よりもさらに前段階，すなわち臨床的増悪が一度もなく脳 MRI で無症候性の MS に矛盾しない病変のある症例（radiologically isolated syndrome：RIS）も見つかるようになってきた．2010 年改訂 McDonald 基準では，臨床的増悪が一度もない RIS をたとえ MRI では炎症性脱髄によると考えられる中枢神経病変の時間的および空間的多発性が確認されても，MS と診断することは見送られた．しかし今後，MS を RIS の段階から診断し治療することの意義も検討されるであろう．

3 多発性硬化症（MS）の診断基準の変遷

	Allison (1954)	Schumacher (1965)	Poser (1983)	厚労省 (1988)	McDonald (2001/2005)
Multiple CNS lesions	○	○	○ Paraclinical	○	○ MRI
Relapse Remission	○	○ Progression (6 m)	○	○	○ MRI
Age at onset		○ (10～50)	○ (10～59)		
Other causes excluded	○	○	○	○	○
Core idea		Clinical	Laboratory (OB)		MRI

（糸山泰人．第50回日本神経学会総会会長講演，2009より）

良性 MS

　長期的に軽症で経過する MS を良性 MS（benign MS）と呼ぶ．良性 MS は決して厳密に定義された用語ではないが，しばしば用いられる良性 MS の定義は，発症から 10 年経過した段階で MS の重症度スケールである Expanded Disability Status Scale（EDSS）が 3.0 以下の症例，である．EDSS 3.0 以下とは歩行障害がない状態である．しかしさらにその後の 10 年，すなわち発症から 20 年後の EDSS を調査した欧米の研究では，20 年後も良性 MS のままの症例は半数にとどまり，その他の症例は歩行障害が起こり，全体の 20 ％の症例では EDSS 6.0 以上すなわち歩行に補助を要するような中等度以上の重症度に進行したとのことである．また良性 MS を歩行障害がないことのみで定義することには疑問を呈する研究者もおり，発症から 10 年後の EDSS が 3.0 以下という定義を満たす症例のうち約半数は認知機能の低下がみられるという報告もある．すなわち，発症後ある時点までに歩行障害がないことのみによって，その後の経過が軽症のままで経過するとは必ずしもいえない．

MS の診断基準の歴史

Schumacher の診断基準（1965 年）[2]

　3 に示すように MS の臨床診断は，Allison（1954 年）以来一貫して時間的・空間的に多発する中枢神経症候を証明することが基本になっている．そして Schumacher の診断基準以降，その神経症候が炎症性脱髄病変に基づくと考えられること，すなわち鑑別診断がきちんと行われ他疾患を除外することの重要性が明記されてきた．

　NIH の支援により Schumacher ら 10 名の委員会のメンバーは，MS の新たな治療薬の臨床試験においてどのような症例を MS として組み入れるべきかを検討し，臨床的に診断確実な MS（CDMS）に関して以下のような 6 つの基準をあげている．

1. 中枢神経の機能障害を神経学的診察によって客観的な異常所見として証明しなければならない．症状のみでは不十分である．
2. 神経学的診察あるいは病歴により中枢神経内の2か所以上の異常が証明されなければならない．
3. 中枢神経疾患としての客観的な神経学的証拠は，主に白質の病変に基づくものでなければならない．
4. 中枢神経の異常は，時間経過としては以下の2つのいずれかのパターンでみられることが必要である．①2回以上の増悪が1か月以上の間隔で起こり，それぞれの増悪における神経症候が24時間以上持続している．②神経症候が6か月以上にわたり徐々にあるいは階段状に進行していく．
5. 発症時の患者の年齢は10歳から50歳の間でなければならない．
6. 患者の神経症候の原因としては，他の疾患ではなくMSが最も考えられる．

最近のMcDonaldの診断基準では，中枢神経病変を臨床症候のみならずMRIや視覚誘発電位（visual evoked potential：VEP）でも検出し髄液所見も参考にすることになっており，年齢の条件はないが，それ以外はSchumacherらが定めた基準は現在も基本的に有効であるといえる．

Poserの診断基準（1983年）[3]

ボストン大学のPoser CMら10名の欧米のMS専門家は，1982年にWashington DCで新たなMSの診断基準の作成を行った．この診断基準では，臨床症候とともにいくつかの検査所見を組み入れている．

中枢神経病変の検出については，clinical evidenceとparaclinical evidenceの2つを採用している．clinical evidenceは，現在あるいは過去の神経内科医の診察による神経学的所見であり，一方paraclinical evidenceとしては，さまざまな検査および手技（ホットバス試験で一過性に増悪する神経症候，誘発電位検査の異常所見，組織画像検査〈CTやMRI〉の異常所見，専門医による泌尿器科学的検査の異常所見など）をあげている．laboratory supportとは，髄液検査にてオリゴクローナルIgGバンド陽性とIgG産生の増加（IgG indexの高値）のことであり，誘発電位検査や組織画像検査など他の検査の異常はいずれも臨床的な異常に含めている．MS診断の確からしさをdefiniteとprobableの2つのグループに分けたことも斬新である．

研究目的でこの診断基準を使用する際には患者の年齢は10〜59歳とするのが妥当と述べられている．

そしてこれらの所見に基づき，MSの診断をclinically definite MS，laboratory-supported definite MS，clinically probable MS，laboratory-supported probable MSという4つに分類した（**4**）．以下に各分類について概説する．

■ A. clinically definite MS（CDMS）

1. 2回の発作と2つの別個の病変のclinical evidenceがある．
2. 2回の発作：1個の病変のclinical evidenceともう1個の別の病変の

4 Poserの診断基準

カテゴリー	発作	clinical evidence		paraclinical evidence	CSF OB / IgG
A. clinically definite	CDMS A1	2	2		
	CDMS A2	2	1	and 1	
B. laboratory-supported definite	LSDMS B1	2	1 or	1	+
	LSDMS B2	1	2		+
	LSDMS B3	1	1 and	1	+
C. clinically probable	CPMS C1	2	1		
	CPMS C2	1	2		
	CPMS C3	1	1 and	1	
D. laboratory-supported probable	LSPMS D1	2	2		+

OB / IgG：オリゴクローナル IgG バンド，あるいは IgG の増加．

（Poser CM, et al. *Ann Neurol* 1983[3] より）

paraclinical evidence がある．

コメント

　これらの2回の発作は中枢神経の別の部位によるもので，少なくとも1か月以上の間隔をおいて起こり，それぞれの発作は24時間以上持続するものでなければならない．

　特定の病歴上の情報は，カテゴリーA1では2個の病変のうちの1個として用いることができる．

　MS のミュンヒハウゼン症候群（虚言）に類似の症状には注意が必要である．

　paraclinical evidence は，体温上昇，誘発脳波，CT や MRI，泌尿器科学的検査などにより誘発される中枢神経症状である．

■ **B. laboratory-supported definite MS（LSDMS）**

1. 2回の発作：1個の病変の clinical evidence あるいは paraclinical evidence があり，かつ髄液（CSF）所見が陽性である．

コメント

　これらの2回の発作は中枢神経の別の部位によるもので，少なくとも1か月以上の間隔をおいて起こり，それぞれの発作は24時間以上持続するものでなければならない．

2. 1回の発作：2個の別個の病変の clinical evidence があり，かつ髄液所見が陽性である．

3. 1回の発作：1個の別個の病変の clinical evidence ともう1個の別の病変の paraclinical evidence があり，かつ髄液所見が陽性である．

コメント

　病歴上の情報は clinical evidence として代用することはできない．これらの2個の病変とも最初の診察時にみられ，1か月以上の間隔がなければならない．この時間的な分離は急性散在性脳脊髄炎（acute disseminated encephalomyelitis：ADEM）をできるだけ除外するためである．いわゆる

慢性進行型 MS では，初めに対麻痺が出現した時点では視神経障害の clinical evidence あるいは paraclinical evidence はあってはならない．そのような状況で MS とするには 6 か月以上の持続的な増悪が起こる必要がある．

■ C. clinically probable MS（CPMS）
1. 2 回の発作と 1 個の病変の clinical evidence がある．

コメント

　これらの 2 回の発作は中枢神経の別の部位によるものでなければならず，病歴上の情報は clinical evidence として代用することはできない．

2. 1 回の発作と 2 個の別個の病変の clinical evidence がある．
3. 1 回の発作：1 個の病変の clinical evidence ともう 1 個の別の病変の paraclinical evidence がある．

コメント

　B3 と同様．

■ D. laboratory-supported probable MS（LSPMS）
1. 2 回の発作があり，かつ髄液所見が陽性である．

コメント

　これらの 2 回の発作は中枢神経の別の部位によるもので，少なくとも 1 か月以上の間隔をおいて起こり，それぞれの発作は 24 時間以上持続するものでなければならない．

McDonald の診断基準

　その後 1980 年代以降，MRI が神経疾患の診断と治療に幅広く用いられるようになり，症候性病変のみならず無症候性病変を鋭敏に検出することが可能になった．

■初版の McDonald の診断基準（2001 年）[4]

　MS においては，McDonald の診断基準（2001 年）において初めて DIS と DIT に関する MRI 基準が採用された．これは英国内科医師会の McDonald WI を代表とする 16 名の欧米の専門家から構成される国際委員会が，米国 MS 協会と国際 MS 協会連盟の支援を受けて 2000 年にロンドンで会合を開催し，合意したものである．また，臨床病型としては，再発寛解型 MS および一次性進行型 MS とともに MS を示唆する monosymptomatic presentation（CIS）についても診断基準が示された（ 5 ）．これにより臨床的に診断確実な MS，すなわち 2 回 2 か所の臨床的増悪が確認され CDMS となる前に MRI 所見により DIS，DIT を証明することによってさらに早期の MS 診断が可能になった．また Poser の診断基準で用いられた "clinically definite MS" や "clinically probable MS" という診断名は採用されず，診断的精査の結果は，"MS"，"possible MS"（MS が疑われるが，まだ診断が確定できない．CIS もここに含まれる），あるいは "not MS" の 3 つのうちのいずれかとすることになった．

5 McDonaldの診断基準（2001年）

臨床像	MS診断のために必要とされる追加データ
2回以上の発作，2個以上の病変に関する臨床的客観的エビデンス	なし[a]
2回以上の発作[a]，1個の病変に関する臨床的客観的エビデンス	以下の事象により空間的多発性（DIS）が証明される： MRI[b] または MSに矛盾しない2個以上のMRIで検出される病変と髄液所見陽性（オリゴクローナルバンド陽性あるいはIgG index高値）[c] または 別の中枢神経部位が関与する次の臨床発作を待つ[a]
1回の発作，2個以上の病変に関する臨床的客観的エビデンス	以下の事象により時間的多発性（DIT）が証明される： MRI[d] または 2回目の臨床発作
1回の発作，1個の病変に関する臨床的客観的エビデンス（monosymptomatic presentation；clinically isolated syndrome）	以下の事象によりDITおよびDISが証明される： DIS： MRI[b] または MSに矛盾しない2個以上のMRIで検出される病変と髄液所見陽性[c] DIT： MRI[d] または 2回目の臨床発作
MSを示唆する潜行性神経学的進行（一次性進行型MS，PPMS）	髄液所見陽性[c] および 以下の事象によりDITおよびDISが証明される： DIS： 1) 9個以上のT2脳病変，または2) 2個以上の脊髄病変 または 視覚誘発脳波異常[e]があり以下のいずれかの病変がみられる，4～8個の脳病変を伴う，あるいは，4個未満の脳病変と1個の脊髄病変がMRIで証明される DIT： MRI[d] または 1年間の持続的な増悪

上記の基準が満たされる場合は，診断はMS，これらの基準を完全には満たさない場合は，診断はpossible MS，これらの基準を十分に検討したが満たさない場合は，診断はnot MSとなる．

[a] 追加の検査は不要である．しかし，もしMRIや髄液検査が施行され，異常がない場合は，MSと診断するには十分な注意が必要であり，他の疾患を考えなければならない．MSの診断にはその臨床像にはMS以上に考えられる疾患がないことが必要である．
[b] DISをMRIで証明するには，BarkhofらとTintoreらの基準を満たさなければならない．
[c] 髄液所見陽性とは，確立された方法（望ましいのは等電点電気泳動法）により検出された血清中バンドとは異なるオリゴクローナルバンドあるいはIgG index高値を指す．
[d] DITをMRIで証明するには，次頁「DITを証明するためのMRI基準」を満たさなければならない．
[e] MSでみられる視覚誘発脳波の異常（波形は保持されているが遅延がある）．

（McDonald WI, et al. *Ann Neurol* 2001[4] より）

初版の McDonald の診断基準における MRI 基準は以下の通りである．

DIS を証明するための MRI 基準（Barkhof らと Tintore らのデータ）
以下の 4 項目のうち 3 つ以上を満たす．
1. 1 個のガドリニウム造影病変，あるいはガドリニウム造影病変がない場合は 9 個以上の T2 高信号病変．
2. 少なくとも 1 個のテント下病変．
3. 少なくとも 1 個の皮質近傍病変．
4. 少なくとも 1 個の脳室周囲病変．

注：1 個の脳病変は 1 個の脊髄病変をもってこれに代えることができる．

MRI で検出される MS 病変は，通常は横断面で 3 mm 以上の大きさであると記載されている．また上記の DIS の基準は，Fazekas ら（6 mm 以上の大きさで脳室に接し，テント下にある病変）や Paty ら（4 個以上の白質病変あるいは，3 個の病変で 1 個は脳室周囲にある）が提唱した MRI 基準よりも高い特異度と診断の正確さを示し，一方感度は許容できる程度であった．MS の脊髄病変の特徴に関しては，通常は脊髄の腫脹はほとんどなく，T2 高信号を呈し，3 mm 以上の大きさであり，2 椎体よりも短く，脊髄横断面の一部のみを占める，と記載されている．また，脳病変がなくて，DIS と DIT を満たす 2 個以上の脊髄病変のみで MS の診断をすることは今後の課題とされた．すなわち"脊髄型 MS"という MS の病型分類を許容することには慎重な姿勢が示された．

DIT を証明するための MRI 基準
1. 初回の MRI が発症から 3 か月以上経過した後に撮られた場合は，初めの臨床的増悪の責任病変と異なる部位のガドリニウム造影病変があれば DIT の証明に十分である．もしこの時点でガドリニウム造影病変がない場合は，その後 MRI をさらに追加する必要がある．この MRI の撮像時期は特別に重要ではないが，3 か月後が望ましい．そしてもしその MRI で新たな T2 あるいはガドリニウム造影病変があれば DIT が証明されたことになる．
2. 初回の MRI が発症から 3 か月未満の時期に撮られた場合は，初めの臨床的増悪から 3 か月以上経過した後に撮られた 2 回目の MRI で新たなガドリニウム造影病変があれば，DIT の証明に十分である．もしこの 2 回目の MRI でガドリニウム造影病変がない場合は，初回の MRI から 3 か月以上経過した後に撮られた MRI で新たな T2 あるいはガドリニウム造影病変があれば，DIT が証明されたことになる．

髄液所見
髄液の異常所見，特に血清中にはみられない髄液のオリゴクローナル IgG バンドと IgG index は，主に中枢神経病変が免疫性あるいは炎症性のものかどうかの鑑別に重要である．たとえば，多発性脳梗塞は DIS と DIT を呈するが免疫性疾患ではないので，オリゴクローナル IgG バンドは陰性で IgG

index の高値もみられない．

視覚誘発電位（VEP）
　MS に典型的な VEP の異常（波形は保持されており潜時が延長）は，視覚路以外の症候性病変が 1 個あるときに，2 個目の病変としての客観的証拠となりうる．

■ 2005 年改訂 McDonald の診断基準[5]
　初版の McDonald の診断基準が発表された後，それを検証する研究が数多く行われた．その多くはこの診断基準の有用性を支持するものだったが，DIS と DIT に関する新たな MRI 基準の提唱，髄液所見の意義の検討，西ヨーロッパの成人以外の集団において初版の診断基準がどの程度適用可能か，などさまざまな新たな知見や疑問も出てきた．そこで 2005 年にアムステルダム自由大学の Polman CH ら 14 名の国際委員会のメンバーがアムステルダムに集まり，この診断基準の改訂について議論した．そして，DIT の MRI 基準の見直し，脊髄病変をどう扱うか，また一次性進行型 MS の診断をより簡潔にするなどの改訂が合意された．それぞれの具体的な改訂内容を下記に示す．

DIT を証明するための MRI 基準（2005 年改訂）
1. DIT を証明するのに以下の 2 つの方法がある．
    a. 臨床的初発から 3 か月以上経過した後に，初発時の責任病変と異なる部位のガドリニウム造影病変を検出すること．
    b. 臨床的初発後 30 日以上経過した後に撮られた MRI と比較してその後に撮られた MRI で新たな T2 病変を検出すること．

　DIS に関する脳 MRI 基準の 4 項目について，注として脊髄病変の取り扱いに関する記載が加えられた．

DIS を証明するための MRI 基準（2005 年改訂）
以下の 4 項目のうち 3 つ以上を満たす．
1. 1 個のガドリニウム造影病変，あるいはガドリニウム造影病変がない場合は 9 個以上の T2 高信号病変．
2. 少なくとも 1 個のテント下病変．
3. 少なくとも 1 個の皮質近傍病変．
4. 少なくとも 3 個の脳室周囲病変．

注：1 個の脊髄病変は 1 個の脳病変と同等と考えることができる．すなわち，造影される 1 個の脊髄病変は造影される 1 個の脳病変と同等と考えることができる．また個々の脊髄病変は個々の脳病変とともに T2 病変数の算定に加えることができる．

一次性進行型 MS の診断基準（2005 年）
1. 1 年間の疾患進行（後ろ向きまたは前向きに判定）
2. これに加えて以下のうちの 2 項目を満たす．
    a. 脳 MRI 所見あり（9 個以上の T2 病変，あるいは 4 個以上の T2 病変

で視覚誘発電位の異常あり）．
　　b．脊髄 MRI 所見あり（2 個以上の局所性 T2 病変）．
　　c．髄液所見陽性（等電点電気泳動法にてオリゴクローナル IgG バンド陽性，あるいは IgG index 高値，あるいはこの両方）．

■ 2010 年改訂 McDonald の診断基準[6]

　2005 年改訂基準の発表後，さらにさまざまな知見や課題が出てきた．2010 年に Polman ら 18 名の欧米およびアジアの国際委員会のメンバーがダブリンに集合し，この診断基準のさらなる改訂について議論した．その詳細は，巻末付録「最新版多発性硬化症診断基準（2010 年改訂 McDonald 基準）」に譲るが，改訂のポイントは以下の 3 つである．

① DIS と DIT に関する MRI 基準がさらに簡素化された．DIS の基準は Swanton らの研究を基にしており[7]，過去の基準に比べて特異度はほぼ同様であるが，感度がより高くなった．また DIT の基準も簡素化された MAGNIMS の基準が採用され[8]，無症候性のガドリニウム造影病変および非造影病変が同時に存在すれば 1 回の MRI で DIT を証明したとすることができるようになった．また，これにより CIS の段階で，これらの DIS および DIT の MRI 基準を満たせば，MS と診断することが可能になった．一次性進行型 MS にも今回採用された DIS の基準が盛り込まれた．

② 従来の McDonald の診断基準は西ヨーロッパの成人のデータを基に作成されたため，小児およびアジアやラテンアメリカなどの MS にこの診断基準を適用してよいかどうかが検討された．その結果，基本的には小児 MS においてもアジアやラテンアメリカの西洋型の MS にも McDonald の診断基準は適用可能であろうと結論されたが，今後の詳細な検証が必要である．

③ 視神経脊髄炎（neuromyelitis optica：NMO）と MS の関連が長い間議論されてきたが，過去 5 年間の研究成果をふまえて，NMO および NMO spectrum disorder は典型的な MS から区別すべきであるということが本文中に明記された．また特にアジアやラテンアメリカ諸国ではこれらの疾患の占める割合が高いため，MS との鑑別診断にはアクアポリン 4 抗体を含め精査の必要性が強調された．

■ McDonald の診断基準における 4 つの基本原則

　上記のように McDonald の診断基準は，初版の基準が発表された後も主に MRI 基準について 2 回の改訂が行われてきたが，初版から変わっていない基本原則がある．それは以下の 4 つである．
① 中枢神経病変の DIS および DIT を証明すること．
② 発作（増悪，再発）とは中枢神経症候が，炎症性脱髄によると考えられ，患者の主観的な報告あるいは客観的観察によるものであり，24 時間以上持続し，pseudo-relapse や再発性でない突発性症候が除外されており，ある発作の発症と次の発作の発症の間隔は 30 日以上あること，が必要である．なお，病歴上の神経症状であって現在はその症状がみられない場合は，MRI でそれに関連する病変の有無を検証する必要がある．

Memo

McDonald の診断基準は鑑別診断のための基準ではない

2010 年改訂 McDonald の診断基準においては，CIS の段階でそれが，① 3 椎体以上の長い脊髄中央に局在する脊髄炎，② 両側性あるいは重症の視神経炎で視神経の腫脹や視交叉病変を伴う，あるいは水平性半盲を呈する場合，③ 2 日以上持続する吃逆や吐き気/嘔吐を呈し，脳 MRI で延髄中心管周囲の病変がみられる場合，に NMO や NMO spectrum disorder を鑑別することの重要性が指摘された．NMO にはこれ以外の脳病変もあるが，代表的な病変のみが言及された．それは McDonald の診断基準は鑑別診断の詳細を述べるためのものではないからである．

Keywords

典型的な MS，非典型的な MS

典型的な MS とは，厳密な定義は難しいが欧米諸国の多くを占める MS 症例のことである．一方，日常診療では時に非典型的な MS と診断せざるをえないこともある．そしてそれらの非典型例は必ずしも McDonald の診断基準，特に空間的多発性（DIS）に関する MRI 基準を満たさないこともある．McDonald の診断基準における DIS の MRI 基準は，典型的な CIS 症例の追跡結果を基に定められたものだからである．2010 年改訂の McDonald の診断基準には，"NMO は典型的な MS とは区別しなければならない"とも記載されているが，この"典型的"の意味も同様である．

6 厚生労働省免疫性神経疾患調査研究班による多発性硬化症の認定基準（2003年）

1. 主要項目
(1) 中枢神経系内の2つ以上の病巣に由来する症状がある（空間的多発性）
(2) 症状の寛解や再発がある（時間的多発性）
(3) 他の疾患（腫瘍，梅毒，脳血管障害，頚椎症性ミエロパチー，スモン，脊髄空洞症，脊髄小脳変性症，HTLV-1-associated myelopathy，膠原病，シェーグレン症候群，神経ベーチェット病，神経サルコイドーシス，ミトコンドリア脳筋症，進行性多巣性白質脳症など）による神経症状を鑑別しうる

2. 検査所見
髄液のオリゴクローナルバンド（等電点電気泳動法による）が陽性となることがある．ただし陽性率は低く，視神経脊髄型で約10％，それ以外で約60％である

3. 参考事項
(1) 再発とは24時間以上持続する神経症状の増悪で，再発の間には少なくとも1か月以上の安定期が存在する
(2) 1年以上にわたり持続的な進行を示すものを慢性進行型とする．症状の寛解や再発がないにもかかわらず，発症時より慢性進行性の経過をとるものを一次性慢性進行型とする．再発寛解期に続いて慢性進行型の経過をとるものを二次性慢性進行型とする．
一次性慢性進行型の診断は，以下のMcDonaldの診断基準（Ann Neurol 2001）に準じる．オリゴクローナルバンド陽性あるいはIgG indexの上昇により示される髄液異常は診断に不可欠で，空間的多発性（MRIまたはVEP異常による），および時間的多発性（MRIまたは1年間の持続的な進行による）の証拠が必要である（6-1, 6-2）．
(3) 視神経炎と脊髄炎を数週間以内に相次いで発症し，単相性であるものをDevic病とする．1か月以上の間隔をあけて再発するものは視神経脊髄型とする
(4) 病理またはMRIにて同心円状病巣が確認できるものをバロー病（同心円硬化症）とする

6-1 一次性慢性進行型を示唆する所見

髄液オリゴクローナルバンド陽性，またはIgG indexの上昇および，下記のことにより空間的多発性が証明される
　1）9個以上の脳T2病変，または2）2個以上の脊髄病変，または3）4〜8個の脳病変＋1個の脊髄病変
または
　MRIによって証明される4〜8個の脳病変または，4個未満の脳病変＋1個の脊髄病変を伴うVEP異常（遅延，波形は維持される）
および，下記のことにより時間的多発性が証明される
　MRI（6-2を参照）
または
　1年間の持続的な進行

6-2 一次性慢性進行型の診断に関して，病変の時間的多発性に関するMRIの基準

1. 最初の撮影が臨床事象の発現から3か月以降に行われた場合，ガドリニウム増強病変が存在し，それが最初の臨床事象の責任病巣ではないなら，時間的多発性の証拠となる．この時点でガドリニウム増強病変が存在しない場合は追跡撮影が必要である．追跡撮影の時期は3か月前後が推奨される．この時点での新たなT2病変またはガドリニウム増強病変が存在すれば時間的多発性の証拠となる
2. 最初の撮影が臨床事象の発現から3か月未満で行われた場合，臨床事象の発現から3か月以降に行った2回目の撮影で，新たなガドリニウム増強病変が存在すれば時間的多発性の証拠となる．しかし，この2回目の撮影でガドリニウム増強病変がみられない場合でも，最初の撮影から3か月以降の撮影で新たなT2病変またはガドリニウム増強病変が存在すれば時間的多発性の証拠となる

注：6-1，6-2は一次性慢性進行型の診断について適用する．それ以外は，主要項目(1)(2)を適用する．

③MSが最も考えられる診断であること．
④診断は，MS，possible MS（CIS），あるいはnot MSのいずれかとなる．

■ McDonaldの診断基準の今後の課題

クリーブランドクリニックのRudickは，2010年改訂McDonaldの診断基準についてのEditorialの中でMSの診断基準は正しい方向に向かっているが，依然として未解決の問題があると指摘している．たとえば，二次性進行型MSを再発寛解型MSから区別することに関して今回の基準でも特に言及されなかったこと，CISの時点で20個の非造影病変があってもMSの診断には新しいMRI病変か再発を待たなければならないのか，RISを今後どのように取り扱うか，などである．また，現在のMRIでは描出しにくいMSにおける灰白質の病変を今後どのようにMRIの技術で検出していくか，またNMOにおけるアクアポリン4抗体のような病態に関与する有用なバイオマーカーをMSにおいて探索していく必要性などを論じている．

わが国におけるMSの認定基準（2003年）（6）

前述のように，本邦でもMSは特定疾患としての認定基準が作成されており，DISおよびDITを呈する中枢神経症候があることがMSの認定の基本であり，たとえばCISは認定の対象外である．したがって，MSを早期に診断するためのMcDonaldの診断基準とは異なるものであると考える必要がある．しかし，2011年に2010年改訂のMcDonaldの診断基準におけるMRI基準やNMOの臨床症候およびMRI所見やアクアポリン4抗体検査などを新たに盛り込み，さらに疾患の分類を①MS，②NMOとしてMSとNMOを区別する案が提出されている．これらが2012年度から認定基準に取り入れられるかもしれない．一方，"視神経炎と脊髄炎を数週間以内に相次いで発症し，単相性であるものをDevic病とする．1か月以上の間隔をあけて再発するものは視神経脊髄型とする"という記載は，今後削除される可能性が高い．

おわりに

MSのDMDをより早期に開始することによって長期予後を改善することが期待されている．そのためにMSの診断基準は，臨床症候のみならずMRIなど検査所見を取り入れて，より早期に高い感度と特異度で診断することを目的に進化し続けているといえる．2015年にはMcDonaldの診断基準の再度の改訂が予想されるが，わが国でもこの診断基準を新たなDMDの治験や臨床研究に利用していくとともに，日本人のMSにおける適用の妥当性について詳細に検証していく必要がある．

（藤原一男）

Memo

診療現場でのMS診断は，McDonaldの診断基準には必ずしも束縛されない

McDonaldの診断基準は，治験や臨床研究に組み入れる症例の条件を提示しているものである．診療現場では，このMcDonaldの診断基準で述べられているMRIの病変の個数や分布を満たさなければ絶対にMSの診断ができないというわけではない．個々の症例における中枢神経病変が炎症性脱髄に基づくものであるかどうかについての主治医の判断が重要である．

文献

1) Miller DH, et al. Differential diagnosis of suspected multiple sclerosis: A consensus approach. *Mult Scler* 2008 ; 14 : 1157-1174.
2) Schumacher GA, et al. Problems of experimental trials of therapy in multiple sclerosis: Report by the panel on the evaluation of experimental trials of therapy in multiple sclerosis. *Ann N Y Acad Sci* 1965 ; 122 : 552-568.
3) Poser CM, et al. New diagnostic criteria for multiple sclerosis: Guidelines for research protocols. *Ann Neurol* 1983 ; 13 : 227-231.
4) McDonald WI, et al. Recommended diagnostic criteria for multiple sclerosis: Guidelines from the international panel on the diagnosis of multiple sclerosis. *Ann Neurol* 2001 ; 50 : 121-127.
5) Polman CH, et al. Diagnostic criteria for multiple sclerosis: 2005 revisions to the "McDonald Criteria". *Ann Neurol* 2005 ; 58 : 840-846.
6) Polman CH, et al. Diagnostic criteria for multiple sclerosis: 2010 revisions to the "McDonald Criteria". *Ann Neurol* 2011 ; 69 : 292-302.
7) Swanton JK, et al. Is the frequency of abnormalities on magnetic resonance imaging in isolated optic neuritis related to the prevalence of multiple sclerosis? A global comparison. *J Neurol Neurosurg Psychiatry* 2006 ; 77 : 1070-1072.
8) Montalban X, et al. MRI criteria for MS in patients with clinically isolated syndromes. *Neurology* 2010 ; 74 : 427-434.

I. 多発性硬化症の病態と診断
小児多発性硬化症

> **Point**
> - 小児の急性脱髄事象では急性散在性脳脊髄炎の頻度が高く，多発性硬化症の診断には，疾患定義をもとにした慎重な鑑別が必要である．
> - 小児多発性硬化症の臨床像とMRI所見は成人の多発性硬化症と異なる．
> - 小児多発性硬化症の治療は成人の治療に準じて行われ，disease modifying therapy（病態修飾療法）は主にインターフェロンベータ製剤が使用されている．

小児脱髄性疾患の定義

 小児の急性脱髄事象では，多発性硬化症（MS）よりも急性散在性脳脊髄炎（ADEM）などのMS以外の脱髄性疾患の頻度が高く，各疾患の臨床像も類似しているため，MSの診断は慎重にならざるをえない．しかし，MSを早期に診断し，disease modifying therapy（DMT）を早期に導入することは，MSの神経学的予後の改善のために必要不可欠なことと考えられる．このため，2007年にInternational Pediatric MS Study Group（IPMSSG）は小児MSと類縁疾患の定義を提案した[1]．各疾患定義の要点は **1** に示す通りである．
 以下にIPMSSGの疾患定義を中心に疾患の概説を行う．

急性散在性脳脊髄炎（ADEM）

 ADEMは急性脳炎に分類され，IPMSSG定義では脳症症状（行動変化，意識の変容）を呈し，複数の病巣に由来する複数の症候（多症候性）を呈することを必要条件としている．すなわち，脳症症状と多症候性がADEM診断の要となっている．加えて，発症時より3か月以内の病変部位の変化や新病変の出現は同じエピソード内の変化と定め，それ以降の脱髄事象において病変部位が同一の場合には再発性散在性脳脊髄炎，新たな部位に病変が出現する場合には多相性散在性脳脊髄炎と定義している．

小児多発性硬化症

 IPMSSGによる小児MSの定義は，2001年のMcDonald基準に準拠している．わが国ではMSの診断基準として厚生労働省の診断基準が用いられることが多く，「時間的空間的多発性」は，前述の小児ADEMの定義と同様に症候によって示すこととされている．McDonald基準では「時間的空間的多発性」を症候だけでなく，MRI所見や髄液所見を用いて証明できるが，小児MSのMRI所見は成人の特徴と異なるため，新たなMRI基準が望まれる．

1 International Pediatric MS Study Group による小児脱髄性疾患の疾患定義

①急性散在性脳脊髄炎（acute disseminated encephalomyelitis：ADEM）

炎症や脱髄が推測され，急性〜亜急性に発症し，中枢神経の多巣性の場所を傷害する最初の臨床事象．臨床症状の発現は多症候性でなければならず，脳症症状（行動変化および意識の変容）を含まなければならない．ADEM発症の3か月以内に起こった新たな，または変動する症状，症候，MRI所見は急性の事象の一部と考える

②再発性散在性脳脊髄炎（recurrent disseminated encephalomyelitis：RDEM）

最初のADEM発症から少なくとも3か月かそれ以降に最初の症状を繰り返す新たな事象があるが，初回とは異なる新たな部位の関与が，病歴，検査または神経画像により確認されない

③多相性散在性脳脊髄炎（multiphasic disseminated encephalomyelitis：MDEM）

ADEMの後に再びADEMの診断基準を満たす臨床的に新たな事象があり，新たな中枢神経の解剖学的部位の関与が，病歴，神経学的検査および神経画像により確認される．後の事象は1）最初のADEM発症から少なくとも3か月かそれ以降，かつ2）少なくともステロイド治療完了1か月かそれ以降，に起こる．また，多症候性症状と脳症症状を含み，最初の事象とは異なる神経学的症状または症候を伴う

④小児多発性硬化症（pediatric MS）

小児MSは，成人で規定されているように時間的空間的に多発する中枢神経脱髄のエピソードが必須である．空間的多発性の条件を満たすために，MRIや髄液所見を用いることができる（A）．さらに，新たな臨床的脱髄事象がない場合でも，最初の臨床事象に続く時間的散在性の証明にMRIを用いることができる（B）．なお，ADEMの臨床的特徴と一致するエピソードは，MSの初発事象とはみなさない．新たなT2またはガドリニウム（Gd）で増強される病変は，最初の臨床事象から3か月かそれ以降に起こらなければならない

A）空間的多発性の証明（IまたはII）
  I．次の4つの項目のうち3つを満たす（Barkhof基準）
    ① 1個以上のGd増強病変または9個以上のT2高信号病変
    ② 1個以上のテント下病変
    ③ 1個以上の傍皮質下病変
    ④ 3個以上の脳室周囲病変
  II．次の2つを満たす
    ① MSに矛盾しない2個以上のMRI病変（1個は脳病変）
    ② 髄液オリゴクローナルバンド陽性またはIgG indexの上昇

B）時間的多発性の証明
  新たなT2病変またはGd増強病変が，最初の臨床事象から3か月かそれ以降に出現する

⑤clinically isolated syndrome（CIS）

CISは原因として炎症性脱髄が推定される，中枢神経症状を示す初回の急性の臨床的エピソードで，先行する脱髄事象の既往がない．この臨床的な事象は単巣性，多巣性いずれでもよいが，通常は脳症症状を含まない（脳幹症候群の症例の場合を除く）

⑥視神経脊髄炎（neuromyelitis optica：NMO）

NMOは主要診断基準として視神経炎と急性脊髄炎がなければならず，脊髄MRIで3つ以上の脊椎分節に及び病変を持つか，抗アクアポリン4抗体陽性でなければならない

（Krupp LB, et al. *Neurology* 2007[1] より）

clinically isolated syndrome（CIS）

初回の脱髄事象を分類するために，MSの初回発作を意図した，clinically isolated syndrome（CIS）という疾患概念がある．IPMSSG定義では，CISを急性〜亜急性の脱髄事象で，原則的に脳症症状がないものとしている．このため，初回の急性〜亜急性の脱髄事象は，脳症症状がなければ，原則的にCISと診断される．急性の視神経炎や脊髄炎は通常CISに含まれるが，以下

視神経脊髄炎（NMO）

　小児では視神経脊髄炎（neuromyelitis optica：NMO）は，視神経炎と急性脊髄炎を合併する疾患であり，抗アクアポリン4抗体陽性，または3椎体以上の脊髄長大病変を認める場合にNMOと定義される．IPMSSG定義ではNMOを単相性に限定してはいない．

　なお，成人に用いられている2006年に改訂されたNMOの診断基準にある，「脳MRI病巣がMS基準を満たさないこと」は，この定義案では診断の条件に加えられていない．

小児多発性硬化症の臨床像

　わが国の小児ADEM／MSの調査は1985年に福山らにより初めて行われ，2003年に福岡県で全数調査[2]が実施された．2009年にはIPMSSGの疾患定義を用いた，小児のADEM，MSおよび類縁疾患の全国調査が行われた．以下，これまでの報告とわが国の調査結果をもとに小児のMSの臨床像を概説する．

疫学

　わが国の15歳未満の小児MS有病率は約1人／10万人と推定される．2003年にわが国で行われた，成人を含めたMSの全国臨床調査によるとMSの有病率は7.7人／10万人であり，15歳前発症患者の全体に占める割合は6.3％であったという[3]．

　わが国の小児MSは女性が多く（女：男　2.1：1），平均発症年齢は8.3歳で，10歳以上の学童期の発症が多い．諸外国の報告では，男女比は6歳未満で女：男　0.8：1，6～10歳　1.6：1，11歳～　2.1：1であり，思春期の到来に伴い，女性患者の割合が増える傾向にある[4]．

　小児MSの90％以上の症例は再発寛解型MSであり[5]，わが国の調査でも一次性進行型MSは報告されていない．

臨床症状

　わが国の小児MS患者では，視力低下72％，運動麻痺55％，痙攣45％，精神症状31％，感覚障害29％，体幹失調29％，排尿障害22％，眼筋麻痺19％を認め，成人MSと比較すると，小児MSは痙攣と視力低下を示す割合が高く，横断性脊髄炎徴候を示す割合が低い．

検査所見

　わが国の小児MS患者では白血球増多（平均9,100／μL），CRPの軽度上昇（平均0.46 mg／dL），髄液細胞増多（平均70／mm^3）が認められた．ただし，髄液蛋白は上昇を認めず（平均27 mg／dL），オリゴクローナルバン

> **Column**
>
> ## MSとADEMの頭部MRIを用いた鑑別
>
> 小児の初回脱髄事象において，頭部MRI所見でMSとADEMを鑑別することは，臨床上重要な課題である．成人MSの診断に用いる頭部MRI基準（Barkhof基準）は，小児MSにおいて感度・特異度がともに低いことから，Mikaeloffらは，小児で初めて頭部MRI基準（KIDMUS基準：**2**[9]）を発表した．しかし，この基準は，特異度は高い（100％）が，感度が低く（29〜47％），臨床的な応用に問題があった．その後，CallenらがMS-ADEM基準（**2**[10]）を提案し，その有用性（感度81％，特異度95％）が報告され，Ketelslegersらの49名のコホート研究[11]でもその有用性が支持された．Verheyらは，Canadaで，284名の急性脱髄事象を認めた小児のコホート研究[12]を行い，「T1低信号域を呈する病変がある」ことと，「脳室周囲病変がある」ことが，MS診断率上昇に関連したと報告している．
>
> **2 小児MSのMRI基準**
>
> | KIDMUS基準*1 |
> |---|
> | 次の2項目を満たす
① 境界明瞭な病変の存在
② 長軸方向の脳梁病変の存在 |
> | **CallenのMS-ADEM基準*2** |
> | 次の3つの項目のうち2つを満たす
① 広汎な両側性病変の欠如
② black holeの存在
③ 2個以上の脳室周囲病変 |
>
> (*1：Mikaeloff Y, et al. *Brain* 2004[9]；*2：Callen DJ, et al. *Neurology* 2009[10]より)

ド（OCB）は16％にしか認められなかった．成人MSと比較すると，小児MSは髄液細胞増多を示す割合が高く，IgG index上昇を認める割合が低かった．小児MS患者を11歳未満とそれ以上の2群に分けた調査では，11歳未満で，発症初期に髄液細胞数が多い傾向にあり，好中球分画が高く，IgG index上昇の割合が低かったという[6]．

MRI所見

全国調査では，MS患者はADEM患者と比較して，9個以上の病変を呈するものが少なく（34％ vs 57％），直径3 cm以上の病変を示すものが多かった（53％ vs 31％）．皮質直下の病変や側脳室周囲病変の頻度に大きな違いはなかった．

ADEMの頭部MRIの特徴は，T2強調画像とFLAIR画像で高信号を示す境界不明瞭な斑状の病変が，多発性で，非対称に分布することであり，MSと異なり，ガドリニウムによる造影効果，脳室周囲病変，脳梁病変は少なく，視床や基底核病変などの灰白質病変を認めるといわれる[7]．しかし，11歳未満の小児MSのMRI所見は成人と異なり，ADEMの所見と類似し，境界不明瞭で，しばしば融合し，経過中に消失することもあるといわれており[8]，鑑別は困難である．

小児多発性硬化症の治療

小児MSの治療の目標は，成人と同じく，「①急性増悪期を短縮させ後遺症を軽減させること，②再発寛解型MSの再発頻度を減らし，再発の程度を軽減させること，③進行型MSの進行を防止すること，④後遺症に対する対症療法により障害を軽減させること」[13]である．このため，小児MSでも，成人同様にDMTとしてインターフェロンベータ（IFNβ）-1a（アボネックス®），-1b（ベ

3 小児脱髄性疾患の治療案

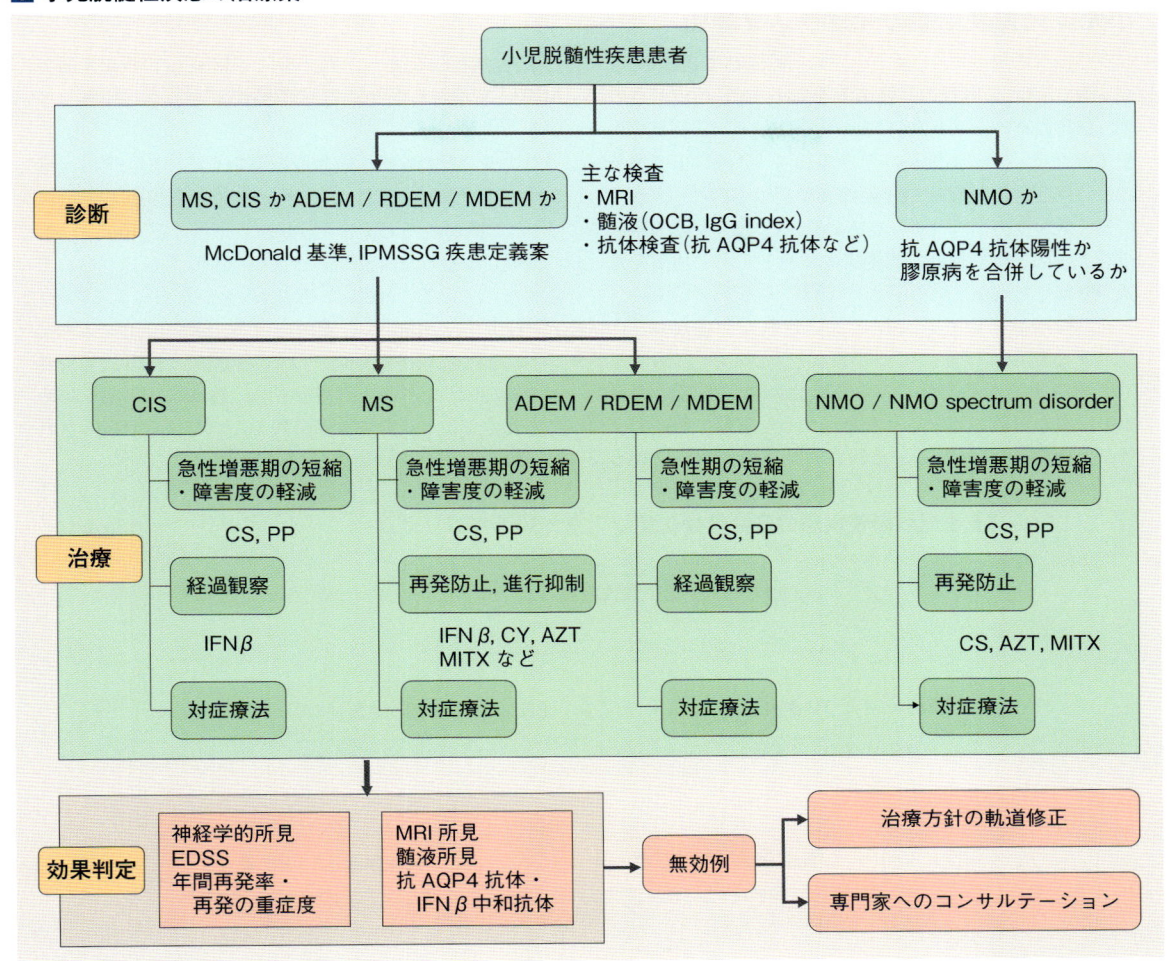

```
                          小児脱髄性疾患患者
                    ┌──────────┼──────────┐
            MS, CIS か ADEM / RDEM / MDEM か         NMO か
診断            McDonald 基準, IPMSSG 疾患定義案      抗AQP4抗体陽性か
                                                    膠原病を合併しているか
            主な検査
            ・MRI
            ・髄液（OCB, IgG index）
            ・抗体検査（抗AQP4抗体など）

       CIS          MS         ADEM / RDEM / MDEM    NMO / NMO spectrum disorder

治療  急性増悪期の短縮  急性増悪期の短縮   急性期の短縮         急性増悪期の短縮
      ・障害度の軽減   ・障害度の軽減    ・障害度の軽減        ・障害度の軽減
         CS, PP         CS, PP          CS, PP              CS, PP

       経過観察      再発防止,進行抑制    経過観察             再発防止
         IFNβ      IFNβ, CY, AZT                       CS, AZT, MITX
                    MITX など

       対症療法      対症療法          対症療法             対症療法

効果判定  神経学的所見   MRI 所見                治療方針の軌道修正
         EDSS        髄液所見        無効例
         年間再発率・   抗AQP4抗体・              専門家へのコンサルテーション
         再発の重症度  IFNβ中和抗体
```

RDEM：再発性散在性脳脊髄炎，MDEM：多相性散在性脳脊髄炎，OCB：オリゴクローナルバンド，CS：corticosteroid（副腎皮質ステロイド），PP：plasmapheresis，CY：cylcophosphamide（シクロホスファミド），AZT：azathioprine（アザチオプリン），MITX：mitoxantrone（ミトキサントロン）．
（多発性硬化症治療ガイドライン2010[13]，多発性硬化症診断・治療のフローチャート・図1をもとに，小児科に関連する内容を加えて筆者らが作成）

タフェロン®）が広く使用されている．ただし，小児におけるIFNβ-1a，-1bの安全性や忍容性は後方視的研究で認められているが，小児MSにおける有効性は小規模研究の成果にとどまり，無作為化比較試験による有効性の検証は行われていない．小児MSの治療は，成人MSの治療に準じて行われているのが実情である（3）．

わが国の調査では，2009年の段階で33％の小児MS患者に対し，IFNβ療法が導入されていた．導入のほとんどはIFNβ-1bで，そのうち63％に治療効果が認められていた．

米国での小児MS患者258名のDMTの調査[14]では，78％がIFNβ，21％がglatiramer acetate（Copaxone®/ 2012年現在国内未承認）を最初に使用した後，56％が同じ治療を継続し，残りは，平均3.9年で新たな治療に移行していた．2番目のDMTは，最初と同様にIFNβとglatiramer acetateが79％を

小児多発性硬化症の発症リスク評価

　フランスの調査[17]では，小児の初回脱髄患者の53%が2年の間に2回目の脱髄事象を認め，MSと診断された（最終観察時には57%）と報告している．2回目の脱髄事象を起こす予測因子は発症年齢が10歳以上であること，発症時にMRI上視神経病変を認めること，発症時にMSを示唆するMRI所見を認めることであり，ネガティヴな予測因子は初発時に脊髄炎を認めることと重度の意識の変容であったという．

　初回の脱髄事象でADEMと診断された患者がMSに進展する割合は報告によって異なり，0%から29%までさまざまである[4]．このばらつきには，ADEMの定義の相違も影響していると考えられる．実際，前述のフランスの調査でADEMと診断された患者がMSになった割合は29%であったが，後にIPMSSGの疾患定義でADEMを診断したところ，18%に下がったと報告している[18]．

　カナダで行われた，急性脱髄事象を認めた小児の全国コホート研究[19]では，該当小児302名のうち，後にMSと診断された63名（診断まで平均127日）とMSに進展しなかった239名に対して，MSのリスクとして考えられている，HLA-DRB1*15アレルを有すること，25-hydroxyvitamin D濃度の低下，過去のエプスタイン・バー（Epstein-Barr）ウイルス感染，MRI病変や髄液中のOCBなどの検討がなされ，急性脱髄事象を認めた小児のMSリスクによる分類アルゴリズムが提案された（**4**）．

4 小児脱髄性疾患の多発性硬化症リスク分類アルゴリズム

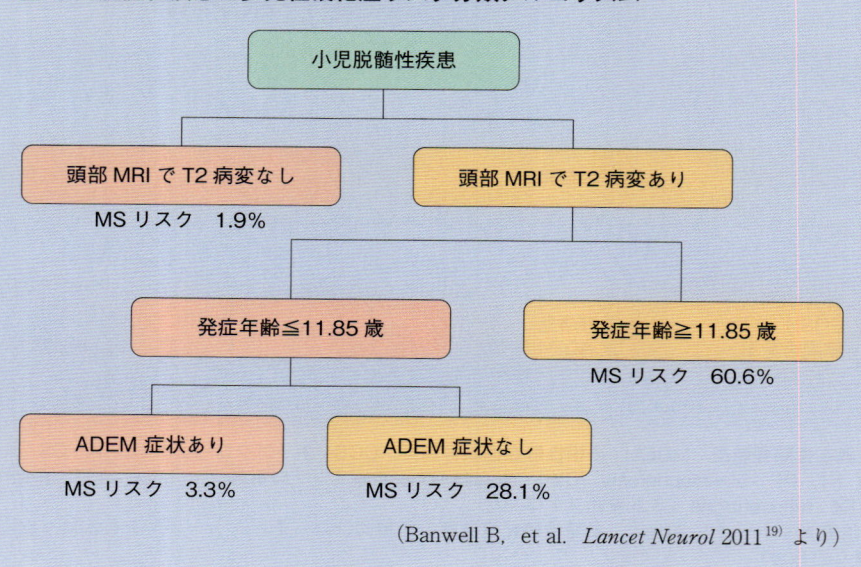

```
            小児脱髄性疾患
           ／          ＼
  頭部MRIでT2病変なし    頭部MRIでT2病変あり
    MSリスク 1.9%       ／            ＼
                 発症年齢≦11.85歳   発症年齢≧11.85歳
                  ／      ＼         MSリスク 60.6%
           ADEM症状あり  ADEM症状なし
           MSリスク 3.3%  MSリスク 28.1%
```

（Banwell B, et al. *Lancet Neurol* 2011[19] より）

占めるが，一部はシクロホスファミド（エンドキサン®），ミトキサントロン塩酸塩（ノバントロン®），natalizumab（Tysabri®/2012年現在国内未承認）などを使用していたと報告している．

小児多発性硬化症の予後

　わが国の調査では，観察期間は平均6.2年（1.7〜19.8年）で，EDSS（Expanded Disability Status Scale）score 0の患者が57%，score 1〜5の患者が27%を占めた．ただし，二次性進行型MSへの移行例（3%）は，EDSS score 9（寝たきり）であった．後遺症として，歩行障害4%，脊髄障害7%，膀胱直腸障害5%，視力障害23%が認められた．

　これまでに，小児MSの再発率は年間0.38〜0.87回と推定されているが，

18歳未満の発症では最初の数年の再発率は成人より高いと報告されている[15]．近年，血清 25-hydroxyvitamin D_3 濃度が小児期発症の MS の再発率に関係するという報告[16]がある．回復に関しては，一般に発症早期は良好である．小児 MS が二次性進行性 MS になるまでの平均期間は 16〜28 年と報告されている．この期間は成人よりも長いが，実際の二次性進行型 MS となる年齢は平均 31〜41 歳と若い傾向にある[15]．

（鳥巣浩幸，原　寿郎）

文献

1) Krupp LB, et al. Consensus definitions proposed for pediatric multiple sclerosis and related disorders. *Neurology* 2007；68：S7-S12.
2) Torisu H, et al. Clinical study of childhood acute disseminated encephalomyelitis, multiple sclerosis, and acute transverse myelitis in Fukuoka Prefecture, Japan. *Brain Dev* 2010；32：454-462.
3) 吉良潤一．多発性硬化症―日本における最近の動向．日本医事新報 2006；4301：53-59.
4) Banwell B, et al. Multiple sclerosis in children：Clinical diagnosis, therapeutic strategies, and future directions. Lancet Neurol 2007；6：887-902.
5) Renoux C, et al. Natural history of multiple sclerosis with childhood onset. *N Engl J Med* 2007；356：2603-2613.
6) Chabas D, et al. Younger children with MS have a distinct CSF inflammatory profile at disease onset. *Neurology* 2010；74：399-405.
7) Tenembaum S, et al. Acute disseminated encephalomyelitis. *Neurology* 2007；68：S23-S36.
8) Chabas D, et al. Vanishing MS T2-bright lesions before puberty：A distinct MRI phenotype? *Neurology* 2008；71：1090-1093.
9) Mikaeloff Y, et al. MRI prognostic factors for relapse after acute CNS inflammatory demyelination in childhood. *Brain* 2004；127：1942-1947.
10) Callen DJ, et al. Role of MRI in the differentiation of ADEM from MS in children. *Neurology* 2009；72：968-973.
11) Ketelslegers IA, et al. A comparison of MRI criteria for diagnosing pediatric ADEM and MS. *Neurology* 2010；74：1412-1415.
12) Verhey LH, et al. MRI parameters for prediction of multiple sclerosis diagnosis in children with acute CNS demyelination：A prospective national cohort study. *Lancet Neurol* 2011；10：1065-1073.
13) 「多発性硬化症治療ガイドライン」作成委員会（編）．多発性硬化症治療ガイドライン 2010. 東京：医学書院；2010.
14) Yeh EA, et al. Multiple sclerosis therapies in pediatric patients with refractory multiple sclerosis. *Arch Neurol* 2011；68：437-444.
15) Yeh EA, et al. Pediatric multiple sclerosis. *Nat Rev Neurol* 2009；5：621-631.
16) Mowry EM, et al. Vitamin D status is associated with relapse rate in pediatric-onset multiple sclerosis. *Ann Neurol* 2010：67；618-624.
17) Mikaeloff Y, et al. First episode of acute CNS inflammatory demyelination in childhood：Prognostic factors for multiple sclerosis and disability. *J Pediatr* 2004；144：246-252.
18) Mikaeloff Y, et al. Acute disseminated encephalomyelitis cohort study：Prognostic factors for relapse. *Eur J Paediatr Neurol* 2007；11：90-95.
19) Banwell B, et al. Clinical, environmental, and genetic determinants of multiple sclerosis in children with acute demyelination：A prospective national cohort study. *Lancet Neurol* 2011；10：436-445

多発性硬化症の鑑別診断

I. 多発性硬化症の病態と診断

> **Point**
> ●多発性硬化症は再発と寛解を繰り返す中枢神経系の炎症性脱髄疾患であるが，初発時および clinically isolated syndrome の診断時に，種々の疾患を鑑別除外する必要がある．鑑別点としては，次の項目があげられる．
> ①臨床症候，②画像所見，③髄液所見，④生理学的検査；誘発電位検査．

　厚生労働省免疫性神経疾患調査研究班の多発性硬化症診断基準の中に，腫瘍，梅毒，脳血管障害，頸椎症性ミエロパチー，スモン，脊髄空洞症，脊髄小脳変性症，HTLV-I 関連脊髄症，膠原病，シェーグレン症候群，神経ベーチェット病，神経サルコイドーシス，ミトコンドリア脳筋症，進行性多巣性白質脳症などの疾患が多発性硬化症の鑑別にあげられている．その他，鑑別が必要な各疾患の特徴と鑑別点を下記に述べる．

疾患別による鑑別点

腫瘍

　特に膠芽腫など悪性度の高いグリオーマ（神経膠腫；glioma）や悪性リンパ腫との鑑別が重要である．

■多形膠芽腫

　多形膠芽腫（glioblastoma）（**1**）は時に多発性硬化症と類似の所見を示す．MRI では T1，T2 強調画像とも境界不鮮明で不均一な信号強度で壊死や囊胞変性を示し，壁は厚く不均一である．造影では不均一な強い増強効果を示す．腫瘍周辺部は T2 強調画像で著明な浮腫による高信号を示す．

■悪性リンパ腫（**2**）

　中枢神経系の悪性リンパ腫はほとんどが非ホジキンリンパ腫で，局所再発や髄腔内播種が高頻度にみられる．単純 CT では高吸収域を示す．MRI では T1 強調画像では灰白質と比べ等～低信号，T2 強調画像では浮腫を含む領域は高信号で，中心部は灰白質と比べ均一な等～やや高信号であり中心部は造影で均一な強い造影効果を示す．拡散強調画像で著明な高信号を示す．

梅毒

　梅毒トレポネーマ感染による性感染症．最近では HIV 感染後に急速に重症化する例が報告されている．神経梅毒は 3 期以降の晩期梅毒患者で認められる．臨床的には無症候型，髄膜血管型，脳実質型（進行麻痺，ゴム腫，脊

1 多形膠芽腫

A：FLAIR，B：T1 強調造影．

2 悪性リンパ腫

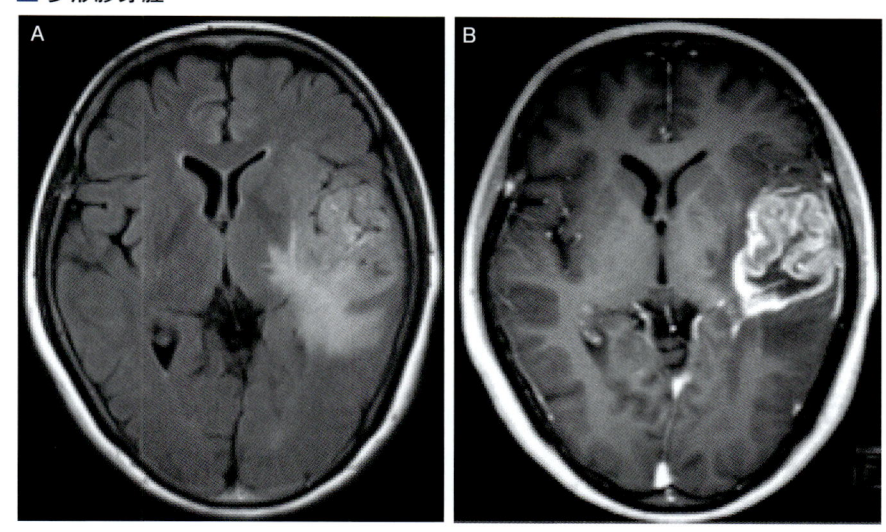

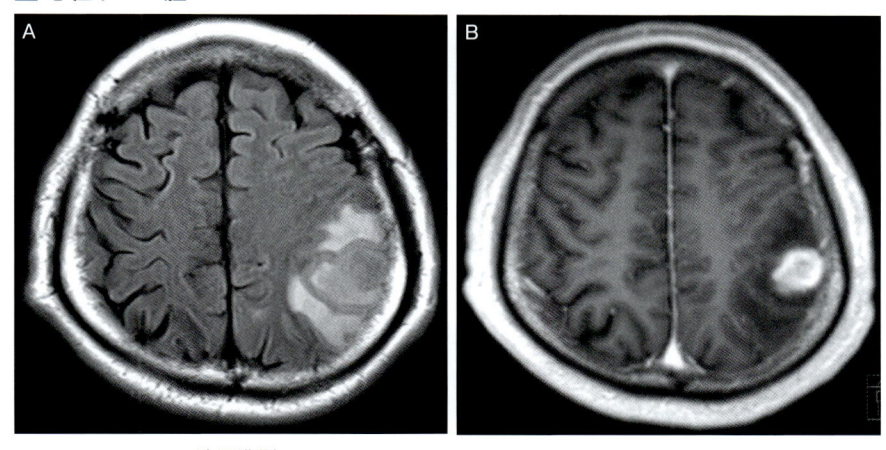

A：FLAIR，B：T1 強調造影．

髄癆）に分けられる．血清，髄液検査で STS，TPHA，FTA-ABS が陽性となる．

MRI では異常所見がないものから，種々の程度の脳萎縮，髄膜炎，非特異的な白質病変，脳表のゴム腫，血管炎など多彩な所見を認める．

脳血管障害

高齢者に多く，急性発症で臨床所見や画像診断などで特殊な例を除き鑑別は比較的容易である．

頸椎症性ミエロパチー

頸椎の退行変性（椎間板変性，骨棘形成，椎間関節の変性，後縦靱帯・黄色靱帯の肥厚）と，これらの変化に伴って脊髄および神経根の障害が生じた

状態を頸椎症という．さらに脊柱管に狭小化が生じ，脊髄が圧迫されることによって，四肢体幹のしびれ，筋力低下，膀胱直腸障害などの神経症状が出現した状態を頸椎症性ミエロパチーという．画像では頸椎症のみでは後縦靱帯の肥厚と後方への圧排によりC5〜6を中心とした複数の部位での硬膜が圧迫されている．脊髄内の輝度変化もみられる．椎間板ヘルニアの場合は，椎間板の線維輪が破裂して髄核が後方に突出し脊髄を圧迫している．病巣は椎間板変性部位に限局しており，視神経脊髄炎（NMO）のようなlong cord lesionを示さない．

スモン（subacute myelo-optico-neuropathy：SMON）

> **Keywords**
> **スモン**
> スモンは昭和30〜40年代に胃腸症状のために内服したキノホルムが原因と判明し，昭和45年9月に販売・使用が停止された．

下痢症状でキノホルム薬内服後に腹部症状に続き10〜14日後，下肢遠位部から上行する感覚障害と運動麻痺を示す．視力低下を伴うことが多い．現在，キノホルムは販売中止され新規発生の報告はない．

脊髄空洞症

脊髄内に空洞（syrinx）が形成され，小脳症状，下位脳神経症状，上下肢の筋力低下，温痛覚障害，自律神経障害，側弯症など多彩な神経症状，全身症状を呈する．特徴的な髄節性の解離性感覚障害と左右差のある体幹上肢の宙づり型を示す．MRI T1強調画像にて辺縁が明瞭な髄液と同じ信号強度を示す髄内占拠病変が上下数節にわたり存在する．

キアリI型奇形：小脳扁桃が大後頭孔より3mm以上下垂し，原則として小脳扁桃の変形を生じているもの．延髄の下垂を伴ってもよい．他の中枢神経構造奇形を伴わない．

キアリII型奇形（アルノルド・キアリ奇形）：小脳下部（主に虫部）と延髄が大後頭孔より下垂し，第四脳室も下垂する．原則としてほぼ全例に腰仙部に脊髄瘤または脊髄髄膜瘤を伴う．

その他，水頭症，側脳室後角の拡大と壁不整，延髄の屈曲（kinking）を認めることが多い．

脊髄小脳変性症

脊髄小脳変性症とは，運動失調を主症状とする原因不明の神経変性疾患の総称で運動失調症状が徐々に出現し，緩徐に進行する経過をとる．小脳症状として眼振，緩徐眼球運動，構音障害，四肢・体幹失調，失調性歩行を認める．MRIでは小脳や脳幹の萎縮を認める．

HTLV-I関連脊髄症

緩徐進行性の痙性対麻痺と排尿障害を主症状とし，血清および髄液中の抗HTLV-I抗体が陽性となる．脊髄MRIでは胸髄の萎縮がみられることがある．小脳，大脳白質病変もしばしばみられる．

膠原病

　膠原病で中枢神経合併症を起こす頻度が高い疾患は，全身性エリテマトーデスと結節性多発動脈炎である．全身性エリテマトーデスは多臓器障害を示す全身性炎症性病変を特徴とする自己免疫疾患である．抗DNA抗体などの免疫複合体の組織沈着により臓器障害を起こす．中枢神経症状を呈する場合はCNSループスと呼ばれ重症である．うつ状態，失見当識，妄想などの精神症状と痙攣，脳血管障害がよくみられる．無菌性髄膜炎，脳炎，脳神経障害など多彩な症状を示すこともある．病巣は脳室周囲白質や皮髄境界に多く，前頭葉や頭頂葉が好発部位でMRIではT2強調画像やFLAIRにて点状〜斑状の高信号として認められる．

シェーグレン症候群

　慢性唾液腺炎と乾燥性角結膜炎を主徴とし，多彩な自己抗体の出現や高ガンマグロブリン血症をきたす自己免疫疾患．乾燥症が主症状で，唾液腺，涙腺だけでなく，全身の外分泌腺が系統的に障害されるため，autoimmune exocrinopathyとも称される．眼の異物感，羞明感，易疲労感，眼脂の増加など眼症状や齲歯の増加，食事の際の水分摂取増加が認められる．抗核抗体，リウマトイド因子，抗SS-A抗体，抗SS-B抗体などの自己抗体が陽性となる．神経系では主に末梢神経障害（多発単神経炎）が多い．三叉神経障害，無菌性髄膜炎やミエロパチーの報告も多い．

神経ベーチェット病

　ベーチェット病は口腔粘膜のアフタ性潰瘍，外陰部潰瘍，皮膚症状，眼症状の4つの症状を主症状とし，急性炎症性発作を繰り返し，慢性再発性の経過をとる全身性炎症性疾患．発病年齢は，男女とも20〜40歳に多く，30歳代前半にピークを示す．発症には，ヒトの組織適合性抗原であるヒト白血球抗原（HLA）のHLA-B51あるいはその近傍に存在する疾患関連遺伝子が重要な役割を果たしていると想定されている．神経ベーチェット病は，難治性で，3対1と男性に多い．ベーチェット病発症から神経症状発現まで平均6.5年といわれている．大きく髄膜炎，脳幹脳炎として急性に発症するタイプと，片麻痺，小脳症状，錐体路症状など神経症状に認知症などの精神症状をきたし慢性的に進行するタイプに大別される．病巣は中脳〜間脳に後発し，MRIではT2強調画像で高信号を呈する．その他の好発部位は橋で，そして視床・視床下部，基底核，内包にもしばしばみられる．大脳白質では皮質下に病変が多いことが多発性硬化症との鑑別点になる．

神経サルコイドーシス

　サルコイドーシスは原因不明の慢性炎症性の多臓器疾患である．若年と中年に好発し，両側肺門リンパ節，肺，眼，皮膚の罹患頻度が高いが，神経，筋，

> **Memo**
>
> **神経スウィート病**
> 神経ベーチェット病との鑑別に必要な神経スウィート病は，神経症状としてステロイド反応性の再発性脳炎・髄膜炎を示すことが多く，病変は中枢神経のさまざまな部位に出現する．皮膚所見は顔面・頸部・上肢・体幹上半部に好発する有痛性浮腫性紅斑・結節で真皮への好中球優位の細胞浸潤が認められる．ベーチェット病にみられる血管炎・血栓を伴う皮膚症状や典型的ぶどう膜炎は呈さない点が鑑別となる．神経スウィート病ではベーチェット病に特徴的なHLA-B51ではなくHLA-Cw1またはB54との関連が指摘されている．

> **Column**
>
> ## tumefactive MS(③)
>
> 脳腫瘍のようにみえる急性期脱髄性病変. 病変部の大きさは約2 cm大で孤発性であり, 辺縁部に途切れた造影効果 (open ring sign) を認める. 女性に多く, 平均年齢は37歳である. 症状は痙攣や失語, 巣症状などである. MRI画像の特徴として, 大脳白質に病巣が存在し, 血管原性浮腫やmass effectの程度が軽度である. open ring signや病変中心部の拡張した静脈を認める. MRI脳灌流画像でrCBV (局所脳血流値) の低下があり, 悪性リンパ腫やグリオーマでは増加する点が異なる.
>
> **③ tumefactive MS**
>
> A：FLAIR, B：T1強調造影, C：ASL画像.

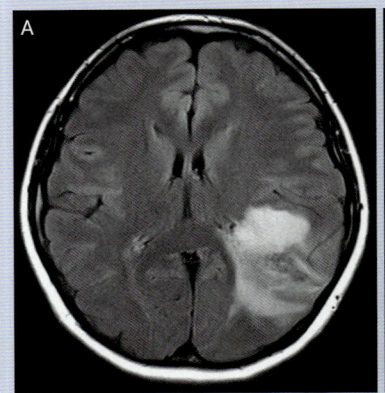

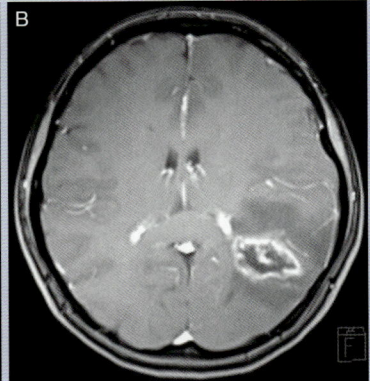

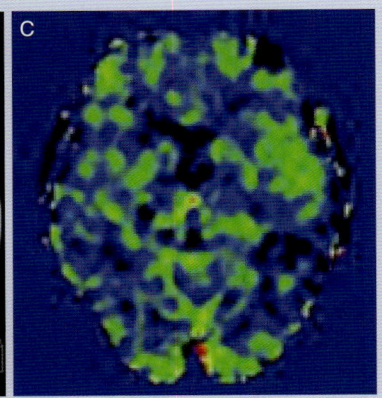

心臓, 腎, 骨, 消化器などの臓器も罹患する. 病理学的には非乾酪性肉芽腫形成を特徴とする. サルコイドーシスの5%は脳神経症状を示し, 顔面神経麻痺が多い. 視床下部〜下垂体障害により尿崩症や時に下垂体前葉ホルモン分泌不全を起こす. MRIでは多発性病変, 孤発性腫瘤形成, 髄膜や脳表・脳神経の造影増強効果など多彩な所見を示す. 脳表や血管周囲腔に沿った造影所見が特徴的である.

ミトコンドリア脳筋症

ミトコンドリア病は筋力低下, 筋萎縮などの骨格筋の症状だけでなく, 知能低下, 痙攣, ミオクローヌス, 小脳失調, 難聴, 外眼筋麻痺などの多彩な神経症状がみられる.

■慢性進行性外眼筋麻痺症候群 (chronic progressive external ophthalmoplegia：CPEO)

外眼筋麻痺を主症状とするもので, 外眼筋麻痺, 網膜色素変性, 心伝導ブロックを三主徴とするカーンズ・セイヤー症候群を含む. MRIでは大脳白質の斑状〜び漫性のT2延長を認め, これは他のミトコンドリア脳筋症の病型ではみられない. 通常, 脳室周囲白質は障害されない. その他, 視床, 淡蒼球, 脳幹, 小脳白質の対称性T2延長を認める.

■ミトコンドリア脳筋症・乳酸アシドーシス・脳卒中様発作症候群 (mitochondrial myopathy, encephalopathy, lactic acidosis and

多発性硬化症の鑑別診断 | 97

stroke-like episodes：MELAS）

　発作性頭痛，嘔吐に加え，全身の痙攣発作や片麻痺，同名性半盲などの脳卒中様発作がみられ，高乳酸血症を特徴とする．画像では若年者に血管支配域に一致しない梗塞様病変を認める場合，この疾患を疑う．後頭〜頭頂葉に好発する梗塞様の所見を認めることが多い．基底核の石灰化は約20％にみられる．

■**赤色ぼろ線維・ミオクローヌスてんかん症候群，福原病（myoclonus epilepsy associated with ragged-red fibers：MERRF）**

　進行性ミオクローヌスてんかんに加え小脳失調，深部感覚低下，下肢変形などがみられることがある．

進行性多巣性白質脳症（progressive multifocal leukoencephalopathy：PML）（**4**）

　潜伏感染していたpapovavirus属のJCウイルスが免疫不全状態にある患者の脳内で活性化されて初めて病原性を現す日和見感染である．JCウイルスが感染した宿主個体の臓器組織（腎，骨髄，Bリンパ球，脳など）に潜伏し，

4 進行性多巣性白質脳症

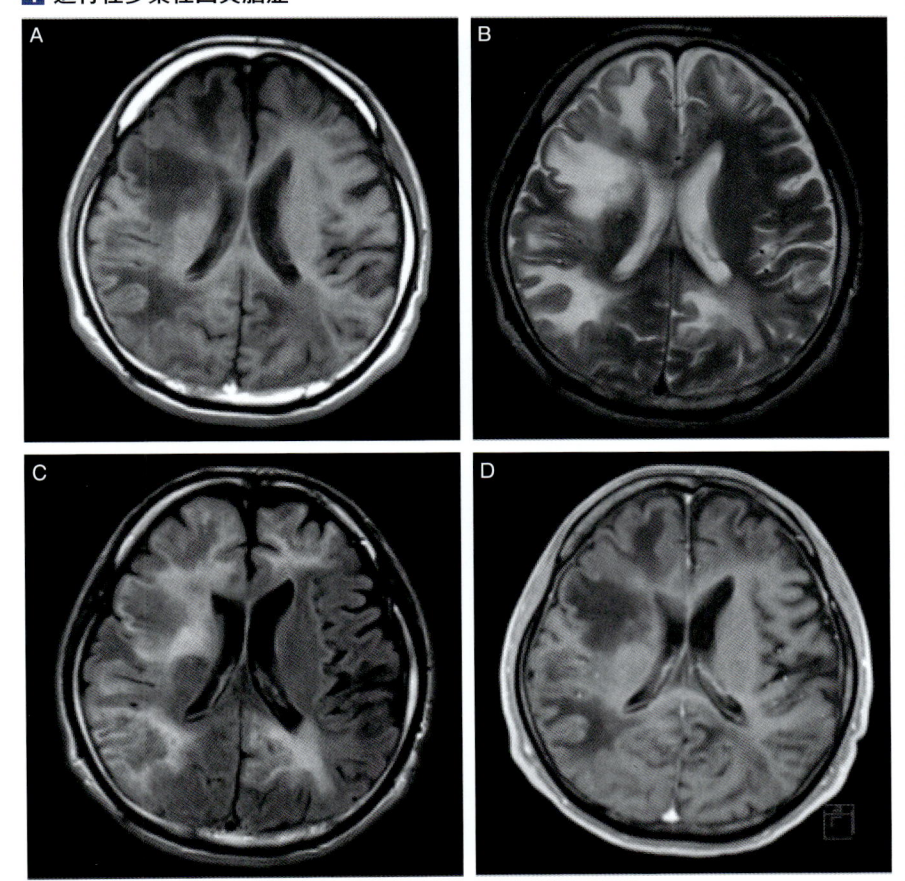

A：T1強調，B：T2強調，C：FLAIR，D：造影．

HIV感染などで免疫能不全状態が起こったときに再活性化し，脳内で増殖してPMLを起こすと考えられる．脳内でJCウイルスが増殖する細胞は乏突起膠細胞であり，このため脱髄が起こる．MRIでは脱髄巣がT1強調画像で低信号，T2強調画像で高信号を示し非対称性，多発性で皮質直下に及び，周囲の浮腫やmass effectはみられない．病巣辺縁部にわずかな造影増強効果を認めることもあるが，通常，造影増強効果はみられない．

脳膿瘍

細菌性心内膜炎や抜歯など他の感染巣からの血行感染が40％以上を示す．MRIではリング状の腫瘤を示すことが多く，T2強調画像で皮膜の低信号を示すことがある．拡散強調画像では膿瘍内が高信号を示し，ADC値は一般に脳梗塞よりも低い．

（原　英夫）

参考文献
- 吉良潤一．多発性硬化症の診断と治療．東京：新興医学出版社；2008．
- 多発性硬化症治療ガイドライン作成委員会(編)．多発性硬化症治療ガイドライン2010．東京：医学書院；2010．
- 吉良潤一．日本人多発性硬化症の臨床研究における最近の進歩．臨床神経 2009；49：549-559．
- Hisanaga K, et al. Neuro-Sweet disease：Clinical manifestations and criteria for diagnosis. *Neurology* 2005；64：1756-1761．

I. 多発性硬化症の病態と診断
多発性硬化症の類縁疾患

バロー病

> **Point**
> - 同心円性硬化症（concentric sclerosis；バロー病）は同心円層状病巣を特徴とする，中枢神経系の急性脱髄性疾患である．
> - バロー病は中国南部やフィリピンなどアジア圏からの報告が比較的多く，欧米ではきわめてまれである．
> - バロー病は MRI で同心円状や層状病巣を確認できることがあり，典型例では生前診断が可能となっている．
> - バロー病は以前は予後不良とされていたが，ステロイド薬など免疫療法が奏効する報告も多く，早期治療が重要である．

バロー病の概念

　同心円性硬化症（concentric sclerosis；別名バロー病）は，急性発症する中枢神経系の脱髄疾患で，病巣内で脱髄層と非脱髄層が交互に同心円状を呈する特徴をもつ．本症は，1928 年にハンガリーの病理学者 Baló József により "encephalitis periaxialis concentrica" として初めて報告された[1]．同様の症例は 1906 年ドイツの Marburg により急性多発性硬化症（multiple sclerosis：MS）として報告されており[2]，典型的な同心円層状病巣という病理所見以外では両者の区別は難しい．ステロイド薬などの免疫療法が効果を示すことが多く，炎症や免疫学的異常が病態として推測される．しかし，なぜ同心円状に脱髄病巣が形成されるのか，本質的な機序はいまだ明らかではない．

バロー病の疫学

　有病率などの詳細なデータはないが，世界的にもきわめてまれな疾患である．明らかな地域性があり，中国南部やフィリピンからの報告が多いが，最近はアジア圏でも本症は減少している．わが国からの報告は欧米と同様にまれである．男女比は 1：1〜1：2，発症年齢は 20〜50 歳代の発症が多いが，小児にみられることもある．はっきりとした遺伝性や感染性はこれまで報告されていない．

臨床症状

　前駆症状として，軽度の発熱，頭痛，倦怠感などがみられることがある．神経学的症候としては意識障害，行動異常などの精神症状，言語障害，運動障害，歩行障害などがみられることが多い．症状は 1〜3 週間程度でピーク

Memo

Marburg 型 MS について

1906 年，Otto Marburg は急性および亜急性の経過を示した 3 例の MS 剖検例を報告した．発症から約 2 か月での剖検例では，広範囲の中枢神経組織に多発する急性および亜急性の脱髄性病変を認め，細胞成分が豊富であること，胞体豊かなアストロサイトが多数認められること，組織は浮腫性で組織破壊像が目立つことなどが示された．これらの病理所見は，それ以前に報告されていた典型的な MS の所見とは異なるとして，MS の亜型として認められるまでに時間を要した．その後，慢性経過の MS 症例でも再発後短期間で死亡した例の病理所見が Marburg の記載と同様であったとする報告や，Marburg の記載と同じ生検所見を示した症例などの蓄積から，MS の急性型として，急性 MS，Marburg type of MS あるいは Marburg's disease などと呼称されるに至っている．

Column

同心円状病巣はどのように形成されるか

 バロー病に特徴的な同心円状や層状の病巣がどのように形成されるか，現在まで明らかではない．形成機序については諸説あるが，1933年，HallervordenとSpatzがLiesegang環との類似性を報告した有名な仮説がある[3]．Liesegang環とは，ゼラチンなどでゲル化した電解質溶液に，その電解質と混合すると沈殿を生じる別の電解質溶液を反応させると，ゲル中に同心円状の周期的沈殿が生じる現象である．Hallervordenらは，同心円性硬化症の形成において，Liesegang環の生成と類似して，髄鞘障害物質の拡散がリズム的，あるいは非線形的性質をもつ可能性を指摘している．
 一方，最近の有力な仮説としては，Stadelmannらによるtissue preconditioning仮説が報告されている[4]．何らかの原因で白質のオリゴデンドロサイト（oligodendrocyte；乏突起膠細胞）がアポトーシスを起こす障害が惹起され，その周囲のオリゴデンドロサイトにストレス応答蛋白であるheat shock protein 70（HSP70）やhypoxia-inducible factor 1α（HIF-1α）が誘導されることで，次の障害時に保護的に働く可能性が推測されている．この変化が遠心方向に繰り返されることでバロー病の同心円状病巣が形成される可能性を指摘している．しかし，バロー病巣をMRIで経時的に撮影した報告では，同心円状病巣は遠心方向に広がる場合[5]や，ほぼ同時期に形成される場合[6]など，不均一な形成過程があり，tissue preconditioningだけでは完全に説明がつかない点も残されている．

に達し，除脳硬直，除皮質硬直，全失語，痙性四肢麻痺，失禁など重篤な大脳障害へと進行する．髄膜刺激症状はほとんどない．視力障害も通常はみられず，頭蓋内圧亢進に伴う乳頭浮腫以外には眼底の異常所見も認めない．多くは急性単相性の経過で，再発寛解する例は少ないが，ステロイド治療により寛解した場合，MS様の画像所見を呈して再発寛解する例も存在する．以前は予後不良であり，数か月以内に死亡することが多いとされ，1/3が死亡，1/3が後遺症を残して回復，1/3が完全に回復するとされていた[7]．しかし，MRIの普及とともに早期診断が可能となり，ステロイドなど免疫療法にて改善する症例の報告が多くなっており，予後は着実に改善している．また，死因としてはフィリピン人15例の剖検例の検索では，感染症10例，脳ヘルニア4例，窒息1例であった[7]．

検査所見

 一般血液検査や尿・便検査では特異的な異常所見は認めない．髄液検査でも炎症所見に乏しく，細胞数や蛋白質は正常または軽度上昇にとどまる．IgG，ミエリン塩基性蛋白は高値であることが多い．オリゴクローナルバンドは陰性であることが多い[7]．MRIでは大脳半球白質の広範な病巣あるいは多巣性融合性病変を呈し，T1強調画像で低信号，T2強調画像で高信号を示し，典型例では同心円状構造が明瞭に認められる（**1**）．また，ガドリニウムによる増強効果は一定しないとされている．病変分布としては大脳白質特に半卵円中心に多く，MSにみられる脳室周囲好性はない．視神経，脳梁，脳幹，小脳，脊髄が侵されることは少ない．拡散強調画像では，急性期に高信号を示すことが多い[8]．一方，apparent diffusion coefficient（ADC）mapでは超急性期に病巣辺縁部が低下していたとの報告[8]や，上昇と低下が交互に層状に認められたとの報告[9]もある．magnetic resonance spectroscopy（MRS）を用いた検討では，バロー病巣は病初期には，N-acetyl aspartate / creatine

1 バロー病のMRI画像

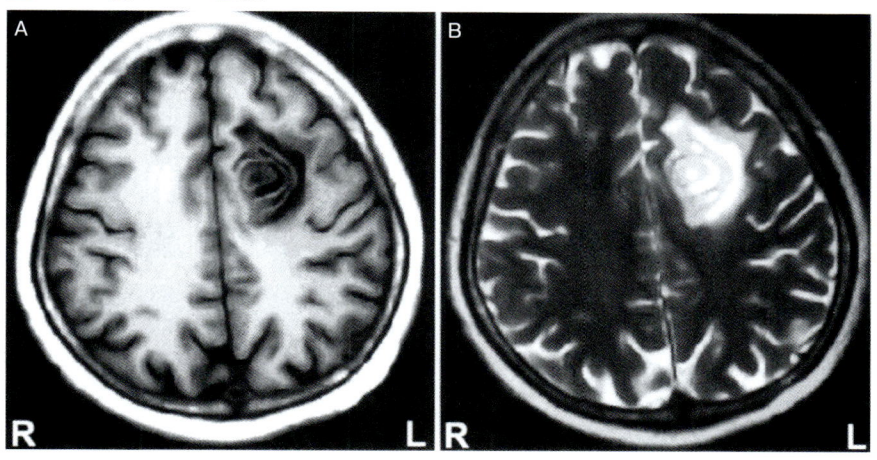

A：T1強調画像，B：T2強調画像．
52歳，女性（江西省人民医院神経内科症例）．2003年3月，右片麻痺にて発症．MRI検査でバロー病と診断．ステロイド投与を施行され，症状はほぼ消失した．

2 バロー病の病理像

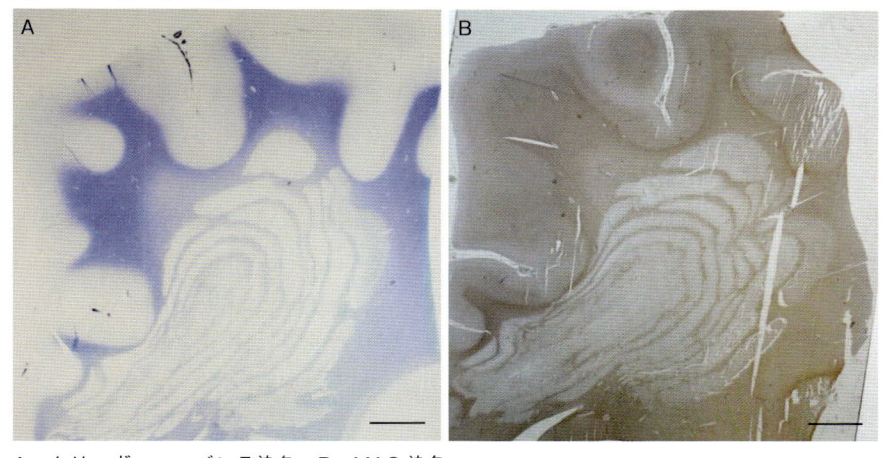

A：クリュヴァー・バレラ染色，B：MAG染色．
髄鞘染色では，大脳白質に広がる同心円状病巣が明瞭に認められる．scale bar = 4 mm．

（NAA／Cr）比の減少と，choline／creatine（Cho／Cr）比の増加，乳酸ピークの出現が認められたとの報告がある[10]．これらはそれぞれ軸索障害や脱髄，炎症細胞浸潤を反映しており，病理学的所見と一致するものと考えられる．

病理学的所見

　バロー病の剖検標本では，クリュヴァー・バレラ（Klüver-Barrera：KB）染色などの髄鞘染色を行うと，同心円状や層状の脱髄巣が単発もしくは多発性に認められる（2）．病巣の大きさは大きくて3〜5cmくらいになり，小さいものは数mm程度である．急性期病巣ではマクロファージ浸潤が多く認められ，KB染色や髄鞘に対する免疫染色を行うと，マクロファージによ

Column

バロー病がつなぐ脱髄性疾患

　最近，視神経脊髄炎（neuromyelitis optica：NMO）患者血清中に抗アクアポリン4（aquaporin-4：AQP4）抗体が発見され，脱髄性疾患におけるアストロサイトパチーという考え方が広く注目されるようになった．病理学的研究，in vitro 研究，動物モデル研究などから，NMO では抗体や活性化補体を介した血管周囲性のアストロサイト障害が一次的な病態であり，MS とは異なる疾患であると考えられるようになった[12,13]．一方，MS 患者ではこれまで同心円状病巣を合併した症例が複数報告されており[14,15]，バロー病との関連性が示唆されてきた．興味深いことに，2009年，Graber らは抗AQP4抗体陽性 NMO 患者の脳幹に同心円状病巣を認めた症例を報告した[16]．これらの報告から，MS や NMO，バロー病では，広範な病巣が形成される過程で共通したメカニズムが生じている可能性が示唆される．私たちは，バロー病の同心円状巨大病巣ではアストロサイトの AQP4 が広範に脱落していることを見出し[17]，さらにバロー病患者血清中には抗 AQP4 抗体が陰性であったことから，抗体非依存性アストロサイトパチーの存在を提唱しており，脱髄性疾患の病態を考えるうえで重要な知見と思われる．

Key words

アクアポリン4（AQP4）

AQP 分子は6回膜貫通型蛋白質で，水を選択的に透過させるチャネル機能をもつ．哺乳類ではこれまでAQP0からAQP12まで13種類が報告されている．その中で，AQP4 は中枢神経系に多く発現しており，特にアストロサイトの足突起（血管足や軟膜下）に選択的に発現している．分布としては，灰白質（大脳皮質や脊髄灰白質），白質の血管周囲，脳室周囲器官（下垂体，視交叉上核，延髄最後野など）に多く発現している．

るミエリン貪食像が確認できることも多い．病変部ではリンパ球浸潤を伴った小血管（小静脈）が認められる．また，病巣内には膨化した反応性アストロサイト（astrocyte；星状細胞）が多く認められ，glial fibrillary acidic protein（GFAP）の染色性は保たれることが多い．MS では U fiber が侵され，病変が皮質に及ぶことがあるが，バロー病では U fiber が保たれることが多く病変はほぼ白質に限局してみられる．また，バロー病の脱髄病変は MS に比べて，浮腫や小出血を伴った壊死性の変化が強くみられる傾向にある．Lucchinetti ら[11]は，中枢神経系脱髄疾患を病理学的に①細胞性免疫型，②液性免疫型，③虚血型，④原発性オリゴデンドロサイト障害型に分類したが，本症は虚血型に分類されている．この虚血型では，myelin-oligodendrocyte glycoprotein（MOG）など他の髄鞘蛋白よりも myelin-associated glycoprotein（MAG）脱落が先行する distal oligodendrogliopathy と，オリゴデンドロサイトのアポトーシスが特徴とされており，バロー病の辺縁病巣でみられやすい所見である．

鑑別診断

　MS や急性散在性脳脊髄炎（acute disseminated encephalomyelitis：ADEM）などの急性脱髄性疾患のほか，脳炎（特にヘルペス脳炎），脳膿瘍，脳腫瘍などがあげられる．特に MS や ADEM においては，多発する病巣の一部が同心円層状を呈することがあり，最近では NMO でも同心円層状を呈する例が報告されており，このような場合バロー病との鑑別が困難となる．しかし重要なことは，同心円層状病変をみたときは急性脱髄性疾患を考え，すみやかにステロイド療法などの治療を開始すべき点である．

治療

　バロー病の治療は基本的に MS や ADEM などの中枢神経の急性脱髄性疾患の治療に準ずる．特にステロイド薬投与や免疫吸着療法が著効を示す例が多く報告されており，早期の治療開始が重要である．

〔真崎勝久，吉良潤一〕

文献

1) Baló J. Encephalitis periaxialis concentrica. *Arch Neurol Psychiatry* 1928；19：242-264.
2) Marburg O. Die sogenannte 'akute multiple Sklerose' (Encephalomyelitis periaxialis scleroticans). *Jb Neurol Psychiatr* 1906；27：213-312.
3) Hallervorden J, Spatz H. Über die konzentrische Sklerose und die physikalisch-chemischen Faktoren bei der Ausbreitung von Entmarkungsprozessen. *Arch Psychiat Nervenkr* 1933；98：641-701.
4) Stadelmann C, et al. Tissue preconditioning may explain concentric lesions in Baló's type of multiple sclerosis. *Brain* 2005；128：979-987.
5) Chen CJ, et al. Serial magnetic resonance imaging in patients with Baló's concentric sclerosis：Natural history of lesion development. *Ann Neurol* 1999；46：651-656.
6) Kastrup O, et al. Baló's concentric sclerosis. Evolution of active demyelination demonstrated by serial contrast-enhanced MRI. *J Neurol* 2002；249：811-814.
7) 田平　武. 同心円硬化症（Baló）. 別冊日本臨牀 領域別症候群 1999；27：423-426.
8) Wiendl H, et al. Diffusion abnormality in Baló's concentric sclerosis：Clues for the pathogenesis. *Eur Neurol* 2005；53：42-44.
9) Kavanagh EC, et al. Diffusion-weighted imaging findings in Baló concentric sclerosis. *Br J Radiol* 2006；79：e28-e31.
10) Chen CJ. Serial proton magnetic resonance spectroscopy in lesions of Baló concentric sclerosis. *J Comput Assist Tomogr* 2001；25：713-718.
11) Lucchinetti C, et al. Heterogeneity of multiple sclerosis lesions：Implications for the pathogenesis of demyelination. *Ann Neurol* 2000；47：707-717.
12) Misu T, et al. Loss of aquaporin-4 in lesions of neuromyelitis optica：Distinction from multiple sclerosis. *Brain* 2007；130：1224-1234.
13) Bradl M, et al. Neuromyelitis optica：Pathogenicity of patient immunoglobulin in vivo. *Ann Neurol* 2009；66：630-643.
14) Wang C, et al. Baló's disease showing benign clinical course and co-existence with multiple sclerosis-like lesions in Chinese. *Mult Scler* 2008；14：418-424.
15) Wengert O, Siebert E. Images in clinical medicine. Baló's concentric sclerosis. *N Engl J Med* 2011；365：742.
16) Graber JJ, et al. Neuromyelitis optica and concentric rings of Baló in the brainstem. *Arch Neurol* 2009；66：274-275.
17) Matsuoka T, et al. Aquaporin-4 astrocytopathy in Baló's disease. *Acta Neuropathol* 2010；120：651-660.

急性散在性脳脊髄炎

> **Point**
> - 急性散在性脳脊髄炎（ADEM）は一過性の自己免疫機序の炎症による中枢性炎症性脱髄疾患である．
> - 予防接種後 ADEM は，麻疹などの感染後 ADEM に比し頻度は少ない．
> - 脳炎症状を伴う多症候性の神経症状を認める患者では，ADEM を疑う．
> - 確定診断後はすみやかにステロイドを中心とした免疫療法を施行する．
> - 治療後も高次脳機能障害や MS との鑑別に注意が必要である．

ADEM の疫学

　急性散在性脳脊髄炎（acute disseminated encephalomyelitis：ADEM）は，先行感染や予防接種を契機に，一過性の自己免疫機序による中枢神経系の脱髄や炎症を呈する脳脊髄炎である．小児では 5～9 歳に好発し，男児にやや多く，罹患率は年間 10 万人あたり 0.4～0.64 人と報告されているが[1,2]，成人での罹患率を含む大規模な疫学調査はない．先行感染を契機とした ADEM に比し，予防接種後 ADEM の頻度は少ない[1,2]．また麻疹罹患後の ADEM の頻度がおよそ 1 人／1,000 人であるのに比し，麻疹予防接種後 ADEM は 0.1～0.2 人／10 万人と少ない[3]．

ADEM の発症機序

　ADEM の発症についていくつかの機序が考えられている．まず先行感染する病原体のエピトープとミエリン構成蛋白との分子相同性による機序（molecular mimicry）がある．病原体のエピトープが T 細胞を活性化し，抗原特異的 B 細胞を活性化し，これらが血液脳関門を通過した場合に交叉反応するミエリン蛋白と反応し炎症を生じる．血清中に myelin oligodendrocyte glycoprotein に対する特異的 IgG が ADEM 患者の約半数で検出された報告もある[4,5]．次に，麻疹などの中枢神経に親和性のあるウイルスでは感染時に血液脳関門を障害することで，大脳白質の蛋白が脳外へ漏出し T 細胞に感作される機序も考えられている[5]．さらに，これらの活性化した T 細胞が末梢血から単球，マクロファージを動員し，食作用や炎症性サイトカインやフリーラジカルの放出によって周囲組織を傷害し（bystander activation），ウイルスによる直接障害やウイルス特異的 T 細胞による免疫反応で組織が障害された結果，自己抗原が放出され自己反応性 T 細胞が新たに賦活されてい

1 感染から自己免疫獲得までの機序

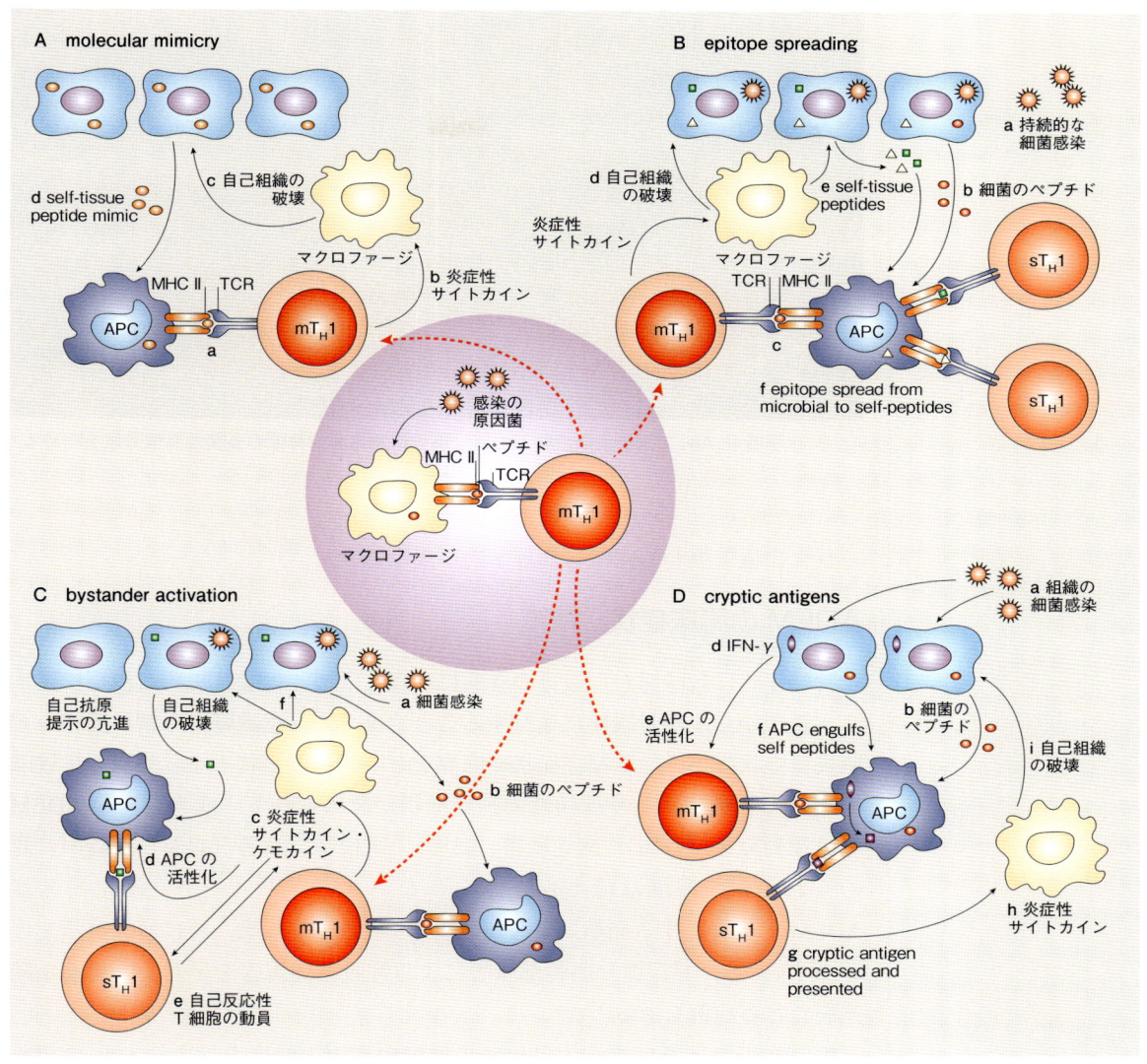

A molecular mimicry
- d self-tissue peptide mimic
- c 自己組織の破壊
- b 炎症性サイトカイン
- マクロファージ
- MHC II / TCR
- APC
- mT$_H$1

B epitope spreading
- a 持続的な細菌感染
- d 自己組織の破壊
- e self-tissue peptides
- b 細菌のペプチド
- 炎症性サイトカイン
- マクロファージ
- TCR / MHC II
- mT$_H$1
- APC
- sT$_H$1
- f epitope spread from microbial to self-peptides

中央
- 感染の原因菌
- ペプチド
- MHC II / TCR
- マクロファージ
- mT$_H$1

C bystander activation
- 自己抗原提示の亢進
- 自己組織の破壊
- a 細菌感染
- b 細菌のペプチド
- c 炎症性サイトカイン・ケモカイン
- d APCの活性化
- APC
- sT$_H$1
- e 自己反応性T細胞の動員
- mT$_H$1
- APC

D cryptic antigens
- a 組織の細菌感染
- d IFN-γ
- e APCの活性化
- f APC engulfs self peptides
- b 細菌のペプチド
- i 自己組織の破壊
- mT$_H$1
- APC
- sT$_H$1
- g cryptic antigen processed and presented
- h 炎症性サイトカイン

APC：antigen-presenting cells, mT$_H$1：microbe-specific T$_H$1, sT$_H$1：self-reactive T$_H$1.

(Vanderlugt CL, et al. *Nat Rev Immunol* 2002[6] より)

く機序が考えられている (epitope spreading) (**1**)[6]. 予防接種後 ADEM では，麻疹などの弱毒生ワクチンでは感染時と同様の機序が，不活化ワクチンではトキシンの作用やウイルス成分，ワクチンに混入した神経組織成分に対する免疫反応などの機序が推定されている．

ADEM の病理像

ADEM の特徴的な病理像として，脳内の小静脈を中心とした実質内へのマクロファージの浸潤があり，その細胞層に限局して脱髄斑が形成されることがあげられる．また多発する病巣に時間差がみられないことも特徴的である．さらに多発性硬化症 (multiple sclerosis：MS) の脱髄斑はそのまま残存するが，単相性 ADEM では病変部は髄鞘が保たれたまま非特異的なグリオ

2 ADEM（7歳男児）

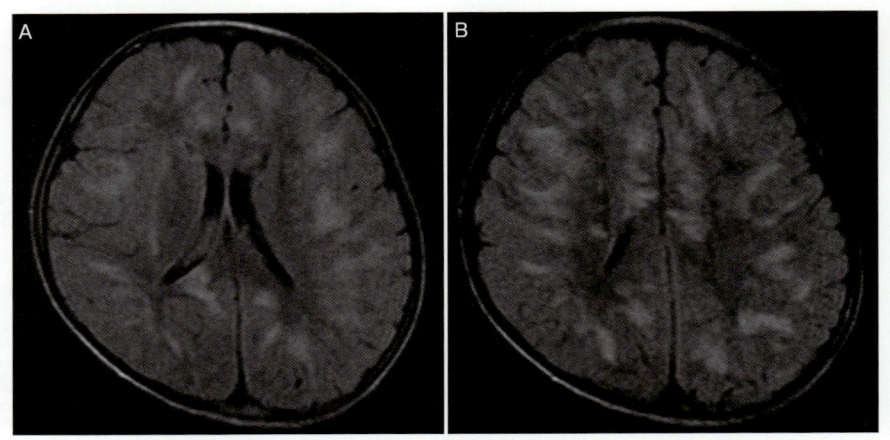

A，B：水平断 FLAIR で両側大脳皮質下白質，脳梁に左右非対称性の多発性高信号域を認める．

ーシスに置き換わる点でも病理学的に異なる[7]．

ADEM の臨床症状，検査

　神経症状は数時間から数日のうちに出現し，多くは数日以内に極期に達するが数週から1か月緩徐に進行することもある[8]．意識障害や精神症状など脳炎様症状に加え，脳神経症状や麻痺などの錐体路症状，小脳失調や排尿障害などの脊髄症状，多症候性の神経症状が認められる．成人期発症 ADEM では運動障害（77%），感覚障害（65%），末梢神経障害（44%）が高率に認められるが，痙攣はほとんどみられない（4%）[9-11]．一方，小児期発症 ADEM では持続する発熱，頭痛が多く，5歳以下で痙攣，特に痙攣重積を伴いやすい[9,10]．脳浮腫や脳幹部障害による呼吸循環障害を呈し，致死的な経過をたどる症例もある[12]．

　髄液検査では炎症を示す単核球の増加や蛋白の軽度上昇を約60%に認める[13]．MS に比しオリゴクローナルバンドの陽性率は 4～12.5% と低い[4,14]．

　MRI では T2 強調画像や FLAIR で皮質下白質を中心に大脳半球や小脳，脳幹，脊髄などさまざまな場所に，境界不明瞭，不均一な高信号として多発性に分布する（2）．特に左右対称性の視床や基底核病変は ADEM に特徴的な所見である[13]．MS と比較し，深部白質の病変は多く，視神経や脳梁，脳室周囲白質の病変は少ない[15,16]．症状消失後数年経過しても病変が残存することがある[13]．

ADEM の鑑別診断

　ADEM には特異的なマーカーがなく，他の中枢神経系の感染症や自己免疫疾患，脳血管障害を除外する必要がある（3）[4]．

3 ADEM の鑑別疾患

感染症	・ウイルス，細菌感染，寄生虫による髄膜脳炎 ・HIV 関連脳症 　　亜急性 HIV 脳症 ・進行性多巣性白質脳症
自己免疫機序による中枢神経系炎症性疾患	・多発性硬化症 ・神経サルコイドーシス ・ベーチェット病
中枢神経系の血管性疾患	・抗リン脂質抗体症候群 ・中枢神経限局性血管炎 ・SLE を含む自己免疫リウマチ性疾患による二次性血管炎
腫瘍	・中枢神経系の腫瘍，腫瘍の脳転移
遺伝性ミエロパチー・脳症	・ミトコンドリア脳筋症 　　MELAS ・副腎白質ジストロフィー

(Menge T, et al. *Curr Opin Neurol* 2007[4] より)

ADEM の治療

　前方視的な研究はされておらず，経験的にステロイド投与が第一選択となっているのが現状である．メチルプレドニゾロン（ソル・メドロール®）パルス療法（10～30 mg/kg/日，最大量 1 g/日，3～5 日間）が広く用いられている．3 週間以内にステロイドを漸減中止した場合は再発率を上昇させるため，パルス後は経口ステロイド内服を 4～6 週間かけて漸減中止する[7,13,17]．難治例に対しては，大量免疫グロブリン療法（2 g/kg/日を 1 日もしくは 0.4 g/kg/日を 5 日間）や血漿交換療法，シクロホスファミド（エンドキサン®）やミトキサントロン（ノバントロン®）などの免疫抑制薬を使用した報告もある[4]．

ADEM の予後

　成人発症の ADEM では約半数が後遺症なく軽快する[10]．小児期発症 ADEM も同様に 57～89％が後遺症なく軽快すると報告されている[14,18]．しかし，IQ の低下や多動などの行動異常，視覚-空間構成や視覚-運動統合の障害が報告されており[19]，より詳細な高次脳機能のフォローが必要と考えられる．小児において再発性や多相性を示す病型は 10％未満と少ない．また，ADEM 後に MS を発症する頻度は 0～29％[18,20]と報告により異なる．

〔井上裕文，市山高志〕

文献

1) Torisu H, et al. Clinical study of childhood acute disseminated encephalomyelitis, multiple sclerosis, and acute transverse myelitis in Fukuoka Prefecture, Japan. *Brain Dev* 2010 ; 32 : 454-462.
2) Leake JA, et al. Acute disseminated encephalomyelitis in childhood : Epidemiologic, clinical and laboratory features. *Pediatr Infect Dis J* 2004 ; 23 : 756-764.

3) Fenichel GM. Neurological complications of immunization. *Ann Neurol* 1982；12：119-128.
4) Menge T, et al. Acute disseminated encephalomyelitis：An acute hit against the brain. *Curr Opin Neurol* 2007；20：247-254.
5) Brilot F, et al. Antibodies to native myelin oligodendrocyte glycoprotein in children with inflammatory demyelinating central nervous system disease. *Ann Neurol* 2009；66：833-842.
6) Vanderlugt CL, Miller SD. Epitope spreading in immune-mediated diseases：Implications for immunotherapy. *Nat Rev Immunol* 2002；2：85-95.
7) Wender M. Acute disseminated encephalomyelitis（ADEM）. *J Neuroimmunol* 2011；231：92-99.
8) Tenembaum S, et al. Acute disseminated encephalomyelitis：A long-term follow-up study of 84 pediatric patients. *Neurology* 2002；59：1224-1231.
9) Tenembaum S, et al. Acute disseminated encephalomyelitis. *Neurology* 2007；68：S23-36.
10) Schwarz S, et al. Acute disseminated encephalomyelitis：A follow-up study of 40 adult patients. *Neurology* 2001；56：1313-1318.
11) Marchioni E, et al. Postinfectious inflammatory disorders：Subgroups based on prospective follow-up. *Neurology* 2005；65：1057-1065.
12) Lin CH, et al. Acute disseminated encephalomyelitis：A follow-up study in Taiwan. *J Neurol Neurosurg Psychiatry* 2007；78：162-167.
13) Dale RC, et al. Acute disseminated encephalomyelitis, multiphasic disseminated encephalomyelitis, and multiple sclerosis in children. *Brain* 2000；123：2407-2422.
14) Murthy SN, et al. Acute disseminated encephalomyelitis in children. *Pediatrics* 2002；110：e21.
15) 鳥巣浩幸. 小児急性散在性脳脊髄炎の臨床像. 脳と発達 2011；43：S112.
16) Mikaeloff Y, et al. MRI prognostic factors for relapse after acute CNS inflammatory demyelination in childhood. *Brain* 2004；127：1942-1947.
17) Alper G, et al. Multiple sclerosis and acute disseminated encephalomyelitis diagnosed in children after long-term follow up：Comparison of presenting features. *Dev Med Child Neurol* 2009；51：480-486.
18) Anlar B, et al. Acute disseminated encephalomyelitis in children：Outcome and prognosis. *Neuropediatrics* 2003；34：194-199.
19) Jacobs RK, et al. Neuropsychological outcome after acute disseminated encephalomyelitis：Impact of age at illness onset. *Pediatr Neurol* 2004；31：191-197.
20) Mikaeloff Y, et al. Acute disseminated encephalomyelitis cohort study：Prognostic factors for relapse. *Eur J Paediatr Neurol* 2007；11：90-95.

I. 多発性硬化症の病態と診断
多発性硬化症の類縁疾患

アトピー性脊髄炎

Point
- 先行するアトピー性疾患または，高IgE血症とアレルゲン特異的IgEを有する．
- 症状は四肢の異常感覚（じんじん感）が多い．
- 病変は頸髄後索寄りに起こりやすい．
- 発症は急性または亜急性で階段状であることが多く，その後は慢性動揺性の長い経過をとる．
- 病理組織学的には好酸球浸潤が特徴である．

概念

　アトピー性脊髄炎とは，アトピー性皮膚炎，気管支喘息，アレルギー性鼻炎，食物アレルギー，アレルギー性結膜炎などのアトピー性疾患に伴う脊髄炎である．アトピーとは，ダニやスギ花粉などの環境中に普遍的に存在する抗原に対して高IgE応答を呈する状態をいう．1996年にアトピー性皮膚炎と高IgE血症をもつ成人で，四肢の異常感覚（じんじん感）を主徴とする頸髄炎症例がアトピー性脊髄炎（atopic myelitis）として報告され[1]，アトピー性疾患と脊髄炎との関連性がはじめて指摘された．2000年に第1回全国臨床疫学調査[2]，2006年には第2回[3]が行われ，国内に本疾患が広く存在することが明らかとなり，アレルギーの関与する病態は脊髄のみならず末梢神経にも及ぶことが示されている．

臨床的特徴

　平均発症年齢は34～36歳で，男女比1：0.65～0.76と男性にやや多い．7～8割の例で先行するアトピー性疾患があり，アトピー性皮膚炎，アレルギー性鼻炎，気管支喘息の順で多く，アトピー性疾患の増悪後に発症する傾向がある．発症様式は急性，亜急性，慢性それぞれ約3割で，症状の経過は，単相性が3～4割であるが，多くは，動揺性，緩徐に進行し，長い経過をとる．初発症状は，約7割が四肢遠位部の異常感覚（じんじん感），約2割が筋力低下である．経過中に8割以上で異常感覚や感覚鈍麻を認める．その他の症状，所見として，8割で腱反射の亢進，2～3割で病的反射，排尿障害も約1/4に生じる．筋力低下をきたした症例は6割あるが，その約半数は軽度の筋力低下にとどまる．最重症時のKurtzkeのExpanded Disability Status Scale（EDSS）スコアは平均3.4点であった．末梢神経障害を合併する例もあり，末梢神経伝導検査にて，九州大学病院症例では約4割で潜在的な末梢

1 アトピー性脊髄炎（頸髄 MRI T2 強調画像）

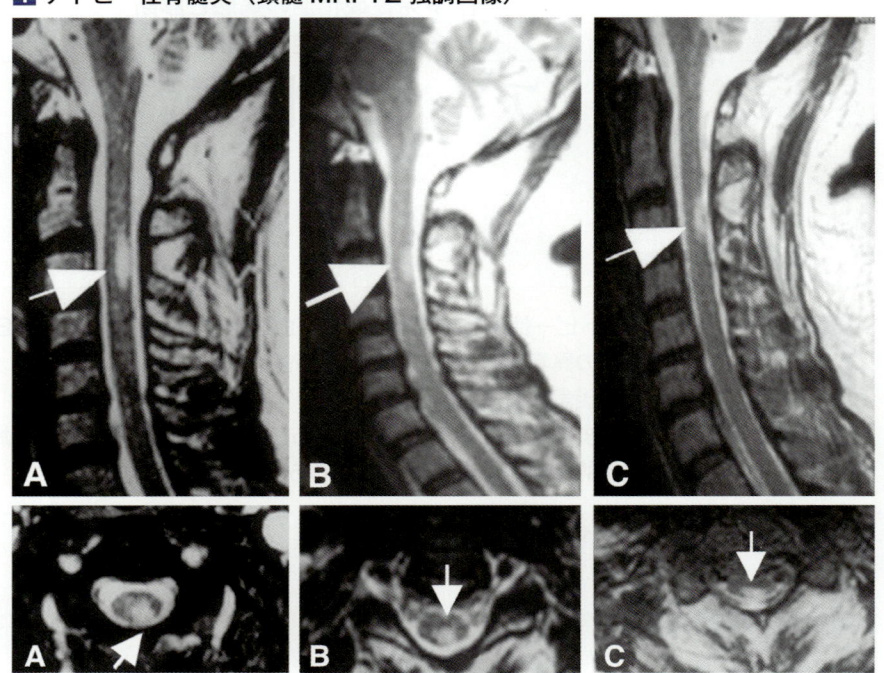

A：発症2週間後，B：発症6か月後，C：発症3年後（矢印：病変）．

神経病変が合併し[4]，第2回の全国調査では，検査実施症例の25％で下肢感覚神経を中心に異常を認めていた[3]．

画像的特徴

脊髄 MRI では，60％で病変を認め，その3／4が頸髄で，特に後索寄りに多い（**1**）．また Gd 増強効果も半数以上でみられる．この病巣は，ほぼ同じ大きさで長く続くことが特徴で，そのことがしばしば脊髄腫瘍との鑑別を困難としている．

検査所見

末梢血所見としては，高 IgE 血症が8〜9割にあり，ヤケヒョウヒダニやコナヒョウヒダニに対する抗原特異的 IgE を85％以上の症例で有し，約6割で末梢血好酸球数が増加していた．髄液一般検査では，軽度（50個／μL 以下）の細胞増加を約1／4の症例で認め，髄液における好酸球の出現は10％未満である．蛋白は軽度（100 mg／dL 以下）の増加を約2〜3割の症例で認める程度で，大きな異常所見は得られないことが多い．髄液特殊検査では，IL-9 と CCL11（eotaxin-1）は増加しているが，IL-17，IFNγ は増加していないことが特徴である[5]．末梢血 CD4 陽性 T 細胞の細胞内サイトカインの測定において，アトピー性脊髄炎では IFNγ／IL-4 比が健常対照より有意に低く[6]．このことは発症時に Th2 優位であり，多発性硬化症では Th1 優位になることと対照的である．

Key words

eotaxin

CC ケモカインの一種で，eotaxin-1（CCL11），eotaxin-2（CCL24），eotaxin-3（CCL26）がある．その主なレセプターは好酸球に強く発現する CCR3 であるが，他に CCR2, CCR5 とも結合できる．一方レセプターである CCR3 は eotaxin の他に CCL5, CCL7, CCL13 も結合できる．eotaxin はアレルギー性炎症での好酸球の集積に関与している．

2 アトピー性脊髄炎の病理組織学的所見

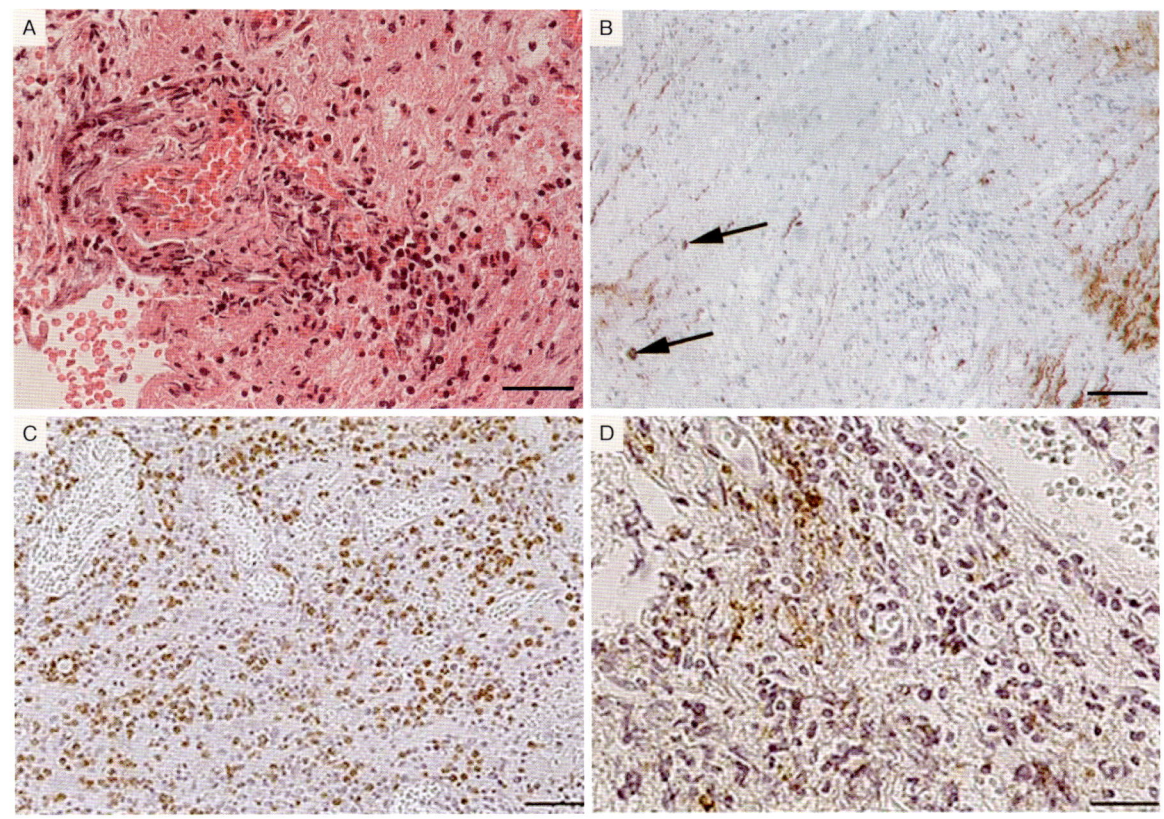

A：HE 染色（bar=50 μm．血管周囲および実質への単核球および好酸球の浸潤と著明なグリオーシスを認める．
B：抗リン酸化 neurofilament モノクローナル抗体による免疫染色（bar=100 μm）．軸索は破壊され，spheroid（←）を認める．
C：抗 eosinophil cationic protein（ECP）モノクローナル抗体による免疫染色（bar=50 μm）．ECP の著明な沈着を認める．
D：抗 CD8 抗原モノクローナル抗体による免疫染色（bar=25 μm）．脊髄実質内や血管周囲に CD8 陽性 T 細胞の浸潤がみられる．

(A, B：Kikuchi H, et al. *J Neurol Sci* 2000[7] より；C, D：Osoegawa M, et al. *Acta Neuropathol* 2003[8] より)

病理組織学的所見

　脊髄腫瘍との鑑別のため，脊髄生検を施行されることがある．脊髄病巣は，その他のアトピー性疾患と同様に好酸球性炎症であり，アレルギー性の機序が主体であると考えられ，さまざまな程度の好酸球浸潤を伴う．小静脈，毛細血管周囲，脊髄実質の炎症性病巣である（2-A）[7]．髄鞘の脱落，軸索の破壊があり，一部に spheroid を認める（2-B）．好酸球浸潤が目立たない症例においても，eosinophil cationic protein（ECP）の沈着を認める（2-C）[8]．浸潤細胞の免疫染色では，病変部では主に CD8 陽性 T 細胞が浸潤していたが（2-D），血管周囲では CD4 陽性 T 細胞や B 細胞の浸潤もみられる．時には多核巨細胞や泡沫化マクロファージがみられる．

診断

　脊髄炎であること，既知の基礎疾患がないこと，アレルギー素因があるこ

> **Key words**
> **eosinophil cationic protein**
> ribonuclease, RNase A family 3 とも呼ばれる．好酸球中に含まれる顆粒蛋白で，脱顆粒の際に放出され，強力な細胞傷害活性をもつ．

とそれぞれを証明することが必要である．以下に診断アルゴリズムを示す．

診断アルゴリズム

■鑑別すべき疾患

各種の圧迫性脊髄障害，多発性硬化症，腫瘍性疾患，感染症（ウイルス，細菌，寄生虫，真菌）の直接的影響および感染後の免疫学的機序，膠原病，血管奇形，梗塞や出血など血管病変に伴った障害，放射線照射に伴ったものなど．

■脊髄炎であることの証明

①圧迫性脊髄障害の除外

圧迫性脊髄障害でも数時間かかって症状が完成したり，動揺性の経過をたどることもあり，鑑別としては重要である．圧迫性の原因の有無の検索のためMRIは必須といえる．

②炎症性であることの証明

数時間以上かかって症状が完成する，あるいは数日から数週間，もしくはそれ以上動揺性の経過をとる病歴が重要である．髄液一般検査では髄液細胞増多，蛋白増加がみられるのはそれぞれ約1/4の症例であり，正常であっても炎症性疾患は除外できないことに注意すべきである．オリゴクローナルバンドは陰性である．MRIでは炎症により血液脳関門が破綻するために，病巣はガドリニウムで造影されることが多い．また血管病変（動静脈奇形や急性硬膜外血腫など）の検討も可能である．また経時的にMRIを繰り返し行い，病巣があまり変化しないことを確かめることもアトピー性脊髄炎では重要である．

③病理組織学的証明

脊髄生検は侵襲的かつ後遺症の問題もあるが，腫瘍性疾患がどうしても除外できないときには行う場合がある．所見は好酸球浸潤を伴う炎症性病巣である．

■既知の基礎疾患がないことの証明

神経炎症性疾患全般にいえるが，アトピー性脊髄炎の診断においても神経系以外の障害の検索は必須といえる．血清学的診断はサルコイドーシス，全身性エリテマトーデス（systemic lupus erythematosus：SLE）などの全身性炎症性疾患とその既往の有無，感染症の検索に役立つ．特に寄生虫疾患は，血清IgE増加や末梢血好酸球の増加をきたすため，鑑別として重要である．ウイルス学的診断（PCRなど），細菌学的検査が必要なこともある．また頭部MRIや，視覚誘発電位検査などにより脊髄以外の潜在性病巣が見出されたならば，多発性硬化症，視神経脊髄炎あるいは急性散在性脳脊髄炎の可能性も考慮する．

■アトピー素因の検索

病歴ではアトピー性皮膚炎，アレルギー性鼻炎などのアトピー性疾患の既往，食物や花粉アレルギーの既往が大切である．また末梢血白血球分画，血

3 アトピー性脊髄炎 新診断基準（案）

必須項目	1）原因不明の脊髄炎 2）アレルゲン特異的 IgE が陽性 3）脳 MRI で Barkhof 基準を満たさない
主要組織所見	脊髄生検所見で種々の程度の好酸球浸潤を伴う炎症巣を認め，髄鞘も軸索もともに脱落する．肉芽腫を伴うこともある．
補助項目 〈陽性所見〉	1）アトピー性疾患の合併または既往 2）血清総 IgE 値高値（≧240 U/mL） 3）髄液 IL-9 高値（≧14.0 pg/mL）または 　　eotaxin 高値（≧2.2 pg/mL）
〈陰性所見〉	4）髄液オリゴクローナルバンド陰性
診断 　確定	必須項目＋主要組織所見 または 必須項目＋陽性所見 2 つ（1〜3）＋陰性所見（4）
疑い	必須項目＋陽性所見／陰性所見から 2 つ（1〜4）

（Isobe N, et al. *J Neurol Sci* 2012[9] より）

清 IgE，アレルゲン特異的 IgE は商業ベースの検査として可能である．商業ベースではないが，髄液 IL-9，eotaxin の測定も有用である．

磯部らによる新診断基準（案）を3に示す．この基準を脊髄初発 MS との鑑別に適用した場合，感度 93.3％，特異度 93.3％，陽性的中率は 82.4％，陰性的中率は 97.7％であった[9]．

治療

急性期，亜急性期の炎症の鎮静化

九州大学病院でのアトピー性脊髄炎 26 例における各種免疫療法の治療効果を神経学的所見および臨床検査所見の観点より評価し，比較検討がされている[10]．その結果では，EDSS スコアではパルス療法を含むステロイド治療および血漿交換ともに同等の有効性であったが，神経学的所見上の改善度評価ではステロイド治療よりも血漿交換が有意に有効であった．第 2 回の全国臨床疫学調査の結果では，全体の約 6 割でステロイドパルス，副腎皮質ステロイド薬経口療法が行われ，ともに 8 割で有効性を認めている．血漿交換療法が選択されたのは全体の 25％で，80％で有効であった．なお，血漿交換の有効性は，非気道アレルギーよりも気管支喘息，アレルギー性鼻炎などの気道アレルギーが先行する群で有意に高い結果が得られた[3]．以上より，アトピー性脊髄炎の治療においてほとんどの症例はパルス療法を含む，ステロイド治療により効果がみられるが，ステロイド治療が無効の場合には，血漿交換が有効な治療の選択肢となりうることが示された．

再発，再燃の予防

アトピー性疾患が先行して発症，再燃することが多いことから，基礎とな

るアトピー性疾患の沈静化の持続が重要と推測される．たとえばアレルゲンの除去，上気道感染症の予防，ステロイドや免疫抑制薬が有効かもしれない．しかしそれらの治療効果を示したデータに乏しく，今後の課題である．

予後

第2回の全国臨床疫学調査では，最重症のEDSSスコアが高いといずれかの免疫治療が行われ，治療を行わなかった群と同等まで臨床症状は改善し[3]，平均6.6年間の経過観察では，症例全体で平均EDSSで2.3点の障害が残存していた．全体的に大きな障害を残しにくいことが特徴と思われる．

おわりに

アトピー性脊髄炎の症状が主観的な手足のじんじん感で，重篤な例が少ないこともあり，まだまだ見逃されている例も多々あると考えられる．アトピー性疾患の患者において四肢遠位部のじんじん感を訴える患者では，一度は脊髄炎の可能性を考慮することが必要と考えられる．疾患概念の報告から十数年であり，現時点では長期的な予後のデータはない．今後このようなタイプの疾患について症例の集積が行われ，さらなる病態の解析が進むことが期待される．

（河野祐治）

文献

1) Kira J, et al. Acute myelitis associated with hyperIgEemia and atopic dermatitis. *J Neurol Sci* 1997；148：199-203.
2) Osoegawa M, et al. Myelitis with atopic diathesis：A nationwide survey of 79 cases in Japan. *J Neurol Sci* 2003；209：5-11.
3) Isobe N, et al. Neural damage associated with atopic diathesis：A nationwide survey in Japan. *Neurology* 2009；73：790-797.
4) Osoegawa M, et al. High incidence of subclinical peripheral neuropathy in myelitis with hyperIgEaemia and mite antigen-specific IgE (atopic myelitis)：An electrophysiolocal study. *Intern Med* 2002；41：684-691.
5) Horiuchi I, et al. Th1 dominance in HAM/TSP and the optico-spinal form of multiple sclerosis versus Th2 dominance in mite antigen-specific IgE myelitis. *J Neurol Sci* 2000；172：17-24.
6) Tanaka M, et al. Distinct CSF cytokine/chemokine profiles in atopic myelitis and other causes of myelitis. *Neurology* 2008；71：974-981.
7) Kikuchi H, et al. Spinal cord lesions of myelitis with hyperIgEemia and mite antigen specific IgE (atopic myelitis) manifest eosinophic inflammation. *J Neurol Sci* 2000；183：73-78.
8) Osoegawa M, et al. Eosinophilic myelitis associated with atopic diathesis：A combined neuroimaging and hitopathological study. *Acta Neuropathol* 2003；105：289-295.
9) Isobe N, et al. First diagnostic criteria for atopic myelitis with special reference to discrimination from myelitis-onset multiple sclerosis. *J Neurol Sci* 2012；316：30-35.
10) Murai H, et al. Effect of immunotherapy in myelitis with atopic diathesis. *J Neurol Sci* 2004；227：39-47.

I. 多発性硬化症の病態と診断
多発性硬化症の類縁疾患

中枢・末梢神経の脱髄性疾患の合併

> **Point**
> - 中枢神経の免疫性脱髄性疾患としては，急性型である急性散在性脳脊髄炎（ADEM）と慢性型の多発性硬化症（MS）が重要である．
> - 末梢神経の代表的脱髄性疾患としては，急性型である脱髄型ギラン・バレー症候群（GBS）と慢性型の慢性炎症性脱髄性多発ニューロパチー（CIDP）があげられる．
> - 中枢および末梢神経の脱髄性疾患の合併としては，慢性あるいは急性型同士の組み合わせである「MSとCIDP」，「ADEMとGBS」が多い．
> - MSの経過中にCIDP合併を疑う所見として，2か月以上の亜急性進行と腱反射消失の2点があげられる．MSと合併するCIDPは多巣性伝導ブロックを伴う多発単ニューロパチー型が多く，その検索には神経伝導検査が有用である．
> - これらの合併は中枢性・末梢性ミエリンが共通抗原を有していることによる可能性がある．

免疫性機序による中枢性および末梢性脱髄疾患

　多発性硬化症（multiple sclerosis：MS）は代表的な中枢神経系の免疫性脱髄疾患であり，多くの患者は再発・寛解を繰り返す慢性経過をとる．それに対して急性散在性脳脊髄炎（acute disseminated encephalomyelitis：ADEM）は先行感染やワクチン接種後に発症する急性単相性の中枢神経脱髄疾患である．一方，末梢神経系に自己免疫性脱髄を起こす疾患として急性型はギラン・バレー症候群（Guillain-Barré syndrome：GBS）があげられ，慢性型としては慢性炎症性脱髄性多発ニューロパチー（chronic inflammatory demyelinating polyneuropathy：CIDP）が重要である．これらの疾患の関係は **1** のようにまとめられる．

　1 に示す中枢神経と末梢神経の脱髄は時として合併することがある[1,2]．頻度の高いパターンとしてはそれぞれの急性型，慢性型同士が合併することが多く，「ADEMとGBS」，「MSとCIDP」合併の頻度が高い．中枢神経のミエリンはオリゴデンドロサイト（oligodendrocyte；乏突起膠細胞），末梢性ミエリンはシュワン細胞に由来するが，ミエリン構成蛋白として共通の分子を含んでいるために，中枢と末梢ミエリンに共通する分子が免疫学的標的になる場合に，両者に脱髄が起こる可能性があり，これが中枢・末梢神経の脱髄性疾患が合併しやすい理由として提唱されている．しかしこれらの疾患における共通抗原に関する詳細はまだ確定されていない．ADEMとGBS合併の場合には同時発症が多く，MSとCIDP合併の場合にはMSが先行して長期経過中にCIDPを合併することが多い．したがって臨床的に重要な点とし

脱髄型GBSと軸索型GBS

GBSは長い間，脱髄性の末梢神経疾患と考えられてきたが，近年軸索が一次性に障害される軸索型GBSという病型が存在することが確立された．軸索型GBSのエピトープはランビエ絞輪部の軸索膜に発現するガングリオシドGM1とGD1aであることが，ほぼ証明されている．一方脱髄型GBSの標的分子はいまだに同定されていない．

1 免疫介在性の脱髄性神経疾患の分類

	中枢神経	末梢神経
急性	急性散在性脳脊髄炎	ギラン・バレー症候群（脱髄型）
慢性・再発性	多発性硬化症	慢性炎症性脱髄性多発ニューロパチー 多巣性運動ニューロパチー M蛋白を伴う脱髄性ニューロパチー

中枢神経，末梢神経の疾患に大別され，それぞれ急性型と慢性・再発型が存在する．

ては，MS患者をみる際に末梢神経の脱髄，すなわちCIDPを合併している可能性を念頭におくことがあげられる．

中枢・末梢性ミエリンの構成蛋白

ミエリンはオリゴデンドロサイトあるいはシュワン細胞の細胞膜が分化したものであり，その成分の45％は水である．脱水したヒトのミエリンは約70％が脂質，30％が蛋白から構成される．脂質として重要なのはリン脂質，糖脂質（セレブロシド，スルファチド，ガングリオシド）とコレステロールであるが，自己免疫性脱髄性疾患における自己抗原として重要なものは蛋白とされている．中枢神経および末梢神経ミエリンの組成を **2** に示す．代表的なミエリン構成蛋白は，中枢のみに発現するもの，末梢のみに発現するもの，両者に発現しているものが存在する．P0，P1，P2蛋白（PはproteinのP）は発見・同定された順に命名されたが，P1は後にミエリン塩基性蛋白（myelin basic protein：MBP）と同一のものであることが判明し，現在はMBPと呼ばれている．P0，P2，末梢ミエリン22蛋白（peripheral myelin protein 22：PMP22）は末梢神経系のみに，プロテオリピッド蛋白（proteo-lipid protein：PLP）とミエリン・オリゴデンドロサイト糖蛋白（myelin-oligodendrocyte glycoprotein：MOG）は中枢神経のみに発現している．末梢，中枢に共通するミエリン蛋白としてはMBPとMAGがあげられる．しかし，その他にまだ同定されていない多くの微量なミエリン構成蛋白が存在するものと思われる．

動物モデル作成に使われるミエリン構成蛋白

MBP，PLP，MOGを動物に免疫すると，MSの動物モデルである実験的自己免疫性脳脊髄炎が誘導される．この際にMBPは末梢神経にも発現しているため末梢神経炎が同時に起こる[3]．PLPやMOGで免疫した場合には中枢病変のみが惹起される．これらの所見はミエリン構成蛋白と病変部位の対

> **ミエリン構成蛋白遺伝子異常と先天性脱髄疾患**
>
> 自己免疫性脱髄ではないが，ミエリン構成蛋白と遺伝子変異による遺伝性脱髄疾患の分子病態が解明されてきている．*PLP*遺伝子の変異はペリツェウス・メルツバッハー病という小児の中枢神経脱髄疾患の原因である．末梢神経系では，*PMP22*遺伝子の重複がシャルコー・マリー・トゥース病1Aの原因であり，P0蛋白遺伝子変異は主にシャルコー・マリー・トゥース病1Bを惹起することが解明されている．

2 中枢神経と末梢神経のミエリン構成蛋白

蛋白	略号	含有率 中枢	含有率 末梢
P0蛋白	P0	なし	50%
ミエリン塩基性蛋白（P1蛋白）	MBP	30〜40%	5〜15%
P2蛋白	P2	なし	5〜20%
プロテオリピッド蛋白	PLP	50%	なし
ミエリン関連糖蛋白	MAG	1%	1%
ミエリン・オリゴデンドロサイト糖蛋白	MOG	不明	なし
末梢ミエリン22蛋白	PMP22	なし	2〜5%

応とよく一致している．ここで問題なのは，MSにおける自己抗原がMBP，PLP，MOGのいずれかなのか，あるいはその他の蛋白であるのかがまだ確定されていないことである．MSでは再発と寛解を繰り返すため，経過中に抗原として認識される構造（エピトープ）が拡大して行くために単一のエピトープが同定しにくくなることが指摘されている[4]．この現象はepitope spreadingと呼ばれている．すなわちMSとCIDPが合併した場合に，エピトープはMBPかMAGである，といった単純な対応は現段階では成立しない可能性がある．逆にGBSの動物モデルである実験的アレルギー性末梢神経炎を誘導するには，P0，P2，PMP22が用いられる．これらの蛋白は末梢神経脱髄のみを惹起する．

MSとCIDPの合併

MSとCIDPの合併例については多くの症例報告がある．MSの側からみると年齢や臨床症状，病変部位（大脳，脳幹，脊髄，視神経）などに一定の特徴はないが，ほとんどの症例ではMSが先行し，数年後にCIDPを合併することが多い．もともとMSの症状があるところにCIDPによる多発ニューロパチーが合併する場合に，症状からMSの再発と鑑別することが難しい場合もあるが，①腱反射は四肢で低下〜消失すること，②進行期間が2か月以上とMS再発より長いこと，の2点が臨床的にMSにCIDPが合併しているかを判断するポイントである．MSの経過中に，比較的緩徐に四肢麻痺が進行する場合には頸髄病変の二次性進行型MSと診断されることがあるが，腱

反射が消失していれば積極的にCIDPの合併を疑って神経伝導検査で確認を行うべきである．

CIDPの診断は2か月以上進行する多発ニューロパチー症状，末梢神経脱髄の証明，ニューロパチーを来す他疾患の除外によってなされる．末梢神経脱髄を検索するために必須なのは神経伝導検査であり，伝導ブロック，伝導速度低下が認められる[5]．

MSとCIDPの合併例の症例報告は多数認められるものの，MS全体を母集団とした場合のCIDP合併の頻度は明らかにされていない．2006年に千葉大学医学部附属病院の連続60名のMS患者で系統的に神経伝導検査を行った結果では，合併率は5％であった[6]．CIDP合併例の治療はMSに対する治療と異なるため，この合併の検索は臨床的に非常に重要である．CIDPの治療としては副腎皮質ステロイド，免疫グロブリン静注療法，血漿交換療法の有効性が確立されている．

CIDPの中枢病変

一方，CIDPを母集団とした場合のMSの合併についてもいくつかの報告がある．CIDPによる多発ニューロパチー症状が重い場合には臨床症状から中枢神経病変の有無を判断することも難しい場合があるため，脳・脊髄のMRI異常を検討した報告が多い．MRIを用いた研究でCIDP患者の40％に脳病変を認めたとの報告がある[7]．一般にCIDPに合併する中枢神経系脱髄病変はMRIでの検出率は比較的高いものの，無症候性であることが多いとされている．CIDP患者において症候性のMS様中枢病変を合併する場合には，末梢神経障害では説明できない脳幹症状，四肢麻痺の左右差，レベルのある感覚障害，排尿障害，バビンスキー徴候は評価しやすく，これらの症候に注目するのがよい．

（桑原　聡）

文献

1) Di Trapani G, et al. Multiple sclerosis associated with peripheral demyelinating neuropathy. *Clin Neuropathol* 1996；15：135-138.
2) Rodriguez-Casero MV, et al. Childhood chronic inflammatory demyelinating polyneuropathy with central nervous system demyelination resembling multiple sclerosis. *Neuromuscul Disord* 2003；13：158-161.
3) Pender MP. The pathophysiology of acute experimental allergic encephalomyelitis induced by whole spinal cord in the Lewis rat. *J Neurol Sci* 1988；84：209-222.
4) Falcone M, et al. Spreading of autoimmunity from central to peripheral myelin：Two cases of clinical association between multiple sclerosis and chronic inflammatory demyelinating polyneuropathy. *Neurol Sci* 2006；27：58-62.
5) Ad Hoc Subcommittee of the American Academy of Neurology AIDS Task Force. Research criteria for diagnosis of chronic inflammatory demyelinating polyneuropathy（CIDP）. *Neurology* 1991；41：617-618.
6) Misawa S, et al. Peripheral nerve demyelination in multiple sclerosis. *Clin Neurophysiol* 2008；119：1829-1833.
7) 小森哲夫ほか．慢性炎症性脱髄性多発根神経炎における中枢神経障害─多発性硬化症との対比．臨床神経学 1990；30：939-943.

I. 多発性硬化症の病態と診断
病因・病態をめぐって
免疫遺伝学的背景からみた病因・病態

Point
- 多発性硬化症（MS）は，多数の遺伝的要因と環境要因が複雑に相互作用して発症や進展にかかわる多因子疾患である．
- 欧米白人MSでは，human leukocyte antigen（HLA）class Ⅱのうち HLA-DRB1*1501 が最も強力な疾患感受性遺伝子である．
- 近年，欧米白人MSにおけるゲノムワイド関連解析（genome wide association study：GWAS）で，個々の影響は小さいものの多数の免疫系に関する遺伝子が疾患感受性を有していることが明らかにされた．
- 日本人MSでは，HLA-DRB1*0405 が疾患感受性遺伝子となっている一方，HLA-DRB1*0405 を有さないMSでは，欧米白人と同様に HLA-DRB1*1501 が疾患感受性遺伝子となっている．
- 日本人視神経脊髄炎（neuromyelitis optica：NMO）では，抗 aquaporin-4（AQP4）抗体陽性でのみ HLA-DPB1*0501 および HLA-DRB1*1602 が疾患感受性遺伝子となっている．

　多発性硬化症（multiple sclerosis：MS）は，中枢神経髄鞘を標的とした自己免疫機序による脱髄性疾患と考えられている．欧米に比して日本人におけるMS有病率は低いが，日本人MS患者は約30年で約4倍に増加し，発症時年齢のピークが30歳代前半から20歳代前半に若年化していることが示されたが，その理由は明らかではない[1]．

　MSは，多数の遺伝的要因と環境要因が複雑に相互作用して発症や進展にかかわる多因子疾患の一つと考えられている．ヒトゲノムの30億塩基配列は0.1％の個人差があるとされ，この違いが体質や病気のなりやすさを決定すると考えられている．ある集団間で1％以上の頻度で存在し，一塩基が変異した塩基配列は一塩基多型（single nucleotide polymorphism；SNP）と呼ばれており，多因子疾患の遺伝要因として注目されている．

　疾患関連遺伝子を同定する方法として，連鎖解析（linkage analysis）と関連解析（association study）がある．連鎖解析は疾患と連鎖する多型マーカーを探す方法であるが，多因子疾患であるMSでは多数の家系を収集する必要がある．そのため，MS有病率が低く，家族内発症も少ないわが国ではMS病態への関与が知られている既知の遺伝子に着目し，その遺伝子多型とMSとの関連を患者対照研究により検証する関連解析が用いられてきた．しかし，この方法では未知の遺伝子領域の解析を行うことができないという限界があった．

　国際HapMapプロジェクトによりゲノム全体を網羅したSNPの基盤情報

Key words

連鎖解析
家系内の患者同士で共有されている染色体領域を検索することにより，染色体上の原因遺伝子の存在領域を絞り込んでいく遺伝統計学的手法の一つ．

Key words

関連解析
疾患の有無によって遺伝子型やアレル（対立遺伝子）の頻度分布に差があるかどうかを評価する遺伝統計学的手法の一つで，患者対象研究が用いられることが多い．

Keywords

遺伝子多型

ヒトゲノムにはさまざまな種類の変異が存在し，その中である集団間で1％以上の変異が観察されるもの．一塩基が変異したものを一塩基多型（SNP），1～複数の塩基配列が欠失や挿入をしているものを挿入欠失多型，数～数十塩基の配列が繰り返している部位において，繰り返し回数が異なっているものを variable number of tandem repeat（VNTR）多型，同様に2～4塩基の繰り返し回数が異なっているものをマイクロサテライト多型と呼ぶ．

が整備され（2005年に公開），SNPタイピング技術の急速な進歩により，2007年以降，欧米を中心にゲノム全体を対象に網羅的に疾患関連遺伝子を探索するゲノムワイド関連解析（genome wide association study：GWAS）が盛んに行われ，多数のMS疾患関連遺伝子が同定されている．

アジアや日本の特徴とされる視神経脊髄型MS（opticospinal MS：OSMS）は，MSの一部と考えられていたが，2004年に視神経脊髄炎（neuromyelitis optica：NMO）に特異的に存在するNMO-IgGが発見され，2005年にはそのターゲットが aquaporin-4（AQP4）水チャネルであることが明らかにされた．そして，この抗AQP4抗体がOSMSの一部でも検出されたため，OSMSはNMOと同一でMSとは異なる疾患であることが示唆されている．しかし，日本人のOSMS患者のうち抗AQP4抗体陽性例は30～60％程度であり，また通常型MS（conventional MS：CMS）でも抗AQP4抗体陽性例があったり，NMOに特徴的とされる脊髄長大病変（longitudinally extensive spinal cord lesions：LESCL）を有する例がCMSでも1/4程度みられるため，NMOとMSはオーバーラップしているとする考えもある．このようにMSの表現型や有病率は地域や人種により異なるため，日本人での遺伝的背景を明らかにすることが重要である．本稿では，欧米におけるMSの代表的な遺伝学的研究成果について簡潔にふれ，South Japan Multiple Sclerosis Genetics Consortium（SJMSGC）から収集した多数例の日本人脱髄性疾患（MSおよびNMO）患者のDNAを用いて明らかにされた疾患関連遺伝子を含め，これまでの日本人MSでの遺伝学的研究成果について概説する．

欧米白人MSとHLA領域との関連

1970年代初頭に欧米白人におけるMSとHLA領域との関連が明らかにされて以降，特にHLA class II領域の *HLA-DRB1*1501*（*DR2*）が強力な疾患感受性遺伝子となっていることが報告されている．しかし，ヨーロッパでも疾患感受性遺伝子には地域差があり，北ヨーロッパでは，*DRB1*1501-DQA1*0102-DQB1*0602* が，サルジニアでは，*DRB1*0405*（*DR4*）*-DQA1*0501-DQB1*0301* や *DRB1*0301*（*DR3*）*-DQA1*0501-DQB1*0201* がそれぞれMSと相関するハプロタイプであることが報告されている[2]．近年では，HLA-class I領域の *HLA-A*02* や *HLA-B*44* が疾患抵抗性遺伝子であることが報告されている[3,4]．

欧米におけるゲノムワイド関連解析（GWAS）の成果

HLA領域以外のMS疾患関連遺伝子は長らく同定されなかった．しかし2007年に初めて，多数の候補遺伝子－塩基多型（single nucleotide polymorphism：SNP）に基づく大規模なGWASにより，HLA領域以外の *interleukin-7 receptor α*（*IL-7Rα*）遺伝子の *rs6897932* と *IL-2Rα* 遺伝子の *rs12722489* および *rs2104286* が疾患感受性遺伝子として同定された[5]．ほぼ同時に，*IL-7Rα* 遺伝子の *rs6897932* が他のMSコホートでも疾患感受性遺伝

病因・病態をめぐって／免疫遺伝学的背景からみた病因・病態 | 121

1 ヘルパーT細胞分化のグラフィック表示

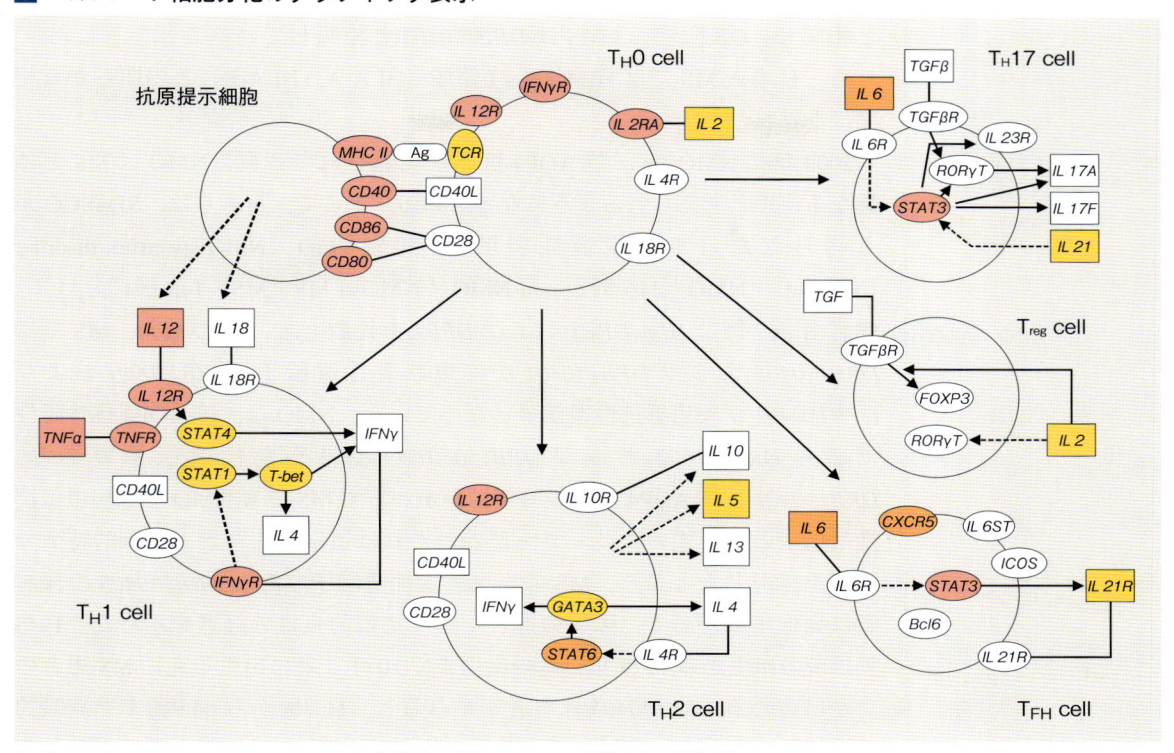

色付けされているノードはMSに疾患感受性を示したSNPに近接する遺伝子.
ピンク色：新規もしくは過去に同定された遺伝子，オレンジ色：強い証拠が示されたもので discovery p 値<$1 \times 10^{-4.5}$ かつ replication データと一致した遺伝子，黄色：強い証拠が示されたもので discovery p 値<1×10^{-3} の遺伝子.
(International Multiple Sclerosis Genetics Consortium. *Nature* 2011[6]) より)

子として同定されている．その後も，さまざまな国や集団でGWASが行われた．2011年には，欧米白人MSにおけるGWASメタアナリシスの結果が報告され，HLA領域以外のオッズ比は1.1〜1.3程度と個々の遺伝子の影響は小さいが，MS疾患感受性遺伝子として52遺伝子領域（29領域は新規に発見）のSNPが同定された[6]．同定された疾患感受性遺伝子の多くは，免疫系の分子，特にT細胞の活性化と増殖に関与しており（**1**），およそ1/3はその他の免疫疾患でも相関していることから，MSが免疫を介在した疾患であるという仮説を強く支持する結果となった．またこのメタアナリシスでは，*HLA-DRB1*1501* がMSの最も強い疾患感受性遺伝子（オッズ比=3.1）で，*HLA-A*0201* が疾患抵抗性遺伝子（オッズ比=0.73）であることも示されている．

日本人MSとHLA領域との関連

1970年代後半から長い間，日本人MSではHLA領域との明らかな相関は示されなかった．しかし，アジア人に特徴的なOSMSを除いたCMSに限ると，欧米白人のMSと同様に *DRB1*1501* に相関することが確認され，さらにOSMSは *DPB1*0501* と相関することが示された[7,8]．菊地らはオリゴクロ

ーナルIgGバンド（OB）の有無に着目し，OB陽性のCMSは*DRB1*1501*と相関し，OB陰性のCMSは*DRB1*0405*と相関していることを示した[9]．一方，日本人MSではHLA-class I領域（HLA-A，HLA-B）との明らかな相関はなかった[10]．

2004年にNMO-IgG/抗AQP4抗体が発見されて以降，NMOはMSとは異なる疾患と考えられるようになっている．そこで，筆者らは，SJMSGCから得られた日本人脱髄性疾患261例をNMO／NMO spectrum disorder（NMOsd）（NMO）116例とnon-NMO／NMOsd MS（MS）145例に分けて，健常者367例と*HLA-DRB1*および*DPB1*を比較した．その結果，MSでは*DRB1*0405*および*DPB1*0301*が疾患感受性遺伝子，*DRB1*0901*および*DPB1*0401*が疾患抵抗性遺伝子となっていた．NMOは，抗AQP4抗体陽性でのみ*DRB1*1602*および*DPB1*0501*が疾患感受性遺伝子であり，*DRB1*0901*は抗AQP4抗体の有無にかかわらずMSでもNMOでも疾患抵抗性遺伝子となっていた[11]．さらにわれわれは遺伝学的背景と臨床的特徴の関連を検討したところ，MSの疾患感受性遺伝子である*DRB1*0405*の保有者は発症年齢が若く，障害の進行が遅く比較的良性の経過を示した．1945年以前の出生から1975年以降の出生まで10年ごとに出生年別にMS患者のなかに占める*DRB1*0405*保有者率をみると，16.7％から64.9％まで直線的に増加していた．したがって，近年の日本人でのMSの増加と発症の若年化は，*DRB1*0405*保有者群の発症増加による可能性が高いと考えられた．他方，*DRB1*0405*を有さないMSは，日本人でも*DRB1*1501*が疾患感受性遺伝子であり，Barkhof基準を満たす脳MRI病巣を有する頻度が高いなど欧米白人のMSと近似する特徴を示した．

またSJMSGCとUCSFとの共同で行った日本人MS患者204例，健常者280例におけるHLA領域3534個のSNP関連解析では，HLA class III領域の*rs422951*（susceptible allele：A）がMS全体で最も強い疾患関連遺伝子となっていた[12]．このSNPがA→Gに変換されると*NOTCH4*のミスセンス変異（Thr→Ala）が生じ，疾患抵抗性を示す．この*rs422951*をロジスティック回帰モデルに組み込むと，HLA class II領域の*HLA-DQA2*遺伝子近傍に存在する*rs3997849*（susceptible allele：G）がMS全体で2番目に強い疾患関連遺伝子となっていた．さらに，抗AQP4抗体陰性のMSでは，HLA class II領域の*HLA-DRB1*と*DRB5*遺伝子の近傍に存在する*rs660895*（susceptible allele：G）が最も強い疾患関連遺伝子，HLA class I領域の*NRM29*／*NMR*遺伝子のイントロンに存在する*rs2269704*（susceptible allele：G）が2番目に強い疾患関連遺伝子となっていた．一方，抗AQP4抗体陽性例では，疾患関連遺伝子は同定されなかった．

日本人MSとHLA以外の領域との関連

わが国では，疫学的もしくは免疫学的観点から候補遺伝子を選定し，その遺伝子多型とMSとの関連を検討する患者対照研究が行われ，いくつかの疾

患関連遺伝子が報告されている．この関連解析の方法で明らかにされた候補遺伝子多型と日本人MSとの相関を以下に示す．

疫学的観点からの遺伝子多型の検討としては，MSは紫外線の少ない高緯度地域に多いことなどからvitamin D（VD）の関与が推定されていることから，深澤らは，VD受容体遺伝子（VDRG）多型が通常型MSの疾患感受性に関与していることを明らかにした[13]．一方，新野らは，免疫調節作用を有しVDの主なキャリアであるvitamin D binding protein遺伝子（VDBP）多型とMSとの関連を検討したが，有意な相関は示されなかった[14]．また，MSは女性に多く，妊娠・出産がMSの経過に影響を与えていることなどから女性ホルモンの関与が推定されていることから，新野らは，エストロゲン受容体遺伝子（ERG）多型が通常型MSの疾患感受性に関与していることを報告した[15]．

免疫学的観点からは多数の遺伝子多型が検討されている．深澤らは，活性化T細胞のアポトーシスに関与するT細胞上の分子であるCTLA（cytotoxic T-lymphocyte-associated protein-4）の遺伝子多型はMSの疾患感受性には影響しないが，重症度や病変の広がり，OBの産生など臨床像を修飾していることを明らかにした[16]．新野らは炎症や組織修復に関与する重要なサイトカインであるosteopontin遺伝子の8,090番目のSNPが疾患感受性に関連し，9,583番目のSNPが発症年齢に関連することを示した[17]．宮岸らは，monocyte chemoattractant protein-1（MCP1）の受容体で，慢性活動性MS病変へのリンパ球浸潤に関与しているC-C chemokine receptor 2（CCR2）の遺伝子多型は疾患抵抗性に関与していることを明らかにした[18]．小副川らは，炎症増悪に関与する因子であるPAF（platelet-activating factor）を分解するPAF-AH（platelet-activating factor-acethylhydrase）の作用を不活化させるPAF-AH遺伝子多型はMSの疾患感受性には影響していないが，女性においてOSMSの重症度に関与している可能性を報告した．また小副川らは，PAF受容体のミスセンス変異がMSの疾患感受性に影響していることを報告した[19]．Fangらは，欧米白人のゲノムワイド関連解析（GWAS）で疾患感受性遺伝子として同定された*IL-7RA*（*rs6897932*）遺伝子多型について日本人MSとの関連を検討した[20]．同遺伝子のC alleleは日本人MSでも疾患感受性遺伝子となっており，*HLA-DRB1*0405*と相互作用する場合のみMS発症のリスクを上げることを示した．その他，tumor necrosis factor-α（TNF-α）308，lymphotoxinα，熱ショック蛋白（heat shock protein：Hsp）70，IL-1β，IL-1受容体アンタゴニスト，ApoE，Apo1／Fas，IL-2，$β_2$アドレナリン作動性受容体などの遺伝子多型は日本人MSとの間に有意な相関はなかった．

今後の展望

欧米におけるGWASによりMSに関連する遺伝子が多数示されたが，イントロンや遺伝子間に存在しているものが多く，MS病態における各遺伝子と機能との関連を明らかにしていく必要がある．これまで殆どのGWASで使用されたマイクロアレイは，HapMapプロジェクトで報告されたアレル頻

度が5%以上の，350万の多型の情報を元に設計されていたため，疾患との関連性が高い多くの低頻度変異が見逃されている可能性がある．今後のデーターベースの拡大とSNPタイピング技術の進歩に伴い，マイナーアレル頻度（MAF）をより下げた解析では低い頻度で起こるSNPについての新たな知見が得られる可能性がある．現時点では，まれなSNPはDNAシークエンスで同定する必要がある．近い将来，GWASで得られた研究成果を元に遺伝子間の相互作用，遺伝子と環境との相互作用の研究成果が示されるであろう．また日本人でのGWASも現在進行中であり，研究成果が待たれる．

（吉村　怜）

文献

1) Osoegawa M, et al. Temporal changes and geographical differences in multiple sclerosis phenotypes in Japanese: Nationwide survey results over 30 years. *Mult Scler* 2009；15：159–173.
2) Marrosu MG, et al. DRB1-DQA1-DQB1 loci and multiple sclerosis predisposition in the Sardinian population. *Hum Mol Genet* 1998；7：1235–1237.
3) Brynedal B, et al. HLA-A confers an HLA-DRB1 independent influence on the risk of multiple sclerosis. *PLoS One* 2007；2：e664.
4) Healy BC, et al. HLA B*44：Protective effects in MS susceptibility and MRI outcome measures. *Neurology* 2010；75(7)：634–640.
5) International Multiple Sclerosis Genetics Consortium. Risk alleles for multiple sclerosis identified by a genomewide study. *N Engl J Med* 2007；357：851–862.
6) International Multiple Sclerosis Genetics Consortium. Genetic risk and a primary role for cell-mediated immune mechanisms in multiple sclerosis. *Nature* 2011；476(7359)：214–219.
7) Kira J, et al. Western versus Asian types of multiple sclerosis：Immunogenetically and clinically distinct disorders. *Ann Neurol* 1996；40：569–574.
8) Yamasaki K, et al. HLA-DPB1*0501-associated opticospinal multiple sclerosis：Clinical, neuroimaging and immunogenetic studies. *Brain* 1999；122：1689–1696.
9) Kikuchi S, et al. HLA-related subpopulations of MS in Japanese with and without oligoclonal IgG bands. *Neurology* 2003；60：647–651.
10) Ono T, et al. Molecular analysis of HLA class I (HLA-A and -B) and HLA class II (HLA-DRB1) genes in Japanese patients with multiple sclerosis (Western type and Asian type). *Tissue Antigens* 1998；52：539–542.
11) Yoshimura S, et al. Distinct genetic and infectious profiles in Japanese neuromyelitis optica patients according to anti-aquaporin-4 antibody status. *J Neurol Neurosurg Psychiatry* 2012；in press
12) McElroy JP, et al. SNP-based analysis of the HLA locus in Japanese multiple sclerosis patients. *Genes Immun* 2011；12(7)：523–530.
13) Fukazawa T, et al. Association of vitamin D receptor gene polymorphism with multiple sclerosis in Japanese. *J Neurol Sci* 1999；166(1)：47–52.
14) Niino M, et al. No association of vitamin D-binding protein gene polymorphisms in Japanese patients with MS. *J Neuroimmunol* 2002；127(1-2)：177–179.
15) Niino M, et al. Estrogen receptor gene polymorphism in Japanese patients with multiple sclerosis. *J Neurol Sci* 2000；179(S 1-2)：70–75.
16) Fukazawa T, et al. CTLA-4 gene polymorphism is not associated with conventional multiple sclerosis in Japanese. *J Neuroimmunol* 2005；159(1-2)：225–229.
17) Niino M, et al. Genetic polymorphisms of osteopontin in association with multiple sclerosis in Japanese patients. *J Neuroimmunol* 2003；136(1-2)：125–129.
18) Miyagishi R, et al. C-C chemokine receptor 2 gene polymorphism in Japanese patients with multiple sclerosis. *J Neuroimmunol* 2003；145(1-2)：135–138.
19) Osoegawa M, et al. Platelet-activating factor receptor gene polymorphism in Japanese patients with multiple sclerosis. *J Neuroimmunol* 2005；161(1-2)：195–198.
20) Fang L, et al. Interleukin-7 receptor alpha gene polymorphism influences multiple sclerosis risk in Asians. *Neurology* 2011；76(24)：2125–2127.

I. 多発性硬化症の病態と診断
病因・病態をめぐって
網羅的遺伝子発現解析からみた病因・病態

Point
- 多発性硬化症（MS）では，遺伝要因と環境要因の複雑な相互作用により誘導された自己抗原反応性のTh1細胞やTh17細胞が炎症性脱髄を惹起し，臨床的病理学的に多様な病態を呈する．
- ヒトゲノムが解読され，DNAマイクロアレイや次世代シークエンサーを用いて，個々の細胞における全遺伝子の発現情報を網羅的に解析できるようになった．
- 近年，ゲノムワイド関連解析（GWAS）により，MS発症のリスクアレルが多数同定された．
- MSと健常者，再発期と寛解期，インターフェロンベータレスポンダーとノンレスポンダーを比較したトランスクリプトーム解析により，各病態に特徴的な遺伝子が多数同定された．
- 生体を複雑なシステムとしてとらえる観点からすると，分子ネットワークを詳細に解析することにより，論理的な仮説に裏づけられた創薬標的分子を効率的に同定することができる．

MSの病態多様性

多発性硬化症（multiple sclerosis：MS）は主として若年成人に好発し，中枢神経系白質に炎症性脱髄巣が多発し，さまざまな神経症状が再発を繰り返す難病である．MSでは遺伝要因と環境要因の複雑な相互作用により，自己抗原反応性を示すTh1細胞やTh17細胞が誘導される[1]．これらの細胞は血液脳関門を通過して脳や脊髄に浸潤し，マクロファージやミクログリアを活性化して，炎症性サイトカインの産生を誘導し，脱髄と軸索傷害を惹起する．現在最も一般的な治療法として，再発期にステロイドパルス，寛解期にインターフェロンベータ（interferon-beta：IFNβ）-1a（アボネックス®），-1b（ベタフェロン®）の継続的投与が行われている．しかしながらIFNβノンレスポンダーも多い．MSは臨床経過から再発寛解型（relapsing remitting MS：RRMS），二次性進行型（secondary progressive MS：SPMS），一次性進行型（primary progressive MS：PPMS）に分類される．病理学的にはT細胞の浸潤，抗体の沈着，オリゴデンドロサイト（oligodendrocyte；乏突起膠細胞）のアポトーシスの所見に基づき，4病型に分類されている[2]．このようなMSの病態多様性が，治療難航の一因となっている．また現在まで，髄鞘や軸索の再生促進薬はなく，新規の標的分子に対する画期的な創薬が待望されている．

ポストゲノム時代の創薬研究

2003年にヒトゲノムプロジェクトが完了し，全塩基配列が解読され，DNAマイクロアレイを用いて，個々の細胞における全遺伝子の発現情報（ト

Key words

次世代シークエンサー

最近数年のうちに急速に進歩した電気泳動を行わずに，高速で並列して塩基配列を解析できる装置．通常は，30塩基程度の短い配列（ショートリード）を一度のランで10億塩基（1Gb）以上決定できる．取得した膨大なデータに関しては，参照配列にマッピングしたり，連結（アセンブリ）することにより連続配列を構築する.全ゲノム，全エクソン，RNA（トランスクリプトーム），メチル化部位，転写因子結合部位（ChIP-seq）などの配列を網羅的に解析できる．

オミックス

細胞における遺伝子RNA（トランスクリプトーム），蛋白質（プロテオーム），代謝物質（メタボローム）の網羅的発現情報を統合して，個々の細胞の生理学的・病理学的全体像を把握する研究の流れ．

テーラメイド医療

ヒトゲノムが解読され，個人で異なる塩基配列の多様性が明らかにされた．このような遺伝子多型情報やDNAマイクロアレイや次世代シークエンサーによる網羅的遺伝子発現情報に基づいて，薬物応答性の個人差を予測可能となり，個々の患者に最適な治療方法を計画できるようになった．

正規化

特定のルールに従ってデータを変換して利用しやすくすることをいう．GeneChip®（Affymetrix）では，各チップのデータをMAS5やRMAというアルゴリズムに従って正規化してから，チップ間の比較解析を行うことが多い．

ランスクリプトーム）を網羅的に解析できるようになった．さらに最近では，次世代シークエンサー（next-generation sequencing technology：NGS）を用いて，発現量の低い遺伝子も一括して解析可能となっている．また質量分析装置を用いて，細胞の蛋白質（プロテオーム）や代謝物（メタボローム）の網羅的解析も行われている．このようなポストゲノム時代を迎え，創薬研究の中心はオミックス（omics）研究に足場を置くゲノム創薬へとパラダイムシフトした．さらに薬理ゲノミクスは急成長を遂げ，遺伝子多型から薬物応答性の個人差を予測可能となり，テーラメイド医療（personalized medicine）の樹立に道が開かれた．システム生物学（systems biology）の観点からは，ヒトは大規模な分子ネットワークで精密に構築された複雑系であり，多くの難病がシステム固有の防御機構であるロバストネス（robustness）の破綻に起因していると考えられている[3]．したがって難病の病態解明のためには，バイオインフォマティクスの手法を駆使したゲノムワイドの分子ネットワーク解析が必須の研究手段となりつつある[4]．

網羅的発現解析から分子ネットワーク解析へ

現在，DNAマイクロアレイや次世代シークエンサーを用いて，個々の細胞における数万遺伝子の発現情報を短時間で網羅的に解析できる．多数のサンプルの遺伝子発現情報を迅速に比較解析できるマイクロアレイは，臨床所見や画像のみでは鑑別困難な疾患の補助診断ツール，腫瘍の悪性度や予後の予測，薬物応答や副作用の予測，治療効果の判定など幅広い臨床の場で利用されている[5]．DNAマイクロアレイは，プローブと呼ばれるオリゴヌクレオチドをスライドグラスやシリカビーズの基盤上に固定するスタンフォード方式と，基盤上で直接オリゴヌクレオチドを合成するGeneChip®（Affymetrix）に大別される．発現解析アレイの他には，スプライスバリアントの網羅的解析が可能なエクソンアレイ，全ゲノムにおける遺伝子多型マッピングや染色体コピー数を解析できるジェノタイピングアレイ，chromatin immunoprecipitation（ChIP）on chip 解析に用いるゲノムタイリングアレイがある．

マイクロアレイでは，比較の対象となる遺伝子発現レベルが異なる2種類以上の細胞や組織（たとえば正常細胞と癌細胞，治療前後の細胞など）からtotal RNA または mRNA を抽出し，cDNA，cRNA に変換して蛍光色素で標識後に，フラグメントに切断してハイブリダイゼーションを行う（**1**）[4]．1色法では1サンプルに対して1アレイを使用し，アレイ間の発現レベルを比較する．同じ実験条件で，レプリケートとしてアレイを2～3枚使用する．アレイを専用スキャナーでスキャン後に，シグナル強度を正規化（normalization）して，サンプル間の遺伝子発現プロファイルを統計学的に比較解析する．マイクロアレイでは一度に非常に多数の遺伝子の発現レベルを解析するため，遺伝子ごとにt検定で評価すると，多数の偽陽性遺伝子を拾ってしまう．通常は多重検定を行いBonferroniの補正を付加するか，偽陽

1 網羅的発現解析から分子ネットワーク解析へ

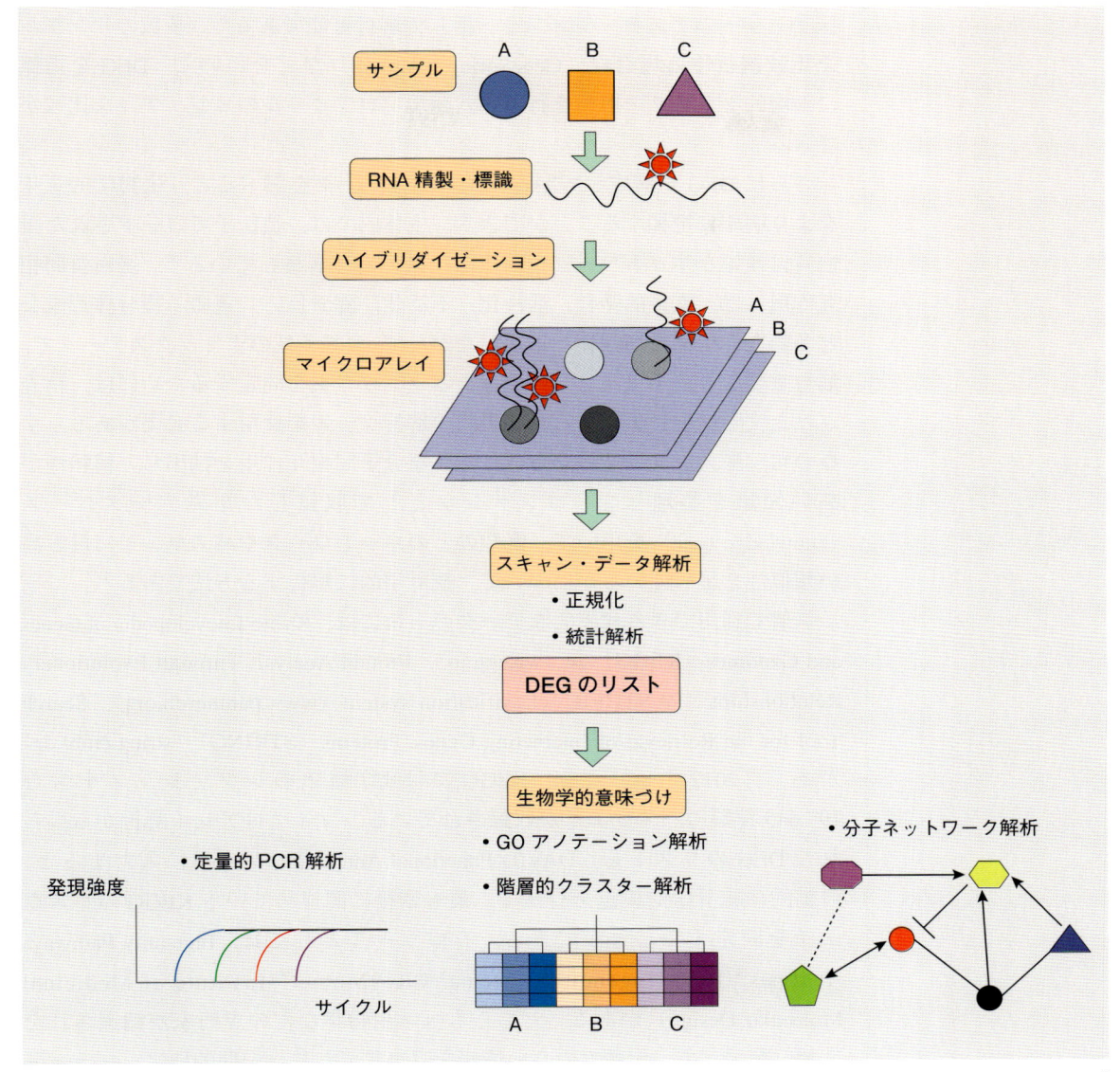

比較対象となる遺伝子発現レベルが異なる数種類以上の細胞や組織からRNAを精製し，蛍光標識して，アレイとハイブリダイゼーションを行う．スキャン後に，シグナル強度を正規化し，サンプル間の遺伝子発現プロフィールを統計学的に比較解析し，有意な発現差異を呈する遺伝子群（DEG）を抽出し，定量的PCRで検証する．生物学的意味づけのため，Gene Ontology（GO）のアノテーションを調べ，階層的クラスター解析を行い，KEGG, PANTHER, STRING, IPA®, KeyMolnet® を利用して分子ネットワークを解析する．

(Satoh J. *Clin Exp Neuroimmunol* 2010[4] より引用改変)

性率（false discovery rate：FDR）を考慮する．最終的に，比較するサンプル間で，有意な発現差異を呈している遺伝子群（differentially expressed genes：DEG）を抽出し，定量的PCRを行って発現レベルを検証する．

次にDEGに関して生物学的意味づけを行うために，個々の遺伝子のアノテーション（annotation）を調べる．National Center for Biotechnology Information（NCBI）のデータベース Entrez Gene を利用して，逐一 Gene Ontology（GO）を調べることもできるが，DAVID Bioinformatics Resources

Key words

アノテーション
あるデータに対して注釈として付与された関連する情報のこと．ここでは遺伝子の機能に関連する情報を指す．Gene Ontology（GO）には，Cellular Function, Cellular Process, Cellular Component の分類がある．

（david.abcc.ncifcrf.gov）の Functional Annotation ツールを用いると，膨大な遺伝子セットのアノテーションを一括して解析可能である[6]．多数のサンプルを比較解析する場合は，GeneSpring®（Agilent）などを用いて，DEG を指標に階層的クラスター解析を行うと，発現プロフィールのビジュアルな比較ができる．

さらに DEG が構成している分子ネットワークを調べると，生物学的意味をより明確に把握することができる．生体内では，遺伝子でコードされた蛋白質は複雑なネットワークから成るシステムを構築している[3]．蛋白質間相互作用には，直接的結合，活性化，不活化，酵素反応，運搬，複合体形成など多彩な作用様式が存在する．したがって，複雑多岐のオミックスデータで，最も重要な役割を果たしている分子ネットワークを同定するためには，精査された文献情報に裏づけられた専用の解析ツールを使用する必要がある．すなわち，膨大な文献情報からさまざまな分子間相互作用を抽出し，信頼性が高い知識を整理して，コンテンツとして収録した知識データベース（knowledge base）を用いて，既知のどのネットワークやパスウェイに最も高い類似性を呈しているかについて，統計学的に解析する方法である[4]．

無償で利用できる代表的なデータベースには，Kyoto Encyclopedia of Genes and Genomes（KEGG）（www.kegg.jp），Protein Analysis Through Evolutionary Relationships（PANTHER）classification system（www.pantherdb.org），Search Tool for the Retrieval of Interacting Genes/Proteins（STRING）（string.embl.de）がある．2012 年 8 月現在，KEGG には 427 種類のレファレンスを含む 197,645 種類のパスウェイが収録されている．マイクロアレイ解析から得られた DEG のリストを，DAVID Functional Annotation ツールに入力すると，自動的に統計学的検定を行って，最も密接に関連している KEGG のパスウェイを同定することができる．有償ツールとしては，Ingenuity Pathways Analysis®（IPA）（Ingenuity Systems）や KeyMolnet®（Institute of Medicinal Molecular Design）がある．どちらも医学生物学などの専門家が精選された文献を精読して，信頼性の高い情報を収集しており，定期的にアップデートされている．KeyMolnet® は種々の疾患のメディエート分子を網羅的に収録しており，日本語にも対応している．解析法として，結合・発現制御・複合体形成を包括的に調べる周辺検索，発現制御に関与する転写因子群を調べる共通上流検索，始点と終点間のネットワークを調べる始点終点検索を選択することができる（**2**）[4]．

解析ツールで調べた分子ネットワークから，創薬標的分子を探索する場合は，多数の分子からのリレーションが集中しているハブ（hub）と呼ばれる中心分子を同定することが重要である．ハブの抑制薬や活性化薬は，ネットワークのロバストネスの維持に重大な影響を及ぼし，治療効果や副作用の発現が大きい[3]．

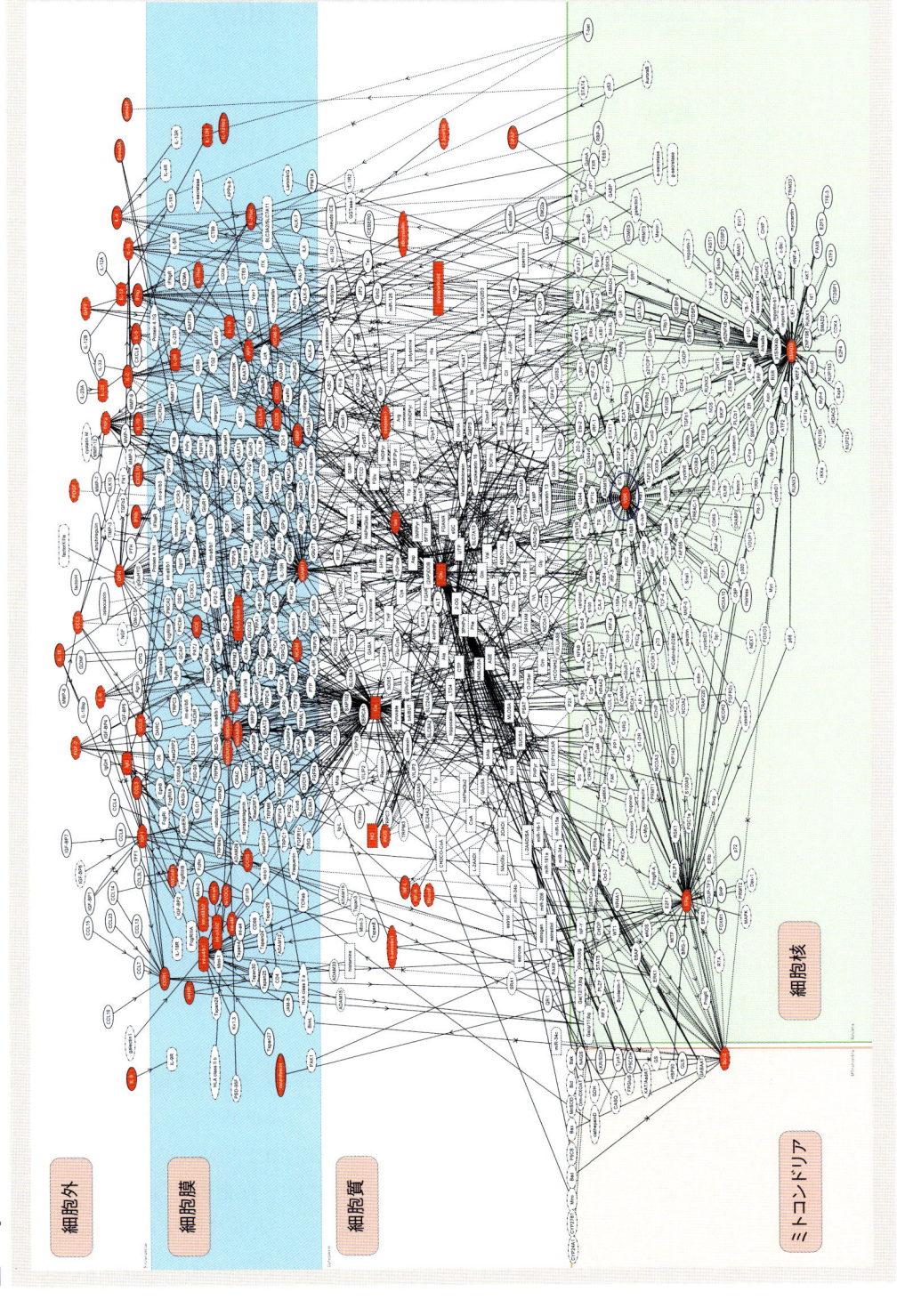

病因・病態をめぐって／網羅的遺伝子発現解析からみた病因・病態 | 129

図2 KeyMolnet® によるMS疾患メディエート分子のネットワーク解析

KeyMolnet® に収録されている91種類の多発性硬化症疾患メディエート分子（赤）を入力して、上下流1パス周辺検索法で、ネットワークを解析した。913分子と1,005分子リレーションから構成される複雑なネットワークが検出された。ハブ分子として働く vitamin D receptor（VDR）（青楕円）による発現調節との関連性が最も強く示唆された。

(Satoh J. *Clin Exp Neuroimmunol* 2010[4] より引用改変)

ゲノム解析からみた MS の疾患感受性遺伝子

　従来の MS の双生児や兄弟例の遺伝的研究より，何らかの遺伝因子が MS 疾患感受性に影響していると考えられ，候補遺伝子解析により，主要組織適合性複合体（major histocompatibility complex：MHC）遺伝子座の一塩基多型（single nucleotide polymorphism：SNP）との関連が示唆されていた．近年，マイクロアレイを用いた網羅的なゲノムワイド関連解析（genome-wide association study：GWAS）により，いくつかの各 MS リスクアレルが同定された[7]．この研究では，931 家系のトリオの全ゲノム上の SNP をスクリーニングし，別の 609 家系のトリオ，2,322 例の孤発性 MS，789 例のコントロールと 2 種類の外部データベースコントロールで再現性を検証した．最終的に，IL2RA，IL7RA の SNP が MS 発症と連関していることがわかった．その後追従する研究により，20 以上の MS リスクアレルが同定され，最近，15 か国 23 研究グループによって収集された 9,772 症例を含む大規模共同研究により，従来の報告の再現性が確認され，さらに 29 の新規のリスクアレルが追加された[8]．しかしながら，GWAS で同定された各 MS リスクアレルのオッズ比はおおむね 2 以下で，疾患発症に対する貢献度は小さい．そのため，次世代シークエンサーを用いて全ゲノムや全エクソン（エクソーム）を網羅的に解析し，効果の大きい遺伝子バリアントを同定する試みが始まっている．Baranzini らは，片方が MS，他方が健常者である一卵性双生児 3 組の CD4 陽性 T 細胞を用いて，全ゲノム，トランスクリプトーム，メチル化部位配列を GAIIx® シークエンサー（Illumina）で網羅的に解析した[9]．しかしながら，MS 発症に関与する遺伝子上の差異を検出できなかった．

トランスクリプトーム解析からみた MS の免疫病態

　現在までに，多くの研究者が主として末梢血リンパ球（peripheral blood mononuclear cell：PBMC）を用いて，トランスクリプトームを網羅的に解析し，MS と健常者，再発期と寛解期，IFNβ レスポンダーとノンレスポンダーの病態を比較している[4]．

　Achiron らは，26 例の RRMS 患者と 18 名の健常者の PBMC の遺伝子発現プロフィールを比較解析した[10]．両群間で，1,109 遺伝子の発現差異を認め，MS における T 細胞活性化関連遺伝子 LEF1，TCF3，SLAM，ITGB2，CTSB の上昇を報告した．しかし 14 例の患者では，採血時に IFNβ や glatiramer acetate（Copaxone®／2012 年現在国内未承認），免疫グロブリンを投与中であり，治療薬が遺伝子発現に直接影響した可能性がある．Stürzebecher らは，10 例の RRMS 患者で IFNβ 治療前後に末梢血リンパ球を解析し，レスポンダーで 25 遺伝子の発現変動（IFI17，OAS，Stat1 などの上昇）を確認した[11]．しかし，彼らは一度凍結保存したリンパ球を解凍後に解析しており，実験操作が遺伝子発現に影響した可能性を否定できない．

　われわれは，72 例の IFNβ 未治療の活動性 MS 患者（そのうち 46 例は初

Keywords

ゲノムワイド関連解析
大規模な集団の DNA サンプルをジェノタイピングアレイで解析し，全ゲノムの遺伝子多型の頻度を評価することで，疾患や形質の原因となるアレルを探索する解析方法．疾患や形質をもたないコントロール集団と比較して，特異的な多型が高頻度に集積していれば，その多型は疾患に関連していると判断できる．

回採血直後から2年間IFNβ治療を開始）と，年齢と性を一致させた22名の健常者の末梢血リンパ球から，CD3陽性T細胞とCD3陰性non-T細胞を分離し，各細胞分画の遺伝子発現プロフィールを解析した[12]．両群間で発現差異を認めた上位30遺伝子では，T細胞で25遺伝子（*NR4A2*, *TCF8*の上昇と*MAPK1*, *SMARCA3*, *HSPA1A*, *TRAIL*, *TOP1*, *CCR5*, *BAG1*, *DAXX*, *TSC22*, *PARP*の低下），non-T細胞で27遺伝子（*ICAM1*, *CDC42*, *RIPK2*, *SODD*, *TOP2A*の上昇と*BCL2*, *RPA1*, *NFATC3*, *HSPA1L*, *RBBP4*, *PRKDC*の低下）が，アポトーシス制御遺伝子に分類された．すなわち患者の末梢血リンパ球は，常時アポトーシス誘導刺激に曝露されており，アポトーシスに関して促進遺伝子と抑制遺伝子の拮抗的バランスが存在していると考えられた．

またわれわれは，MSと健常者の両群間の多重検定とBonferroni補正を行い，T細胞で有意な発現差異を示す286遺伝子を同定した[13]．KeyMolnet®によるネットワーク解析で，共通上流としてNF-κBを介する遺伝子発現制御系を検出した．NF-κBはサイトカインやケモカインの発現を正に調節する転写因子で，炎症の増幅と遷延化に働く．すなわちMSのT細胞ではNF-κBを介する遺伝子発現制御系に恒常的な異常が存在すると考えられる．さらに286遺伝子を指標遺伝子として階層的クラスター解析を行い，臨床データとの関連性を評価した（ **3** ）[13]．286遺伝子は5クラスに分類され，患者群は健常者群から識別され，さらに4グループA，B，C，Dに分類された．A群は遺伝子発現プロフィールが最も健常者群に類似しており，軽症者が多く，B群は臨床的活動性が最も高く，多数のケモカイン遺伝子が集積しているclass #5遺伝子群の発現レベルが最も高く，C群は大脳限局病変を呈する患者が多く，D群は神経学的機能障害度（Expanded Disability Status Scale：EDSS）スコアが最も高値であった．IFNβ治療を開始した46例に関して2年間追跡し，治療前後2年間の再発回数，ステロイドパルス日数，入院日数，EDSS，MRI T2強調画像病巣数，患者の治療に対する満足度をスコア化して，IFNβレスポンダーとノンレスポンダーに分類すると，レスポンダーはA群とB群に集積していた．またレスポンダーではIFN応答遺伝子群（IFN-responsive genes：IRG）の発現レベルが，治療開始6か月の時点でも高レベルに維持されていたが，ノンレスポンダーでは低下傾向を呈した．すなわち階層的クラスター解析による病型分類とIRGの経時的発現変化を組み合わせると，IFNβ治療反応性をある程度予測できることがわかった．最近Comabellaらは，IFNβノンレスポンダーは治療前からI型IFNの産生が恒常的に高い可能性を指摘している[14]．

さらにわれわれは，末梢血リンパ球をIFNβで刺激した場合，3時間以内にCXCR3リガンドケモカインであるCXCL11，CXCL10，CXCL9とCCR2リガンドケモカインであるMCP1，MCP2の発現が，100倍以上上昇することを見出した[15]．前者はエフェクターTh1細胞，後者は単球やマクロファージの遊走を促進し，炎症を増強するケモカインである．すなわち多くのケ

3 階層的クラスター解析による MS の病型分類

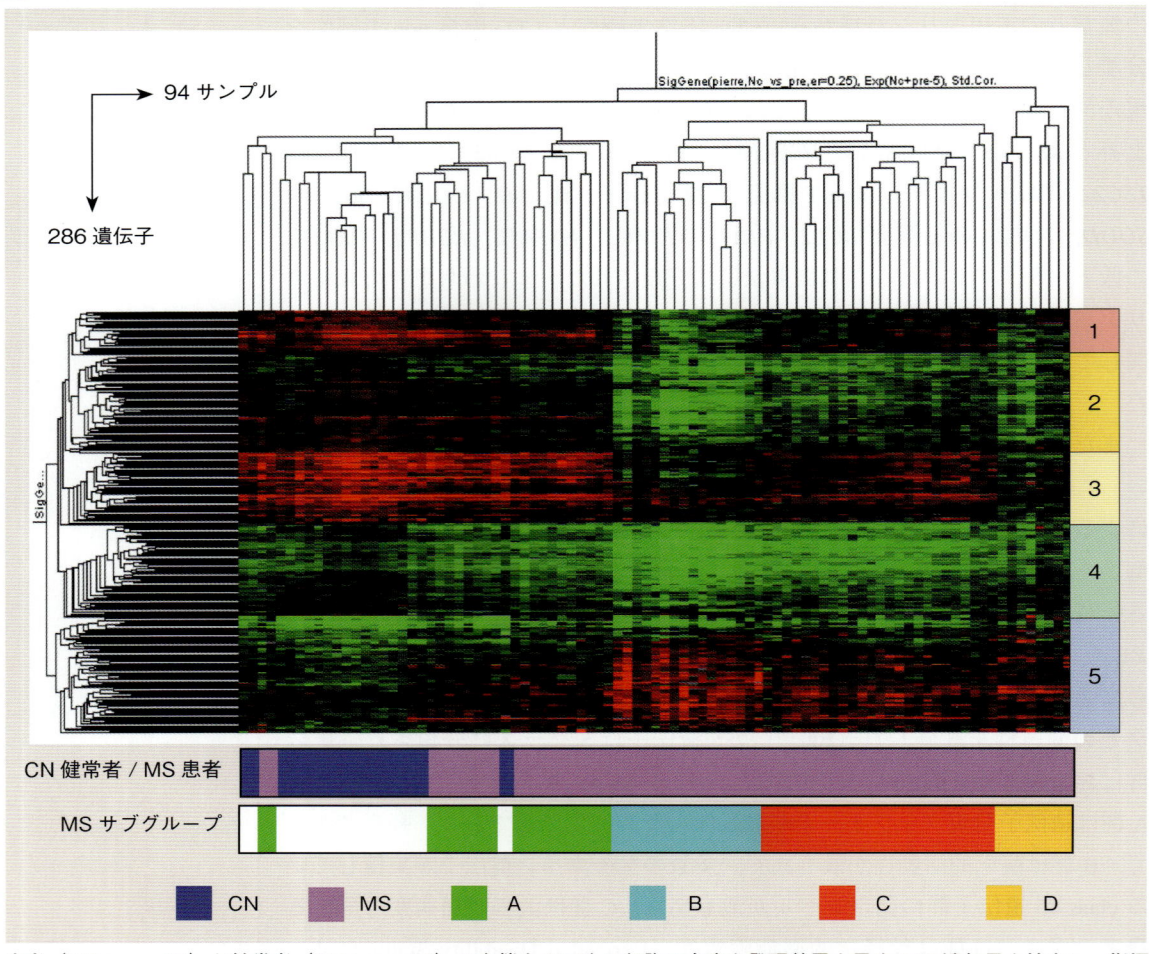

94 サンプル

286 遺伝子

CN 健常者 / MS 患者

MS サブグループ

CN　MS　A　B　C　D

患者（MS；$n=72$）と健常者（CN；$n=22$）の末梢血 CD3$^+$ T 細胞で有意な発現差異を示す 286 遺伝子を抽出し，指標遺伝子として階層的クラスター解析を行った．286 遺伝子は 5 クラスに分類され，MS 群は CN 群から分離され，4 群 A，B，C，D に分類された．IFNβ レスポンダーは A 群と B 群に集積していた．

（Satoh J, et al. *J Neuroimmunol* 2006[13] より引用改変）

モカインが，早期 IRG として検出された．このようなケモカインバーストは，MS で IFNβ 治療開始後早期に出現する発熱，皮膚潰瘍形成，肝障害の発現と関連している可能性がある．

　最近われわれは，ハンガリー人一卵性双生児 MS ペア 4 組（MS／MS，MS／MS，MS／MS，MS／健常者）より分離した末梢血 CD3 陽性 T 細胞を解析し，MS 病態特異的 20 遺伝子を同定した[16]．KeyMolnet® によるネットワーク解析で，共通上流として T 細胞の生存と分化を制御する転写因子 Ets を介する遺伝子発現制御系を検出した．

　またわれわれは，6 例の RRMS 患者を追跡して再発期と寛解期に採血し，CD3 陽性 T 細胞を分離して比較解析し，再発期特異的 43 遺伝子を同定した[17]．KeyMolnet® によるネットワーク解析で，共通上流として NF-κB を介する遺伝子発現制御系を検出した．以上の知見は，NF-κB は MS と健常者を識別し，

MSの再発期と寛解期を識別する分子ネットワークを制御するハブ的な転写因子として働き，MS治療薬の創薬ターゲットとなり得ることを示唆している．実際にNF-κB阻害薬は，MSモデル動物系である実験的自己免疫性脳脊髄炎（experimental autoimmune encephalomyelitis：EAE）において有効性が確認されている．

この他の重要な研究として，LockらはMS脳組織の急性炎症性病巣と慢性非活動性病巣の遺伝子発現プロフィールを比較し，前者におけるG-CSFの上昇と後者におけるIgG Fc receptor, IgE receptor, histamine receptor type 1の上昇を認め，G-CSF投与でEAEが軽症化し，FcR γ-chain遺伝子欠損マウスでEAEの慢性化が抑制されることを証明した[18]．

プロテオーム解析からみたMSの脳分子病態

2008年に，Hanらは6例のMS患者の凍結脳を用いて，病巣から病理学的ステージを確認後にレーザーマイクロダイセクションでサンプルを採取し，電気泳動で分離後に蛋白質を抽出しペプチドを精製して，質量分析装置を用いて網羅的に解析した[19]．病理学的ステージに関しては，炎症性細胞浸潤と浮腫を主徴とする急性脱髄巣（active plaque：AP），炎症が脱髄巣辺縁部に限局している慢性活動性脱髄巣（chronic active plaque：CAP），炎症所見に乏しくグリア瘢痕を主徴とする慢性非活動性脱髄巣（chronic plaque：CP）に分類した．また同時に2例の健常脳も解析した．健常脳では検出されず，かつ各ステージ特異的な蛋白質を同定し，AP 158, CAP 416, CP 236種類のプロテオームデータを公開した．彼らはCAPにおいて5種類の血液凝固系蛋白質を同定した．この所見に基づき，抗凝固薬でEAEを治療することに成功し，血液凝固系蛋白質が新規MS創薬標的分子となることを示した．しかしながら，大多数を占める凝固系以外の蛋白質に関しては，MS脳分子病態における意義は明らかにされなかった．

われわれは，HanらのプロテオームデータをKEGG, PANTHER, IPA®, KeyMolnet®に入力し，ステージ特異的プロテオームを最もよく反映している分子ネットワークを同定した[20]．これら4種類のツールは独自の分子ネットワークを検出したが，共通して，CAP, CPプロテオームにおける細胞外基質（extracellular matrix：ECM）-インテグリンシグナル伝達系の中心的役割が示唆された（4）[20]．インテグリンは複数のα, βサブユニットから構成される24種類のヘテロダイマー分子で，細胞膜上に発現し，ECMのリガンドとして働く．β1インテグリンファミリーはコラーゲン，フィブロネクチン，ラミニンと結合し，αvインテグリンファミリーはビトロネクチンと結合する．ECM-インテグリン系は細胞接着，遊走，分化，増殖に必須なシグナルを伝達する．MS慢性病巣においては，髄鞘や軸索の再生が著しく乏しい．その理由として，グリア瘢痕に含まれているECMが軸索再生阻害因子として働く可能性や，活性化マクロファージやミクログリアが産生する蛋白質分解酵素がECMに結合して長期に保持され，その結果，髄鞘崩壊が

図4 MS 脳病巣プロテオームの分子ネットワーク解析

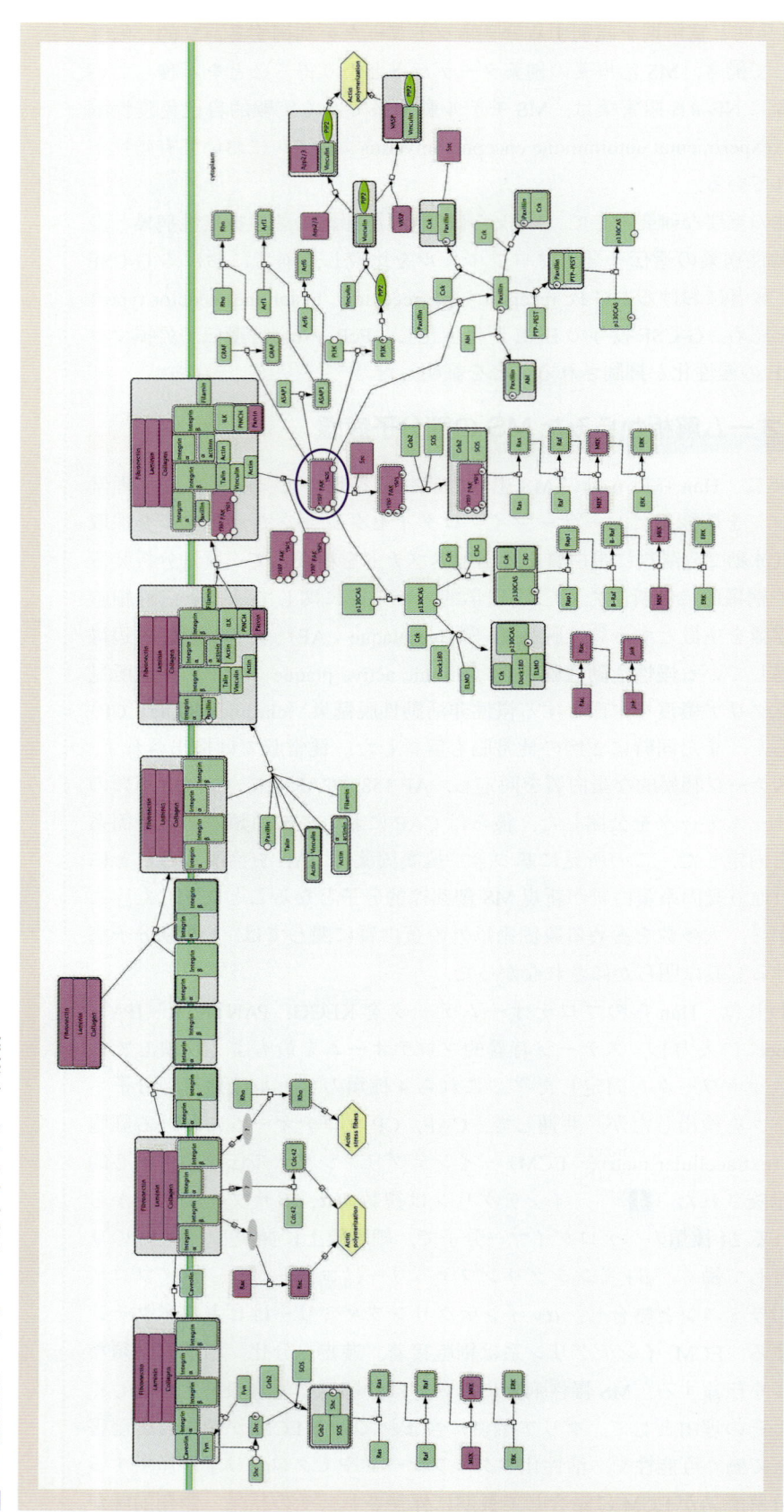

PANTHER による MS 脳病巣 CAP プロテオームの分子ネットワーク解析では、インテグリンシグナル伝達系との有意な関連性が示唆された。reference pathway 上の分子とヒットした CAP 蛋白質を紫色で示す。focal adhesion kinase (FAK)（青精円）が、ネットワークのハブ分子として働いていることがわかる。

(Satoh J. et al. *Mult Scler* 2009[20] より引用改変)

遷延化している可能性がある．現在，欧米では MS 再発抑制目的で，抗α4β1 インテグリンモノクローナル抗体 natalizumab（Tysabri®／2012 年現在国内未承認）が用いられている．しかしながら，natalizumab は進行性多巣性白質脳症（progressive multifocal leukoencephalopathy：PML）を惹起する危険性があり，より安全な薬の開発が必要である．ECM-インテグリンシグナル伝達系では，focal adhesion kinase（FAK）がハブとして働く（ 4)[20]．したがって FAK を標的とする治療薬は，慢性炎症性脱髄抑制薬の候補となる可能性があり，今後の開発が待たれる．

（佐藤準一）

文献

1) Oksenberg JR, Baranzini SE. Multiple sclerosis genetics--is the glass half full, or half empty? *Nat Rev Neurol* 2010；6：429-437.
2) Lassmann H, et al. The immunopathology of multiple sclerosis：An overview. *Brain Pathol* 2007；17：210-218.
3) Kitano H. A robustness-based approach to systems-oriented drug design. *Nat Rev Drug Discov* 2007；6：202-210.
4) Satoh J. Bioinformatics approach to identifying molecular biomarkers and networks in multiple sclerosis. *Clin Exp Neuroimmunol* 2010；1：127-140.
5) 佐藤準一．アレイインフォマティクスの進展．YAKUGAKU ZASSHI 2008；128：1537-1545.
6) Huang da W, et al. Systematic and integrative analysis of large gene lists using DAVID bioinformatics resources. *Nat Protoc* 2009；4：44-57.
7) The International Multiple Sclerosis Genetics Consortium. Risk alleles for multiple sclerosis identified by a genomewide study. *N Engl J Med* 2007；357：851-862.
8) The International Multiple Sclerosis Genetics Consortium, the Wellcome Trust Case Control Consortium. Genetic risk and a primary role for cell-mediated immune mechanisms in multiple sclerosis. *Nature* 2011；476：214-219.
9) Baranzini SE, et al. Genome, epigenome and RNA sequences of monozygotic twins discordant for multiple sclerosis. *Nature* 2010；464：1351-1356.
10) Achiron A, et al. Blood transcriptional signatures of multiple sclerosis：Unique gene expression of disease activity. *Ann Neurol* 2004；55：410-417.
11) Stürzebecher S, et al. Expression profiling identifies responder and non-responder phenotypes to interferon-β in multiple sclerosis. *Brain* 2003；126：1419-1429.
12) Satoh J, et al. Microarray analysis identifies an aberrant expression of apoptosis and DNA damage-regulatory genes in multiple sclerosis. *Neurobiol Dis* 2005；18：537-550.
13) Satoh J, et al. T cell gene expression profiling identifies distinct subgroups of Japanese multiple sclerosis patients. *J Neuroimmunol* 2006；174：108-118.
14) Comabella M, et al. A type I interferon signature in monocytes is associated with poor response to interferon-β in multiple sclerosis. *Brain* 2009；132：3353-3365.
15) Satoh J, et al. Microarray analysis identifies a set of CXCR3 and CCR2 ligand chemokines as early IFNβ-responsive genes in peripheral blood lymphocytes：An implication for IFNβ-related adverse effects in multiple sclerosis. *BMC Neurology* 2006；6：18.
16) Satoh J, et al. Aberrant transcriptional regulatory network in T cells of multiple sclerosis. *Neurosci Lett* 2007；422：30-33.
17) Satoh J, et al. Molecular network analysis of T-cell transcriptome suggests aberrant regulation of gene expression by NF-κB as a biomarker for relapse of multiple sclerosis. *Dis Markers* 2008；25：27-35.
18) Lock C, et al. Gene-microarray analysis of multiple sclerosis lesions yields new targets validated in autoimmune encephalomyelitis. *Nature Med* 2002；8：500-508.
19) Han MH, et al. Proteomic analysis of active multiple sclerosis lesions reveals therapeutic targets. *Nature* 2008；451：1076-1081.
20) Satoh J, et al. Molecular network of the comprehensive multiple sclerosis brain-lesion proteome. *Mult Scler* 2009；15：531-541.

Further reading

- 藤渕航ほか（編）．マイクロアレイデータ統計解析プロトコール．東京：羊土社；2008．
  マイクロアレイデータ解析入門書としてお勧め．

- 小田吉哉ほか（編）．創薬・タンパク質研究のためのプロテオミクス解析．東京：羊土社；2010．
  プロテオーム解析入門書としてお勧め．

環境因子からみた病因・病態

I. 多発性硬化症の病態と診断
病因・病態をめぐって

Point
- 多発性硬化症（MS）発症リスクのうち，環境因子はその70%に及ぶと推定される（遺伝因子が30%と推定されることから）．
- 疫学（地域）研究，移民研究，家族研究などから数多くの環境因子が提唱されている．
- 環境因子への曝露時期が重要である．すなわち，若年期における曝露が大きな影響をもたらす．
- 微生物（主にウイルス）感染，紫外線曝露（関連してビタミンD），喫煙については，多くのエビデンスがある．

はじめに

　MSの発症は，遺伝因子と環境因子の相互作用による．それでは，その比率はどの程度であろうか．MS発症リスクのおおむね30%は遺伝因子であるとの推定がなされている．一方，双生児研究からは，MSのheritability（発症するかしないかをgenetic varianceで説明しうる程度）は25～76%とばらつきの大きい推定になっている．疾患感受性遺伝子として確定し，その寄与度が最大であるとされる*HLA DRB1*15*は発症リスクを3～5倍にするといわれ，ゲノムワイド関連解析では，IL-2 receptor-α，IL-7 receptor-αなども疾患感受性遺伝子の候補として報告されている．しかし，それら候補遺伝子を合計しても，現在のところ発症リスクの3%しか説明していないとの批判がある．

　以上より，現時点で正確な数字を提示することは困難としても，環境因子の寄与度は相当大きいと考えられる．治療に結びつくような因子が，環境因子の探索から発見される可能性はきわめて高い．近年のMSの増加，特に若年女性患者の増加は，環境因子の変化を強く示唆する．

疫学（地域）研究[1-4]

　MS有病率の分布は，北半球ではnorth-south gradientを認め，南半球では逆を示す（**1**）．米国での調査でも同様であるが，米国北西部で有病率が高いことについては，スカンジナビアからの移民が多いということに関連づけられ，これは遺伝因子で説明可能とされている．オーストラリアでは，最南部のタスマニアで有病率が高い．以上，MSが高緯度地方に多いということから，日照時間，したがって紫外線曝露との関連が推定される．フランスの

1 世界の MS 有病率分布（10万人あたり，n = 93）

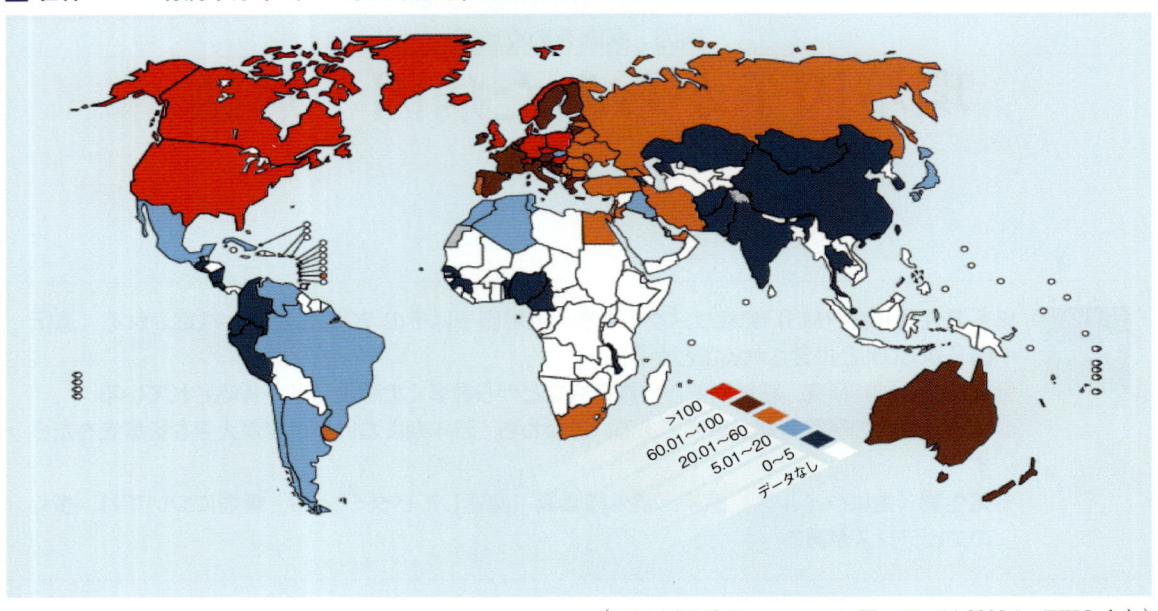

（ATLAS MS Resources In The World 2008 by WHO より）

2 フランス夏季の紫外線強度（A）とフランス農民の MS 有病率分布（B）

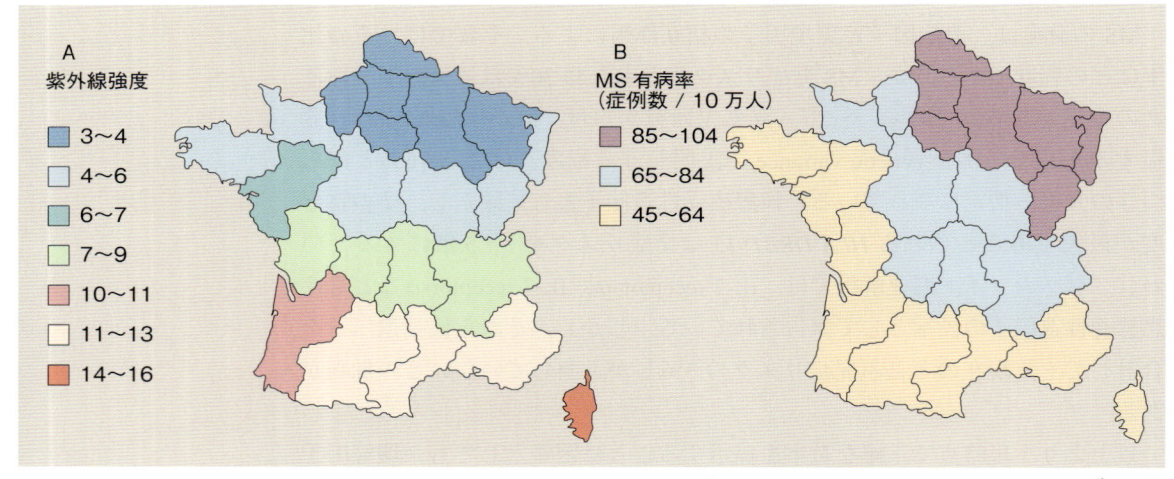

A 紫外線強度
- 3〜4
- 4〜6
- 6〜7
- 7〜9
- 10〜11
- 11〜13
- 14〜16

B MS 有病率（症例数／10万人）
- 85〜104
- 65〜84
- 45〜64

（Handel AE, et al. *Nat Rev Neurol* 2010[2] より）

データは，それを明らかに支持している（**2**）．ところが，ノルウェーにおいては，少し様相を異にする．ノルウェーでは，必ずしも north-south gradient を示さず（全体でみると高頻度発症地域であることは間違いないが），北部沿岸のほうが，南部内陸より，有病率が低い（**3**）．これについては，魚介類の摂取の差で説明されている．フランスには，north-south gradient に加え，east-west gradient も存在し，やはり，魚介類の摂取にその理由を求めている．

3 ノルウェーのMS有病率分布

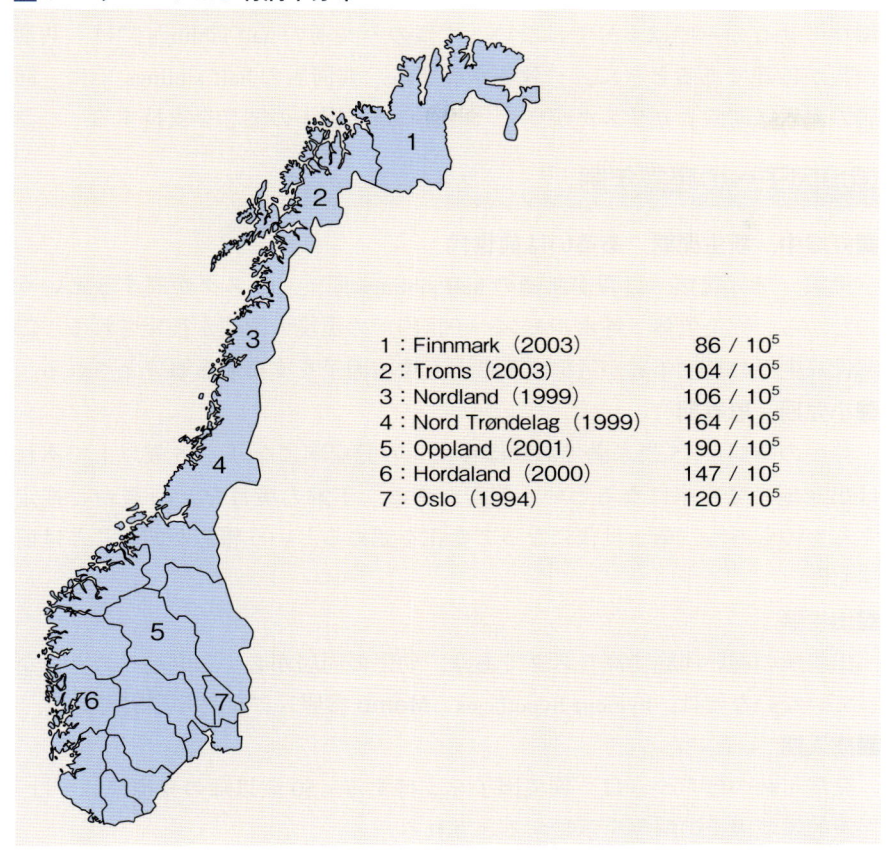

1：Finnmark (2003)	$86/10^5$
2：Troms (2003)	$104/10^5$
3：Nordland (1999)	$106/10^5$
4：Nord Trøndelag (1999)	$164/10^5$
5：Oppland (2001)	$190/10^5$
6：Hordaland (2000)	$147/10^5$
7：Oslo (1994)	$120/10^5$

（Kampman MT, et al. *J Neurol* 2007[5] より）

移民研究 [2,4]

　オーストラリアへの英国移民の研究では，タスマニアへの移民がクイーンズランドへの移民（前者のほうが高緯度）の5〜6倍の発症があり，環境因子の強い関与を推定させる．一方，極東からの米国，英国への移民の有病率は移民先でも低いままであるとされていたが，近年増加の傾向にあること，インドからの移民では，第2世代から増加していることが報告されている．いずれも環境因子を支持する報告であるが，後述するように，移民時の年齢の影響が大きい．

家族研究 [4]

　双生児研究における，一卵性双生児と二卵性双生児の発症率の差（一卵性双生児が高い）は，遺伝因子を支持するとして重要である．しかし，二卵性双生児のリスクが通常の同胞間のそれより高いことは，環境因子（二卵性双生児における環境因子の共通性）を支持する事実である．一卵性双生児における一致率は出生地の緯度により異なる（高緯度地方で一致率が高い）ことも環境因子の関与を支持する．一方，adoptees（養子），stepchildren（継子）は，

一般人口と発症率が変わらず、夫婦間でも発症率が高まることはなく、生活環境の共有のみでは十分ではない。片親のみ共通のhalf siblingsでは、共通の親が母親であるときに、一致率が高まる。非同居のhalf siblingsでは、同居の非血縁同胞よりリスクが高く、ともに遺伝因子の関与を支持する。

環境因子への曝露年齢[1,2]

■妊娠中、新生児期、あるいは前世代

母娘、母方親類、母親が共通のhalf siblings間で、リスクが高まるということから、性染色体、性ホルモン、子宮内での環境の関連が推定される。二卵性双生児の発症年齢が近似することも環境因子を支持する事実とされる。

■小児期、思春期

移民の時期が15歳未満であれば移民先の発症率になり、15歳以上であれば出身地の発症率になるという報告がある。年齢の境目を、20歳台と推定するものもある。第2世代になって変化を認めるという報告があることは前述した。

■出生順

出生順の遅い同胞で高リスクであり、幼児の同居が必ずしも高リスクになっていないなどは、hygiene hypothesis（**Memo**参照）に反対の事実である。

■成人期

発症年齢のばらつきは、環境因子を支持する。50歳以降の発症率低下は、保護的環境因子の関与を示唆するとされる。

■性差

1900年代は男女比が1：1であったとされるが、北米で20世紀に大きく変化し、女性の増加が著しい。スコットランドでも1950年以降、同様の傾向である。これらは、環境因子の影響を強く示唆するものである。

■MS発症後

再発と季節の関係の報告がある。すなわち、再発は冬期間に多く、夏期には減少する。

微生物[1-3]

エプスタイン・バーウイルス（EBV）[3,7]

小児期の感染率は低緯度地域で高く、伝染性単核球症（遅い初感染）は、MSのリスクを2〜3倍にする。hygiene hypothesisの一つの表れと解釈されているが、EBVの直接の関与の可能性が否定できない。なぜなら、EBV非感染者のMS発症リスクが、感染者の1／10以下である。MS患者において、抗EBNA-1抗体はMS発症前に上昇（20歳以降）し、維持される（25歳でプラトー）。抗EBNA-1抗体上昇は、Bリンパ球への潜在的持続性感染を示唆する。CD4 Tリンパ球のEBNA-1への反応性がMS患者で亢進しており、エピトープも広範囲にわたる。

Memo

hygiene hypothesis[3,6]

衛生環境が向上するにつれて自己免疫疾患の発症が増加するとの仮説である。MSについては、Poskanzer DC（1963）、Leibowitz U（1966）らが提唱した。Nielsen NM（2000）らのデンマークにおける、小児期のpoliomyelitis（脊髄灰白質炎）発症低下とMS発症率上昇の関係は、この説を支持するものと解釈されるが、以後もその妥当性については論争が続いている。Sotgiu S（2008）らはマラリアと、Fleming JO（2006）ら[5]は寄生虫であるTrichuris trichiuraとMS発症の関係を報告している。後者では、寄生虫感染によるリンパ球のTh1→Th2シフトがMS発症抑制に関与していると想定している。米国、イスラエル、英国、オーストラリアで、社会経済的にハイランクの階層に多発性硬化症が多いことも、この説を支持するものと考えられている。

小児 MS 患者の EBV 既感染率が，コントロールに比較して高率であること，サイトメガロウイルス，パルボウイルス B19，水痘・帯状疱疹ウイルス，単純ヘルペスウイルスでは同様の事実を認めなかったことより，小児 MS での関与が示唆されている．

EBV が MS 発症に関わるメカニズムについては，epitope spreading, superantigen effect, bystander activation, polyclonal B cell activation, molecular mimicry など数多くの説が提唱されている．実際に，EBV 構造蛋白とミエリン抗原の間に交差反応が認められる．しかし，MS 病巣中での EBV の存在証明については，認めるものと認めないもの双方の報告があり結論が出ていない．

MS と EBV の関連が証明されれば，ワクチン，抗ウイルス薬投与などの可能性が出てくる．

■ EBV の関連する時期

①出生前，周産期

EBV は経胎盤的に胎児に感染するが，これと将来の MS 発症とを関連づけた報告はない．

②小児期，思春期

MS の発症と EBV 感染については，多くの報告で証明されてきた．確かに，MS 患者のほとんどが EBV に感染している（99.5％）．しかし，一般人口でも 90〜95％の高率である．若年における EBV に対する抗体の抗体価が高いと MS 発症のリスクになる．一方，伝染性単核球症（遅い初感染，15 歳以上）は，MS のリスクを 2〜3 倍にする．$HLA\text{-}DRB^{*}1501$ と高抗 EBV 抗体価は，独立にかつ相乗的に MS 発症のリスクを高める．

③成人期

EBV 非感染者は MS 発症リスクがほとんどゼロである．

④ MS 発症後

再発時 EBV の再活性化が起きているとの報告がある．高抗体価は，CIS（clinically isolated syndrome）から definite MS への移行，MRI lesion load，障害度と関連しているとの報告がある．

ヒトヘルペスウイルス 6 型（HHV6）[3]

1995 年，Challoner らが，HHV6 の遺伝子の一部を MS 患者脳に発見したと報告した．2004 年，Clark らのレビューによると，HHV6 の DNA および蛋白を，それぞれ PCR あるいは免疫化学的に，脳，脊髄液内に証明したとする報告には，いまだ議論の余地があるという結論になっている．

コロナウイルス[3]

1970 年代，MS 患者脳に，コロナウイルスの存在を電子顕微鏡で確認したとの報告が続いた．MS 患者 T リンパ球に，ミエリン塩基性蛋白とコロナウイルスに交差反応するものがあるとの研究が 1990 年代に発表された．しか

し，コロナウイルス感染がMS発症の原因の一つであると確定するには，さらなる研究が必要というのが現時点の結論である．

レトロウイルス[3]

レトロウイルス感染と予後の関連を示唆する研究がある．

ピコナウイルス，水痘・帯状疱疹ウイルス（VZV）[3]

これらのウイルス感染の影響の調査もされている．VZVの10歳以上での初感染とMS発症リスクの研究があり，オッズ比は1.72となっている．

Chlamydia pneumoniae[3]

MS患者の脳脊髄液中に，正常コントロールより高率に*Chlamydia pneumoniae*遺伝子がPCRにより同定され（それぞれ，97％と18％），脳脊髄液中の抗*Chlamydia pneumoniae*抗体もMSで高率であったとの報告がある．2006年，Bagosらのメタアナリシスでも，PCRによる*Chlamydia pneumoniae*遺伝子の存在と髄腔内での抗体産生が確認されたとある．しかし，他の複数の研究室によるPCRの検討では，*Chlamydia pneumoniae*遺伝子をまったく認めないかコントロールと差がない．むしろ，PCR，抗体の検出ともに感受性・特異性に問題が指摘されており，MSにおける*Chlamydia pneumoniae*の関与については不確定である．

緯度，日照，出生月，ビタミンD[2,3,8,9]

■移民研究

疫学研究から，MS発症リスクとして，紫外線曝露とビタミンDの関与が数多く報告されている．

■出生前，周産期

冬期の妊婦のビタミンD濃度は低下しており，新生児も同様である．胎児期においても同様と考えられ，これが，出生月（北半球では5月生まれでリスクが高く，11月で低い）の効果を説明するかもしれない．リスクとなるHLAアレルの発現へのビタミンDの影響が，緯度とtwin concordance rates（双生児の一致率）の関連，HLAと出生月の関連を説明する可能性がある．

■小児期，思春期

6歳から15歳の間に日光に多く当たると，MS発症のリスクは0.31と低い．過去の紫外線曝露のマーカーとしてactinic skin damageを評価した研究でも，日光曝露とMS発症の関連が支持されている．

夏期の日光曝露を検討した研究では，16歳から20歳の日光曝露がリスクを0.55にし，6歳から10歳では，0.71に低下させる．しかし，以上の結果は，イスラエル，ポーランドの研究では実証されなかった．

discordant monozygotic twin（一卵性双生児不一致例）の研究では，MS発

症者は，非発症者より日光曝露が少なかった．しかし，discordant monozygotic twin において，ビタミン D 血中濃度は変わらなかった．ただし，後者の報告には，測定時期，活性型/非活性型ビタミン D の区別がないなど，いくつかの問題点が指摘されている．

ビタミン D の血中濃度が高いほど，MS 発症のリスクは低い（0.38）．20歳以前に測定した値のほうがより高い相関を示した．

■成人期

屋外で作業する労働者に MS が少ないとの報告がある．ビタミン D 補充は MS 発症リスクを低下（0.61）させる．

■MS 発症後

再発，活動性 MRI 病変がビタミン D と逆相関しているとの報告がある．一方で，ビタミン D の投与は MRI 病巣の抑制には無効との報告[10]もあり，大規模試験の実施が待たれる．

喫煙[2,3]

■出生前，周産期

妊娠中に母親が喫煙していたことは，児の将来の MS 発症には関連しないとの前向き試験がある．

■小児期，思春期

小児期に母親が喫煙していることが，児の将来の MS 発症に関連するとの報告はない．父親の喫煙に関しては研究がない．一方，受動喫煙が，小児 MS のリスクになるという研究もあり，今後の検討を要する．

■成人期

喫煙が MS のリスクになっているという多くのケース・コントロール研究，前向き研究がある．少数の否定的報告はあるが，喫煙がリスクを高めることについては，ほぼコンセンサスが得られている．オッズ比，相対リスクは，スウェーデンの研究で 1.5，英国の研究で 1.81 であり，用量依存性も明らかである．

喫煙の影響について，いくつかのメカニズムが提唱されている．ニコチン，シアン，フリーラジカルの，免疫細胞，髄鞘，軸索への影響が指摘されている．nitro-polyaromatic hydrocarbon（nitro-PAH）の関与も推測されている．nitro-PAH は，タバコの煙に含まれるが，燻製ソーセージにも含まれる．嗅ぎたばこではリスクが上昇しないので，ニコチンが原因である可能性は低い．

■MS 発症後

喫煙が MS の進行に悪影響を与えるとの報告が数多くある．CIS から definite MS への移行は喫煙者に多い．かつて喫煙していた症例では，二次性進行型 MS（secondary progressive MS：SPMS）に移行しやすい．喫煙歴（年数×本数）は，障害度の進行と関連する．喫煙は一次性進行型 MS（primary progressive MS：PPMS）のリスクになる．脳萎縮を含む MRI 所見でその影響を明らかにした研究がある．

母乳[3]

母乳が与えられた期間が短いとMS発症リスクになるとの報告がある．先進国，都市部での報告であり，開発途上国では，反対の傾向となる．哺乳期間の短縮と自己免疫疾患発症については，1型糖尿病や関節リウマチでも報告がある．

一方，出産後，授乳を開始した女性患者は，授乳しない患者より，再発率が1/5であったとの報告がある．

有害因子，環境汚染[3]

電磁場

携帯電話について関心を集めているが，デンマークの研究では，その使用とMSの発症に関連を認めなかった．高圧電線下の電磁場の影響については，多くが否定的であるが，スイスの研究では，相対危険率1.84と報告している．

大気汚染

微細粒子と女性での発症率上昇の関連性の報告，微細粒子および酸性ガス（SO_2，NO_2，NO）と再発率上昇の関連性の報告がある．油田火災時の煙および神経ガス（ともに湾岸戦争関連）とMS発症については，関連なしとの報告がある．

食事[3]

肉関連因子

1970年代には，動物性脂肪および蛋白とMS発症の関連を示した報告がある．その後も，肉，ブタ肉，加工肉食品（燻製を含む），若年期の肉消費，などとMS発症の関連を報告した研究がある．しかし，前向き研究では，肉関連因子とMS発症の関連を明らかにした報告はない．

魚および海産物

魚の摂取量が多い（Mediterranean diet，特に青年期に）とMS発症率が低いことは，いくつかの研究で明らかにされている．前述のノルウェーの報告は興味深い．

その他

野菜食がMS発症リスクを軽減するとの研究がある．また，心臓血管食（cardiovascular diet；米国心臓協会〈AHA〉の推奨する心疾患患者のための食事）が，障害度の高いMS患者の症状進行を抑制したとの報告がある．

相互作用[3]

遺伝因子と環境因子

　HLAと環境因子との相互作用の検討がいくつかなされている．*HLA-DR15*を有しEBVに対するEBNA-1抗体が高値を取るグループは，*HLA-DR15*を有さず抗体価の低いグループに比べリスクが9倍になるとの報告がある．そのほか，*MHC2TA*遺伝子とHHV6ウイルス感染の関係，ビタミンD受容体遺伝子多型と小児期の低ビタミンD曝露の研究がある．

環境因子間

　EBVに対するEBNA-1抗体価と喫煙，小児期の食事（肉関連）と麻疹を含む感染，麻疹感染と燻製ソーセージなどについて，相加あるいは相乗作用の報告がある．

　　　　　　　　　　　　　　　　　　　　　　　　　（菊地誠志）

文献

1) Ramagopalan SV, et al. Multiple sclerosis : Risk factors, prodromes, and potential causal pathways. *Lancet Neurol* 2010 ; 9 : 727-739.
2) Handel AE, et al. Environmental factors and their timing in adult-onset multiple sclerosis. *Nat Rev Neurol* 2010 ; 6 : 156-166.
3) Lauer K. Environmental risk factors in multiple sclerosis. *Experi Rev Neurother* 2010 ; 10 : 421-440.
4) Ebers GC. Environmental factors and multiple sclerosis. *Lancet Neurol* 2008 ; 7 : 268-277.
5) Kampman MT, et al. Outdoor activities and diet in chidhood and adolescence relate to MS risk above the Arctic Circle. *J Neurol* 2007 ; 254 : 471-477.
6) Fleming JO, Cook TD. Multiple sclerosis and the hygiene hypothesis. *Neurology* 2006 ; 67 : 2085-2086.
7) Levin LI, et al. Primary infection with the Epstein-Barr virus and risk of multiple sclerosis. *Ann Neurol* 2010 ; 67 : 824-830.
8) Niino M. Vitamin D and its immunoregulatory role in multiple sclerosis. *Drugs Today* 2010 ; 46 : 279-290.
9) Pierrot-Deseilligny C, Souberbielle JC. Is hypovitaminosis D one of the environmental risk factors for myltiple sclerosis? *Brain* 2010 ; 133 : 1869-1888.
10) Stein MS, et al. A randomized trial of high-dose vitamin D2 in relapsing-remitting multiple sclerosis. *Neurology* 2011 ; 77 : 1611-1618.

I. 多発性硬化症の病態と診断
病因・病態をめぐって

動物モデルからみた病因・病態

Point
- 実験的自己免疫性脳脊髄炎（EAE）は，多発性硬化症（MS）の動物モデルとして広く利用され，MSの治療薬の開発にも貢献してきた．
- EAEはミエリン蛋白（ペプチド）の接種あるいはミエリン蛋白に反応するヘルパーT細胞の移入によって誘導できる．
- EAEの誘導に関与するヘルパーT細胞は，インターフェロンγ（IFNγ）を産生するTh1細胞とIL-17を産生するTh17細胞に大別される．Th1細胞で誘導したEAEはMSの治療薬インターフェロンβ（IFNβ）で抑制される一方で，Th17細胞移入で誘導したEAEはむしろ悪化する．
- 腸内細菌とTh17細胞，およびEAEの重症度の間には明らかな関連がある．したがって，わが国におけるMS患者の増加傾向は，食生活の変化による腸内細菌の変化と関連づけられる可能性がある．

EAE

　MSの動物モデルである実験的自己免疫性脳脊髄炎（experimental autoimmune encephalomyelitis：EAE）研究の歴史は長いが，兎の中枢神経組織をすり潰して，サルに繰り返し接種して誘導したのが始まりである．EAEを発症したサルの病理学的所見はMSに類似した脱髄性脳炎であり，臨床的には急性または再発性の経過を示すことから研究者が興味を持ち，モルモット，ラット，マウスなどを用いたEAE研究へと発展していった．近年ではマウスにEAEを誘導する方法が確立し，MS病態の基礎的な研究や治療薬の開発に広く利用されている[1]．

　研究室でよく用いられるのは，ミエリン蛋白であるmyelin oligodendrocyte glycoprotein（MOG）の部分ペプチドMOG35-55とアジュバントを混和して，B6マウスに皮下接種することによって誘導する感作EAEモデルである．一方，MOG35-55を接種したマウスからリンパ球を採取し，これをMOG35-55ペプチドで活性化してから，別のB6マウスに投与することによっても，EAEを誘導することができる（細胞移入EAE）．EAEの脳内炎症を引き起こすのは，リンパ球の中でもヘルパーT細胞である．ヘルパーT細胞の分類は複雑になってきているが，EAEを誘導する能力を持つのはインターフェロンγ（IFNγ）を産生するTh1細胞と，インターロイキン17（IL-17）を産生するTh17細胞である．

1 T細胞が血液脳関門を通過して組織障害性の炎症病変を形成するまで

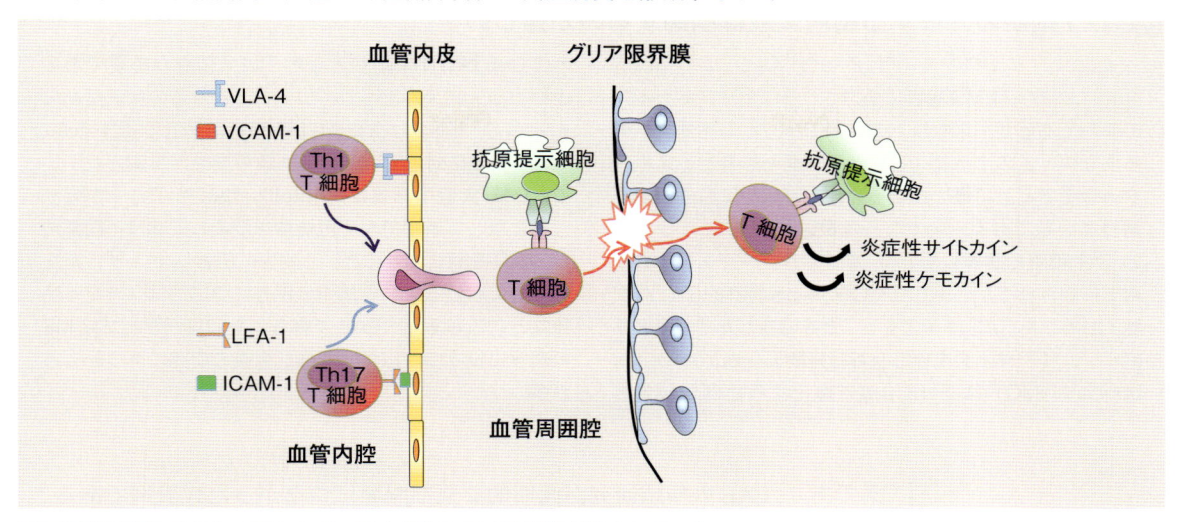

EAE誘導に関わるリンパ球として，Th1細胞とTh17細胞が知られている．
Th1細胞はVLA-4（α4β1インテグリン）を発現し，このインテグリン分子と血管内皮細胞の発現するVCAM-1（CD106）が結合すると，Th1細胞が血管内皮に強く接着して，同細胞が血管内皮を透過する過程が始まる．一方，Th17細胞はLFA-1（αLβ2インテグリン）を発現し，LFA-1とICAM-1の結合を介してTh17細胞が血管内皮を通過する過程が始まる．血管内皮を通過して血管周囲腔に浸潤したT細胞は，抗原提示細胞の提示する自己抗原に反応して活性化する．活性化したT細胞はグリア限界膜（グリア・リミタンス）を破壊する分子（MMP-9など）を産生し，その結果，グリア限界膜は障害を受け，その障害部位よりT細胞の中枢神経実質内侵入が可能になる．中枢神経内に侵入したT細胞は，再度自己抗原を認識して炎症性サイトカインやケモカインを産生し，強い脳内炎症が惹起される．

EAEの発症機序

　中枢神経系は①血管内皮および脈絡叢（choroid plexus），②アストロサイトで形成されるグリア限界膜（グリア・リミタンス；glia limitans）という二層構造の血液脳関門（blood brain barrier）によって保護されている．末梢リンパ組織で活性化したT細胞は血管内皮や脈絡叢を比較的自由に通過して，血管周囲腔（Virchow-Robin腔）やくも膜下腔（subarachnoidal space）に侵入する．T細胞が血管内皮を通過する際には，T細胞の発現するVLA-4（α4β1インテグリン）分子と血管内皮の発現するVCAM-1の相互作用が重要な役割を果たす[2]．EAEの誘導操作を受けたマウスでは，MOG35-55反応性T細胞が髄液で充たされた空間に侵入し，そのどこかで自己抗原MOGに遭遇すると組織障害性因子を産生する．それが近傍のグリア限界膜を障害し，T細胞の中枢神経実質内への侵入を促す[3,4]．中枢神経実質内では，MOG35-55反応性T細胞は，ミクログリアなどの抗原提示細胞が提示するMOGを認識して炎症性サイトカインやケモカインを産生する．その結果，さまざまな炎症細胞や抗体産生細胞が動員され，脱髄性炎症病変が形成される．このように自己反応性T細胞が末梢リンパ組織から中枢神経にたどり着き，さらに組織障害性の炎症病変を形成するまでには，多くのプロセスを経る（**1**）．

　MSの治療薬natalizumab（Tysabri®／2012年現在国内未承認；抗α4インテグリン抗体）は，T細胞が血管内皮を通過するプロセスを阻害する抗体医

Th17細胞の介在する脳内炎症は制御するのが難しい？

インターフェロンβ（IFNβ-1a〈アボネックス®〉,-1b〈ベタフェロン®〉）はMS患者に処方されるファーストラインの薬剤であるが，半数以上の症例で十分な治療効果が得られない．このようなノンレスポンダー患者とレスポンダー患者でどこに違いがあるのか，臨床的にもきわめて重要な問題である．AxtellらはMOG35-55特異的Th1細胞で誘導したEAEは，インターフェロンβ注射で抑制されるが，一方でMOG35-55特異的Th17細胞で誘導したEAEは悪化することを報告した[8]．抗アクアポリン4抗体上昇を伴う視神経脊髄炎（neuromyelitis optica：NMO）はIFNβ治療で悪化する症例が報告されているが，Th1細胞よりもTh17細胞が重要であるという研究結果が出されている[9]．これらの状況証拠にもとづき，IFNβは主にTh1細胞の活動を制御するが，Th17細胞に対しては無効である可能性が推測されている．EAE実験の結果は，natalizumabもTh17細胞性炎症に対して有効でない可能性を示唆しており，同薬剤がNMOを悪化させるという報告に矛盾しない[10]．ただしMSにおけるTh17細胞の関与については，まだ不明確なところもあり，EAEで得られた知見がどれだけMSの理解に役立つかについては，今後の研究に待つところが多い．

薬であり，EAEの病態研究が画期的な薬剤開発につながった代表例である[2]．

Th1細胞とTh17細胞

EAEやMSの発症に関係するヘルパーT細胞は，従来インターフェロンγを産生するTh1細胞であるとされていた．しかし2005年頃に新しいヘルパーT細胞（Th17細胞）の存在が報告されてから，Th1細胞，Th17細胞のいずれが重要であるかについて活発な議論が交わされた．Th17細胞はIL-17を産生する細胞で，その分化誘導にはIL-6とtransforming growth factor（TGF）-βの両者が存在することが重要である．Th1細胞がマクロファージ介在性の炎症で重要な役割を果たすのに対して，Th17細胞は主に好中球が介在する炎症に関与する[5]．

Th1細胞，Th17細胞のいずれもEAEを誘導する能力を持つが，Th17細胞のほうが組織障害の強い病変を誘導する．またTh1細胞は主に脊髄に浸潤するのに対して，Th17細胞は脳に浸潤する傾向が強い．最近になってTh17細胞の脳浸潤にはVLA-4（α4β1インテグリン）ではなくLFA-1（αLβ2インテグリン）が必要であることが報告されているが，抗α4インテグリン抗体natalizumabは主にTh1細胞の中枢神経浸潤を阻害し，Th17細胞炎症の抑制能は持たない可能性がある[6,7]．

腸内細菌とEAE

近年先進諸国におけるMSの増加傾向が明確になっているが，特にわが国における増加傾向は顕著である．MSの発症に関連する後天的な因子としては，エプスタイン・バー（EB）ウイルス感染，喫煙，短い日照時間などが知られているが，いずれもわが国におけるMSの増加傾向を説明しうるものではない．近年，Th17細胞などの免疫細胞の分化誘導と腸内細菌の関連が明らかになり，マウスではSFBという特定の細菌がTh17細胞に大きな影響を与えることがわかっている[11]．われわれは食生活の欧米化に伴う腸内細菌叢の変化が免疫系に影響を与え，それがMSの発症増加につながっている

という作業仮説を立ててEAEモデルで妥当性を検討した．B6マウスに3種類の抗生物質（カナマイシン，コリスチン，バンコマイシン）を1週間以上投与し，腸内細菌叢を偏倚させたうえでEAEを誘導したところ，MOG35-55特異的Th17細胞の減少とともにEAEの臨床症状が軽症化することが確認された[12]．同じ結果は海外の2つの研究室から追試確認の発表があった．

MSの病態を考えるうえで，腸内細菌の情報は重要なものになる可能性がある．

（山村　隆）

文献

1) Gold R, et al. Understanding pathogenesis and therapy of multiple sclerosis via animal models : 70 years of merits and culprits in experimental autoimmune encephalomyelitis research. *Brain* 2006 ; 129 : 1953-1971.
2) Steinman L. Blocking adhesion molecules as therapy for multiple sclerosis : natalizumab. *Nat Rev Drug Discov* 2005 ; 4 : 510-518.
3) Engelhardt B. T cell migration into the CNS during health and disease : Different molecular keys allow access to different CNS compartments. *Clin Exp Neuroimmunol* 2010 ; 1 : 79-93.
4) 能登大介, 山村隆. 免疫性神経疾患の免疫学. 内科 2010 ; 105 : 756-761.
5) Korn T et al. IL-17 and Th17 cells. *Annual Rev Immunol* 2009 ; 27 : 485-517.
6) Rothhammer V et al. Th17 lymphocytes traffic to the central nervous system independently of $\alpha 4$ integrin expression during EAE. *JEM* 2011 ; 208 : 2465-2476.
7) Glatigny S, et al. Cutting edge : Loss of a4 integrin expression differentially affects the homing of Th1 and Th17 cells. *J Immunol* 2011 ; 187 : 6176-6179.
8) Axtell RC, et al. T helper type 1 and 17 cells determine efficacy of interferon-b in multiple sclerosis and experimental encephalomyelitis. *Nature Med* 2010 ; 16 : 406-412.
9) Varrin-Doyer M, et al. Aquaporin 4-specific T cells in neuromyelitis optica exhibit a Th17 bias and recognize Clostridium ABC transporter. *Ann Neurol* 2012 ; 72 : 53-64.
10) Kleiter I, et al. Failure of natalizumab to prevent relapses in neuromyelitis optica. *Arch Neurol* 2012 ; 69 : 239-245.
11) Ivanov II, et al. Induction of intestinal Th17 cells by segmented filamentous bacteria. *Cell* 2009 ; 139 : 485-498.
12) Yokote H, et al. NKT cell-dependent amelioration of a mouse model of multiple sclerosis by altering gut flora. *Am J Pathol* 2008 ; 173 : 1714-1723.

I. 多発性硬化症の病態と診断
病因・病態をめぐって
グリア細胞からみた多発性硬化症

Point
- ミクログリアは抗原提示細胞として自己反応性T細胞の分化に，炎症細胞として髄鞘，軸索の傷害に関与する．
- アストロサイトは炎症，抗炎症作用，神経保護作用，血液脳関門の機能維持に関与し，ミクログリアの樹状細胞化も誘導する．
- オリゴデンドロサイトは自己免疫性炎症の標的となり脱髄を引き起こす．MS病巣にはその前駆細胞も存在し，髄鞘再生に関与する．

Key words

抗原提示細胞（antigen presenting cell：APC）
APCは抗原を取り込み，処理し，MHC class II抗原上に抗原を表現してT細胞に提示する．T細胞を十分活性化するには副刺激因子からのシグナルも不可欠である．神経系内では，アストロサイト，血管内皮細胞もAPCの候補としてあげられたが，抗原提示に必要な副刺激因子をも兼ね備えたプロフェッショナルAPCはミクログリアと樹状細胞と考えられる（CTLA4-IgはAPC上の副刺激因子であるCTLA4とIgGのキメラ蛋白で，抗原提示細胞上のCTLA-4のリガンドCD80およびCD86に結合し，抗原提示過程をブロックするものであり，MSを含めた自己免疫疾患の治療薬としても期待されている）．

はじめに

多発性硬化症（MS）は遺伝的素因を有する個体に，ある種の環境因子が作用することによって引き起こされる多因子疾患であり，中枢神経系の髄鞘抗原に対する自己免疫疾患であると考えられているが，発症機序の詳細は今なお不明である．本稿では，グリア細胞のMSの病態での役割を紹介し，グリア細胞からみたMSの発症機序について考察する．グリア細胞はオリゴデンドロサイト（oligodendrocyte；乏突起膠細胞）とアストロサイト（astrocyte；星状細胞）（マクログリア）とミクログリアから成り，前二者と異なり，ミクログリアは骨髄由来と考えられている．ミクログリアは脳内唯一の免疫担当細胞であり，自然免疫の重要な担い手であるのみならず，抗原提示細胞として自己反応性T細胞の分化に関与し，炎症細胞として脱髄や軸索変性を引き起こし，MSの自己免疫性炎症の発現に重要な役割を果たしている．しかしながら，ミクログリアのみではMSに特異的な時間的，空間的病変形成を説明できず，他のグリア細胞，浸潤炎症細胞との相互作用，末梢での免疫異常の推移の解明が今後の課題と考えられる．

ミクログリア

抗原提示細胞（APC）としての役割

MSの発症には，まず末梢で抗原提示を受け，分化，活性化した髄鞘抗原特異的なT細胞が血液脳関門を通過し，中枢神経系内で抗原の再提示を受ける必要がある．この役を担う細胞として，class II主要組織適合性（MHC）抗原が誘導されることから，過去にはアストロサイト，血管内皮細胞なども候補としてあげられたが，抗原提示に必要な副刺激因子を発現し，ヘルパー

T細胞（Th）の分化に必要なIL-12, IL-23の産生能を持つミクログリアが最も重要視されている．MSや実験的自己免疫性脳脊髄炎（experimental autoimmune encephalomyelitis：EAE）の病態では，樹状細胞（DC）も存在し，APCの役割を果たしていると考えられる．最近，われわれはミクログリアがDCに分化することを見出しており[1]，この点でも，ミクログリアが抗原提示過程で最重要と考えられる．

炎症細胞としての役割

　脳内で再度抗原提示を受け活性化したT細胞（主にはTh）は活発にサイトカインを産生する．Th1による組織障害機序の主体はこれらのサイトカインで，病態を誘導するエフェクターとして働く．すなわち，直接神経系細胞の機能を障害する（腫瘍壊死因子：TNF-αやリンホトキシンなど）ほか，増殖因子としてリンパ球や単球系細胞を増やし（IL-2, IL-3, granulocyte macrophage-colony stimulating factor〈GM-CSF〉など），マクロファージなどの炎症細胞を引き寄せ，病変部にとどめ，活性化する（ケモカインなど）．Th1による組織障害のもう一つの重要な機序はミクログリア，マクロファージの活性化である．活性化に伴い，ミクログリアは種々の炎症性サイトカイン（IL-1, TNF-αなど）や，一酸化窒素（NO），活性酸素，興奮性アミノ酸を産生し，それらが炎症のエフェクターとして働くと考えられている．Th1由来のインターフェロンγ（IFNγ）はミクログリアにclass II MHC抗原を誘導し，APCに変化させ，自己免疫機序を持続させる方向に働く．Th1による活性化以外にも，ミクログリアはさまざまなトル様受容体（TLR）を表現しており，この受容体を介して活性化され，サイトカインをはじめとするさまざまな炎症性因子を産生する．しかしながら，これらのミクログリア由来の炎症性サイトカインは直接脳内に注入しても脱髄を起こさない．さらに，これらの炎症性サイトカインを過剰発現させた動物でも脱髄は起こらなかった．しかしながら，TNF-αを過剰発現させたマウスにEAEを起こすと重症化することから，炎症性サイトカインは自己免疫性炎症を増強するが，特異的にオリゴデンドロサイトあるいは髄鞘を障害するには十分でないと考えられる[2]．IFNγや活性酸素などのフリーラジカル，一酸化窒素も培養系ではオリゴデンドロサイト，神経細胞を傷害することが報告されているが，実際のMSの病変部位で脱髄，軸索変性を起こしているという証拠は得られていない．MS病巣ではiNOSの表現，iNOS陽性のミクログリアが増えていることは明らかであるが，iNOSの表現は脱髄ともT細胞浸潤とも相関しないとされている[2]．

　Th17による組織傷害については，サイトカインそのものよりもグランザイムによる組織破壊が想定されている．しかしながら，われわれはIL-17がミクログリアの炎症性サイトカインやNO産生を誘導することを示しており，ミクログリアの活性化を介しても炎症形成に関与していると考えられる（**1**）．

Keywords

樹状細胞

特有の突起をもち，樹状の形態をとる．胸腺において免疫寛容の誘導を制御し，末梢では抗原提示細胞（APC）として働くことから自己免疫発現に最も重要な細胞として位置づけられている．強いMHC class II抗原の発現とそれを介してのT細胞への強力な抗原提示能を有し，一次免疫反応を惹起する．エンドサイトーシスによる抗原の取り込みは行うが，マクロファージと異なり旺盛な貪食はみられない．

Keywords

トル様受容体（Toll-like receptor：TLR）

ウイルスや細菌などの病原体の表面抗原をパターン認識する受容体で，自然免疫を作動する．TLR1～11がある．ウイルス感染の際にインターフェロン産生が起こるのもTLRを介した反応である．

1 多発性硬化症の病態におけるグリア細胞の関与

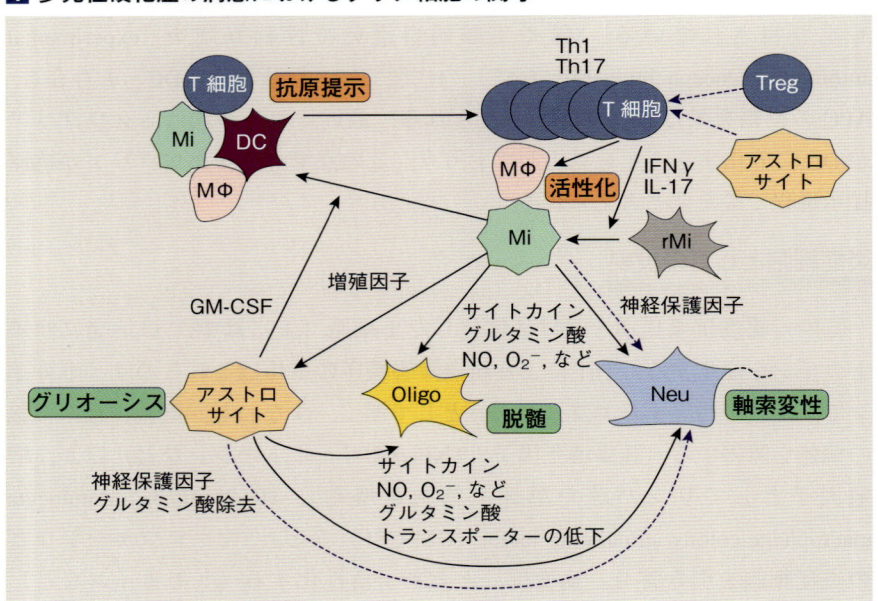

実線は障害性，病変形成に作用する刺激，破線は抑制性，保護的に働く刺激を表す．
Mi：ミクログリア，rMi：休止期ミクログリア，MΦ：マクロファージ，DC：樹状細胞，Oligo：オリゴデンドロサイト，Neu：神経細胞，Th1：T helper 1，Th17：T helper 17，Treg：制御性T細胞．

軸索変性，神経変性とミクログリア

　MSは髄鞘を標的とした脱髄疾患で，従来，軸索は保たれるとされてきた．しかしながら，MRIにより，軸索変性を示唆する脳・脊髄の萎縮やT1強調画像の低信号病変が進行性に認められることが明らかにされ，病理学的にも軸索の変性を示す所見が多数報告されている．MSの活動性病変でより軸索変性の所見が多いことは，炎症性因子が髄鞘と同時に軸索も傷害していることを示唆している．ミエリン塩基性蛋白（MBP）の脱落した脱髄病変には活性化ミクログリアの浸潤がみられ，同部位でアストロサイトのグルタミン酸トランスポーターが減少し，神経細胞の変性がみられることから，ミクログリア由来のグルタミン酸が神経細胞変性に重要であり，グルタミン酸を処理するアストロサイトの処理能力低下もこれを増長している可能性が示されている[3]．

　われわれはグルタミン酸が活性化ミクログリア由来の最も強力な神経傷害因子であることを明らかにした[4]．グルタミン酸はミトコンドリアの呼吸鎖を障害しエネルギーを枯渇させ，軸索輸送を障害する．この結果，軸索，樹状突起にビーズ状変性（neuritic beading）を生成し，この状態が続くと神経細胞死に至ることが明らかになった（**2**）．実際にミクログリアのグルタミン酸の産生，放出を抑制する薬剤はEAEを抑制した．MS病変部位でT細胞，マクロファージ，ミクログリア，アストロサイトから産生されるTNF-αはミクログリアのグルタミン酸産生を強く誘導し，NMDA受容体を介した興奮性神経細胞死を引き起こす．同時にアストロサイトのグルタミン酸トランスポーターを減少させ，グルタミン酸の取り込みを阻害し，神経細胞傷害を

2 炎症性病態におけるミクログリア，T細胞による神経傷害機序

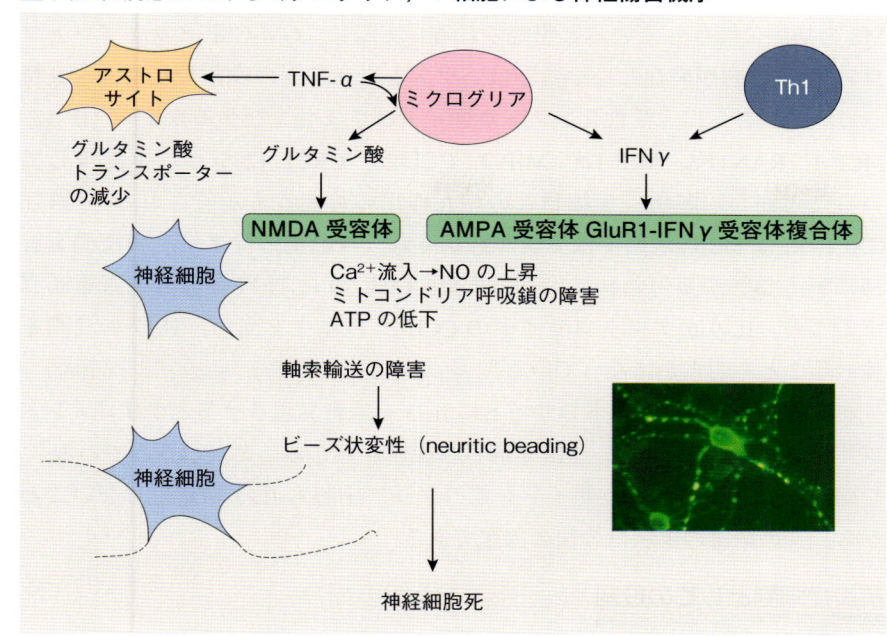

TNF-αはミクログリアのグルタミン酸産生を誘導し，アストロサイトのグルタミン酸トランスポーターを減少させ，神経細胞傷害を引き起こす．Th1とミクログリア由来のIFNγはAMPA受容体GluR1-IFNγ受容体複合体を介して神経細胞傷害を引き起こす．

助長する．そのほか，ミクログリア由来のサイトカインで神経傷害作用を有するのはIFNγである．IFNγも単独では軸索輸送の障害によるビーズ状変性のみを誘導するが，神経細胞死までは誘導しない．しかしながらグルタミン酸AMPA受容体作動薬と協調的に神経細胞死を誘導する．この機序として，われわれはIFNγ受容体がAMPA受容体GluR1と複合体を形成していることを突き止めた[5]．IFNγはGluR1からのCa流入を誘導し，ATPの減少，軸索輸送の減少を引き起こし，軸索の傷害を誘導する（ 2 ）．

アストロサイト

炎症細胞としての役割

アストロサイトもTLRを発現しており，TLR3，4のシグナルでさまざまな炎症性因子（TNF-α，IL-1β，IL-6，IL-5，IL-33）を産生することから，ミクログリアと同様に炎症，脱髄，神経変性のエフェクター相で働く可能性がある．しかしながら，アストロサイトにTNF-αを過剰発現させたマウスは麻痺や失調などの神経症状を呈するが，病理学的には脱髄は確認されなかった．同様にIL-6を過剰発現させたマウスも神経変性とグリオーシスは起こるものの，脱髄はみられなかった．したがって，アストロサイト由来の炎症性サイトカインは，単独では脱髄を誘導できず，ミクログリアとは別の形で炎症形成に関与していると考えられる．アストロサイトは脳内で唯一のGM-CSF産生細胞であり，この産生を介してミクログリアの増殖，分化にも働く．GM-CSFはミクログリアにDCのマーカーであるCD11cを発現させ，

DC様細胞に変化させることから，アストロサイトがDCを脳内で誘導し，MSの病態に関与していると想定される．実際に，GM-CSFノックアウトマウスではEAEが発症しないことは，アストロサイトの役割の重要性を支持している．さらに，活性化アストロサイトはさまざまなケモカイン（IP-10, MCP-1, RANTES, MIP-1α, MIP-2, CCL-20, CXCL-12など）を発現していることから，各種炎症細胞との相互作用の可能性も示唆される．特に，CXCL-12はMSの病態では発現が抑制され，自己反応性T細胞の浸潤を容易にすることが報告されている．また，CCL-20はTh17細胞の遊走を誘導すること，IL-9がアストロサイトのCCL-20の産生を高め，Th17の浸潤を強めることも明らかになっている[6]．

興味深いことに，アストロサイトにIL-3を過剰発現させるとオリゴデンドロサイトに障害がみられ，MSと同様の脱髄が起こることが示されている[7]．しかしながら，アストロサイトも他のグリア細胞もIL-3を産生しないことから，この結果の解釈は今後の課題である．

抗炎症細胞としての役割

ミクログリアと同様アストロサイトもIL-10などの抗炎症性サイトカインを産生する．さらに，さまざまな神経栄養因子（NGF，BDNFなど）の産生を介して，炎症から神経細胞を保護する役割も担っている．アストロサイトがIL-27を産生すること，IL-27がTh17の分化を抑制することが示されており，この点でも，病態抑制にも関与しうる細胞であると考えられる[8]．

血液脳関門の構成細胞としての役割

アストロサイトは足突起を血管内皮細胞に伸ばし，ペリサイトとともに，血液脳関門（BBB）の形成，特に血液由来の因子を通過させないようにするtight junction形成に重要な役割を果たしている．したがって，アストロサイトの障害はBBBの障害をも誘導しうる．また，TNF-αはtight junctionを障害することが示されているので，アストロサイトはBBB障害因子産生細胞としても機能する可能性がある．

標的としてのアストロサイト

アストロサイトの足突起には水チャンネルaquaporin-4（AQP4）が存在し，視神経脊髄炎（neuromyelitis optica：NMO）では抗AQP4抗体と補体によりアストロサイトが傷害されると考えられている．この周囲には脱髄もみられる．その原因としてアストロサイトとオリゴデンドロサイトはギャップ結合を介してイオンバランスを保っており，この破綻によるオリゴデンドロサイトに対する栄養，保護機構の障害が想定されている[9]．

オリゴデンドロサイト

脱髄性炎症の標的であり，前述のごとく，T細胞，グリア細胞由来のさま

ざまな炎症性因子がオリゴデンドロサイトを傷害して脱髄を引き起こすことが報告されている．これらとは別に，神経系の自然免疫を活性化する機序（感染，破壊細胞成分など）が直接オリゴデンドロサイトの機能障害を誘導する可能性も指摘されている．成熟オリゴデンドロサイトはトル様受容体（TLR）を表現していないが，その前駆細胞はTLRを表現していることが最近明らかになった[10]．TLR4のリガンドであるリポ多糖（LPS）で刺激するとオリゴデンドロサイト前駆細胞にiNOSではなく，nNOSが誘導される．nNOSの活性化はミトコンドリアの呼吸鎖の障害を引き起こし，ついには細胞死を誘導する．実際に，脳内にLPSを注入するとオリゴデンドロサイトにnNOSがみられ，近傍にミエリンの脱落がみられる．またMSの病変近傍にnNOSが増加していることも確認されている．したがって，オリゴデンドロサイトまたは前駆細胞のTLRが脱髄形成に関与している可能性は高いが詳細はこれからの課題である．最近，MSの脱髄巣でオリゴデンドロサイトがTLR2を表現していることが報告された[11]．Sloaneらは前駆細胞の分化，髄鞘再生との関連を示唆しており，脱髄，再生双方にTLRが関与している可能性が考えられる．実際にMS病巣ではオリゴデンドロサイト前駆細胞が存在し，これらを活性化し再生治療に使うという研究もなされている．

おわりに

　グリア細胞はさまざまな形でMSの病変形成に関与している．従来，静的な瘢痕と考えられてきたグリオーシスは，実は活発に炎症性因子を産生するグリアの集まりであり，神経炎症，グリア炎症としてとらえられるようになっている．このさらなる解析がMSの解明にもつながると考えられる．

（錫村明生）

文献

1) Li H, et al. Tumor necrosis factor-α promotes granulocyte-macrophage colony-stimulating factor-stimulated microglia to differentiate into competent dendritic cell-like antigen-presenting cells. *Clin Exp Neuroimmunol* 2011；2：1-11.
2) Sriran S. Role of glial cells in innate immunity and their role in CNS demyelination. *J Neuroimmunol* 2011；239：13-20.
3) Vercellino M, et al. Altered glutamate reuptake in relapsing-remitting and secondary progressive multiple sclerosis cortex：Correlation with microglia infiltration, demyelination, and neuronal and synaptic damage. *J Neuropathol Exp Neurol* 2007；66：732-739.
4) Takeuchi H, et al. Neuritic beading induced by activated microglia is an early feature of neuronal dysfunction toward neuronal death by inhibition of mitochondrial respiration and axonal transport. *J Biol Chem* 2005；280：10444-10454.
5) Mizuno T, et al. Interferon-gamma directly induces neurotoxicity through a neuron specific, calcium-permeable complex of IFN-γ receptor and AMPA GluR1 receptor. *FASEB J* 2008；22(6)：1797-1806.
6) Zhou Y, et al. IL-9 promotes Th17 cell migration into the central nervous system via CC chemokine ligand-20 produced by astrocytes. *J Immunol* 2011；186(7)：4415-4421.
7) Chiang CS, et al. Macrophage / microglial-mediated primary demyelination and motor disease induced by the central nervous system production of interleukin-3 in transgenic mice. *J Clin Invest* 1996；97：1512-1524.

8) Stumhofer JS, et al. Interleukin 27 negatively regulates the development of interleukin 17-producing T helper cells during chronic inflammation of the central nervous system. *Nat Immunol* 2006 ; 7(9) : 937-945.
9) Parratt JD, Prineas JW. Neuromyelitis optica : A demyelinating disease characterized by acute destruction and regeneration of perivascular astrocytes. *Mult Scler* 2010 ; 16 : 1156-1172.
10) Yao SY, et al. In vitro and in vivo induction and activation of nNOS by ILS in oligodendrocytes. *J Neuroimmunol* 2010 ; 229 : 145-156.
11) Sloane JA, et al. Hyaluronan blocks oligodendrocyte progenitor maturation and remyelination through TLR2. *Proc Natl Acad Sci U S A* 2010 ; 107 : 11555-11560.

Further reading

- Gandhi R, et al. Role of the innate immune system in the pathogenesis of multiple sclerosis. *J Neuroimmunol* 2010 ; 221 : 7-14.
  MSの病態の主役はT細胞であり，獲得免疫が主体の疾患と考えられているが，自然免疫系の関与，特に樹状細胞，ミクログリア，NK細胞などの関与も発症に重要であることを解説している．

- 錫村明生．神経細胞死におけるミクログリアの役割．細胞工学 2011 ; 30 : 1042-1045.
  ミクログリアを中心とした神経炎症が神経細胞死，神経保護双方に重要な役割を果たしており，そこでは，種々の液性因子を介したミクログリアと神経細胞の相互作用が行われている．

血液脳関門からみた病因・病態

Point

- 血液脳関門（BBB）の首座として働く血管内皮細胞のバリアー機能維持には，血管周細胞とアストロサイトから放出される液性因子が必須であることが明らかになってきた．
- BBB の破壊は多発性硬化症（MS）の中核病変とされている炎症性脱髄の形成に先駆けて起こるイベントであることが，研究により示されている．
- BBB 破綻のメカニズムは大きく分けて，①BBB を乗り越える炎症細胞の中枢神経内浸潤，② paracellular pathway（内皮細胞間）を通る液性因子の中枢神経内漏出の 2 つから成る．
- MS の治療法として確立している副腎皮質ステロイドとインターフェロン β には同様に，炎症性細胞への効果と BBB への直接的作用により破綻した BBB を修復する作用があると考えられる．
- MS においてヒト BBB 由来の内皮細胞株を用いた研究により BBB 破綻のメカニズムの理解が深まり，新規治療薬の開発につながることが期待されている．

はじめに

　微小循環系は循環器系の最終目標である物質交換のなされる場である．血液成分から組織への必要物質の移行と老廃物の回収を能率よく円滑に行うため，体内のほとんどの臓器の微小血管内皮細胞は有窓であり，多数の pinocytotic vesicle を有して細胞間・細胞内の物質往来を自由にしている．一方，体内の限られた部位では微小血管内皮細胞は隣接する細胞間で tight junction（TJ）を形成しており，内皮細胞自体の著しく低い pinocytotic activity と相まって物質の自由な往来を制限している．この機構は blood-tissue barrier と総称され，blood-retinal barrier（血液網膜関門）や blood-nerve barrier（血液神経関門）など多数のバリアーシステムが存在している．なかでも中枢神経系におけるバリアーシステムは脳の内部環境を維持するうえできわめて重要であり，血液脳関門（blood-brain barrier：BBB）と血液脳脊髄液関門（blood-cerebrospinal fluid barrier：BCSFB）の 2 つにより構成されている[1]．

　多発性硬化症（multiple sclerosis：MS）は中枢神経系における炎症性脱髄性疾患の代表的な疾患であり，その病因は中枢神経系のミエリン蛋白に対する自己免疫反応であると考えられている．MS を惹起する中心プレーヤーは臓器特異的 CD4 陽性 T 細胞であり，この細胞は当然末梢リンパ組織から動員される．すなわち MS において中枢神経系に脱髄病変が形成されるためには，まず病的 T 細胞が中枢神経系のバリアーシステムを突破する必要があ

Keywords

tight junction（TJ）
TJ は，claudin, occludin, zonula occludens などの蛋白で構成される生体内で最も緻密で強力な細胞間接着構造．

1 白血球がBBBを乗り越えるプロセス

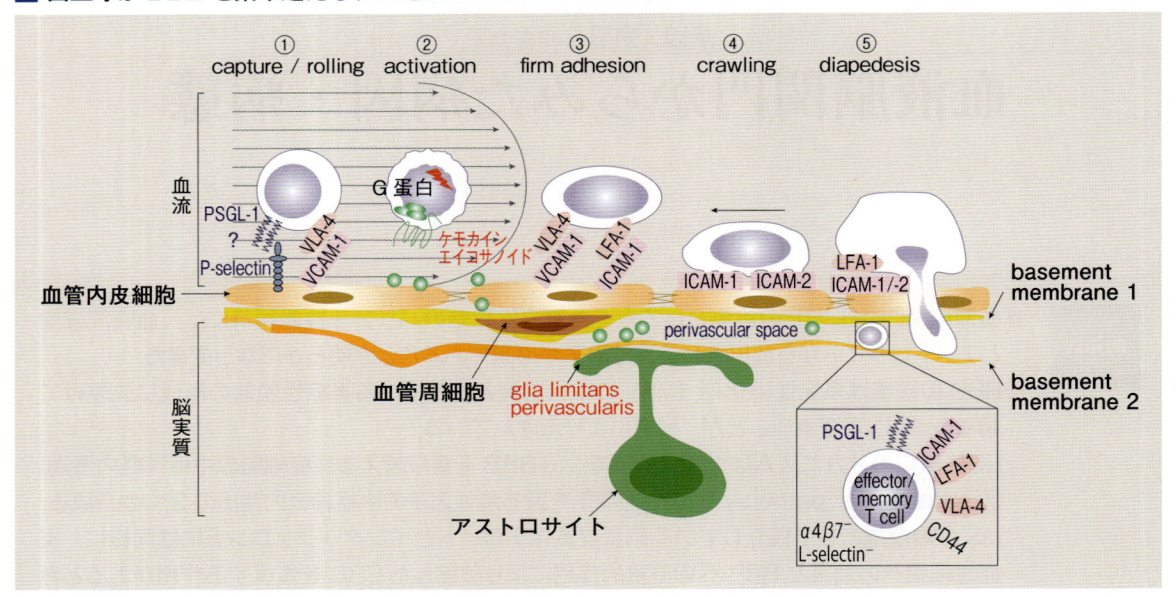

流血中を勢いよく流れる白血球は①capture / rolling の過程で減速するとともに内皮上からのケモカインによって活性化され（②），つづいてVLA-4 / VCAM-1，LFA-1 / ICAM-1 の２つのシステムにより内皮細胞と強固に接着する（③）．その後血流と逆方向へ内皮細胞上を這って（crawling：④），内皮細胞の中を突っ切る形で中枢側へ浸潤（diapedesis）する（⑤）．

(Engelhardt B. *Clin Exp Neuroimmunol* 2010[1] より)

るわけである．MSや実験的自己免疫性脳脊髄炎（experimental autoimmune encephalomyelitis：EAE）ではBBB（脳実質内微小血管および髄膜内微小血管）とBCSFBから炎症細胞が中枢神経内へ浸潤するが，各々のバリアーごとの細胞浸潤メカニズムの詳細に関しては優れたreview[1]を参照いただくこととし，本稿ではMSの新たな治療法を考えていくうえできわめて重要なポイントであるBBB，特に脳実質内の微小血管により規定されるBBB（以後単にBBBと呼ぶ）にスポットを当て，最新の話題も含め概説する．

BBBの構造

BBBは **1** に示す通り，脳の毛細血管に存在し，管腔に面した内層から順に血管内皮細胞，血管周細胞，アストロサイトの３つの細胞から構成されている[2]．実際のバリアーとしての機能をもち，バリアーの首座として働くのは血液成分と直接接する血管内皮細胞であるが，同細胞のバリアー機能維持には血管周細胞とアストロサイトから放出される液性因子が必須であることが明らかになってきた[3,4]．血管周細胞は血管内皮細胞と非常に近接した位置に内皮細胞を覆う形で存在し，両者は共通の基底膜で覆われている（**1** の basement membrane 1）．その外側にある perivascular space のさらに外側にもう一枚の基底膜があり（**1** の basement membrane 2），そこにアストロサイトの足突起が接する．以上がBBBの基本骨格である．

MSでのBBB破壊のメカニズム

BBBの破壊は中枢神経内の炎症に続発する二次的変化ではない

　ガドリニウム（Gd）-DTPAを用いた造影MRIは，BBBの破壊を可視化する不可欠の検査手段であり，新しいMS病変はT2強調（あるいはFLAIR）画像での高信号領域と同病変部位のGd増強効果で特徴づけられる．中枢神経系内に活動性の炎症性脱髄病変があれば，隣接する脳微小血管へ液性・細胞性の炎症が波及し，血管透過性が亢進するであろうことは想像に難くない．ところが，T2高信号，あるいは臨床症状が出現する以前に，すでにGd増強効果が発現している症例が報告されており[5]，これは，BBBの破壊はMSの中核病変とされている炎症性脱髄の形成に先駆けて起こるイベントであることを示唆している．中枢神経由来抗原を認識するT細胞は健常なBBBを通過し，抗原提示細胞によって抗原提示を受けることによって活性化され，増殖・蓄積して炎症性サイトカインを放出する．これにより内皮細胞を活性化させ，多数の接着因子を発現させて，さらなる炎症細胞のBBB突破を促すことになる．また，IFNγなどのサイトカインによりTJは破壊され，バリアー機能が破綻する結果，多くの血中の液性因子が脳内へ流入する．これがMRIでのGd増強効果となって現れるのである．すなわち，BBBの破壊はMSの病態のうち，最も初期に起こる病理現象であるといえよう．

BBB破綻のメカニズムの実際

　BBBの破綻には大きく分けて2つのメカニズムがある．1）BBBを乗り越える炎症細胞の中枢神経内浸潤，2）paracellular pathway（内皮細胞間）を通る液性因子の中枢神経内漏出，である．以下，2つのメカニズムの背景となる分子機序を解説する．

■ BBBを乗り越える炎症細胞の中枢神経内浸潤

　T細胞を代表とする白血球の中枢神経系浸潤は，①BBB構成内皮細胞表面への緩やかな接着（capture／rolling），②接着後の白血球の活性化（activation），③強固な接着（firm adhesion），④接着後のゆっくりとした移動（crawling），⑤内皮下への遊出（diapedesis），の5つの連続したプロセスで成り立っている（**1**）．

　①は急速に血管内を移動している白血球が，内皮細胞側へ足を出して一過性に接触し，スピードを緩める過程である．活性化T細胞による最初のBBB構成内皮への接着は，白血球に発現するVLA-4（$\alpha 4\beta 1$-integrin）とそのリガンドである内皮細胞表面に発現するVCAM-1の結合が主役をなすと考えられている．接着後，白血球は移動速度をおおいに落としながら，内皮細胞から放出されるさまざまなケモカインと自身の表面にあるG蛋白共役受容体を通じて結合し，活性化される（②）．この結果，白血球表面にあるintegrin（たとえばVLA-4：$\alpha 4\beta 1$-integrin，LFA-1：$\alpha L\beta 2$-integrin）のクラ

スタリングとコンフォメーション変化が生じ，強固な接着（③）の準備がなされる．③は白血球の中枢神経浸潤の中核をなすステップである．VLA-4／VCAM-1 と LFA-1／ICAM-1 の 2 つの接着系が関与して，白血球は内皮細胞表面にしっかり捕えられ静止する．BBB では VLA-4／VCAM-1 がより重要と考えられており，このシステムの阻害は，病的白血球の BBB 侵入を抑制して EAE および MS 双方にて発症の抑制・軽症化につながる[6,7]．

　強固に内皮細胞に接着した白血球は内皮細胞表面を血流に逆らって這って（④），遊走可能な場所を探しながら移動する．この過程の詳細なメカニズムは未解明であるが，接着因子の ICAM-1／-2 の関与が推測されている．その後白血球は内皮細胞の中を突っ切る形で浸潤（⑤）していくことになるが，このステップでは LFA-1／ICAM-1／-2 の関与が推察されている．内皮細胞およびその基底膜（**1** の basement membrane 1）を乗り越えた白血球はいまだ脳実質内に入っているとはいえず，そこは脳脊髄液で満たされた空間，すなわち perivascular space である．ここで抗原提示細胞から抗原提示を受けることでさらに活性化され，アストロサイトの足突起と接する側の基底膜（**1** の basement membrane 2）を突破し，晴れて"脳実質"にたどりつくわけであるが，この過程には MMP2／9 などの液性因子が関わっていると考えられている．BBB 構成内皮を突破し，再び活性化された白血球は再び局所でサイトカインを放出し，さらなる接着因子発現の増強をもたらす．しかし，接着因子はいつまでも内皮細胞上にとどまるわけではなく，蛋白分解酵素の働きで切断され，血中に可溶性接着因子として放出される．この可溶成分はリガンドと結合し，本来の接着を阻害するネガティブフィードバック機構の一端を担う．

■ paracellular pathway（内皮細胞間）を通る液性因子の中枢神経内漏出

　BBB で paracellular pathway を遮るものの実体はいうまでもなく，TJ である．TJ の破綻は TJ を構成する分子の機能不全と密接に関連している．BBB を構成する分子としては zonula occludens（ZO）-1，ZO-2，ZO-3 などの細胞質に存在する蛋白や，claudin-5，occludin，junctional adhesion molecule（JAM）-A などの膜蛋白がある．白血球は BBB を通過していく過程で，IL1β，IFNγ，TNF-α，IL-17 や IL-22 などのサイトカインを放出し，内皮細胞の接着因子の発現を増強させると同時に，放出したサイトカインの作用により血管周細胞やアストロサイト，時には近傍に位置するミクログリアを活性化させる．白血球から放出されたサイトカインや BBB 構成細胞から放出される液性因子によって TJ 構成蛋白に病的な変化が生じることで TJ が破壊される．活性化されたアストロサイトから放出された VEGF-A が内皮細胞の claudin-5 の発現を低下させ TJ を破綻させるという機序[8]や，ケモカインの一つである CCL2 が occludin と claudin-5 をエンドサイトーシスにより TJ 部位から細胞内へ移動させることにより TJ を破綻させる機序[9]などが推察されている．

MSでのBBB破綻の修復

MSにおいて破綻したBBBはやがて修復され，病的でない健常なBBBへと変化する．BBBの修復はMSの自然経過でも起こることであるが，スピーディーな修復が炎症性脱髄の進行を最小限にし，臨床症状を軽減させる結果につながることは想像に難くない．MSの日常臨床で使用されている薬物におけるBBB修復のメカニズムを解説する．

副腎皮質ステロイド

MSの急性期の治療法として確立している副腎皮質ステロイドは，MS急性期のGd造影効果を追跡した検討[10]から，BBBの修復を早めていると考えられている．その作用機序として毛細血管の透過性亢進の阻止のほか，各種炎症性サイトカインの抑制や接着因子発現のコントロールなどが想定されている．また，ヒトBBB由来の内皮細胞株に副腎皮質ステロイドを作用させるとoccludinとclaudin-5の発現が増大し，バリアー機能が高まることが報告されている[11]．われわれの検討でも，ヒト血液神経関門由来内皮細胞株に副腎皮質ステロイドを作用させるとclaudin-5の発現が選択的に増強し，内皮細胞のバリアー機能が増強された[12]．このように副腎皮質ステロイドは炎症細胞の機能抑制による機序に加えてBBB構成内皮細胞に直接働きかけ，破綻したBBBを健全なBBBに早期に戻す役割をもっているといえる．

インターフェロンβ

インターフェロンβのBBBに対する効果は，MRIを用いた多くの検討で実証済みである[13]．IFNβ-1a（アボネックス®），-1b（ベタフェロン®）がBBBの修復に働く機序としては，①末梢でのT細胞活性化の抑制，②BBBを構成する内皮細胞表面の接着因子に対する影響，③Tリンパ球のMMP9活性の抑制，などが知られているが，近年 in vitro の実験系でIFNβがウシ脳微小血管内皮細胞の細胞層のスクロースおよびイヌリンの透過性を減弱（つまりバリアー機能を増強）させると報告[14]された．副腎皮質ステロイドと同様に，炎症性細胞への効果とBBBへの直接の作用により破綻したBBBを修復する作用があることが窺える．

BBBに着目した新たなMS治療法開発へ向けて

BBB破壊を阻止することに着目したMSの治療として第一にあげられるのがnatalizumab（Tysabri®／2012年現在国内未承認）であり，欧米で広く使用されている．この薬剤はVLA-4の構成成分であるα4-integrinに対する抗体製剤であり，VLA-4／VCAM-1を介した白血球の血管内皮細胞への"強固な接着（firm adhesion）"を阻害する[7]．本剤はMSの病因そのものである中枢神経系ミエリンに対する免疫現象の抑制ではなく，BBBにおける白血球の侵入をターゲットとするだけでMSの増悪が抑制できることを証明した画

期的な薬剤といえる．しかし，本薬剤は病的なT細胞の侵入だけでなく，脳内環境の健全な維持を目的として脳内をパトロールしているT細胞，すなわち"immunosurveillance"に関与するであろうT細胞も含めたすべての白血球の中枢神経系内へのアクセスを阻害してしまうため，重篤な副作用として進行性多巣性白質脳症（progressive multifocal leukoencephalopathy：PML）が生じうる[15,16]．Biogen Idec社の発表（National MS SocietyのHP上の"Update on Tysabri and PML"の箇所で閲覧可能）によると，2011年10月現在，全世界で170人のPML患者が発生しており，1,000人のnatalizumab使用で1.82人のPMLが発症すると見積もられている．natalizumabが難治性MSに対する有用な治療薬であることには代わりはないが，今後は病的T細胞の侵入のみをブロックする，といったようなより特異性の高い薬剤の開発が期待される．

　また，これまで本稿で述べてきたように，MSにおけるBBB破壊のメカニズムの解明には，EAEによる in vivo 解析と脳微小血管内皮細胞を用いた in vitro 解析が欠かせない両輪となっている．最近われわれは，ヒトBBB由来の内皮細胞株を樹立し，バリアー機能の変化を分子レベルで追跡可能な実験系を確立した．このヒトBBB由来細胞株（TY08株[17]，TY09／10株〈論文投稿中〉）はclaudin-5などのTJ構成蛋白およびp-glycoproteinなどの多数のトランスポーターの発現を保持し，かつ優れたバリアー機能を有している in vitro BBB modelである．最近われわれは視神経脊髄炎（neuromyelitis optica：NMO）患者血清がTY09／10細胞株のclaudin-5の発現を低下させ，そのバリアー機能を低下させることを明らかにした[18]．NMOとMSのBBB破綻のメカニズムは異なっていると考えられるが，MSにおいても本細胞株を用いた研究によりBBB破綻のメカニズムの理解がさらに深まり，新規の治療薬の開発につながることが期待されている．

おわりに

　近年の分子生物学的・細胞生物学的手法の発展により，BBBに関する基礎的知識は飛躍的に増加した．BBBの破綻・修復のメカニズムを知ることはMS再発の予防に直結しており，常に考慮の対象となるべき重要な課題である．今後のいっそうの研究の発展と新たな若い研究者の参入を願ってやまない．

　　　　　　　　　　　　　　　　　　　　　　　（佐野泰照，神田　隆）

文献

1) Engelhardt B. T cell migration into the central nervous system during health and disease：Different molecular keys allow access to different central nervous system compartments. *Clin Exp Neuroimmunol* 2010；1：79-93.
2) Zlokovic BV, et al. The blood-brain barrier in health and chronic neurodegenerative disorders. *Neuron* 2008；57：171-201.
3) Shimizu F, et al. Peripheral nerve pericytes modify the blood-nerve barrier function and tight junctional molecules through the secretion of various soluble factors. *J Cell Physiol* 2011；226：225-266.

4) Prat A, et al. Glial cell influence on the human blood-brain barrier. *Glia* 2001 ; 36 : 145-155.
5) Kermode AG, et al. Breakdown of the blood-brain barrier precedes symptoms and other MRI signs of new lesions in multiple sclerosis. *Brain* 1990 ; 113 : 1477-1489.
6) Engelhardt B, et al. The development of experimental autoimmune encephalomyelitis in the mouse requires alpha4-integrin but not alpha4beta7-integrin. *J Clin Invest* 1998 ; 102 : 2096-2105.
7) Engelhardt B, et al. Natalizumab : Targeting alpha4-integrins in multiple sclerosis. *Neurodegener Dis* 2008 ; 5 : 16-22.
8) Argaw AT, et al. VEGF-mediated disruption of endothelial CLN-5 promotes blood-brain barrier breakdown. *Proc Natl Acad Sci U S A* 2009 ; 106 : 1977-1982.
9) Stamatovic SM, et al. Caveolae-mediated internalization of occludin and claudin-5 during CCL2-induced tight junction remodeling in brain endothelial cells. *J Biol Chem* 2009 ; 284 : 19053-19066.
10) Burnham JA, et al. The effect of high dose steroids on MRI gadolinium enhancement in acute demyelinating lesions. *Neurology* 1991 ; 41 : 1349-1354.
11) Förster C, et al. Differential effects of hydrocortisone and TNFalpha on tight junction proteins in an in vitro model of the human blood-brain barrier. *J Physiol* 2008 ; 586 : 1937-1949.
12) Kashiwamura Y, et al. Hydrocortisone enhances the function of the blood-nerve barrier through the up-regulation of claudin-5. *Neurochem Res* 2011 ; 36 : 849-855.
13) Calabresi PA, et al. Increases in soluble VCAM-1 correlate with a decrease in MRI lesions in multiple sclerosis treated with interferon beta-1b. *Ann Neurol* 1997 ; 41 : 669-674.
14) Kraus J, et al. Interferon-beta stabilizes barrier characteristics of brain endothelial cells in vitro. *Ann Neurol* 2004 ; 56 : 192-205.
15) Clifford DB, et al. Natalizumab-associated progressive multifocal leukoencephalopathy in patients with multiple sclerosis : Lessons from 28 cases. *Lancet Neurol* 2010 ; 9 : 438-446.
16) Yousry TA, et al. Evaluation of patients treated with natalizumab for progressive multifocal leukoencephalopathy. *N Eng J Med* 2006 ; 354 : 924-933.
17) Sano Y, et al. Establishment of a new conditionally immortalized human brain microvascular endothelial cell line retaining an in vivo blood-brain barrier function. *J Cell Physiol* 2010 ; 225 : 519-528.
18) Shimizu F, et al. Sera from neuromyelitis optica patients disrupt the blood-brain barrier. *J Neurol Neurosurg Psychiatry* 2012 ; 83 : 288-297.

Further reading

- Alvarez JI, et al. Disruption of central nervous system barriers in multiple sclerosis. *Biochim Biophys Acta* 2011 ; 1812 : 252-264.
  MSにおけるBBB破綻にかかわる分子機序をさらに詳しく知りたい人にお勧め。

- Kraus J, Oschmann P. The impact of interferon β treatment on the blood-brain barrier. *Drug Discovery Today* 2006 ; 11 : 755-762.
  インターフェロンβによるBBBへの影響につきさらに詳しく知りたい人にお勧め。

I. 多発性硬化症の病態と診断
病因・病態をめぐって

髄鞘再生からみた病因・病態

Point
- 跳躍伝導の成立のみならず，神経軸索の保護にも寄与する髄鞘は，本来中枢神経系では珍しく再生能に富んだ構造物である．
- にもかかわらず，多発性硬化症では髄鞘の再生不良がしばしば確認され，寛解期の神経学的後遺症の遷延にも関連していると考えられる．
- 本症の包括的治療として，再発防止を目的とした従来の治療戦略とは別に，髄鞘再生を誘導する治療（髄鞘再生療法）が望まれる．
- 髄鞘再生不良の原因は諸説提示されており，髄鞘再生阻害因子の増大，髄鞘再生促進因子の減少といった，微小環境要因が主に議論されている．
- 一方，髄鞘再生不良の原因としてオリゴデンドロサイトの異常も新たに提示されており，多発性硬化症の病態に深く関与している可能性が指摘されている．

髄鞘の生物学

　髄鞘（ミエリン）は脊椎動物の進化における"last true invention"と考えられている．

　中枢神経系の髄鞘はオリゴデンドロサイト（oligodendrocyte；乏突起膠細胞）の細胞膜が神経軸索表面に延伸し巻き付いた構造物であり，神経軸索にバウムクーヘンのように何重にも巻き付くような形態をとる．細胞膜をただ巻き付けただけでは，その間にオリゴデンドロサイトの細胞質（≒水分）が存在するはずだが，実際には髄鞘蛋白質であるmyelin basic protein（MBP）などの働きでそれら水分は排斥され，「絶縁体」として機能しうる疎水性の構造物となる（**1**）．この結果，神経伝導の本質である活動電位を発生するNaチャネルは，髄鞘と髄鞘の間隙に相当するランヴィエ絞輪に限局することとなり，跳躍伝導が可能になる．

　跳躍伝導は神経伝導速度を最大100倍に加速化するのみでなく，単一神経伝導あたりに要するエネルギー量を減じることから，神経軸索の老化を防止するのに一役を買っていると示唆されている[1]．

　「再生能に乏しい」と揶揄される中枢神経系にあって，髄鞘は例外的に再生能に富んだ構造物である．髄鞘，すなわちオリゴデンドロサイトが障害され脱髄が生じるとすぐにそれを置換し再生できるよう，オリゴデンドロサイト前駆細胞（oligodendrocyte precursor cell：OPC）と称される未熟な細胞が健常者の脳に多数貯蓄されている（これらは脳を構成する全細胞の約5％を占めるとされる[2]）．OPCはオリゴデンドロサイトに分化することが運命づ

1 髄鞘の構造

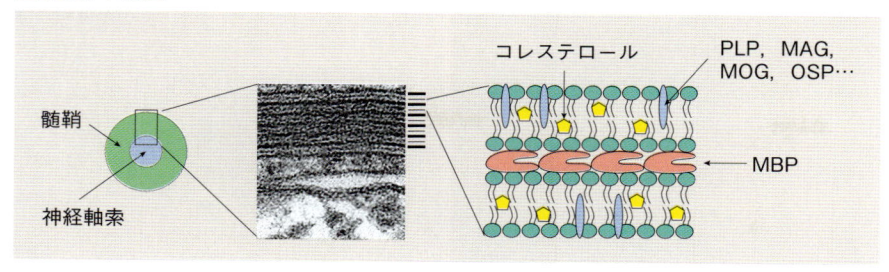

（中原仁．Clinical Neuroscience 2009[1]より）

けられているが，まだ分裂能や移動能を有する未熟細胞を指す．

事実，実験的脱髄を動物に生じさせても，急速にOPCが増殖・分化し，脱髄軸索の髄鞘はほとんど再生される．あるいはマウス脳梁の大部分を化学的に脱髄させても，わずか数週間以内にほぼ元通りに再髄鞘化される．しかも，幾度脱髄を繰り返しても，その都度OPCは増殖・分化し，髄鞘再生能力はほとんど低下しないことが知られている[3]．

多発性硬化症における脱髄と髄鞘再生

多発性硬化症ではその定義の通り，脱髄が「時間的・空間的に多発」し，その診断にMRIが重要であることは言うを俟たないが，標準的なMRI撮像法で得られるT2強調画像における高信号病変すべてをすなわち「脱髄病変」と呼称するのは正確ではない．

上述の通り，元来髄鞘は再生能に富んでおり，実際に多発性硬化症においても脱髄後に髄鞘が再生することは必ずしも珍しくはない．そのように髄鞘が再生した病巣も，依然としてT2強調画像で高信号を維持することが知られており，したがってT2強調画像によって検出される病巣は正確を期すならば「現在脱髄しているか，かつて脱髄していた病変」を示唆するものであり，髄鞘が再生した治癒病変も含んでいる可能性がある[7]．

しかしながら，病理組織学的な解析によれば，髄鞘の再生が顕著に認められる症例は全体の20％程度にすぎないことが報告されている[8]．さらに，髄鞘の再生能力は罹病期間が長くなるとともに低下するようである[9]．

実際に本症の死後剖検では，しばしば部分的にこそ（特に脱髄巣の周辺部分に限局して）髄鞘が再生されているものの，大半は再生されずに脱髄のまま残存している病巣が散見される（**2**）[10]．こういった病巣では，炎症はすでに消失しており，あるいは神経軸索も原型をとどめているにもかかわらず，髄鞘が再生されないままとなっており，慢性脱髄巣と呼ばれる．

当初，このような慢性脱髄巣の治療として，新たなオリゴデンドロサイトを移植することが幹細胞技術の台頭とともにしばしば議論されたが，1998年になって，慢性脱髄巣に未熟オリゴデンドロサイトであるOPCが数的には十分に残存していることが報告され[11]，その結果が追試されるにつれて，議論は新しい展開をみせるようになった．すなわち，慢性脱髄巣にOPCが

2 多発性硬化症脳における髄鞘再生

60歳男性例（二次性慢性進行型多発性硬化症；初発後16年；頭頂葉白質）．髄鞘染色（luxol fast blue）＋核染色（nuclear fast red）の染色像を示す．弱拡大（A）では淡明化した脱髄巣が認められるが，同病巣周囲を強拡大（B）すると，部分的な髄鞘再生を認める．
（中原仁ほか．生体の科学 2006[10] より）

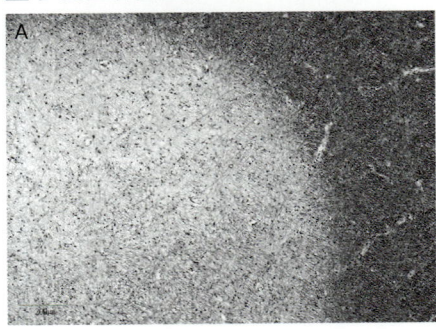

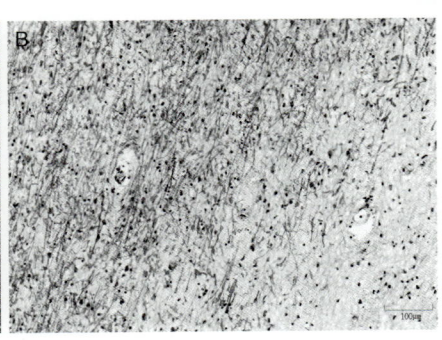

十分残存しているのに髄鞘再生が得られないのはなぜか—多発性硬化症には髄鞘再生不良という病態がある—と注目されるようになった．

髄鞘再生阻害因子の増大説

多発性硬化症における髄鞘再生不良要因として最もよく検討されるのは，髄鞘再生を阻害する因子，すなわちOPCからオリゴデンドロサイトへの分化を阻害する環境因子が，病巣で増大するという仮説である．その先駆けとなったのは，2002年に報告された，脱髄軸索のPSA-NCAMである．PSA-NCAMは in vitro で髄鞘再生を阻害することが知られており本来成熟した脳では発現が消失しているが，多発性硬化症における脱髄軸索にはPSA-NCAMが発現しており，髄鞘再生を阻害しているという[12]．ただし，原著で著者らが指摘するようにPSA-NCAM陽性脱髄軸索は相対的には少数であり，本因子が髄鞘再生不良の主たる要因とは考え難い．

次に注目されたのが，病巣で増殖しているアストロサイト（astrocyte；星状細胞）が髄鞘再生阻害因子を産生しているという説である．2002年にはJagged-1[13]，2005年にはヒアルロン酸[14]がそれぞれアストロサイトにより異常産生され，髄鞘再生不良を来していると報告されている．しかしながら，アストロサイトの集積と脱髄の残存程度は必ずしも一致しないことから，すべての病変を一元的に説明するには説得力に欠ける仮説である．

また，2005年には髄鞘再生を担うであろうOPCそのものに，LINGO-1分子が発現しており，本分子が髄鞘再生を阻害しているという説も提示された[15]．しかしながら，多発性硬化症病巣におけるLINGO-1分布はOPCではなく，アストロサイトやミクログリアに存するという報告もあり，その発現に種差がある可能性がある[16]．

あるいは2006年には脱髄後に残った髄鞘のゴミ（myelin debris）が再生に必要なオリゴデンドロサイトの分化を阻害する説[17]や，さらに最近（2011年）では，アストロサイトやミクログリアあるいはオリゴデンドロサイトの一部までも発現するSema3Aがオリゴデンドロサイトの分化阻害をしているとの指摘もある[18]．

神経細胞はグリア海の孤島?

　ヒトの場合，出生前ないし遅くとも出生後1年程度までにおおむね形態学的構築を終えて，以降はむしろ「淘汰」が始まる神経細胞のシナプスネットワークとは対照的に，髄鞘化は主に生後行われ，しかも生後数十年間継続されてゆく．これらを反映して，出生後減少を続ける灰白質とは対照的に，白質は50歳前後まで発達を続けることが知られている（**3**）[4]．事実，若年成人がピアノ練習を続けると，相応する部分の髄鞘化が促進されることなどが報告されている[5]．

　また，標準的なMRI撮像法ではほとんど検出できないがゆえに見過ごされていることが多いが，神経細胞が主役とみなされる灰白質にも髄鞘は厳然として存在しており，たとえばヒト大脳皮質では，神経細胞数に匹敵するオリゴデンドロサイトが存在している（**4**）．白質も含めると，脳全体では神経細胞はわずか10％にすぎず，脳のほとんど（90％）はオリゴデンドロサイトを中心とするグリア細胞から構成されている[6]．

3 白質(A)，灰白質(B)，脳脊髄液(C) 容積の年齢による変化

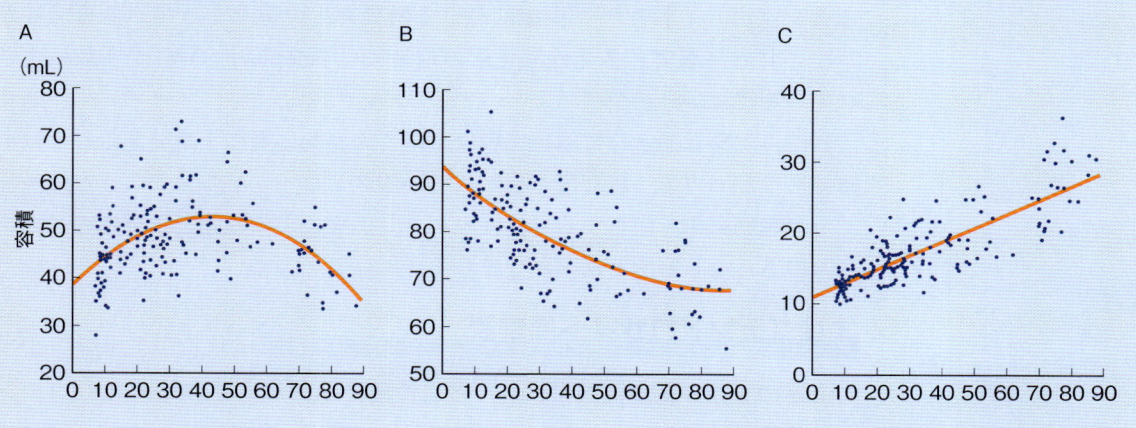

(Sowell ER, et al. *Nat Neurosci* 2003[4] より)

4 大脳皮質内の神経細胞・グリア細胞数比率

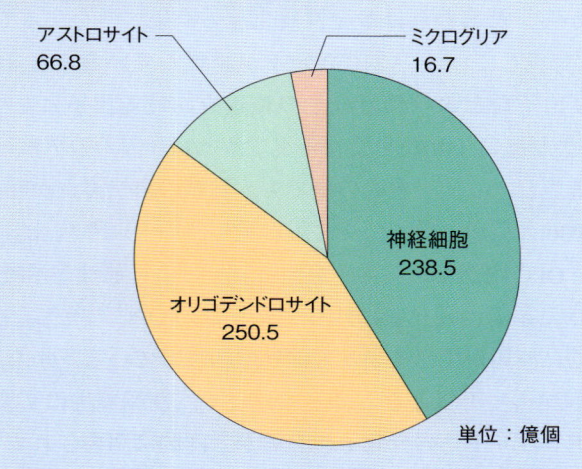

アストロサイト 66.8
ミクログリア 16.7
神経細胞 238.5
オリゴデンドロサイト 250.5

単位：億個

(Pelvig DP, et al. *Neurobiol Aging* 2008[6] より作図)

髄鞘再生促進因子の欠如説

　反対に，多発性硬化症における髄鞘再生不良は，その促進因子の欠乏によるという考え方も成立する．逆説的ながら，多発性硬化症における髄鞘再生が最も顕著に認められるのは，ミクログリアやマクロファージが集積しているような炎症性の高い病巣である[19]．あるいは炎症を惹起すると髄鞘再生は促進される[20]．OPCの移植によって生じる髄鞘再生は実のところ移植に伴う炎症が内在性の髄鞘再生を促進しているにすぎなかったという報告もある[21]．

　現在までのところ，炎症の具体的にどの部分が髄鞘再生に寄与するのかは解明されていない．われわれは偶然，OPCからオリゴデンドロサイトへの分化誘導がFcRγという免疫グロブリン受容体の構成分子によって成されることを見出しており[22]，炎症における髄鞘再生の鍵となっている可能性が示唆される．事実，多発性硬化症の病巣にはFcRγ陽性OPCが多数検出されている[23]．

　髄鞘再生を目的として本症患者において人為的に炎症を誘発することは困難であり，一方で，現在広く行われているステロイドパルスのような抗炎症治療は髄鞘再生を阻害する可能性もあり，炎症による髄鞘再生促進のメカニズムのさらなる解明と創薬が望まれる．

オリゴデンドロサイト異常説

　上述の2つの仮説はいずれも，多発性硬化症においてOPCやオリゴデンドロサイトは正常であるという暗黙の了解に基づく仮説であった．しかるに，髄鞘再生阻害因子を除去するか，同促進因子を加えてやることにより，髄鞘再生が期待できると考えられた．

　しかしながら，われわれは多発性硬化症の病巣に残存するOPCに，正常のOPCには発現していないTIP30分子が発現していることを見出した[24]．TIP30は転写因子などの核移行分子の輸送を妨げる因子として知られており，事実，培養細胞にTIP30を強制発現すると転写因子の核移行が阻害され，細胞死が誘導された．同じ患者の脳でも，髄鞘の自然再生が認められる病巣近辺ではTIP30の発現は低く，慢性脱髄巣に多いという統計学的結果も得られ，TIP30がOPC内部で髄鞘再生を阻害している可能性が示唆された．

　この事実は，多発性硬化症に残存する無数のOPCのうち，少なくとも一部は，機能的に問題が生じている可能性を示唆している．すなわち，環境因子が原因で髄鞘再生不良となるばかりでなく，髄鞘再生に必要なOPCからオリゴデンドロサイトへの分化そのものが，内的に阻害されている可能性が新たに追加された（**5**）．

多発性硬化症の治療へ向けて

　前述の通り，多発性硬化症の有効な治療には，①再発防止（炎症性脱髄の防止），②髄鞘再生の2つの観点が必要である．①および②が，多発性硬化

髄鞘再生療法の開発

髄鞘再生は将来的に多発性硬化症のみならず，髄鞘異常を伴う神経疾患に広く汎用性のある治療法戦略となる（最近ではアルツハイマー病やパーキンソン病，統合失調症や躁うつ病までもが，髄鞘障害が関与し得ると議論されている）．

現在の髄鞘再生戦略としては，①外来OPCの移植，②内在性OPCの分化誘導，のいずれかが有望視されている．

前者（①外来OPCの移植）については，米国Geron社が，脊髄損傷を標的としたES細胞由来のOPC "GRNOPC" のヒト臨床試験を世界で初めて実施していた．しかしながら2011年秋，同細胞の開発を中断すると発表された（経営上の判断であると発表されている）．

後者（②内在性OPCの分化誘導）については，米国Biogen-Idec社が，LINGO-1アンタゴニスト抗体を臨床試験（Phase I）中である．筆者らもこれに追いつくべく，現在FcRγアゴニスト抗体を動物実験中である．いずれの抗体も，それによる信号伝達経路の下流で髄鞘形成に重要な役割を担うFyn tyrosine kinaseを介すると想定されており，両者の作用機序はその下流において共通である可能性がある．

5 多発性硬化症における髄鞘再生不良の原因

髄鞘再生阻害因子の増大	軸索要因 ・PSA-NCAM アストロサイト要因 ・Jagged-1 ・ヒアルロン酸 オリゴデンドロサイト要因 ・LINGO-1 その他 ・髄鞘のゴミ ・Sema3A
髄鞘再生促進因子の欠如	FcRγ
オリゴデンドロサイトの異常	TIP30過剰発現（細胞質核間輸送障害）

症の病態においてどのような連関を持っているのかは明確ではないが，現在臨床上使用可能なdisease modifying therapyには顕著な髄鞘再生誘導能は認められないことからも，髄鞘再生医療の開発が期待されるところである．

2004年に報告された，再発後数十時間以内に亡くなった多発性硬化症剖検結果の解析から，脱髄の直接原因はオリゴデンドロサイトの細胞死であって，炎症反応はそれに応ずる反応であるという指摘がなされた[25]．この考え方は従来の脱髄の原因を炎症（おそらくは自己免疫）に求める説を根底から覆すものである．多発性硬化症の真の病態を巡る議論はいまだ終結していないが，この新しい仮説と，本症における髄鞘再生不良病態におけるオリゴデンドロサイト異常説とを併せると，多発性硬化症の病態にオリゴデンドログリオパチーとも呼べる病態が存在し得ることを予見させ，さらなる研究が待たれる．

（中原　仁）

文献

1) 中原仁．髄鞘の構造・機能・生化学．Clinical Neuroscience 2009；27：1214-1217.
2) Levine JM, et al. The oligodendrocyte precursor cell in health and disease. *Trends Neurosci* 2001；24：39-47.

3) Penderis J, et al. Impaired remyelination and depletion of oligodendrocyte progenitors does not occur following repeated episodes of focal demyelination in the rat central nervous system. *Brain* 2003 ; 126 : 1382-1391.
4) Sowell ER, et al. Mapping cortical change across the human life span. *Nat Neurosci* 2003 ; 6 : 309-315.
5) Bengtsson SL, et al. Extensive piano practicing has regionally specific effects on white matter development. *Nat Neurosci* 2005 ; 8 : 1148-1150.
6) Pelvig DP, et al. Neocortical glial cell numbers in human brains. *Neurobiol Aging* 2008 ; 29 : 1754-1762.
7) Barkhof F, et al. Remyelinated lesions in multiple sclerosis : Magnetic resonance image appearance. *Arch Neurol* 2003 ; 60 : 1073-1081.
8) Patrikios P, et al. Remyelination is extensive in a subset of multiple sclerosis patients. *Brain* 2006 ; 129 : 3165-3172.
9) Goldschmidt T, et al. Remyelination capacity of the MS brain decreases with disease chronicity. *Neurology* 2009 ; 72 : 1914-1921.
10) 中原仁ほか. 多発性硬化症における脱髄と髄鞘再生. 生体の科学 2006 ; 57 : 203-212.
11) Wolswijk G. Chronic stage multiple sclerosis lesions contain a relatively quiescent population of oligodendrocyte precursor cells. *J Neurosci* 1998 ; 18 : 601-609.
12) Charles P, et al. Re-expression of PSA-NCAM by demyelinated axons : An inhibitor of remyelination in multiple sclerosis? *Brain* 2002 ; 125 : 1972-1979.
13) John GR, et al. Multiple sclerosis : Re-expression of a developmental pathway that restricts oligodendrocyte maturation. *Nat Med* 2002 ; 8 : 1115-1121.
14) Back SA, et al. Hyaluronan accumulates in demyelinated lesions and inhibits oligodendrocyte progenitor maturation. *Nat Med* 2005 ; 11 : 966-972.
15) Mi S, et al. LINGO-1 negatively regulates myelination by oligodendrocytes. *Nat Neurosci* 2005 ; 8 : 745-751.
16) Satoh J, et al. TROY and LINGO-1 expression in astrocytes and macrophages/microglia in multiple sclerosis lesions. *Neuropathol Appl Neurobiol* 2007 ; 33 : 99-107.
17) Kotter MR, et al. Myelin impairs CNS remyelination by inhibiting oligodendrocyte precursor cell differentiation. *J Neurosci* 2006 ; 26 : 328-332.
18) Syed YA, et al. Inhibition of CNS remyelination by the presence of semaphorin 3A. *J Neurosci* 2011 ; 31 : 3719-3728.
19) Trebst C, et al. CCR5 expression on macrophages/microglia is associated with early remyelination in multiple sclerosis lesions. *Mult Scler* 2008 ; 14 : 728-733.
20) Setzu A, et al. Inflammation stimulates myelination by transplanted oligodendrocyte precursor cells. *Glia* 2006 ; 54 : 297-303.
21) Hatch MN, et al. Endogenous remyelination is induced by transplant rejection in a viral model of multiple sclerosis. *J Neuroimmunol* 2009 ; 212 : 74-81.
22) Nakahara J, et al. Signaling via immunoglobulin Fc receptors induces oligodendrocyte precursor cell differentiation. *Dev Cell* 2003 ; 4 : 841-852.
23) Nakahara J, et al. Fc receptor-positive cells in remyelinating multiple sclerosis lesions. *J Neuropathol Exp Neurol* 2006 ; 65 : 582-591.
24) Nakahara J, et al. Abnormal expression of TIP30 and arrested nucleocytoplasmic transport within oligodendrocyte precursor cells in multiple sclerosis. *J Clin Invest* 2009 ; 119 : 169-181.
25) Barnett MH, et al. Relapsing and remitting multiple sclerosis : Pathology of the newly forming lesion. *Ann Neurol* 2004 ; 55 : 458-468.

Further reading

- Nave KA. Myelination and support of axonal integrity by glia. *Nature* 2010 ; 468 : 244-252.
  髄鞘やオリゴデンドロサイトの生物学的概論を学びたい方に.

- Kotter MR, et al. Enhancing remyelination in disease — can we wrap it up? *Brain* 2011 ; 134 : 1882-1900.
  髄鞘再生を巡る最近の話題や多発性硬化症におけるその不良について学びたい方に.

- Nakahara J, et al. Current concepts in multiple sclerosis : Autoimmunity versus oligodendrogliopathy. *Clin Rev Allergy Immunol* 2012 ; 42 : 26-34.
  多発性硬化症におけるオリゴデンドログリオパチー仮説について学びたい方に（自著）.

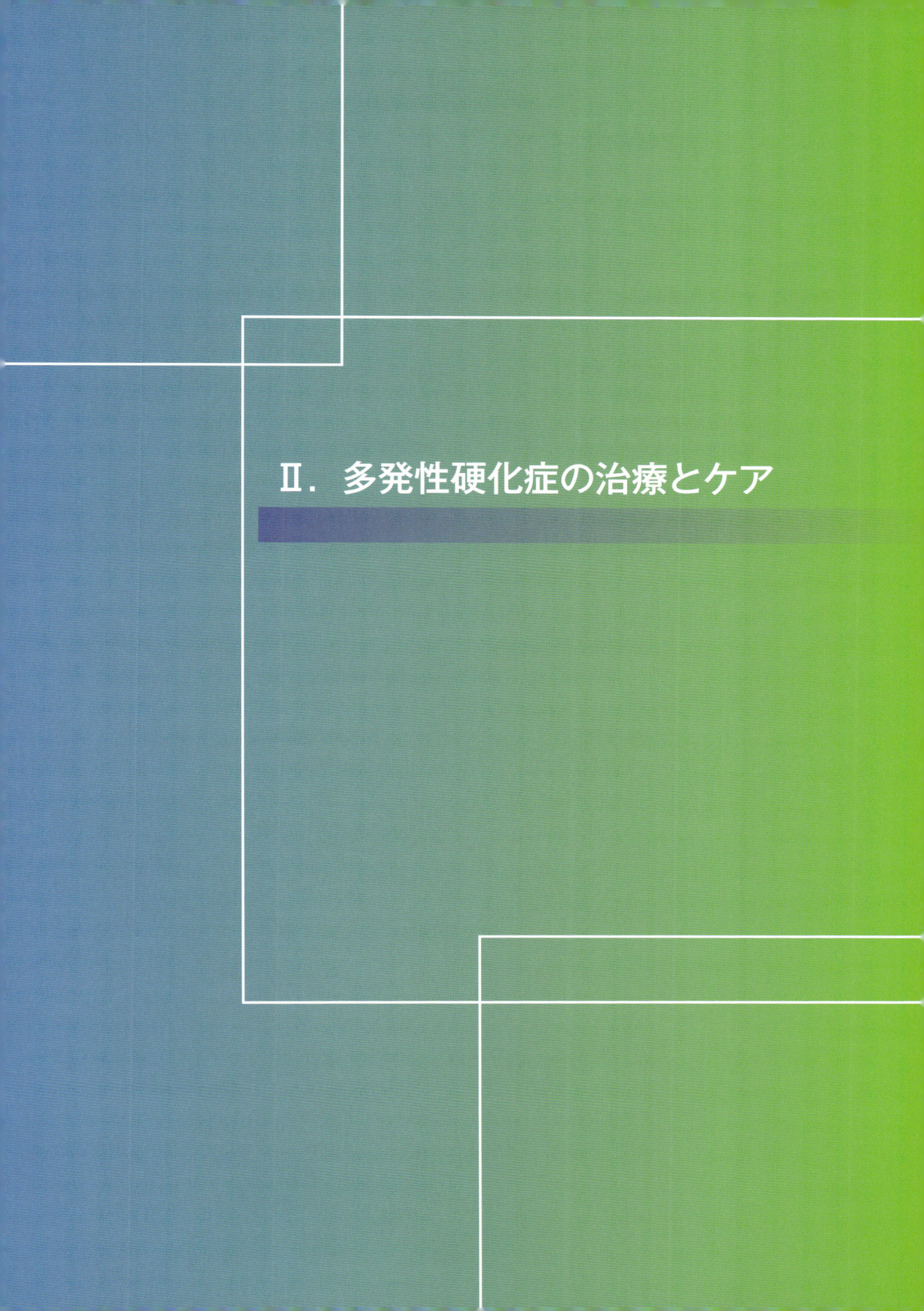

II．多発性硬化症の治療とケア

II. 多発性硬化症の治療とケア
治療ガイドラインの用い方

> **Point**
> - 多発性硬化症治療ガイドライン2010は，多発性硬化症（MS）と視神経脊髄炎（NMO）の関係に不明な点を残したまま作成されている．
> - まず患者がMSのMcDonald診断基準に合致するかどうかを確認し，さらに2006年改訂NMO診断基準を参考にしてNMO病態を有しているかどうかを判断する必要がある．
> - 急性増悪期の治療は，NMO病態の有無にかかわらず，副腎皮質ステロイド大量点滴静注療法と血液浄化療法の2本の柱で行う．
> - 慢性期の再発予防にはインターフェロンβ療法が有効であるが，NMO病態を有するか抗アクアポリン4抗体が陽性の患者では，第一選択薬としない．
> - 経口再発予防薬フィンゴリモドについての記載はされておらず，位置づけは次期ガイドライン作成まで待たねばならない．

目次から

　多発性硬化症（multiple sclerosis：MS）治療ガイドライン2010（MSガイドライン）の扉をまず開いてみよう[1]．目次をみると，大きな章立てとして，総論を構成する2つの章の次に急性期の治療を解説した各論I，続いて再発・障害進行の防止を述べた各論II，最後に病態ごとの治療として各論IIIが設けられている．MSの診断については，冒頭の目次に続く第xvii頁と第xviii頁に，2005年の改訂McDonald診断基準[2]と厚生労働省免疫性神経疾患調査研究班によるMS診断基準（2003年）が表で示されている．さらに，総論第2章「多発性硬化症治療法選択のプロセスと各論の参照」の項には，診断から治療法選択に至るプロセスとして，改訂McDonald診断基準による早期診断法が図示され，続いて，視神経脊髄炎（neuromyelitis optica：NMO）が疑われる症例については，抗アクアポリン4（aquaporin-4：AQP4）抗体の測定を推奨するという記載がある．ところが，NMOの診断のためには，目次から続く第xix頁から第xx頁まで戻り，記載された内容を読みながら，表に示された改訂NMO診断基準（2006年）[3]を参照しなければならない．

　結果として主治医は，まず総論の手前に配置されたMSとNMOの診断基準を参考にしたうえで，MSの項目（各論Iおよび II）を読むか，各論IIIの最初の章，「視神経脊髄炎患者・抗アクアポリン4抗体陽性患者」の記載内容を参照するかを決めなければならないことになる．しかし，第8章にあるこの項目を読もうとした医師の中には，次の第9章にある「視神経脊髄型多発性硬化症」という標題を目にして，戸惑いを隠せない人がいるかもしれな

い．おそらくその医師は，過去に視神経脊髄型多発性硬化症（opticospinal〈form of〉MS：OSMS）と診断された患者は，現在ではNMOと診断すべきであると信じている可能性が高い．

典型的MSあるいは典型的NMOの診断が確定した患者には，本治療ガイドラインは必要かつ十分な情報を提供することができる．しかし，発症から1〜2年以内の比較的早期の「MSらしい」患者をどのように治療したらよいかを決定するための指針とするとき，どうしても迷いが生じてしまう患者群が存在する．最新の情報を駆使して新MSガイドラインを今この瞬間に作成するとしても，その混乱を解消することはいまだ困難である．なぜそのような状況が続いているのであろうか？

現在の治療ガイドラインの位置づけ

MSガイドラインの出発点は2007年であり，ガイドライン2010として発刊されるまでに3年間を要している．この間，2005年のNMO-IgGの発見を端緒としたNMOの概念の大きな変化と，MSガイドラインの公的な位置づけをどう対応させるかが大きな課題であった．実際に，MSの診断においてNMO病態の有無はきわめて重要な事項であるが，MSとNMOはまったく別個の独立した疾患単位であるとする説と[4]，MSとNMOは1つの疾患単位の中でスペクトラムを形成しているとする説が存在し[5]，いまだ学術的には決着がついていない*1．

したがって，MSガイドラインを用いて患者の治療法を決定しようとする医師は，最初に患者の診断名をMSとしてよいのか，（疾患単位として別個のものかどうかは別として）むしろNMOという診断名のほうが相応しいのかを判断しなければならないのであるが，迷う症例をどのように治療すべきかについては，本ガイドラインは明確な指針を打ち出していない．むしろ，学術的な最終結論を得ていないMSとNMOの問題については，今後の解決を待つという姿勢で記載されている．ガイドラインが公的な性格を帯びるものであることを考えると，今後修正が必要になる可能性をはらんだ学説に基づいた一方的な記述で一般医家の診療を規定することは危険であると判断されたためである．

このような状況から，本MSガイドラインはわかりにくい，使いにくいという印象を持つ医師が少なからずいるものと推定される．しかし，本稿を最後まで読了していただければ，もう少し実用的な利用法があることをご理解いただけるものと考える．なお，次期MSガイドラインの編集までは，MSやNMOの病態についての研究成果や新しい治療法について毎年情報を集積し，安全で有用な情報を日本神経学会や日本神経免疫学会などのホームページ上で公開することが企画されている．

病態ごとの治療

MSガイドラインを有効利用するためにはMSとNMOの歴史的背景や概

*1
この点については，総論第1章の「『多発性硬化症治療ガイドライン2010』の使用に際してのガイダンス」において，「日本人MS患者治療ガイドライン作成上の2010年時点での問題点と対応」という標題の項目を掲げ，その中で，「疾病分類をめぐる意見の相違の存在：特にOSMSとNMOの区分に関して」という題目で詳細に述べられている．

念を理解する必要があり，その目的を達するために，冒頭の目次に続く5頁を読み，次に総論の2つの章を読了しなければならない．神経内科専門医の知識があれば，典型的なMS症例の診断を確定することは困難なことではない．

次に，MSの治療の項を飛ばして，まずは病態ごとの治療をみてみよう．MSと診断はできるけれども，診断基準を満たす他の自己免疫疾患を合併している患者の治療は，各論IIIの第10章「膠原病合併」の項を読む．MSの病態形成には炎症性サイトカインを産生するTh1細胞が関与していることが知られているが，インターフェロンβ（interferon-beta：IFNβ）は，Th1型の免疫応答を，Th1を抑制するTh2型へ偏倚させる作用（Th2シフトと呼ばれる）により再発予防効果をもたらすと考えられている[6]．しかし，Th2細胞の産生するIL-4やIL-5は抗体産生の方向へ免疫応答を促進するため，自己抗体が関与する膠原病合併患者では，IFNβの積極的使用は推奨されていない．

一方，まったく異なる状況であるが，MSは妊娠・出産可能な年齢の女性が罹患することが多い．このため，MS患者の妊娠・出産に関して第11章で詳細に述べられている．患者からの相談に際しては，ここに記載された情報を修飾せず正確に患者が理解できるよう説明し，患者の意思決定の手助けをする必要がある．

病態ごとの治療における最大の問題は，目の前の患者がNMO病態を有しているのかどうか迷う場合である．迷いが生ずる最大の理由は，IFNβはMS患者での再発予防に有効性が確立しているのに対して，NMO病態を有する患者に使用すると，再発頻度が増したり，再発時の症状を重篤化させたりする場合があることが知られているためである[7-9]．そこで，第8章と第9章を読み進めていこう．

第8章は，NMO・抗AQP4抗体陽性患者について述べている．NMOと抗AQP4抗体陽性患者に分けて記載がされていることには意味がある．現在，視神経炎と脊髄炎の既往があり（出現時期や他の中枢神経症状の有無を問わない），3椎体以上の長さにわたる脊髄長大病変が認められたことのある患者がいれば，抗AQP4抗体を測定する必要があることは常識となりつつある．このような患者の7～8割では抗体陽性の結果が得られるはずである．この時点で，NMOの診断が確定する．近年，NMOにおける抗AQP4抗体の病因としての役割が明らかにされつつあり，第10章の膠原病と同じように治療指針を考えればよい．すなわち，自己抗体産生を促進する可能性のあるIFNβは，NMO患者の再発予防に適した治療法とはいえない．一方，視神経と脊髄に症状が限局しているという定義により抽出したMS（OSMS）患者32名の解析が本章で詳しく紹介されている．患者はいずれも脊髄長大病変を有しており，2006年改訂NMO診断基準によれば多くはNMO患者である．ところが，抗AQP4抗体陰性の18名ではIFNβ治療により再発率が有意に低下し，抗AQP4抗体陽性の14名では再発率はむしろ上昇する傾向がみら

れた[10]．つまり，この観察事実は，抗AQP4抗体の有無が再発予防手段としてのIFNβの有効性を規定する要因となっている可能性を示唆している．主たる症状や診察結果に加え，画像上も典型的なMSと診断できる患者の中にも，抗AQP4抗体が陽性に出る一部の症例がある．このような場合，その患者がMSかNMOかという診断にこだわる必要はない．抗AQP4抗体が陽性であるため，再発予防対策として，IFNβは第一選択薬とはならないことを知っておけば十分である．それが現実的な対応であると考えられる．

NMO・抗AQP4抗体陽性患者の再発予防には，エビデンスとしてのグレードは低いものの，10～15 mg程度の少量の副腎皮質ステロイド薬の内服継続や，50～100 mg程度のアザチオプリン（イムラン®，アザニン®）の内服の併用が経験的に有効であることが知られている[11]．

続いて第9章である．OSMSは過去の遺物であると信じている医師にはぜひ読んでほしい．ガイドラインに記載はされていないが，欧米のMS患者の疫学調査においても，脊髄病変は74%の症例で，また視神経病変は92%の患者で陽性である[12]．さらに最近のコーカソイドMS患者257名のMRI所見を解析した調査で，2.4%の症例では脊髄のみに限局した病巣を持ち，脊髄長大病変も2.7%の症例で認められたことが報告されている[13]．これらの患者は抗AQP4抗体陰性であり，疾患としてはMSで間違いない症例である．マイナーな集団ではあるが，欧米にも視神経と脊髄に限局した病変を有する患者群が存在する．このような患者は日本人MSではもう少し大きな割合を占める可能性があり，その集団を取り出して視神経脊髄型MS（OSMS）と呼ぶことには一定の意義がある．実際に，2004年に行われたMS全国調査では抗AQP4抗体の有無は不明であるが，OSMSと分類された患者で脊髄長大病変のない患者では，IFNβ治療が有効であった症例が68%，増悪した症例が8%であった．OSMSで脊髄長大病変を有した患者での同治療後の増悪例は18%を超えており，この中にNMO症例が含まれていた可能性が高い[14]．したがって，日本人MSにはOSMSと呼称すべき症候を呈する患者集団が存在し，現在では抗AQP4抗体を測定することにより，NMO病態を有するかどうかを判断することができるのである．視神経と脊髄に病変があるというだけで，再発を予防する有力な手段であるIFNβ治療を忌避するという過ちをおかさないことが肝要である．

主に急性期の治療

さて，最後にMS治療の項目を読み進めてみよう．まずは各論Iの急性増悪期の治療である．MSの治療を最後に読むことには意味がある．それは，これまで述べてきたように治療選択にはMSとNMOについての現状の理解が不可欠なのであるが，急性期治療は両者ともに（すなわち診断名はさておき）共通した指針で行われるからである．第一選択薬は副腎皮質ステロイド薬であり，500～1,000 mgの大量のメチルプレドニゾロン（ソル・メドロール®）を3～5日間点滴静注するいわゆるパルス療法を施行することを基本と

する．本療法に対する反応をみながら，再度のパルス療法を試みてもよい．パルス療法の効果が不十分な場合には，血液浄化療法を行う．MSとNMOの相違をあげるとすれば，後者で症状が重症化する傾向があり，発症後なるべく早期に血液浄化療法を導入した場合にはパルス療法無効例にも奏効して予後改善に役立つことが多いことから，NMOでは早期の血漿浄化療法導入が推奨される点である．

主に再発／障害進行の防止

最後に，各論IIでMSの長期予後を左右する再発抑制のための治療法の解説を読む．NMO病態を有さないMS症例では，IFNβが第一選択薬である．再発は平均30％程度抑制され，炎症に起因する軸索障害の進行を遅延させることで身体機能障害の進行抑制が期待できる．すでに20年以上の使用経験が全世界で蓄積されており，安全性についても問題がない．現在日本では，連日皮下注射を行うIFNβ-1b製剤（ベタフェロン®）と，週に一度筋肉注射を行うIFNβ-1a製剤（アボネックス®）を選択することができる．従来よく使用されてきた各種の免疫抑制薬の効果は限定的であることが明示された．経口ステロイド薬はMSの再発予防の目的には使用されない．

次期ガイドラインに求められること

MSの再発抑制に十分な効果を発揮する経口薬（フィンゴリモド〈イムセラ®，ジレニア®〉）が投与可能になった．この薬剤を治療戦略の中でどのように位置づけるかは重要な課題の一つである．また，次期ガイドライン作成時には，さらに多くの治療オプションが増えていることが予想される．これらを加えて，今回のガイドラインでは作成されなかった治療アルゴリズムを完成させることが求められるであろう．さらに，MS特有の症状に対する対症療法についての情報は，エビデンスは低くても臨床家にとっては目の前の患者の苦痛を和らげるために不可欠の情報である．対症療法薬をどこまで絞ってガイドラインに載せるかも大きなテーマである．最後に，2010年改訂McDonald診断基準はMRIを駆使したMSの診断をさらに容易ならしめた[15]．次期ガイドライン作成時には，MSとNMOの議論についても大方の結論が得られていると推定される．その知見を十分に活かして治療指針を簡素化することも重要な課題である．

（松井　真）

文献

1) 日本神経学会ほか（監），「多発性硬化症治療ガイドライン」作成委員会（編）．多発性硬化症治療ガイドライン2010．東京：医学書院；2010．
2) Polman CH, et al. Diagnostic criteria for multiple sclerosis：2005 revisions to the "McDonald Criteria". *Ann Neurol* 2005；58：840-846.
3) Wingerchuk DM, et al. Revised diagnostic criteria for neuromyelitis optica. *Neurology* 2006；66：1485-1489.
4) Misu T, et al. Loss of aquaporin 4 in lesions of neuromyelitis optica：Distinction from

multiple sclerosis. *Brain* 2007；130：1224-1234.
5) Matsuoka T, et al. Reappraisal of aquaporin-4 astrocytopathy in Asian neuromyelitis optica and multiple sclerosis patients. *Brain Pathol* 2011；21：516-532.
6) Hemmer B, Hartung H-P. Toward the development of rational therapies in multiple sclerosis：What is on the horizon? *Ann Neurol* 2007；62：314-326.
7) Shimizu Y, et al. Development of extensive brain lesions following interferon beta therapy in relapsing neuromyelitis optica and longitudinally extensive myelitis. *J Neurol* 2008；255：305-307.
8) Kanzaki M, et al. Clinical features of opticospinal multiple sclerosis with anti-aquaporin 4 antibody. *Eur Neurol* 2008；60：37-42.
9) Shimizu J, et al. IFNβ-1b may severely exacerbate Japanese optic-spinal MS in neuromyelitis optica spetrum. *Neurology* 2010；75：1423-1427.
10) Matsuoka T, et al. Heterogeneity of aquaporin-4 autoimmunity and spinal cord lesions in multiple sclerosis in Japanese. *Brain* 2007；130：1206-1223.
11) Watanabe S, et al. Low dose corticosteroids reduce relapses in neuromyelitis optica：A retrospective analysis. *Mult Scler* 2007；13：968-974.
12) McDonald I, Compston A. The symptoms and signs of multiple sclerosis. In：Confavreux C, et al(editors). McAlpine's Multiple Sclerosis, 4th edition. London：Churchill Livingstone；2006, pp.287-346.
13) Qiu W, et al. Spinal cord involvement of multiple sclerosis：A correlative MRI and high-resolution HLA-DRB1 genotyping study. *J Neurol Sci* 2011；300：114-119.
14) 吉良潤一. 多発性硬化症─日本における最近の動向. 日本医事新報 2006；4301：53-59.
15) Polman CH, et al. Diagnostic criteria for multiple sclerosis：2010 revisions to the McDonald criteria. *Ann Neurol* 2011；69：292-302.

II. 多発性硬化症の治療とケア
急性増悪期の治療
副腎皮質ステロイド薬

> **Point**
> - 多発性硬化症の急性増悪期には，ステロイドパルス療法（1,000 mg のメチルプレドニゾロンの点滴静注を 3～5 日間）が推奨される．
> - ステロイドパルス療法が無効なときは，血漿交換療法を検討する．
> - 経口副腎皮質ステロイドの長期投与に多発性硬化症の再発予防効果はない．
> - 定期的ステロイドパルス療法が，多発性硬化症の脳萎縮の進行の抑制に有効である可能性がある．

　多発性硬化症の急性増悪期には，ステロイドパルス療法により中枢神経系内の炎症を抑え，急性増悪期からの機能回復を促進させることが望ましい．本稿では，副腎皮質ステロイドの作用機序，ステロイドパルス療法の方法，多発性硬化症の急性増悪期における副腎皮質ステロイドの治療成績，副腎皮質ステロイドの長期投与の治療成績，副腎皮質ステロイドの副作用について概説する．

副腎皮質ステロイドの作用機序

　副腎皮質ステロイドの最も重要な作用は炎症の抑制である．副腎皮質ステロイドは，細胞膜を通過し，細胞質にある糖質コルチコイド受容体と結合する．その後，活性型となった受容体が核内に移行し，特定の DNA 配列に結合することで作用する．副腎皮質ステロイドの作用には，この糖質コルチコイド受容体を介する genomic effect と細胞膜に作用する non-genomic effect がある．

　多発性硬化症の急性増悪期には，血液脳関門が破壊され，その結果頭部 MRI の造影検査で新規病巣が造影されるが，副腎皮質ステロイドは，この血液脳関門の破綻を抑制する．この効果には，副腎皮質ステロイドのもつ自己反応性 T 細胞の遊走や抗原に対する T 細胞の反応の抑制効果や血管内皮細胞・単球上の接着分子の発現の抑制作用が関与している[1]．また，副腎皮質ステロイドは炎症部位において，炎症や血液脳関門の破綻に関与するサイトカイン（IFNγ，TNF-α，IL-1，IL-2）の産生やマトリックスメタロプロテアーゼの分泌を抑制する[1]．また副腎皮質ステロイドは，IL-10 や transforming growth factor β の産生を増加させ，マクロファージの Fc receptor の発現や免疫グロブリンの産生を抑制し，マクロファージやミクログリアのクラス II 主要組織適合性複合体の発現を抑制する．これらの副腎皮質ステロイドのもつ作用は，血液脳関門の修復や組織の破壊の抑制に役立つ．その

Key words
マトリックスメタロプロテアーゼ
(matrix metalloproteinase：MMP)
細胞外マトリックスを分解するメタロプロテアーゼ．炎症細胞の浸潤や血液脳関門の破綻に関与する可能性がある．再発時には，血清中の MMP-3 や MMP-9 が増加すると報告されている．

他，脱髄のマーカーとなる髄液中のMBP（myelin basic protein）をメチルプレドニゾロンの静注療法が減少させるという報告がある．多発性硬化症の動物モデルであるEAE（experimental autoimmune encephalomyelitis）を用いた実験では，高用量のメチルプレドニゾロンは，活性化T細胞のアポトーシスを促進させることが報告されている[1]．また副腎皮質ステロイドは，サイトカインで誘導されるオリゴデンドロサイト（oligodendrocyte；乏突起膠細胞）の細胞死を抑制する．副腎皮質ステロイドは比較的血液脳関門を通りにくいため，副腎皮質ステロイドは用量依存性に作用し，たとえば，EAEのT細胞のアポトーシスは，高用量の副腎皮質ステロイド（50 mg/kgのメチルプレドニゾロン）では生じるが，低用量（1 mg/kgのメチルプレドニゾロン）では生じない[1]．

ステロイドパルス療法[*1]の方法

ステロイドパルス療法は，1,000 mgのメチルプレドニゾロン（ソル・メドロール®）を5%ブドウ糖液あるいは維持輸液（ソリタ-T3号輸液®など）200〜500 mLに溶解し，1〜3時間かけて点滴静注する．これを3〜5日間施行し，症状の改善を観察しながら，効果が不十分であれば数日後にもう1クール繰り返す．短期間のステロイドパルス療法では，副腎皮質抑制がかからないため，ステロイドパルス療法後の経口副腎皮質ステロイドの内服（後療法）は基本的には必要ないが，症状の改善が悪い場合や重症の再発の場合は，経口副腎皮質ステロイドの内服（後療法）を行うこともある．この場合，経口のプレドニゾロン（プレドニン®，プレドニゾロン®）0.5〜1 mg/kg/日投与を行い，2〜3週間で漸減，中止とする．感染症の有無や糖尿病の誘発に注意し，血液検査も施行する．また消化性潰瘍の予防のため，制酸剤，H_2受容体拮抗薬の併用も行う．ステロイドパルス療法が無効な場合は，血漿交換療法を検討する．

急性増悪期における副腎皮質ステロイド治療

多発性硬化症の急性増悪期の治療は，国際的には副腎皮質ステロイド治療がすすめられており[2]，日本の多発性硬化症治療ガイドライン2010でも，副腎皮質ステロイドは多発性硬化症の急性増悪後の短期における機能回復を促進する（グレードA）と推奨されている．**1**に多発性硬化症の急性増悪期の頭部MRI画像（自験例）を示すが，ステロイドパルス療法により病変の造影効果が弱くなり，T2強調像での高信号部も縮小している．

多発性硬化症の患者の再発時に500 mgのメチルプレドニゾロンを5日間点滴静注し，プラセボ群と比較した研究では，メチルプレドニゾロン投与群で有意に臨床症状を改善させることが確認され[3]，1,000 mgのメチルプレドニゾロン3日間の点滴静注では，造影頭部MRIにて血液脳関門の破綻を示すガドリニウム造影病変を少なくすることができることがわかった[4]．500 mgと2,000 mgのメチルプレドニゾロン点滴静注5日間の2グループ間

*1
2012年9月，多発性硬化症のメチルプレドニゾロンパルス療法について公知申請が行われた．

Memo

ステロイドパルス療法は何時に施行するのがよいのか？

日中（10時〜14時）と夜間（22時〜2時）のステロイドパルス療法を比較した研究では，夜間のほうが有効との報告がある[12]．

Memo

妊娠中に再発した場合は？

短期間の副腎皮質ステロイドによる治療は，妊娠中も比較的安全とされているが，ステロイドパルス療法の安全性に対する研究報告はない．妊娠第1三半期では1〜2 mg/kg/日以上のプレドニゾロンは，投与すべきではない．授乳中は，プレドニゾロンの母乳への移行は低く，プレドニゾロン30 mg/日までは比較的安全と考えられている．

Key words

造影病変

急性増悪期の病変は，急性炎症による血液脳関門の破綻により造影される．造影病変は，均一な結節状の場合とリング状の場合がある．結節状の造影病変の場合，炎症は強いが脱髄は軽度である．通常約1か月程度造影される．リング状造影病変は，灰白質（大脳皮質，基底核）に面した部分がとぎれることがあり，open ring signと呼ばれ，脳腫瘍との鑑別に役立つ．

1 多発性硬化症急性増悪期の頭部 MRI におけるステロイドパルス療法前後の病巣の比較

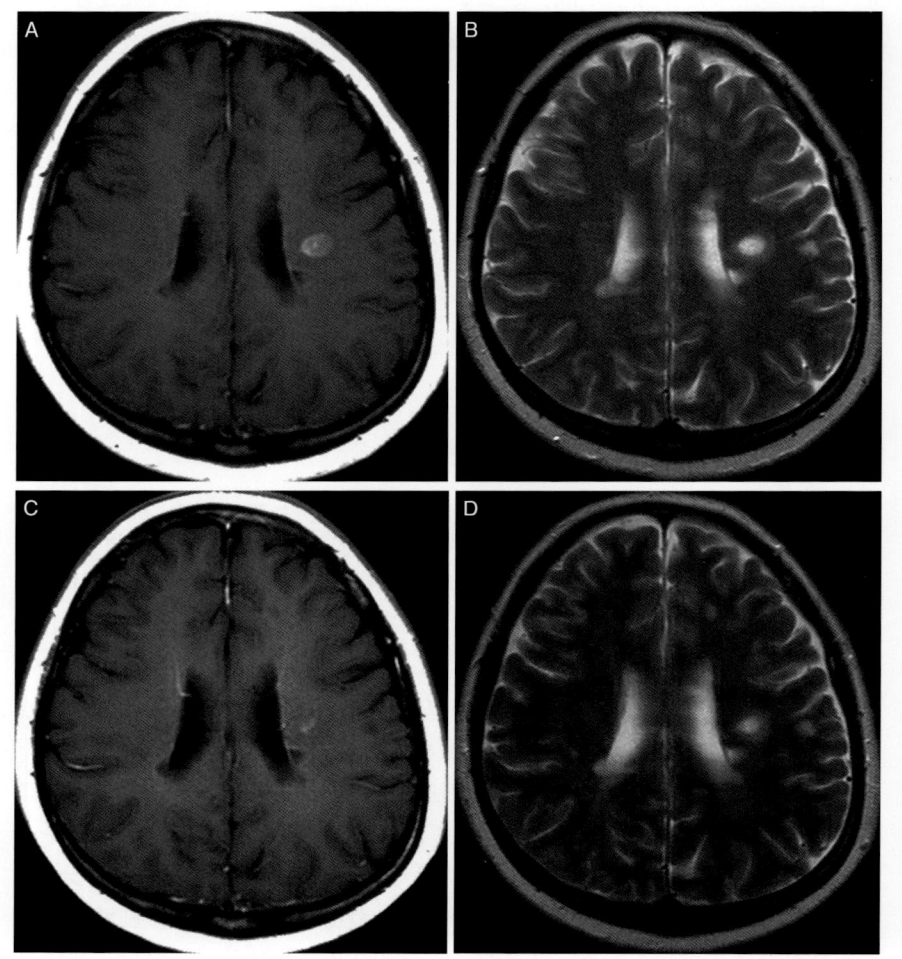

A：造影 T1 強調像（ステロイドパルス療法前），B：T2 強調像（ステロイドパルス療法前），C：造影 T1 強調像（ステロイドパルス療法後），D：T2 強調像（ステロイドパルス療法後）．
ステロイドパルス療法前の頭部 MRI 画像（A，B）と治療後の頭部 MRI 画像（C，D）を示す．新規病巣は，ガドリニウムで造影され（A），同部位は T2 強調像で高信号を示すが（B），治療後は，造影効果は弱くなり（C），T2 強調像の高信号部も縮小している（D）．

の治療効果を頭部，頸髄 MRI の造影病変数と，EDSS（Expanded Disability Status Scale）で比較した研究では，MRI の造影病変数が 2,000 mg のメチルプレドニゾロン投与群で有意に少ないことがわかった[5]．

視神経炎に対して，1,000 mg のメチルプレドニゾロン 3 日間点滴静注後経口 prednisone 1 mg/kg を 11 日間投与した群，経口 prednisone（1 mg/kg）を 14 日間投与した群，プラセボ群で比較した研究では，1,000 mg のメチルプレドニゾロン 3 日間点滴群において視力の回復が早かった．経口 prednisone 内服群ではプラセボ群と差がなかった[6]．また，視神経炎の多発性硬化症への進展に関しては，250 mg のメチルプレドニゾロンを 6 時間ごとに 3 日間点滴静注後経口 prednisone（1 mg/kg）を 11 日間投与した群，経口 prednisone（1 mg/kg）を 14 日間投与した群，プラセボ群を比較し 2 年間フォローしたところ，250 mg のメチルプレドニゾロン点滴静注群で有意に多発性硬化症への進展が少なかった[7]．日本人の視神経炎患者の検討では，ステロイドパルス療法群，コントロール群で比較したところ，ステロイ

副腎皮質ステロイドと骨粗鬆症 Column

　副腎皮質ステロイドの投与で問題となる副作用にステロイド性骨粗鬆症がある．この骨粗鬆症は，骨折のリスクを高めることになり，予防が必要である．通常，ステロイド性骨粗鬆症の治療として，ビスホスホネート製剤（ボナロン®，フォサマック® など）を第一選択薬として用いる．このビスホスホネート製剤は，破骨細胞の活動を抑制し，骨の吸収を防ぐ薬剤であるが，抜歯などの歯科処置や下顎への放射線治療，癌に対する化学療法を受けている患者等に投与した際，下顎骨に壊死（顎骨壊死）を引き起こす可能性があり，注意が必要である．抜歯などの歯科処置の3か月前から処置後3か月の間投与を中止することで，顎骨壊死の発生率は低下すると考えられている．

2 副腎皮質ステロイドの副作用

a. 治療中に起こるもの		不眠，多幸症，不安，精神病，異常味覚，食欲増進および体重増加，発汗と顔面紅潮，頭痛，筋肉痛，短期記憶の障害，胃部不快感あるいは胃痛
b. 副作用のリスクファクターのある患者で早期に起こるもの		消化性潰瘍，糖尿病，高血圧，痤瘡，うつ状態
c. 長期あるいは反復投与で起こるもの		骨粗鬆症，骨壊死，白内障，脂肪肝，クッシング症候群，易感染性，創傷治癒遅延

（日本神経学会ほか〈監〉，「多発性硬化症治療ガイドライン」作成委員会〈編〉．多発性硬化症治療ガイドライン 2010 より）

ドパルス療法群において視機能の回復は早かったが，1年後の視力の回復の程度は，ステロイドパルス療法群，コントロール群で有意差がなかった[8]．
　なお，視神経脊髄炎（neuromyelitis optica：NMO）の急性増悪期も多発性硬化症と同様にステロイドパルス療法を行い，ステロイドパルス療法が無効な場合は血漿交換療法を検討する[9]．

副腎皮質ステロイドの長期投与

　インターフェロンβ-1b（ベタフェロン®）に 1,000 mg のメチルプレドニゾロンの静注療法を月1回追加した研究では，中和抗体の出現は減少するという報告はあるが[10]，二次進行期の多発性硬化症の患者に2か月ごとに 500 mg のメチルプレドニゾロンを点滴静注した群と 10 mg のメチルプレドニゾロンを静注した群では，EDSS に有意差は認めなかった[11]．
　多発性硬化症では，経口副腎皮質ステロイド内服の長期的な再発予防効果はない．ただし，視神経脊髄炎（NMO）の症例では，経口副腎皮質ステロイド内服あるいは副腎皮質ステロイドと免疫抑制薬の併用が再発予防に有効と考えられている[9]．

副腎皮質ステロイドの副作用

　副腎皮質ステロイド投与における副作用を 2 に示す．副腎皮質ステロイドは，抗炎症作用や免疫抑制作用をもち治療薬として大変重要な薬であるが，副作用も多岐にわたるので，これらの副作用について患者に十分説明すると

ディベート

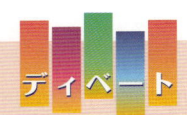

定期的ステロイドパルス療法は有効か？

　ステロイドパルス療法を定期的に行った場合，多発性硬化症に有効であるか検討を行った報告がある．1,000 mg のメチルプレドニゾロン5日間点滴静注と短期の経口 prednisone 内服を4か月ごとに3年間，その後は6か月ごとに2年間投与した群と，再発時のみステロイドパルス療法を行った群で比較したところ，定期的ステロイドパルス群で再発の頻度は抑制できなかったが，頭部 MRI で T1 black hole の出現や脳萎縮の進行が抑制されたことが認められた[13]．T1 black hole や脳萎縮は，多発性硬化症の軸索障害と関連しており，ステロイドパルス療法で炎症をおさえることにより，神経軸索障害の進行を抑制できる可能性がある．今後，定期的なステロイドパルス療法に関しては，有効性と安全性の検討が必要であると思われる．

ともに，副作用の予防のための対処を行うことが必要である．また，効果を認めないときは，長期間継続しないことも重要である．

〈松井　大〉

文献

1) Pozzilli C, et al. Corticosteroids treatment. *J Neurol Sci* 2004；223：47-51.
2) Goodin DS, et al. Disease modifying therapies in multiple sclerosis：Report of the Therapeutics and Technology Assessment Subcommittee of the American Academy of Neurology and the MS Council for Clinical Practice Guidelines. *Neurology* 2002；58：169-178.
3) Milligan NM, et al. A double-blind controlled trial of high dose methylprednisolone in patients with multiple sclerosis：1. Clinical effects. *J Neurol Neurosurg Psychiatry* 1987；50：511-516.
4) Miller DH, et al. High dose steroids in acute relapses of multiple sclerosis：MRI evidence for a possible mechanism of therapeutic effect. *J Neurol Neurosurg Psychiatry* 1992；55：450-453.
5) Oliveri RL, et al. Randomized trial comparing two different high doses of methylprednisolone in MS：A clinical and MRI study. *Neurology* 1998；50：1833-1836.
6) Beck RW, et al. A randomized, controlled trial of corticosteroids in the treatment of acute optic neuritis. *N Engl J Med* 1992；326：581-588.
7) Beck RW, et al. The effect of corticosteroids for acute optic neuritis on the subsequent development of multiple sclerosis. *N Engl J Med* 1993；329：1764-1769.
8) Wakakura M, et al. Multicenter clinical trial for evaluating methylprednisolone pulse treatment of idiopathic optic neuritis in Japan. *Jpn J Ophthalmol* 1999；43：133-138.
9) 田中正美，松井大．NMO の治療の実際と問題点．Brain Medical 2010；22：61-66.
10) Pozzilli C, et al. Monthly corticosteroids decrease neutralizing antibodies to IFN-β-1b：A randomized trial in multiple sclerosis. *J Neurol* 2002；249：50-56.
11) Goodkin DE, et al. A phase II study of IV methylprednisolone in secondary-progressive multiple sclerosis. *Neurology* 1998；51：239-245.
12) Glass-Marmor L, et al. Chronotherapy using corticosteroids for multiple sclerosis relapses. *J Neurol Neurosurg Psychiatry* 2007；78：886-888.
13) Zivadinov R, et al. Effects of IV methylprednisolone on brain atrophy in relapsing-remitting MS. *Neurology* 2001；57：1239-1247.

Further reading

- 日本神経学会ほか（監），「多発性硬化症治療ガイドライン」作成委員会（編）．多発性硬化症治療ガイドライン 2010．東京：医学書院；2010．

II. 多発性硬化症の治療とケア
急性増悪期の治療

血液浄化療法（アフェレシス）
therapeutic apheresis

> **Point**
> - 多発性硬化症（MS）の急性増悪期の治療として血液浄化療法（アフェレシス）が用いられる．
> - アフェレシスは，主に再発寛解型 MS の急性増悪期の治療として用いられ，ステロイド治療の効果が十分でない症例において，早期から施行すべき治療である．慢性進行型 MS にはその適応はない．
> - 視神経脊髄炎（NMO）の増悪期においても早期より積極的に用いる治療法である．
> - アフェレシスには，血漿交換療法（単純血漿交換療法〈PE〉，二重濾過血漿交換療法〈DFPP〉）と血漿吸着療法（免疫吸着療法〈IAPP〉）とがある．治療法として PE，DFPP，IAPP のいずれかを施行し，一連の病態につき月 7 回を限度に 3 か月まで認められる．

免疫性神経疾患で用いられる血液浄化療法（アフェレシス）

血液浄化療法（therapeutic apheresis；アフェレシス）とは，血液中の病因物質を除去あるいは浄化する治療法である．血球成分を除去する治療法を血球除去療法（cytapheresis）といい，血漿成分を除去あるいは浄化する治療法を血漿浄化療法（plasmapheresis：PP）という．

血漿浄化療法（PP）は，血漿交換療法（plasma exchange：PE）と血漿吸着療法（plasma adsorption：PA）に分けられる．さらに，血漿交換療法（PE）は，単純血漿交換療法（simple plasma exchange：SPE）と二重濾過血漿分離交換療法（double filtration plasmapheresis（DFPP）とに分けられる．血漿吸着療法（PA）は，主に免疫吸着療法（immunoadsorption plasmapheresis：IAPP）が用いられる（**1**）．

血漿浄化療法の作用メカニズム

血漿中の病因物質の除去

アフェレシスは血漿中の大分子量の病因物質である自己抗体を除去する目的で，主に抗体介在性（液性）免疫疾患の治療として重要な役割を演じてきた．液性免疫として自己抗体（抗 AchR 抗体，抗 MuSK 抗体，抗 AQP4 抗体[1]，抗ガングリオシド抗体など）のみならず，各種のサイトカイン（TNF-α，IFNγ，各種 IL など），ケモカイン，補体，接着分子，免疫複合体などの免疫関連物質を除去する治療法である．

1 免疫性神経疾患で用いられる血液浄化療法（アフェレシス）

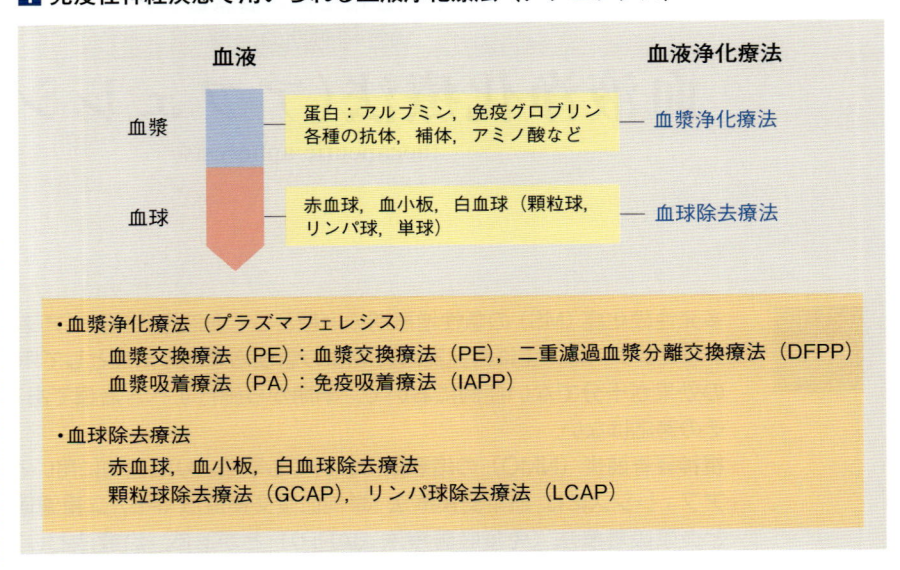

血液		血液浄化療法
血漿	蛋白：アルブミン，免疫グロブリン 各種の抗体，補体，アミノ酸など	血漿浄化療法
血球	赤血球，血小板，白血球（顆粒球，リンパ球，単球）	血球除去療法

- 血漿浄化療法（プラズマフェレシス）
    - 血漿交換療法（PE）：血漿交換療法（PE），二重濾過血漿分離交換療法（DFPP）
    - 血漿吸着療法（PA）：免疫吸着療法（IAPP）
- 血球除去療法
    - 赤血球，血小板，白血球除去療法
    - 顆粒球除去療法（GCAP），リンパ球除去療法（LCAP）

2 血漿交換療法（PE）

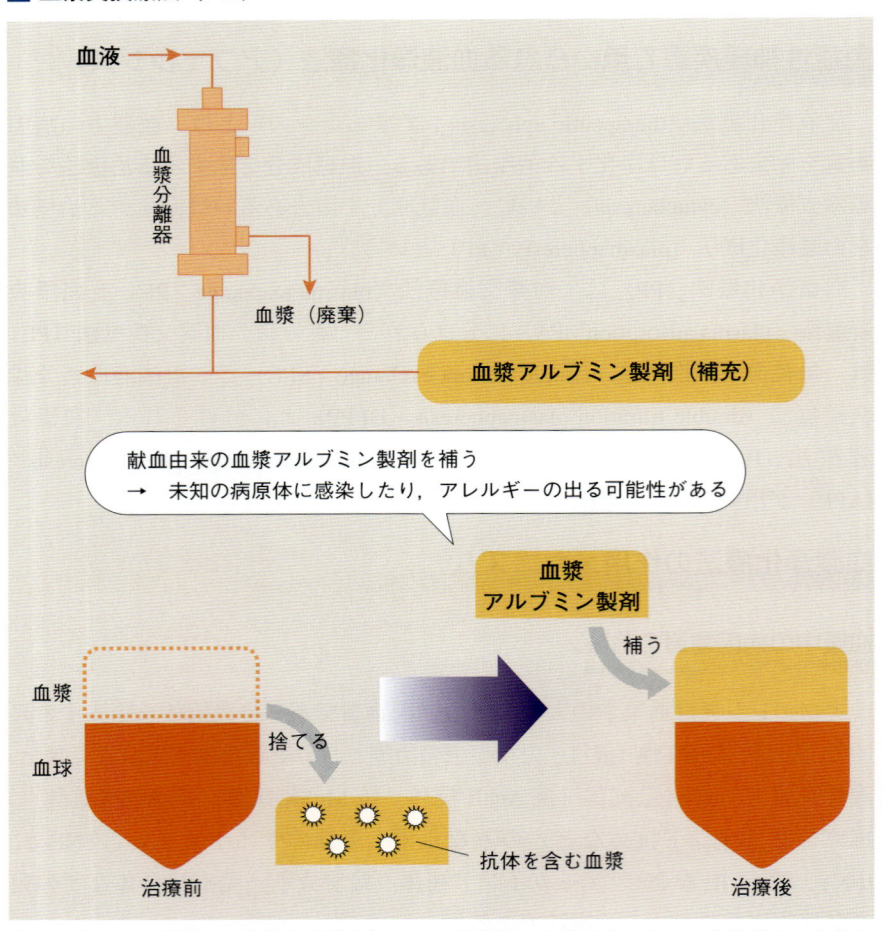

献血由来の血漿アルブミン製剤を補う
→ 未知の病原体に感染したり，アレルギーの出る可能性がある

患者から全血を採取し，血漿分離器を用いて血球成分と血漿成分に分け，血球成分は生体に戻し，血漿成分は廃棄して同量の置換液を補充する治療法．

3 二重濾過血漿分離交換療法（DFPP）

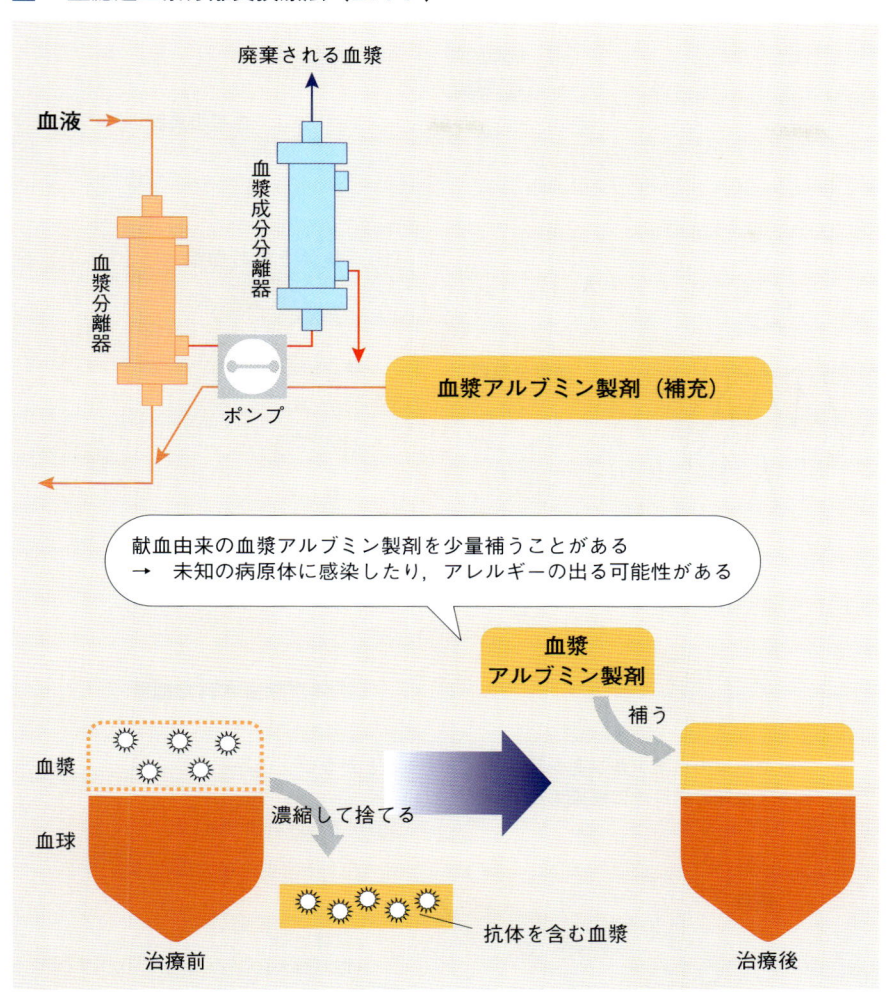

患者から全血を採取し，血漿分離膜（一次膜）を用いて血球成分と血漿成分に分け，さらに孔径の小さな血漿分離膜（二次膜）に通して病因物質だけを選択的に除去する治療法．

体外免疫調節機構

血清サイトカインを除去あるいは吸着することにより，生体内でのサイトカイン産生を調節し，活性化T細胞の抑制，NK細胞の増加[2]，Th1／Th2バランスの改善[3]，抑制性T細胞の活性化による抗体産生の抑制[4]などによる体外免疫調節作用を有することが知られている．

血液浄化療法（アフェレシス）の種類と血漿処理

血漿交換療法（PE）（2）

血漿交換療法（PE）とは，患者から全血を採取し，血漿分離器を用いて血球成分と血漿成分に分け，血球成分は生体に戻し，病因物質が含まれる血漿成分を取り除き，代わりにヒトアルブミン製剤，新鮮凍結血漿（FFP）を

4 血漿吸着療法（PA）

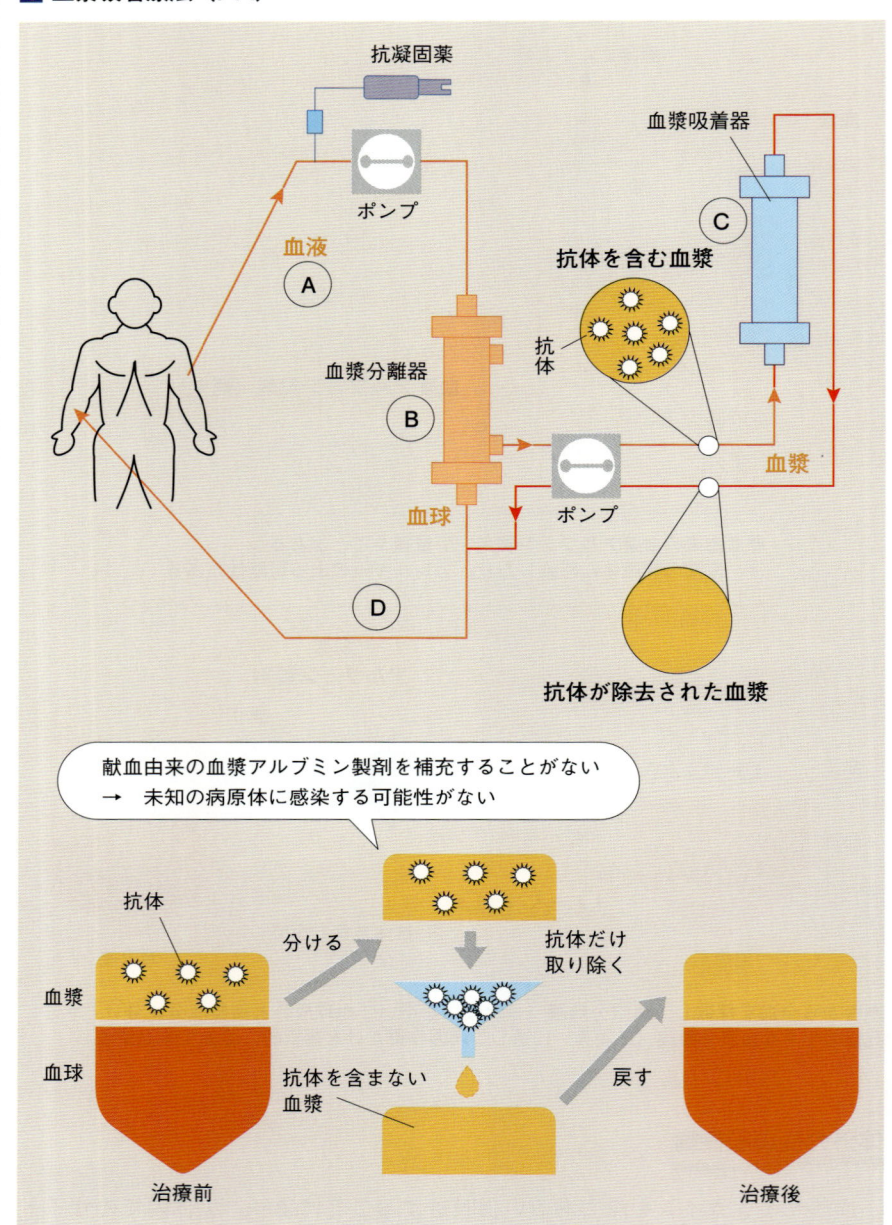

抗凝固薬
血漿吸着器
ポンプ
血液
A
抗体を含む血漿
抗体
血漿分離器
B
血球
ポンプ
C
血漿
抗体が除去された血漿
D

献血由来の血漿アルブミン製剤を補充することがない
→ 未知の病原体に感染する可能性がない

抗体
血漿
分ける
抗体だけ取り除く
血球
抗体を含まない血漿
戻す
治療前
治療後

血漿アフィニティ吸着剤を用いて自己抗体などの病因物質を吸着し除去する治療法．血漿分離器で抗体を含む血漿を分離し，さらに血漿吸着器を通して抗体を吸着除去する．血漿吸着後の抗体を含まない血漿は体内に戻すため，血漿アルブミン製剤の補充の必要性がない．

補充する治療法である．血漿分離には遠心分離法と膜分離法があり，最近では主に膜分離法が用いられている[5]．

1回の血漿処理量（PV）は，2,000〜4,000 mL（40〜50 mL／kg）で，多くは3,000 mL前後を目標に行われる．通常，補填液として抗凝固薬加生理食塩水，置換液として5％ヒトアルブミン製剤あるいは新鮮凍結血漿を用いる．血液ポンプ流量は50〜150 mL／分，血漿分離ポンプ流量は血液ポンプ流量

の30％以下に設定する．分離血漿は廃棄し，等量の置換液を補充する．

二重濾過血漿分離交換療法（DFPP）**3**

　二重濾過血漿分離交換療法（DFPP）は，免疫グロブリンなどの高分子の病因物質を選択的に除去する目的で開発された治療法で，アルブミンなどの低分子成分を体内に戻すことを可能とし，大量の置換液を必要としないのが特徴である．患者から全血を採取し，血漿分離膜（一次膜）を用いて血球成分と血漿成分に分け，さらに，孔径の小さな血漿分離膜（二次膜）に通して高分子の病因物質だけを選択的に除去し，アルブミンなどの低分子成分を体内に戻すことを可能とした治療法である．

　DFPPは，一次膜に血漿分離器，二次膜に血漿成分分離器を設置し，1回の血漿処理量（PV）は血清IgGの約70％除去を目標とする．

血漿吸着療法（PA）**4**

　血漿吸着療法（PA）とは，患者から全血を採取し，血漿分離器で分離した血漿を，さらに血漿アフィニティ吸着剤を用いて自己抗体などの病因物質を吸着させて除去する治療法である．血漿吸着後の抗体を含まない血漿は体内に戻すため，献血由来の血漿アルブミン製剤の補充の必要性がなく，未知の病原体に感染する可能性はない．吸着法として生物学的吸着法と物理学的吸着法があり，主に物理学的吸着法が用いられる．トリプトファン（TR），フェニールアラニン（PH）などの疎水性アミノ酸の疎水基を活性基として結合させるもので，活性基のもつ疎水結合，静電結合によって自己抗体などの免疫グロブリンを比較的選択的に吸着する治療法である．自己抗体の除去能にも優れ，アルブミンの損失が少なく，置換液を必要としない．本邦では免疫吸着器として，イムソーバTR-350（旭化成メディカル），イムソーバPH-350（旭化成メディカル），セレソーブ（カネカメディックス）があるが，神経疾患では主にイムソーバTR-350が用いられる．血漿吸着療法（PA）は，主に免疫吸着療法（IAPP）が用いられる．

　IAPPの1回血漿処理量は，1,500〜2,000 mLを目標とし，対象とする疾患の病因抗体のIgGサブクラスにより処理量が異なり，IgG1では1,500 mL，IgG3では2,000 mLを目標とする[6]．

急性増悪期MSのアフェレシスの実際

再発寛解型MS

　再発寛解型MSの治療は，増悪期の治療と安定期の治療に分けられる．安定期の治療は主に再発抑制を目的にインターフェロン療法（IFNβ-1b〈ベタフェロン®〉，IFNβ-1a〈アボネックス®〉）があり，その他に免疫抑制薬が用いられている．一方，増悪期の治療には①ステロイドパルス療法，②アフェレシス，その他に対症療法がある．

> **Column**

IAPP の血漿処理量と IgG サブクラスの吸着率

　MuSK 抗体陽性 MG における IAPP（TR-350）の血漿処理量と IgG サブクラスの吸着率を比較した結果を示す．IgG1 は血漿処理量 1,500 mL まで十分な吸着を認め，IgG3 は血漿処理量 2,000 mL においても吸着を示す．一方，IgG2 ならびに IgG4 は血漿処理量 1,000 mL で脱着を認めた．この結果から IAPP は疾患対象の病因抗体の IgG サブクラスによって血漿処理量を検討する必要がある（**5**）[6]．

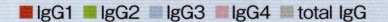

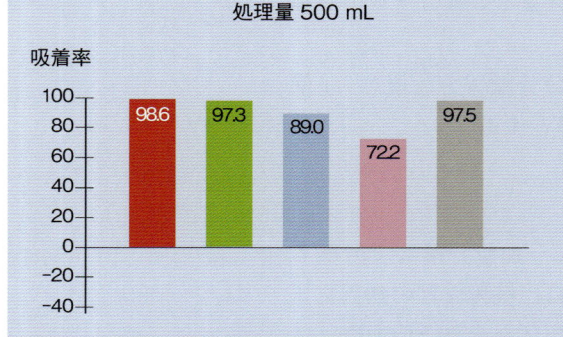

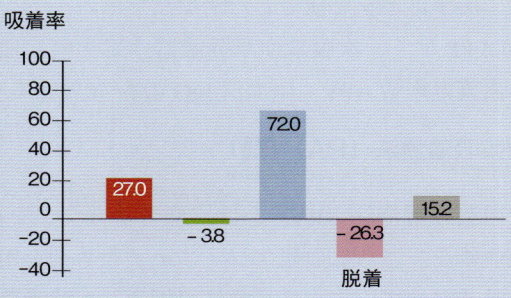

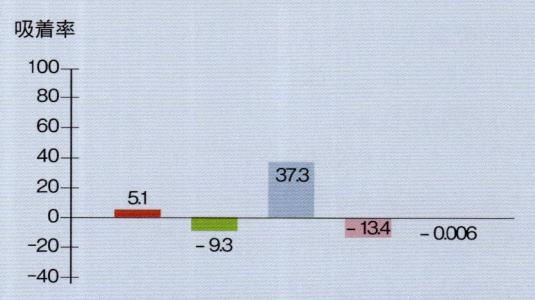

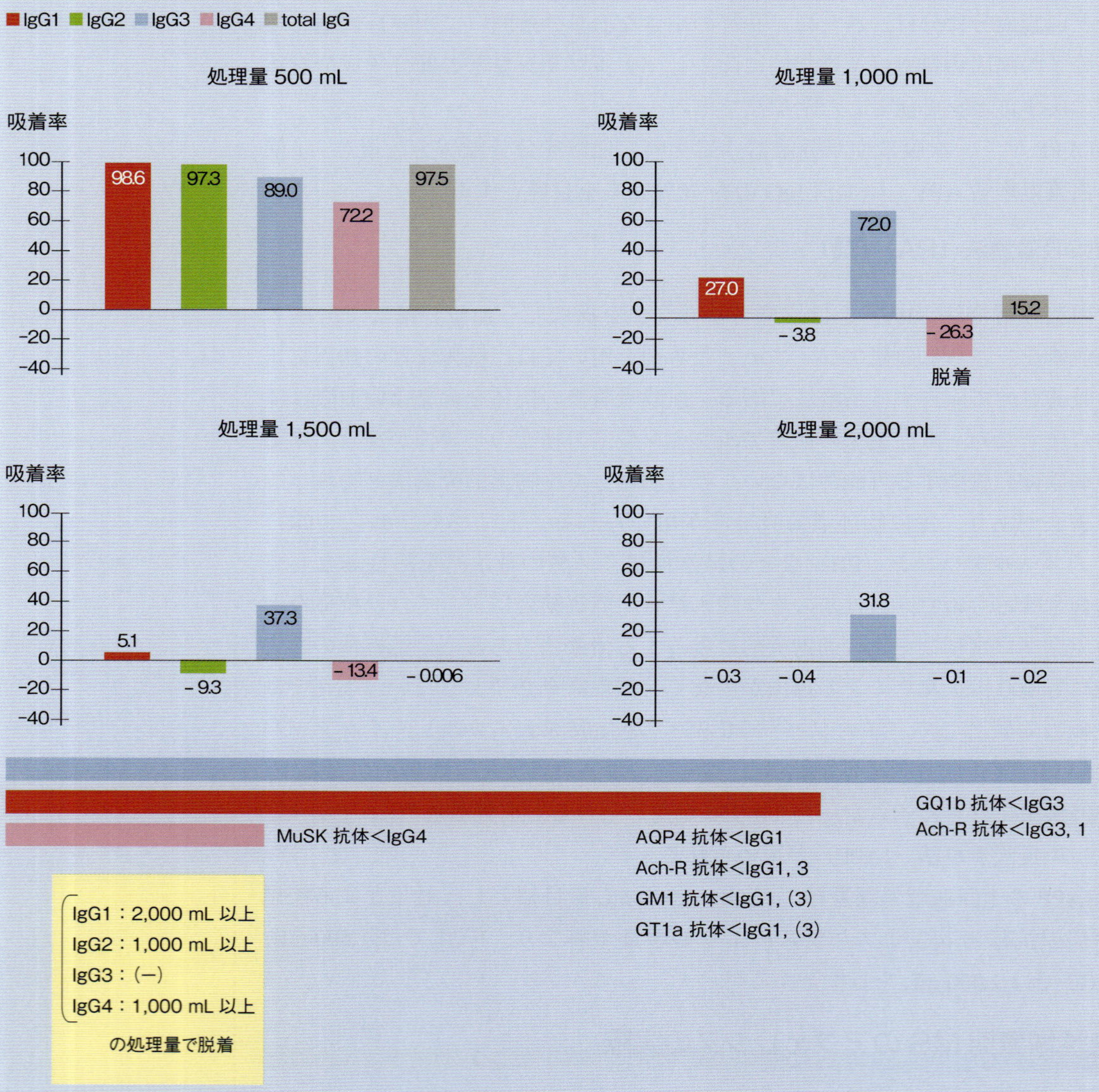

5 IAPP の血漿処理量と IgG サブクラスの吸着率

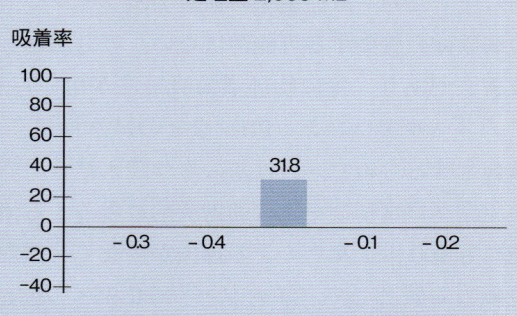

■IgG1　■IgG2　■IgG3　■IgG4　■total IgG

処理量 500 mL
- IgG1: 98.6
- IgG2: 97.3
- IgG3: 89.0
- IgG4: 72.2
- total IgG: 97.5

処理量 1,000 mL
- IgG1: 27.0
- IgG2: -3.8
- IgG3: 72.0
- IgG4: -26.3（脱着）
- total IgG: 15.2

処理量 1,500 mL
- IgG1: 5.1
- IgG2: -9.3
- IgG3: 37.3
- IgG4: -13.4
- total IgG: -0.006

処理量 2,000 mL
- IgG1: -0.3
- IgG2: -0.4
- IgG3: 31.8
- IgG4: -0.1
- total IgG: -0.2

MuSK 抗体＜IgG4
AQP4 抗体＜IgG1
Ach-R 抗体＜IgG1, 3
GM1 抗体＜IgG1, (3)
GT1a 抗体＜IgG1, (3)
GQ1b 抗体＜IgG3
Ach-R 抗体＜IgG3, 1

IgG1：2,000 mL 以上
IgG2：1,000 mL 以上
IgG3：（−）
IgG4：1,000 mL 以上
の処理量で脱着

Key words

IgG サブクラス
IgG はヒト免疫グロブリンの 70 〜 75% を占め，血漿中に最も多い抗体である．IgG1 はおよそ IgG の 65%，IgG2 は 25%，IgG3 は 7%，IgG4 は 3% を占める．

　アフェレシスは，主に再発寛解型 MS の急性増悪期の治療法として用いられ，ステロイドパルス治療の効果が不十分な症例において，早期から積極的に用いるべき治療法である．

　Weiner ら[7]は 2 年間にわたる多施設二重盲検 RCT を行い，ACTH-CTX 併用での PE 群 39 例と sham PE 群 37 例を比較検討している．その結果，PE

急性増悪期の治療／血液浄化療法（アフェレシス） | 189

ステロイド治療抵抗性 MS に対するアフェレシス療法の有効性 [Column]

2004 年から 2008 年まで埼玉医大総合医療センターに入院治療した MS 症例のうち，ステロイド治療抵抗性の 24 例に対して IAPP 療法を施行した治療成績（レトロスペクティブ研究）を示した（⑥）[14]．ステロイド治療抵抗性 MS 24 例のうち，21 例（88%）において 3 椎体以上の長い脊髄病変（LSCL）を伴い，これらの症例では 15 / 21 例（71%）に IAPP が有効であった．その後，この 21 例のほとんどの症例では AQP4 抗体陽性であることを確認し，NMO あるいは NMOsd に対して IAPP 療法が有効であることが示された．

⑥ ステロイド治療抵抗性 MS に対する IAPP の有効性

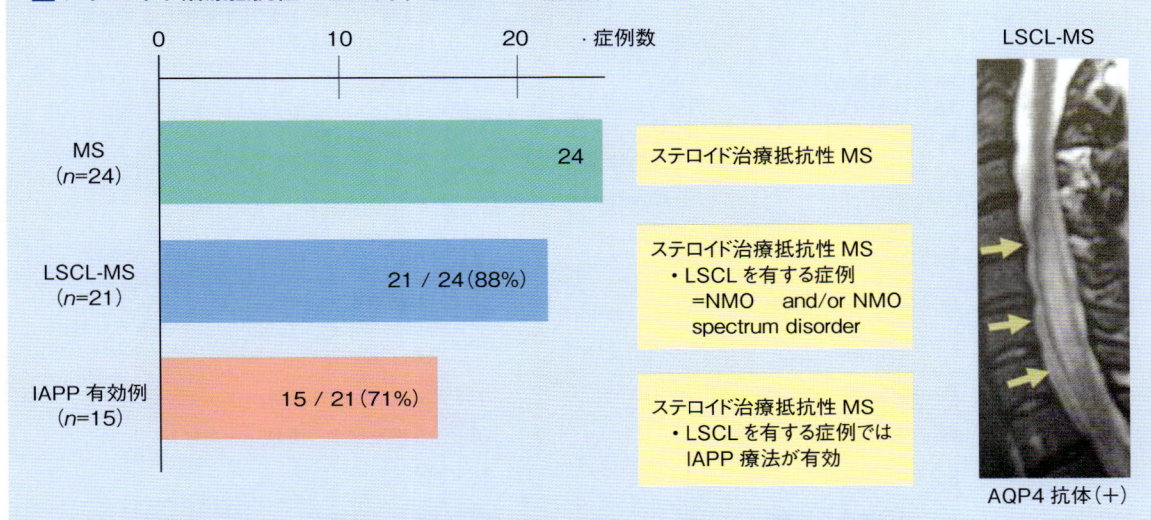

- MS (n=24): 24
- LSCL-MS (n=21): 21 / 24 (88%)
- IAPP 有効例 (n=15): 15 / 21 (71%)

ステロイド治療抵抗性 MS
ステロイド治療抵抗性 MS
・LSCL を有する症例
=NMO and/or NMO spectrum disorder
ステロイド治療抵抗性 MS
・LSCL を有する症例では IAPP 療法が有効

LSCL-MS
AQP4 抗体 (+)

ステロイド治療抵抗性 MS 24 症例のうち 21 症例（88%）では，3 椎体以上の脊髄病変（long spinal cord lesion：LSCL）を有し，これら症例では 15 / 21 例（71%）において IAPP が有効であった．その後，AQP4 抗体を測定し，大半の症例で AQP4 抗体陽性であった．

施行後 4 週では sham 群に比較し有意の改善を認め，血漿交換療法（PE）は MS 増悪期の病勢の沈静化と寛解を促進すると報告している．また，長期的治療効果については否定的と述べている．さらに，Weinshenker ら[8]はステロイド大量療法が無効であった MS を含む中枢性脱髄性疾患において PE を施行し，PE 群 8 / 11 例，sham PE 群 1 / 11 例において有効であり，無効例にはクロスオーバー試験を施行．PE 群では短期で 8 / 19 例に改善したことから，血漿交換療法（PE）は急性増悪期の治療として，パルス療法の効果が不十分な症例において積極的に用いるべき治療と結論している．

再発寛解型 MS に対する IAPP 療法の治療効果に関する RCT はない．しかし，現在までに数多くの IAPP 治療の有効例の報告が認められる．Schmitt ら[9]（1993）は IAPP 療法と PE 療法を比較し，いずれも同等の治療効果が得られ，IAPP 療法では副作用が少ないことから MS 増悪期の治療法として推奨している．

■保険適用

再発寛解型 MS に対するアフェレシスの保険適用は，治療法として PE，IAPP，DFPP のいずれかを施行し，一連の病態につき月 7 回を限度に 3 か月

多発性硬化症（MS）と視神経脊髄炎（NMO）

多発性硬化症（MS）と視神経脊髄炎（NMO）との比較を示した（表7）[15]。

表7 多発性硬化症（MS）と視神経脊髄炎（NMO）の比較

	MS	NMO
診断	中枢神経の白質障害による症状 臨床的／MRIで時間的・空間的病巣を認める	横断性脊髄炎と視神経炎 以下の3項目のうち2項目を満たす 1）MRIで3椎体以上の病変 2）脳MRIでMSと合致する所見を認めない 3）NMO-IgG（アクアポリン4抗体）陽性
発症と経過	85％は再発寛解型 15％は一次性進行型 単相性ではない	再発性に発症 80～90％は再発性 10～20％は単相性
平均発症年齢	29歳	39歳
男女比	1：2	1：9
二次性進行型	しばしば	まれ
脳MRI	側脳室周囲の白質病変	通常，異常所見は認めない 10％に視床下部，脳梁，側脳室周囲，脳幹に認める
脊髄MRI	短い椎体，周辺性病巣	3椎体以上，中心性病巣
脳脊髄液	軽度の細胞増多，単核球	明らかな細胞増多，多核球・単核球
OB	85％	15～30％
病因	主に細胞性免疫異常	主に液性免疫異常か

（Wingerchuk DM, et al. *Lancet Neurol* 2007[15] より）

間まで認められている．①再発寛解型MSの急性増悪時，②ステロイド治療抵抗性の症例，③合併症や副作用のためにステロイド治療ができない症例が対象となる．

慢性進行型MS

慢性進行型MSでは血液浄化療法の有効性は認められていない．慢性進行型MSに対する血漿交換療法（PE）の有効性を検討した試験の大半は難治性症例を対象とし，ステロイド薬，免疫抑制薬が併用されており，PEの有効性を検討していない．また，大規模RCTの結果では無効とする報告が多い[10]．

■保険適用

本邦ではMSの症状型別による治療適応の制限がないが，慢性進行型MSに対する血漿交換療法（PE）のRCTでは無効と判断されている．

8 血漿交換療法に伴う副作用

体外循環に起因する副作用	
ブラッドアクセス	穿刺部位の血腫,気胸,カテーテル血栓,接続部のはずれ
抗凝固薬	出血傾向,回路の凝固など
血漿分離膜,回路	IL-1 産生(発熱,血管拡張),ブラジキニン(血圧低下)
有効循環血漿量の低下	浸透圧低下,アルブミン低下など
その他	空気塞栓,低体温,溶血など
置換液・補充液に起因する副作用	
感染症	血液製剤による感染症(HBV,HCV,HIV,HTLV-1 など)
クエン酸反応	低カルシウム血症,代謝性アルカローシスなど
アナフィラキシー反応	ショック,蕁麻疹,発熱,悪心,嘔吐など
その他	
	ホルモン,ビタミンの喪失など

頻度の多い副作用:低血圧,低蛋白血症,発熱・悪寒,溶血,低カルシウム血症,血小板減少など.

(平山浩一ほか.日本臨牀 2004 [11]より)

アフェレシスの禁忌,副作用

アフェレシスの禁忌

アフェレシスの絶対的禁忌はないが,体外循環を使用するため,以下の場合では相対的禁忌となる.①出血症状,②循環不全状態,③重篤な感染症,④低体重などがある.しかし,最近では高性能の血液分離器が開発され,低体重でも対応可能となっている.

アフェレシスの副作用

アフェレシスの副作用(**8**)は,①体外循環に起因するもの,②補充液・置換液に起因するもの,③その他に起因するものに分けられる[11].

血漿交換療法(PE)の副作用の頻度順では,①低血圧,②低蛋白血症,③発熱・悪寒・戦慄,④溶血,⑤低カルシウム血症,⑥血小板減少,⑦悪心・嘔吐,⑧蕁麻疹・アレルギーなどがある[12].

視神経脊髄炎(NMO)に対するアフェレシス

視神経脊髄炎(neuromyelitis optica:NMO)は,従来,MS の亜型と考えられてきたが,しかし,近年,その病態にアストロサイトに多く発現する水チャンネル蛋白アクアポリン 4 に対する抗体(抗 AQP4 抗体),活性化補体などの免疫学的機序が関与し,病理学的所見にも明らかに MS とは異なることが示され,現在,MS とは別の疾患として取り扱うようになっている.

NMO の治療

NMO の治療は,疾患の安定期では再発抑制を目的に経口ステロイド薬,

免疫抑制薬が用いられる．一方，疾患活動期ではステロイドパルス療法が第一選択され，ステロイド治療抵抗性の症例ではアフェレシスが施行される．通常，発症4週以内にアフェレシスを開始すれば中等度以上の回復が期待できる．重度の視力障害を呈し，ステロイド治療抵抗性の視神経炎においてもPE療法が有効であった症例報告などがある[13,14]．

最近，ステロイド治療抵抗性が推測される症例では，発症早期よりアフェレシスとステロイドパルス治療を併用する併用治療法（早期併用療法）を行う施設もある．今後の治療成績の結果が待たれる．

NMO急性増悪期のアフェレシスの実際

NMOの急性増悪期のアフェレシスは，基本的にMSの治療法に準じて行う．

■保険適用

NMOに対するアフェレシスの保険適用は，MSとしてその適応が認められており，治療法としてPE，IAPP，DFPPのいずれかを施行し，一連の病態につき月7回を限度に3か月間まで認められる．

（野村恭一）

文献

1) Lennon VA, et al. A serum autoantibody marker of neuromyelitis optica：Distinction from multiple sclerosis. *Lancet* 2004；364：2106-2112.
2) 野村恭一．多発性硬化症．日本アフェレシス学会雑誌 2004；23(3)：227-233.
3) Goto H, et al. Plasmapheresis affects T helper type-1/T helper type-2 balance of circulating peripheral lymphocytes. *Ther Apher* 2001；5：494-496.
4) De Luca G, et al. Prednisone and plasma exchange improve suppressor cell function in chronic inflammatory demyelinating polyneuropathy. *J Neuroimmunol* 1999；95：190-194.
5) 阿岸鉄三．血漿浄化療法概論（特徴，適応，最近の進歩）．日本臨牀 2004；62(Suppl 5)：307-312.
6) 野村恭一ほか．免疫吸着（TR-350）療法は自己抗体のIgGサブクラスにより除去能が異なる．厚生労働科学研究 難治性疾患克服研究事業，免疫性神経疾患に関する調査研究班，平成20年度報告書．2009, pp.52-55.
7) Weiner HL, et al. Double-blind study of true vs. sham plasma exchange in patients treated with immunosuppression for acute attacks of multiple sclerosis. *Neurology* 1989；39(9)：1143-1149.
8) Weinshenker BG, et al. A randomized trial of plasma exchange in acute central nervous system inflammatory demyelinating disease. *Ann Neurol* 1999；46(6)：878-886.
9) Schmitt E, et al. Immunoadsorption with phenylalanine-immobilized polyvinyl alcohol versus plasma exchange - A controlled pilot study in multiple sclerosis. *Ther Plasmapheresis* 1993；12：239-242.
10) Canadian Cooperative MS Study Group. The Canadian cooperative trial of cyclophosphamide and plasma exchange in progressive multiple sclerosis. *Lancet* 1991；337(8739)：441-446.
11) 平山浩一，小山哲夫．血漿交換療法に伴う副作用．日本臨牀 2004；62(Suppl 5)：319-327.
12) 塩川優一．日本におけるプラスマフェレシス（この10年の歩み）．日本アフェレシス学会（編），プラスマフェレシスマニュアル'93．東京：中外医学社；1993, pp.1-12.
13) Watanabe S, et al. Therapeutic efficacy of plasma exchange in NMO-IgG-positive patients with neuromyelitis optica. *Mult Scler* 2007；13(1)：128-132.

14）野村恭一ほか．厚生労働科学研究費補助金 難治性疾患克服研究事業，免疫性神経疾患に関する調査研究班，平成19年度報告書．2008，pp.82-84．
15）Wingerchuk DM, et al. The spectrum of neuromyelitis optica. *Lancet Neurol* 2007；6：805-815.

Further reading

- 日本神経学会ほか（監）．「多発性硬化症治療ガイドライン作成委員会」（編）．多発性硬化症治療ガイドライン2010．東京：医学書院；2010．
  2010年までの多発性硬化症の最新の治療をまとめ，ガイドラインとしたもの．

- 野村恭一．神経疾患．日本アフェレシス学会（編），アフェレシスマニュアル，改訂第3版．東京：秀潤社；2010，pp.336-362．
  2010年発刊．アフェレシスに関する最新の治療をまとめている．技術編，臨床編から成り，神経疾患はその一部として記載．

II. 多発性硬化症の治療とケア
再発・進行防止の治療

インターフェロンベータ
interferon-β

> **Point**
> - IFNβ治療によりMSの再発を予防し，身体機能障害の進行を抑制することが期待できる．
> - 再発寛解型MSが最もよい適応であるが，二次性進行型MSであっても臨床的あるいは画像上の再発を認める場合には治療効果が期待できる．
> - 投与開始が早期であるほど，また投与期間が長期であるほど高い治療効果が期待できる．
> - 少量より開始し，有害事象の発現をみながら漸増することが推奨される．

インターフェロンベータ治療とは

　多発性硬化症（multiple sclerosis：MS）の再発や障害の進行を抑制することで，長期予後を改善する薬剤を病態修飾薬（disease modifying drug：DMD）と呼ぶ．インターフェロンベータ（interferon-β：IFNβ）は，MSに対する世界で初めてのDMDであり，その後に開発されたglatiramer acetate（Copaxone®／2012年現在国内未承認）とともに第一世代のDMDと呼ばれる．その後，ミトキサントロン（ノバントロン®）やnatalizumab（Tysabri®／2012年現在国内未承認）といったより強力な効果を示す第二世代のDMDが登場し，また最近では，さらに強力な注射薬のほか，フィンゴリモド（ジレニア®，イムセラ®）などの経口薬の開発も進んでいる．このような状況の中にあっても，IFNβは最もエビデンスの豊富な世界標準のMS治療薬である．

インターフェロンベータの種類

　天然型ヒトIFNβに対して遺伝子組換え型IFNβは，そのアミノ酸配列と糖鎖の有無によってIFNβ-1aとIFNβ-1bとに分類される．IFNβ-1aはヒトIFNβのmodified geneをチャイニーズハムスター卵巣細胞に組み込み作成するため，天然型ヒトIFNβと同様な糖鎖を有し，まったく同一のアミノ酸配列をもつ．一方IFNβ-1bは，大腸菌に組み込み作成するために糖鎖を欠き，しかも17位のシステイン残基がセリンに置換され，1位のメチオニンが脱落している．

　IFNβ-1b（ベタフェロン®，Betaseron®，Extavia®／後二者は2012年現在国内未承認）は250μg（800万国際単位，8 MIU）を隔日皮下注射するが，IFNβ-1aでは投与経路の異なる2種類の製剤（アボネックス®とRebif®／2012年現在国内未承認）が存在する．前者は30μg（6 MIU）を週

IFNβに対するnon-responder   Column

　IFNβ治療では，臨床的に再発率の低下とともに身体機能障害の進行抑制効果が期待できる．しかし，治療効果を判定する，また予測するための生物学的指標は確立されておらず，そのため治療効果の判定は，再発率や障害度進行，またはそれらの組み合わせによって行われることが一般的である．治療継続2年後のnon-responderの評価方法としては**1**のような基準が報告されているが，長期的な正当性が確認されたものはない[18]．また，米国MSセンター16施設の専門家らは，少なくとも6～12か月は病態修飾療法を継続したうえで，治療への反応性が十分でないと判断する基準として以下の項目をあげている[19]．

①6～12か月の継続治療にもかかわらず年間再発率が≧1，あるいは，治療前に比較して年間再発率が低下しない．
②再発を繰り返すことで身体機能障害に進行がみられ，その状態が6か月以上持続する．
③新規あるいは再発性の脳幹や脊髄病巣がみられる．
④多系統の神経系を侵す複数の病巣を認める．
⑤運動機能障害や認知機能障害に進行がみられ，日常生活に支障がみられる．

　IFNβ治療をはじめとする病態修飾療法では，再発率の低下や身体機能障害の進行抑制のほか，MRI上の活動性病巣の出現抑制効果が期待できる．また，画像上の活動性は，再発や障害度進行などの臨床的な活動性よりも疾患活動性を反映しやすいと考えられている．このことから，病態修飾薬への治療反応性の指標として，再発や障害度進行といった臨床的指標のほか，新規あるいは活動性病巣の出現といった画像上の指標が用いられることがある[20]．臨床的指標と画像上の指標を組み合わせて治療効果を評価する場合，治療開始6～12か月後にMRIを撮像し，2個以上の新規あるいは活動性病巣が認められ，かつ，臨床的活動性（再発もしくは障害度の進行，あるいはその両者が認められる）を認める場合に，治療効果が十分でないと判断し，治療法の変更が勧められている．一方，画像上の活動性が認められても，臨床的に再発や障害度の進行が認められない場合は，綿密な追跡が必要とされ，その後に再発や障害度の進行が認められた場合に，治療法の変更が勧められるとされている．なお，治療開始から効果発現までの期間は，IFNβが約3か月とされるのに対して，glatiramer acetate（Copaxon®）ではやや遅く，約6か月とされる点に注意が必要である．

1 IFNβ治療を2年間受けた患者の再発率と障害度進行からみたnon-responderの定義

	定義
1	6か月以上持続するEDSSの悪化*
2	再発がみられる
3	≧2の再発がみられる
4	治療前2年間の再発率に比較して，治療後の再発率の低下が30％未満
5	治療前2年間の再発率に比較して，治療後の再発率の低下が50％未満
6	治療前2年間に比較して再発率が低下しない
7	定義1もしくは定義2
8	定義1もしくは定義5
9	定義1かつ定義2
10	定義1かつ定義5

*EDSS悪化の定義
ベースラインのEDSSが0の場合はEDSS 1.5への上昇，ベースラインのEDSSが1.0～5.0の場合は1ポイントの上昇，ベースラインのEDSSが≧5.5の場合は0.5ポイントの上昇．

（Río J, et al. *Ann Neurol* 2006 [18] より）

1回筋肉内注射するもので，後者は22 μg（6 MIU）もしくは44 μg（12 MIU）を週3回皮下注射する．日本の医療保険では，2000年9月に「再発予防と進行抑制」を効能・効果としてIFNβ-1b（ベタフェロン®）が，2006年7月には「再発予防」を効能・効果としてIFNβ-1a（アボネックス®）が承認されている．

2 MSに対するインターフェロンベータ治療の効果

	IFNβ-1b		IFNβ-1a	IFNβ-1a
投与経路	皮下注		筋注	皮下注
投与間隔	隔日		週1回	週3回
再発寛解型 MS	IFNB Multiple Sclerosis Study Group [1]		MSCRG [2]	PRISMS [3]
投与量	1.6 MIU / 8 MIU		30 μg	22 μg / 44 μg
再発率（プラセボ比較相対低下率）	34%（8 MIU）		32%（104週時点）	27%（22 μg） 33%（44 μg）
進行抑制（相対リスク）	効果なし		0.64（104週時点）	0.68（22 μg）（24か月時点） 0.62（44 μg）（24か月時点）
脳MRI所見				
総病巣面積・体積	プラセボ +15.0%、1.6 MIU +0.2%、8 MIU -9.3%（3年時点）		プラセボ -6.5%、投与群 -13.2%（2年時点）	プラセボ +10.9%、22 μg群 -1.2%、44 μg群 -3.8%（2年時点）
活動性病巣（プラセボ比較相対低下率）	63%（1.6 MIU） 59%（8 MIU）		34.6%（1年時点）、51.5%（2年時点）	67%（22 μg） 78%（44 μg）
二次性進行型 MS	European [6]	North American [7]	IMPACT [8]	SPECTRIMS [9]
投与量	8 MIU	8 MIU / 5 MIU / m²	60 μg	22 μg / 44 μg
進行抑制	1.0以上のEDSS進行を示す患者を22%抑制	効果なし	MSFCの悪化を40.4%抑制 EDSSでは効果なし	効果なし
再発率（プラセボ比較相対低下率）	31%	43%（8 MIU） 29%（5 MIU / m²）	33%	30%（22 μg） 30%（44 μg）
活動性病巣（プラセボ比較相対低下率）	57%	64%（8 MIU） 70%（22 μg）	52.9%（1年時点）、45.6%（2年時点）	70%（22 μg） 75%（44 μg）
CIS	BENEFIT [12]		CHAMPS [13]	ETOMS [14]
投与量	8 MIU		30 μg	22 μg・週1回
脳MRI選択基準	2≦の無症候性病巣		2≦の無症候性病巣	3≦の白質病巣
CDMSへの進展抑制（相対リスク）	0.50		0.56	0.61

MS：multiple sclerosis, EDSS：Expanded Disability Status Scale, MSFC：Multiple Sclerosis Functional Composite, CIS：clinically isolated syndrome, CDMS：clinically definite multiple sclerosis.

インターフェロンベータ治療に期待できる効果

再発寛解型 MS に対する効果

　二重盲検ランダム化比較試験が欧米で実施され，いずれのIFNβ製剤も再発率を約30%低下させ，脳MRI上の活動性病巣の出現を60〜80%抑制することが示されている（**2**）[1-3]．また，臨床的に中等度以上の再発を約50%低下させる効果も示されている．

わが国でも，IFNβ-1b（ベタフェロン®）とIFNβ-1a（アボネックス®）の臨床試験が実施され，いずれの薬剤でも再発抑制効果と画像所見の改善を認めている．ベタフェロン®を用いたわが国の臨床試験では，偽薬群を設定せず1.6 MIUと8 MIUの2群のみ設定され，隔日皮下注投与が2年間行われた[4]．その結果，年間再発率は1.6 MIU群で1.069，8 MIU群で0.763と，高用量群では低用量群に比較して28.6％（$p=0.047$）有意に減少した．また，脳MRI T2病巣面積は，投与開始時に比べ最終観察時点で1.6 MIU群で+2.4％，8.0 MIU群で-16.3％と高用量群で有意に減少（$p=0.035$）した．

アボネックス®を用いた国内臨床試験では，非盲検下でアボネックス® 30 μgが週1回筋肉内投与された[5]．試験期間は，4週間のウォッシュアウト期間を設けて，前投与期間（観察期間）12週間，投与期間24週間であった．年間再発率は，前投与期間で2.10回／症例，投与期間で0.81回／症例であり，投与前後で61.4％低下した．年間静注ステロイド治療回数も，前投与期間で1.54クール／症例，投与期間0.72クール／症例であり，投与前後で53.2％低下した．造影病巣数や新規造影病巣数の中央値も，投与前後でそれぞれ72％，50％減少した．

二次性進行型MSに対する効果

二次性進行型MSを対象とした二重盲検ランダム化比較試験でも，再発寛解型MSを対象とした臨床試験と同様，いずれのIFNβ製剤も再発率を約30％低下させ，脳MRI上の活動性病巣の出現を抑制する効果が認められた（**2**）[6-9]．しかし，障害度進行の抑制効果は報告によって一致せず，同じIFNβ-1b（Betaseron®，8 MIU，隔日皮下注）の投与でも異なる結果が報告された．欧州での試験では3か月以上持続する1以上のExpanded Disability Status Scale（EDSS）の悪化を示す患者の割合が21.7％減少（$p=0.0048$），また，障害度進行が認められるまでの期間も2～3年の試験期間中で9～12か月遅延させる効果（相対リスク0.63）が認められ，車椅子生活に至るまでの期間も最長9か月延長（相対リスク0.66），車椅子生活となる患者も32.1％減少した（$p=0.0277$）．一方，北米での試験ではEDSSによる障害度進行の抑制効果は認められなかった．2つの試験で異なる結果が導き出された原因として，欧州の試験対象患者は北米の対象患者に比較して，若年で罹病期間が短く，投与開始前・投与期間中の再発回数や画像所見から活動性がより高かったことが指摘されている．同様の解析がSPECTRIMS試験でもなされており，二次性進行型MSであっても，障害度進行が速い，あるいは再発を繰り返す場合や画像上の上乗せが認められる場合には，IFNβによって障害度進行の抑制効果が期待できると考えられる．

一次性進行型MSに対する効果

2つの二重盲検ランダム化比較試験があるが，いずれも障害度進行を抑制する効果は認められなかった．Learyら[10]は一次性進行型MS50例を対象に，

IFNβ-1a 30 μg 投与群（15 例）と 60 μg 投与群（15 例），偽薬投与群（20 例）の 3 群に分け，週 1 回筋肉内投与を 2 年間行ったが，3 群間あるいは治療群（30 μg 投与群＋60 μg 投与群）と偽薬投与群との間に，EDSS による持続する障害度進行に有意差は認められなかった．また，脳や脊髄の萎縮抑制効果も認められなかった．しかし，30 μg 投与群では偽薬投与群に比較して T2 病巣体積の増加抑制効果が認められた（$p=0.025$）．Montalban ら[11]は，一次性進行型 MS 49 例を含む進行型 MS 患者 73 例を偽薬群と IFNβ-1b 8 MIU 投与群に分け，隔日皮下注投与を 2 年間行った．しかし，投与開始 1 年後，2 年後いずれの時点においても，両群間で障害度進行に有意差は認められなかった．また，脳や脊髄の萎縮抑制効果も認められなかった．しかし興味深いことに，試験終了 5 年後に 9-Hole Peg Test（$p=0.02$）や Word List Generation Test（$p<0.001$）で評価した障害度は，治療群で有意に低かった．試験期間中の病巣数の増加がその後の EDSS の悪化と相関しており，MRI 上で活動性病巣を認める場合は，IFNβ 治療によって何らかの効果が期待できる可能性がある．

clinially isolated syndrome（CIS）に対する効果

二重盲検ランダム化比較試験により，いずれの IFNβ 製剤も CIS から臨床的に確実な MS（clinically definite MS：CDMS）への進展を有意に抑制することが示されている（**2**）[12-14]．

IFNβ-1b（8 MIU，隔日皮下注）での臨床試験（BENEFIT）では[12]，実薬群は偽薬群に比較して，2 年間の観察期間で CDMS へ進展する相対リスクが 50％有意に低下した（$p<0.0001$）．その後の非盲検継続試験によりランダム化から 3 年間追跡したところ，CDMS への進展は当初から IFNβ-1b が投与された早期治療群では 37％，偽薬投与後に IFNβ-1b が投与された遅延治療群では 51％で，早期治療により CDMS への進展の相対リスクが 41％有意に低下した（$p=0.0011$）．また，EDSS の進行の相対リスクも 40％有意に低下した（$p=0.022$）．さらにランダム化から 5 年間追跡したところ，CDMS への進展は早期治療群で 46％，遅延治療群で 57％と，早期治療により相対リスクが 37％有意に低下したが（$p=0.003$），EDSS の進行の相対リスク低下は 24％と有意差を認めなかった．

IFNβ-1a（アボネックス®，30 μg，週 1 回筋注）での臨床試験（CHAMPS）でも[13]，投与開始後 2 年以内に CDMS へ進展する割合は，偽薬群で 38.6％，アボネックス®投与群で 21.1％と推定され，アボネックス®投与により CDMS へ進展する相対リスクが 44％有意に低下した（$p=0.002$）．また，脳 MRI で T2 病巣が 9 個以上あり，造影病巣を 1 個以上有する症例を CIS ハイリスク群と定義し 3 年間追跡したところ，2 年時点で CDMS へ進展したのは偽薬群で 56％，アボネックス®投与群で 21％と推定され，アボネックス®投与により CDMS へ進展する相対リスクが 63％有意に低下した（$p=0.002$）．このことから，MRI で活動性の高い CIS ほど治療効果が期待できるものと

IFNβの長期追跡調査 [Column]

IFNβ-1b（8 MIU，隔日皮下注）の長期追跡調査

　IFNβ-1b pivotal 試験では，再発寛解型 MS 患者 372 例が IFNβ-1b（50 µg 群 125 例，250 µg 群 124 例，隔日皮下注）群とプラセボ群（123 例）に無作為に割り付けられ，最長 5 年間投与が継続された．pivotal 試験開始から 16 年後と 21 年後に行われた長期追跡調査の結果から，早期治療により死亡リスクが有意に低下し，また，長期にわたって治療を継続することで身体機能障害の進行が抑制されることが明らかになった[21-23]．死亡リスクについては，MS 発症から 20 年目頃から各群において生存率に違いがみられるようになり，pivotal 試験開始から 16 年後にみた死亡率は，IFNβ-1b 50 µg 群で 8.3%，IFNβ-1b 250 µg 群 5.4%，プラセボ群 18.3% であり，IFNβ-1b 群で低下していた．さらに 21 年後の死亡率をみると，IFNβ-1b 50 µg 群で 17.9%，IFNβ-1b 250 µg 群 18.0%，プラセボ群 30.6% であり，IFNβ-1b 50 µg 群で 46%（$p=0.0202$），IFNβ-1b 250 µg 群で 47%（$p=0.0173$），それぞれプラセボ群に比較して有意に低下していた．また，MS 発症から死亡までの期間について生存解析を行うと，プラセボ群に比較して IFNβ-1b 50 µg 群では 45.5%（$p=0.0223$），IFNβ-1b 250 µg 群では 50.5%（$p=0.0089$），それぞれ死亡リスクが有意に低下していた．

　ベースラインでの背景をみると，死亡リスクは女性で有意に低く，T2 病巣面積や脳萎縮を反映した第三脳室幅が広い例で有意に高かったが，これらの因子にかかわらず，IFNβ-1b 治療は死亡リスクを有意に低下させていた．また，IFNβ-1b への高曝露群は低曝露群に比較して，身体機能障害の進行リスク（EDSS ≧ 6 への進行，二次性進行型 MS への移行，EDSS ≧ 7 への進行）が約 60〜70% 低下し，試験参加時の EDSS が 2.0 未満であることが良好な長期予後に関係していた．

　これらの結果は，早期より IFNβ による治療を開始し，長く継続することが長期的な予後改善のために重要であることを示している．

CHAMPS の長期追跡調査

　CHAMPS 試験で IFNβ-1a（30 µg，週 1 回筋注）が投与された患者を即時治療群，プラセボが投与された患者を遅延治療群とし，その後にすべての症例に対して IFNβ-1a（30 µg，週 1 回筋注）が投与された．5 年後に行われた解析結果（CHAMPIONS）と同様（本文参照），10 年後の長期追跡調査の結果[24]でも，CDMS の累積発症率は 10 年間にわたり即時治療群のほうが遅延治療群に比べ 36% 有意に低く（$p=0.004$），Kaplan-Meier 生存曲線から推定される 10 年以内に CDMS を発症する割合は，即時治療群で 58%，遅延治療群で 69% と推定された．CDMS の発症率を上昇させる因子としては，遅延治療（$p=0.001$），若年発症（$p<0.001$），発症時の T2 病巣が 9 個以上（$p=0.02〜<0.001$），発症時の造影病巣が 2 個以上（$p=0.002$），があげられた．10 年間の年間再発率は全体で 0.24 と低かったが，調査中の 0〜2 年後，0〜5 年後，5〜10 年後のいずれの期間においても，即時治療群のほうが遅延治療群よりも有意に低かった．最終観察時の EDSS が 4 以上であった患者は全体の 10% で，両群間に差を認めなかった．

考えられる．さらに，アボネックス®投与群を即時治療群，偽薬群を遅延治療群とし，その後にすべての症例に対してアボネックス® 30 µg を投与し非盲検継続試験（CHAMPIONS）を実施したところ，即時治療群は遅延治療群に比べ CDMS の累積発症率が 5 年間にわたり有意に低く，5 年後の発症率は即時治療群で 36±9%，遅延治療群で 49±10% と推定され，CDMS の発症が 35% 有意に抑制された（$p=0.03$）．しかし，EDSS の進行は両群間で有意差を認めなかった．

　また，再発寛解型 MS に対しては有効でない低用量 IFNβ-1a（Rebif®，22 µg，週 1 回皮下注）での臨床試験（ETOMS）でも[14]，IFNβ-1a 投与により CDMS への進展が 39% 有意に抑制されており（偽薬群 34%，実薬群 45%，$p=0.047$），IFNβ による早期治療の有用性が示されている．

脳萎縮予防と認知機能に対する効果

　MS では軸索障害をはじめとする脳組織損傷が病初期から生じており，脳

萎縮が認知機能低下やうつ症状，また身体機能障害に関連している．

IFNβの脳萎縮予防効果については，2年間の脳実質変化率を検討したIFNβ-1a（アボネックス®，30 μg，週1回筋注）の臨床試験で，投与1年目の変化率は実薬群と偽薬群で有意差を認めなかったが，2年目の変化率は実薬群で−0.23％と，偽薬群の−0.52％に比較して有意に小さく（$p=0.03$），IFNβ-1aによる脳萎縮抑制効果が示された．IFNβ-1b（8 MIU，隔日皮下注）投与でも，同様に脳実質の減少率が低下することが報告されている．さらに，IFNβ-1bによるBENEFIT試験では，注意の持続性や情報処理速度といった認知機能障害の進行抑制効果が報告されている．

長期予後に対する影響

再発寛解型MSにおいて，IFNβ治療群と何らかの理由でIFNβや免疫抑制薬による治療が行われなかった群に分けて，その後の自然経過を7年間追跡した結果が報告されている[15]．それによると，IFNβ治療は未治療に比較して二次性進行型への移行を3.8年，EDSS score 4への進展を1.7年，EDSS score 6への進展を2.2年遅らせた．また，二次性進行型へ移行した患者の割合も未治療群20.2％に対してIFNβ治療群では8.0％であった．

また，IFNβ-1b（8 MIU，隔日皮下注）のpivotal試験参加者での長期的影響が評価され，IFNβ治療がMS患者の死亡リスクを低下させる可能性が指摘されている．

インターフェロンベータ製剤間での相違（用量と投与頻度，中和抗体）

皮下注IFNβ-1a（Rebif®）のpivotal試験では，低用量（22 μg）と高用量（44 μg）で再発率の低下に有意差を認めなかったが，画像上の効果は高用量で有意に高く，海外では2つの用量が承認されている国もある．筋注IFNβ-1aや皮下注IFNβ-1bでは用量に関して天井効果が認められ，1回量としては現在用いられている常用量（それぞれ30 μgと250 μg）が至適用量と考えられている．

IFNβ製剤間の安全性や有効性について直接比較した試験がいくつかあるが，十分に管理されたものはない．有効性に製剤間で差がないとする報告が多い一方で，高用量・高頻度のIFNβがより有効との報告がある．IFNβ-1a（30 μg，週1回筋注）とIFNβ-1b（8 MIU，隔日皮下注）の2年間の比較試験（INCOMIN）では[16]，IFNβ-1b投与群のほうが非再発症例は有意に多く，画像上の効果も高かった．しかし副作用に関しては，感冒様症状や肝酵素上昇は同頻度であったものの，注射部位反応はIFNβ-1b投与群で有意に多かった．また，低用量筋注IFNβ-1a（30 μg，週1回筋注）と高用量皮下注IFNβ-1a（44 μg，週3回皮下注）の1年間の比較試験（EVIDENCE）では[17]，高用量皮下注IFNβ-1aのほうが再発抑制効果，活動性病巣の抑制効果ともに有意に優れていた．中和抗体の出現頻度は高用量皮下注IFNβ-1aのほう

Column

IFNβ中和抗体

　IFNβに対する中和抗体の出現は，臨床効果を減弱させる可能性がある．IFNβ治療開始後6〜18か月頃から中和抗体が出現するリスクがあり，中和抗体がIFNβの生物学的反応に影響を及ぼすのは9〜12か月後，臨床効果に影響を及ぼすのは18〜24か月後とされる．そのため，European Federation Neurological Societies特別委員会から下記のような推奨がなされている[25]．
① IFNβ治療を行う症例には，治療開始12か月後と24か月後に中和抗体の測定を行う．
② 中和抗体陽性例は，3〜6か月ごとに中和抗体を測定し，治療選択を再評価する．
③ 高抗体価が持続する症例ではIFNβ治療を中止する．

　わが国では，藤原らが国内4施設においてIFNβ治療を受けている日本人MS 214例を対象に中和抗体の測定を行い，その結果を報告している[26]．それによると，治療開始12〜24か月後から中和抗体の出現頻度が上昇し，IFNβ-1a（アボネックス®）の71例中3例（4.2％），IFNβ-1b（ベタフェロン®）の143例中44例（30.8％）で中和抗体が陽性で，高抗体価の症例はIFNβ-1a 3例（4.2％），IFNβ-1b 13例（9.1％）であった．また，中和抗体陽性例の一部では臨床的な活動性が認められ，治療法変更の必要性が指摘された．

が有意に高かった．しかしこれら2つの試験では，盲検化されていないこと，群間でベースライン時の疾患活動性に違いがあることなど，問題点が指摘されている．

　IFNβ製剤は蛋白製剤であるため，IFNβに対する免疫応答の結果，中和抗体が出現することがある．出現頻度は製剤の種類や投与経路，投与間隔によって異なり，一般的にはIFNβ-1aよりIFNβ-1b，筋注より皮下注，投与間隔が短いほど出現頻度が高い．この違いは，剤形，製造法や賦形剤，投与方法，pH，製剤の *in vivo* における凝集度の相違が原因であり，皮下注IFNβ-1bで約30％，筋注IFNβ-1aで5％未満である．投与開始後6〜18か月頃から中和抗体が出現するリスクがあり，治療開始18〜24か月後から臨床的有効性が低下する可能性がある．長期の使用で中和抗体が消失することもあるが，高力価の中和抗体が持続する場合はIFNβ製剤以外への変更が必要となり，特にnon-responderにおいては中和抗体の影響を考慮する必要がある．

インターフェロンベータ治療の副作用

　IFNβの主な副作用としては，インフルエンザ様症状や注射部位反応，抑うつ症状，頭痛，月経異常，臨床検査値異常などがある．

インフルエンザ様症状

　最も頻度が高い副作用で約80％に認められるが，導入後3か月を過ぎると10〜20％で推移する．この副作用はIFNβ製剤特異的作用によるもので，製剤間で発現頻度に大きな差はない．対応としては，漸増法にて導入するほか非ステロイド抗炎症薬（NSAIDs）が有効で，NSAIDsが無効の場合は低用量経口副腎皮質ステロイド薬が用いられる．

注射部位反応

　皮下注製剤で発現頻度が高い．発赤，疼痛，硬結が多いが，問題となるの

は壊死や潰瘍形成で，皮下注製剤での壊死の発生頻度は5％前後である．皮下注IFNβ-1bでは長期になると壊死や皮膚硬化が増加するので注意が必要である．筋注IFNβ-1aでは筋肉内膿瘍の発現に注意が必要で，抗凝固療法中の筋肉内注射は避ける必要がある．注射部位反応を最小限に抑えるためには，注射手順と手技の徹底が不可欠である．

うつ状態

MS患者ではうつ状態の有病率が高い．うつ状態の患者にIFNβは禁忌ではないが，投与開始後の気分の変調には十分配慮し，必要に応じて抗うつ薬の投与や精神科医へのコンサルトが必要である．なお，重度のうつ病には禁忌である．

臨床検査値異常

白血球減少やリンパ球減少，肝機能障害などの頻度が高い．多くは投与開始後6か月以内に出現し，時間の経過とともに安定することが多い．いずれの検査値異常も継続投与可能な程度であることが大半であるが，高度の場合は減量や中止が必要となる．基本的には用量依存性に出現するため，漸増法にて再投与可能である場合が多い．投与開始後1か月は1〜2週ごとに，その後は1〜2か月ごとに一般血液検査が望ましい．また，自己免疫疾患の顕性化や増悪がみられることがあり，3〜6か月ごとに自己抗体や甲状腺機能検査が望ましい．

女性への配慮

IFNβは妊娠または妊娠している可能性のある女性には禁忌である．そのため，IFNβ治療中は避妊指導が必要である．また授乳中の女性にも禁忌である．月経異常を来すこともあるが比較的低頻度で，経口避妊薬（低用量ピル）が有効との報告がある．

その他

小紫胡湯の併用にて間質性肺炎が現れる恐れがあり，併用は禁忌である．

インターフェロンベータ治療の問題点と今後

IFNβ製剤は長期的に再発を抑制し，身体機能障害の進行を抑制する効果があり，再発寛解型ではもちろんのこと，二次性進行型であっても臨床的あるいは画像上の再発を認める場合には効果が期待できる．さらに一次性進行型でも，画像上で活動性病巣を認める場合は，何らかの効果が期待できる可能性がある．また，CISに対する臨床試験やpivotal試験参加者への長期的影響を評価した結果から，投与開始が早期であるほど，また投与期間が長期であるほど再発を予防し，二次性進行型への移行を遅延させる効果が期待できる．そのため欧米では，CISの段階でも脳MRIでMSに特徴的な白質病

巣を1個ないしは2個以上認める，あるいは無症候性造影病変を認める場合には，MS発症の高リスク群として治療介入が推奨されている．一方で，有害事象による脱落を経験することも多く，特に投与頻度の多い皮下注IFNβ-1bでは精神的苦痛や注射部位反応によって脱落が多い．また一般的に，good responderが約30％，fare responderが約40％であるのに対して，non-responderは約30％と比較的高率である．さらに，脳萎縮抑制効果や認知機能障害の進行抑制効果は概して小さく，表面上は再発のない症例でも次第に二次性進行型へ移行することもあり，その効果が不十分であることも多い．このような症例に対してはIFNβ単独治療だけではなく，ほかのDMDとの併用療法が有効である可能性がある．今後は，高い長期治療効果をもたらすだけでなく，忍容性に優れ付加的リスクが最小である併用療法を確立することが必要であると考えられる．

（越智博文）

文献

1) The IFNB Multiple Sclerosis Study Group. Interferon beta-1b is effective in relapsing-remitting multiple sclerosis. I. Clinical results of a multicenter, randomized, double-blind, placebo-controlled trial. *Neurology* 1993；43(4)：655-661.
2) The Multiple Sclerosis Collaborative Research Group(MSCRG). Intramuscular interferon beta-1a for disease progression in relapsing multiple sclerosis. *Ann Neurol* 1996；39(3)：285-294.
3) PRISMS (Prevention of Relapses and Disability by Interferon beta-1a Subcutaneously in Multiple Sclerosis) Study Group. Randomised double-blind placebo-controlled study of interferon beta-1a in relapsing/remitting multiple sclerosis. *Lancet* 1998；352(9139)：1498-1504.
4) Saida T, et al. Interferon beta-1b is effective in Japanese RRMS patients：A randomized, multicenter study. *Neurology* 2005；64(4)：621-630.
5) 隅野留理子．多発性硬化症治療薬インターフェロンベータ-1a製剤（アボネックス筋注用シリンジ30μg）の薬理学的特性および臨床試験成績．日薬理誌 2007；129(3)：209-217.
6) European Study Group on interferon beta-1b in secondary progressive MS. Placebo-controlled multicentre randomised trial of interferon beta-1b in treatment of secondary progressive multiple sclerosis. *Lancet* 1998；352(9139)：1491-1497.
7) Panitch H, et al；North American Study Group on Interferon beta-1b in Secondary Progressive MS. Interferon beta-1b in secondary progressive MS：Results from a 3-year controlled study. *Neurology* 2004；63(10)：1788-1795.
8) Cohen JA, et al. Use of the multiple sclerosis functional composite as an outcome measure in a phase 3 clinical trial. *Arch Neurol* 2001；58(6)：961-967.
9) Secondary Progressive Efficacy Clinical Trial of Recombinant Interferon-Beta-1a in MS (SPECTRIMS) Study Group. Randomized controlled trial of interferon-beta-1a in secondary progressive MS：Clinical results. *Neurology* 2001；56(11)：1496-1504.
10) Leary SM, et al. Interferon beta-1a in primary progressive MS：An exploratory, randomized, controlled trial. *Neurology* 2003；60：44-51.
11) Montalban X. Overview of European pilot study of interferon beta-1b in primary progressive multiple sclerosis. *Mult Scler* 2004；10(Suppl 1)：S62-64.
12) Kappos L, et al. Treatment with interferon beta-1b delays conversion to clinically definite and McDonald MS in patients with clinically isolated syndromes. *Neurology* 2006；67(7)：1242-1249.
13) Jacobs LD, et al. Intramuscular interferon beta-1a therapy initiated during a first demyelinating event in multiple sclerosis. CHAMPS Study Group. *N Engl J Med* 2000；343(13)：898-904.
14) Comi G, et al. Effect of early interferon treatment on conversion to definite multiple sclerosis：A randomised study. Early Treatment of Multiple Sclerosis Study Group. *Lancet* 2001；357(9268)：1576-1582.
15) Trojano M, et al. New natural history of interferon-beta-treated relapsing multiple

sclerosis. *Ann Neurol* 2007 ; 61(4) : 300-306.
16) Durelli L, et al ; Independent Comparison of Interferon (INCOMIN) Trial Study Group. Every-other-day interferon beta-1b versus once-weekly interferon beta-1a for multiple sclerosis : Results of a 2-year prospective randomised multicentre study (INCOMIN). *Lancet* 2002 ; 359(9316) : 1453-1460.
17) Panitch H, et al ; EVIDENCE Study Group. EVidence of Interferon Dose-response : Europian North American Compartative Efficacy ; University of British Columbia MS/MRI Research Group. Randomized, comparative study of interferon beta-1a treatment regimens in MS : The EVIDENCE Trial. *Neurology* 2002 ; 59(10) : 1496-1506.
18) Rio J, et al. Defining the response to interferon-beta in relapsing-remitting multiple sclerosis patients. *Ann Neurol* 2006 ; 59(2) : 344-352.
19) Cohen BA, et al. Identifying and treating patients with suboptimal responses. *Neurology* 2004 ; 63(12 Suppl 6) : S33-40.
20) Rio J, et al. Predicting responders to therapies for multiple sclerosis. *Nat Rev Neurol* 2009 ; 5(10) : 553-560.
21) Ebers GC, et al. Analysis of clinical outcomes according to original treatment groups 16 years after the pivotal IFNB-1b trial. *J Neurol Neurosurg Psychiatry* 2010 ; 81(8) : 907-912.
22) Goodin DS, et al. Establishing long-term efficacy in chronic disease : Use of recursive partitioning and propensity score adjustment to estimate outcome in MS. *PLoS One* 2011 ; 6(11) : e22444.
23) Goodin DS, et al. Survival in MS : A randomized cohort study 21 years after the start of the pivotal IFNβ-1b trial. *Neurology* 2012 ; 78(17) : 1315-1322.
24) Kinkel RP, et al. Association between immediate initiation of intramuscular interferon beta-1a at the time of a clinically isolated syndrome and long-term outcomes : A 10-year follow-up of the Controlled High-Risk Avonex Multiple Sclerosis Prevention Study in Ongoing Neurological Surveillance. *Arch Neurol* 2012 ; 69(2) : 183-190.
25) Sørensen PS, et al. Guidelines on use of anti-IFN-beta antibody measurements in multiple sclerosis : Report of an EFNS Task Force on IFN-beta antibodies in multiple sclerosis. *Eur J Neurol* 2005 ; 12(11) : 817-827.
26) 藤原一男ほか．日本人MSにおけるIFNβ中和抗体の陽性頻度の検討と臨床的意義の解析．厚生労働科学研究費補助金　難治性疾患克服研究事業，免疫性神経疾患に関する調査研究班，平成23年度総括・分担研究報告書，2011.

II. 多発性硬化症の治療とケア
再発・進行防止の治療

フィンゴリモド
fingolimod

Point

- フィンゴリモドは，多発性硬化症では初めての経口内服で再発防止作用を発揮する薬剤である．
- フィンゴリモドは，全身を循環しているリンパ球が二次リンパ節から末梢血へ移出する際に必要なリンパ球上のスフィンゴシン-1-リン酸受容体を内在化させることで，リンパ球のリンパ節からの移出を抑制する．
- フィンゴリモドは多発性硬化症患者の末梢を循環している自己反応性T細胞をリンパ節内にとどめることで，その中枢神経への浸潤を抑制し，中枢神経における炎症を抑える．
- フィンゴリモドの再発寛解型多発性硬化症における再発抑制効果は，インターフェロンβより高いと考えられている．
- フィンゴリモドの長期の安全性は確立していない．
- フィンゴリモド投与時の注意すべき副作用としては，初回投与時の徐脈性不整脈と突然死，感染症，黄斑浮腫，肝機能異常がある．
- 妊娠，胎児に対するリスクがあるため，妊娠希望者には投与禁忌である．
- 3椎体以上の長大な脊髄病巣を有する例での治療効果は調べられていない．
- 抗アクアポリン4抗体陽性者では症状が悪化することがあるので，長大な脊髄病巣の有無にかかわらず本薬投与前には抗アクアポリン4抗体を測定し，陽性の場合は本薬を使用することは勧められない．

日本でこれまで使用可能であった病態修飾薬の課題とフィンゴリモドの登場

　多発性硬化症（multiple sclerosis：MS）の根治療法はないが，インターフェロンβ（IFNβ）などの病態修飾療法（disease modifying therapy：DMT）を発症早期から開始することで再発予防や進行抑制が部分的に可能になってきている．本邦ではIFNβしかDMTは医療保険では承認されていなかったが，2011年9月26日にフィンゴリモド塩酸塩（イムセラ®およびジレニア®カプセル）が「MSの再発予防および身体的障害の進行抑制」を効能・効果として薬価基準収載され，使用可能になった．これまでのIFNβの課題としては，効果不十分な患者（non-responderあるいはsub-optimal responder）が一定の割合（約30％）で存在する点，頻回（ベタフェロン®は2日に1回，アボネックス®は1週間に1回）に注射を要する点，感冒症状や注射部位反応などの副作用が比較的多くみられる点，高力価の中和抗体が産生されると治療効果がなくなる点などが，あげられていた．IFNβは注射薬で投与時の副作用も少なくないため，患者の身体的負担が比較的大きく，再発は減って

図1 フィンゴリモド（FTY720）の構造（A）とリンパ球循環における作用点（B）

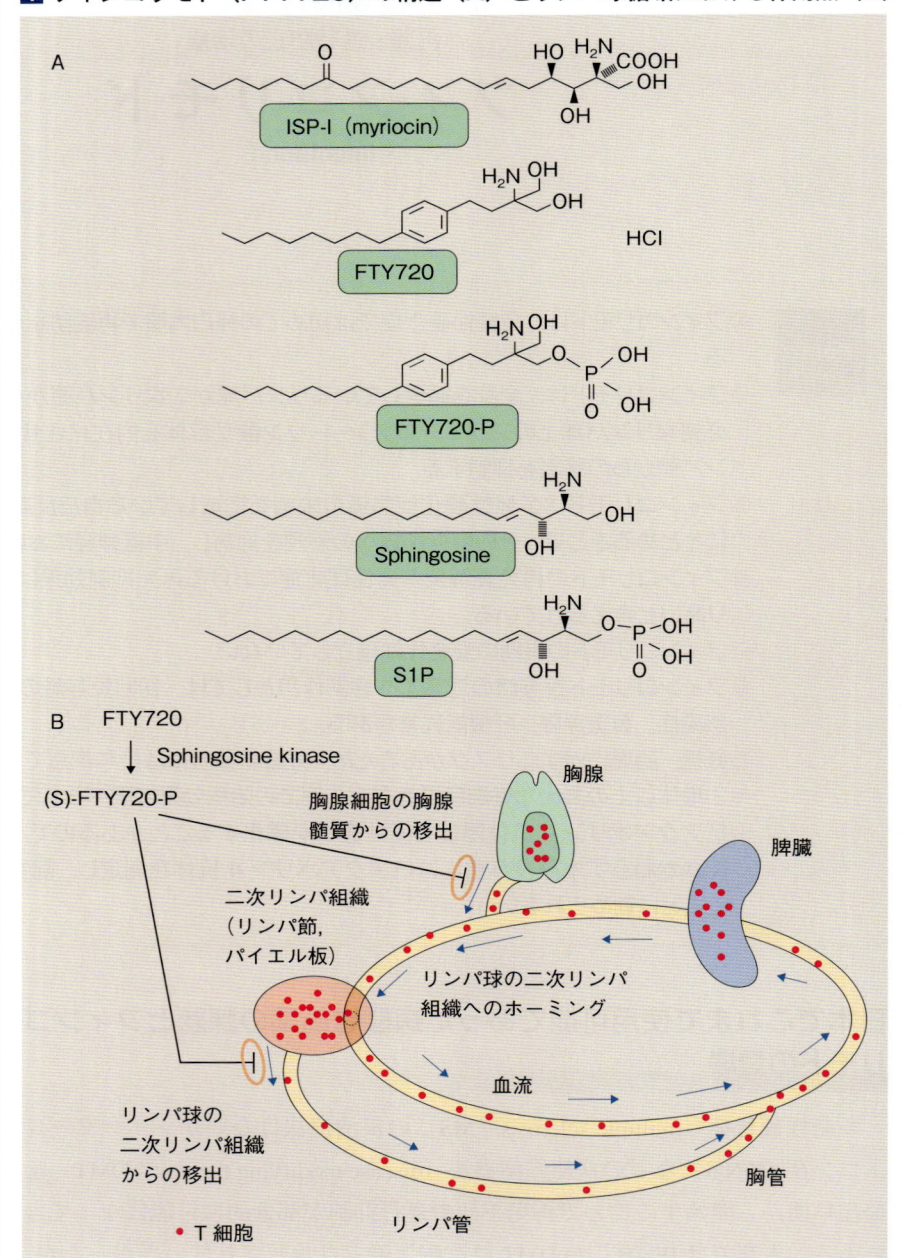

(Chiba K. *Pharmacol Ther* 2005[6] より)

も日々の生活の質（quality of life：QOL）が必ずしも高くならず，投与中止に至るケースがまれでない点も課題であった．したがって，経口薬で利便性に優れた DMT のわが国への導入が待ち望まれていた．このような状況下で，MS の再発抑制作用のある経口治療薬としては世界初となるフィンゴリモドが登場した．

フィンゴリモドの作用機序

　リンパ球はリンパ節などの二次リンパ組織，リンパ管および血管を循環している．MSは中枢神経髄鞘抗原に対する自己反応性T細胞（IL-17を産生するTh17細胞やIFNγを産生するTh1細胞）が，二次リンパ組織などで抗原提示を受け活性化され，血液脳関門を通過して中枢神経実質内に浸潤し，中枢神経内で再度抗原提示を受けて脱髄を引き起こす自己免疫疾患と考えられている．リンパ球がリンパ節から血中へ移出する際には，スフィンゴ脂質メディエーターであるスフィンゴシン-1-リン酸（S1P）が重要な役割を果たしている．S1Pの濃度は血清中と比較し，二次リンパ組織内では低濃度で，血液と二次リンパ組織の間に濃度勾配が形成されている．S1P受容体を発現しているリンパ球は，二次リンパ組織ではS1P濃度が低いため，S1P受容体にS1Pが作用しやすくなるように，S1Pの濃度勾配に従って二次リンパ節から末梢血に「移出」される[1]．

　フィンゴリモド塩酸塩は冬虫夏草の一種である Isaria sinclairii 由来の天然物であるマイリオシンの構造変換により得られた化合物である．フィンゴリモドはスフィンゴシンと類似の化学構造を有するため，スフィンゴシンキナーゼによって生体内で速やかにリン酸化体（フィンゴリモド-P）に変換されて[2]，リンパ球上の$S1P_1$受容体に作用し$S1P_1$受容体の内在化を誘導する（機能的アンタゴニスト）．この結果，自己反応性T細胞も含めリンパ球のリンパ節からの移出が抑制される（**1**）．そのため，末梢血のリンパ球数が減少する[2]．末梢血中のリンパ球数はフィンゴリモドの投与開始後4～6時間以内に低下し始め，投与1～2週間後に最も低下する．フィンゴリモドの投与を中止すると1～2か月で正常範囲に回復することから，フィンゴリモドの作用は可逆的なものとされる．

　フィンゴリモドは末梢血T細胞サブセットに関しては，$CD4^+$T細胞，$CD8^+$T細胞ともに減少させるが，$CD4^+$T細胞への作用がより強い[3]．ナイーブT細胞（$CCR7^+ CD45RA^+$ T cell）やセントラルメモリーT細胞（$CCR7^+ CD45RA^-$ T cell；TCM）の割合を著明に減少させる一方，エフェクターメモリーT細胞（$CCR7^- CD45RA^-$ T cell；TEM）の占める割合は増加させる[3]．MS病巣形成に重要な役割を担う自己反応性T細胞はTCMに含まれるとされているので，フィンゴリモドのMS再発抑制はTCMの減少による可能性が想定されている．他方，外来性病原体の感染に対して防御的な役割を担うTEMは，リンパ節を循環せず局所にとどまるため，フィンゴリモドの投与によっても維持される（**2**）．したがってフィンゴリモドの投与によっても感染防御能は保たれるといわれている．しかし，TCMはエフェクターT細胞を再生産する機能もあるため，長期的にみてヒトでも感染防御能や抗腫瘍免疫能が維持されるかの点に関しては，長期の安全性評価が不可欠といえる．

　また，フィンゴリモドは，T細胞への作用よりは弱いものの，血中のB細

Keywords

S1P受容体

スフィンゴシン-1-リン酸（S1P）は細胞膜の構成成分であるスフィンゴミエリン由来のスフィンゴシンがスフィンゴシンキナーゼでリン酸化されることにより生成され，細胞表面上のG蛋白質共役型のS1P受容体に作用してさまざまな生理活性を発揮する．S1P受容体には$S1P_{1-5}$の5つのサブタイプがあり，特に$S1P_1$受容体がリンパ組織から血中へのリンパ球の移出には重要とされる[1]．

Memo

セントラルメモリーT細胞とエフェクターメモリーT細胞

ナイーブT細胞（$CCR7^+ CD45RA^+$ T cell）は，感染症の際には抗原刺激によりエフェクターT細胞となって増加した後には，感染症の終息に伴い90%のエフェクターT細胞はアポトーシスによって消失する（**2**）．残り10%ほどのIL-7受容体，IL-15受容体，Bcl-2などを発現するエフェクターT細胞は生残してメモリーT細胞になる．このうち，CCR7を発現するセントラルメモリーT細胞（$CCR7^+ CD45RA^-$ T cell；TCM）は，リンパ節を再循環し，二次免疫応答の際にエフェクターT細胞を再生産する役割を担う．これに対してエフェクターメモリーT細胞（$CCR7^- CD45RA^-$ T cell；TEM）は，リンパ節を再循環するのに必要なCCR7を発現していないので，リンパ節に戻ることなく局所の非リンパ組織に住在し，再び抗原刺激に遭遇するとIFNγなどの抗感染防御サイトカインを急速に産生し，感染防御に必須の役割を担う．

2 エフェクターT細胞の運命とフィンゴリモドによる影響

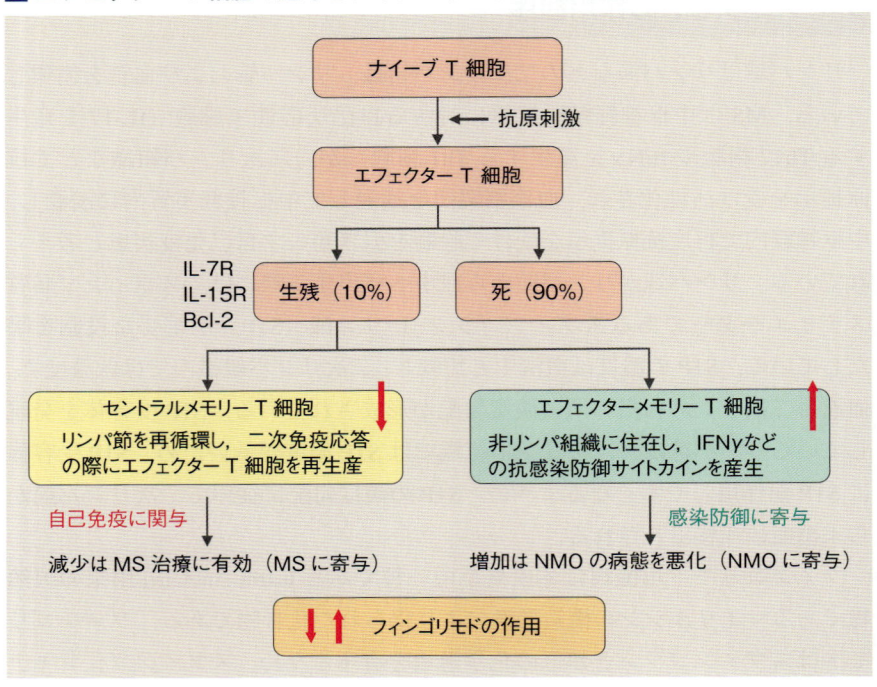

```
                    ナイーブT細胞
                         │
                         │ ← 抗原刺激
                         ▼
                    エフェクターT細胞
                       ╱     ╲
    IL-7R         生残(10%)   死(90%)
    IL-15R
    Bcl-2
              ╱                    ╲
   セントラルメモリーT細胞      エフェクターメモリーT細胞
   リンパ節を再循環し，二次免疫応答    非リンパ組織に住在し，IFNγなど
   の際にエフェクターT細胞を再生産     の抗感染防御サイトカインを産生

   自己免疫に関与                     感染防御に寄与
   減少はMS治療に有効(MSに寄与)     増加はNMOの病態を悪化(NMOに寄与)

              ↓↑  フィンゴリモドの作用
```

胞も減少させる[4,5]．抗体産生に関しては，ラットやマウスにT細胞依存性抗原を免疫して抗体産生を誘導する実験系では，免疫した当日からフィンゴリモドを投与すると 0.1 mg/kg 以上で抗体産生は抑制される一方，T細胞非依存性抗原を免疫した場合に誘導される抗体産生への抑制効果は弱い（1 mg/kg 以上で抑制）．ループス腎炎を自然発症する MRL/Lpr マウスで，血中に抗DNA抗体などの自己抗体が産生されてから，フィンゴリモドを治療的に投与しても，抗DNA抗体のレベルにほとんど影響を与えない[6]．しかし，T細胞の腎臓への浸潤を抑えることで蛋白尿を軽減させる[6]．したがって，フィンゴリモドはT細胞とB細胞の相互作用を介したB細胞から形質細胞への分化成熟に対しては抑制作用を示すが，すでに成熟分化した形質細胞による抗体産生には影響を与えないと考えられる．

なおフィンゴリモドは血液脳関門を通過するため，S1P受容体を発現している中枢神経のオリゴデンドロサイト（oligodendrocyte；乏突起膠細胞），ニューロン，アストロサイト（astrocyte；星状細胞）などにも直接的に作用し，髄鞘形成や神経突起伸長を促し，神経保護的に作用している可能性もある[7-9]．なかでも S1P$_1$ 受容体を発現するアストロサイトへの作用を介した治療効果が示唆されている[9]．事実，MSの動物モデルである実験的自己免疫性脳脊髄炎（experimental autoimmune encephalomyelitis：EAE）においても，フィンゴリモドの再発抑制効果が報告されているが，S1P$_1$ 受容体をアストロサイト（astrocyte；星状細胞）で欠損しているマウスでは抑制効果が消失する[9]．したがって，フィンゴリモドのMSに対する治療効果は，末梢血中へのリン

パ球の移出抑制だけではなく，中枢神経系への直接的な作用にも拠っていると考えられる．

多発性硬化症における治験成績と留意点

海外での治験成績

　FREEDOMS 試験は，1,272 例の再発寛解型 MS（relapsing-remitting MS：RRMS）患者を 1：1：1 の割合でフィンゴリモド 1.25 mg／日内服群，フィンゴリモド 0.5 mg／日内服群，プラセボ群にランダムに振り分け，1,033 例が 2 年間の観察期間を完了した[10]．年間再発率はフィンゴリモド 1.25 mg／日内服群で 0.16，0.5 mg／日内服群で 0.18，プラセボ群で 0.40，再発が認められなかった割合もそれぞれ 74.7％，70.4％，45.6％と，プラセボ群と比較してフィンゴリモド投与群で有意に低下していた（エビデンスレベル II）．さらに持続する身体障害度の進行が 3 か月間ない割合も，フィンゴリモド 1.25 mg／日内服群で 83.4％，フィンゴリモド 0.5 mg／日内服群で 82.3％，プラセボ群で 75.9％と，プラセボ群と比較してフィンゴリモド投与群で有意に障害の進行が抑制された．MRI 評価では，投与 24 か月後で新規または拡大 T2 高信号病巣数は，フィンゴリモド 1.25 mg／日内服群で 2.5，フィンゴリモド 0.5 mg／日内服群で 2.5，プラセボ群で 9.8，ガドリニウム増強病巣数もそれぞれ 0.2，0.2，1.1 と，プラセボ群と比較してフィンゴリモド投与群で有意に少なかった．加えて脳容積減少率もフィンゴリモド 1.25 mg／日内服群で －0.89％，0.5 mg／日内服群で －0.84％，プラセボ群で －1.31％と，プラセボ群と比較してフィンゴリモド投与群で有意に低かった．

　TRANSFORMS 試験は，1,292 例の RRMS 患者を 1：1：1 の割合でフィンゴリモド 1.25 mg／日内服群，フィンゴリモド 0.5 mg／日内服群，IFNβ-1a（アボネックス®，30μg／週）筋注群にランダムに振り分け，1,153 例が 1 年間の観察期間を完了していた[11]．年間再発率は，フィンゴリモド 1.25 mg／日内服群で 0.20，フィンゴリモド 0.5 mg／日内服群で 0.16，IFNβ-1a 群で 0.33，再発が認められなかった割合もそれぞれ 79.8％，82.6％，69.3％と，プラセボ群と比較してフィンゴリモド治療群で有意に低下した（エビデンスレベル II）．MRI の評価では，投与 12 か月後で新規または拡大 T2 高信号病巣数は，フィンゴリモド 1.25 mg／日内服群で 1.5，フィンゴリモド 0.5 mg／日内服群で 1.7，IFNβ-1a 筋注群で 2.6，ガドリニウム増強病巣数もそれぞれ 0.14，0.23，0.51 と，プラセボ群と比較してフィンゴリモド投与群で有意に少なかった．しかし，身体障害度の進行がなかった割合に関しては，フィンゴリモド 1.25 mg／日内服群で 93.3％，フィンゴリモド 0.5 mg／日内服群で 94.1％，IFNβ-1a 群で 92.1％と，各治療群で有意な差は認められなかった．

　TRANSFORMS 試験で注意しなくてはならない点は，IFNβ 治療歴がある患者が，フィンゴリモド 1.25mg／日内服群で 49.1％，フィンゴリモド 0.5 mg／日内服群で 50.8％，IFNβ-1a 筋注群で 47.6％と，約半数含まれてい

3 プラセボを対照としたフィンゴリモド国内第Ⅱ相試験（D1201試験）
―疾患活動性抑制のMRIによる評価

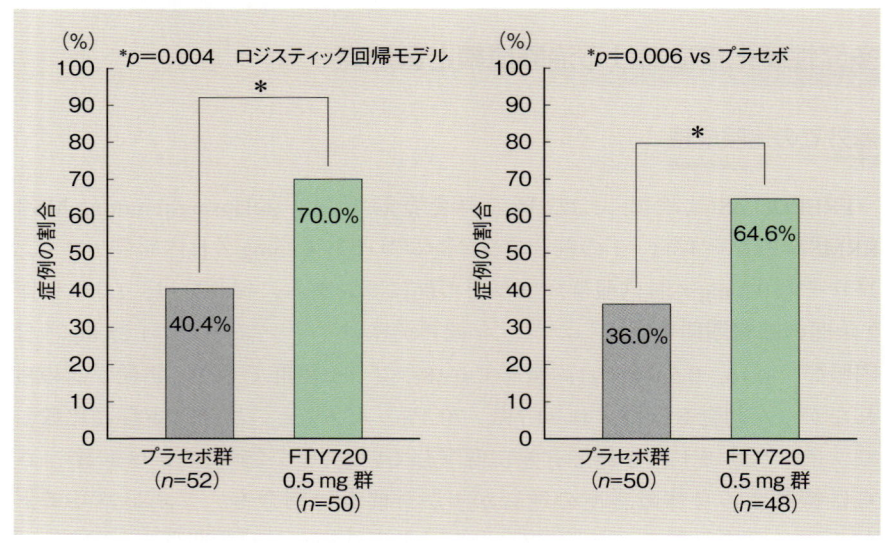

A：投与3か月後，6か月後の両時点でGd造影T1強調病巣が認められなかった症例の割合．
B：6か月の投与期間中に新規または拡大したT2強調病巣が認められなかった症例の割合．
治療群はフィンゴリモド（FTY720）0.5 mg／日内服群のみ示す．

（Saida T, et al. *Mult Scler* 2012[12] より）

て，かつ，治験導入前の平均年間再発率は3群ともに1.5と高かったことから，IFNβに対するnon-responderやsub-optimal responder症例が相当数組み込まれていた可能性があることである．したがって，この治験はIFNβ-1aに対するフィンゴリモドの優越性を証明したとまではいえない．

本邦での治験成績

本邦でもプラセボを対照とした国内第Ⅱ相試験（D1201試験）が施行された（3）．本治験では，EDSS（Expanded Disability Status Scale）6.0以下で過去1年間に1回以上または過去2年間に2回以上の再発を経験しているか，またはスクリーニング時のMRIでガドリニウム増強病巣を1つ以上有するという条件を満たした日本人RRMS（二次性進行型を一部含む）患者171例を対象に，1：1：1の割合でフィンゴリモド1.25 mg／日内服群，フィンゴリモド0.5 mg／日内服群，プラセボ群にランダムに振り分け，6か月間観察した[12]．147例が試験を完了し，年間再発率はフィンゴリモド1.25 mg／日内服群で0.41，フィンゴリモド0.5 mg／日内服群で0.50，プラセボ群で0.99と，プラセボ群と比較してフィンゴリモド投与群で再発率の有意な低下がみられた．再発が認められなかった割合も，それぞれ83.3％，78.9％，64.9％と，フィンゴリモド投与群で多い傾向にあった．MRIの評価では，投与6か月後で新規または拡大T2高信号病巣数は，フィンゴリモド1.25 mg／日内服群で0.9，フィンゴリモド0.5 mg／日内服群で1.1，プラセボ群で6.1と，プラセボ群と比較してフィンゴリモド投与群で有意に少なかった．また投与3

か月後と 6 か月後の両時点でガドリニウム増強病巣がなかった症例の割合も，それぞれ 86.0％，70.0％，40.4％と，フィンゴリモド投与群で有意に多かった．以上から，欧米白人の MS と同等の成績が確認されたといえる（エビデンスレベル II）．さらに国内第 II 相継続投与試験では，試験終了後から 6 か月治療を継続した患者 143 例についても解析され，プラセボからフィンゴリモドへ切り替えとなった患者では，ガドリニウム増強病巣数，新規または拡大 T2 高信号病巣数，再発率がいずれも低下し，フィンゴリモドを当初から 12 か月間継続した患者ではこれらの改善が持続した[13]．

　国内第 II 相臨床試験では視神経脊髄炎（neuromyelitis optica：NMO）を除外する目的で，3 椎体以上の脊髄長大病巣を有する例が除外されたにもかかわらず，抗アクアポリン 4（AQP4）抗体が検索された 64 例中 4 例（6.3％）で陽性であった[13]．これらの 4 例の抗 AQP4 抗体陽性例は，いずれもフィンゴリモド投与開始後 1 か月以内に原疾患との関連が疑われる臨床的または MRI 上の中枢神経病巣の再発を認めている．また，海外でフィンゴリモド投与後に巨大な脳病巣を呈し，後に抗 AQP4 抗体陽性が判明した NMO spectrum disorder の 1 例も報告されている[14]．したがって，抗 AQP4 抗体陽性例に対する有効性および安全性は確立されておらず，脊髄長大病巣の有無にかかわらず，本薬投与前に抗 AQP4 抗体を測定し，陽性と判明した症例には本薬を投与することは勧められない．

　また，国内第 II 相臨床試験では 3 椎体以上の脊髄長大病変を有する例は除外されているので[12]，3 椎体以上の脊髄長大病巣を有する患者に対するフィンゴリモドの有効性および安全性は不明である．アジア人種では，抗 AQP4 抗体陰性 MS 例であっても長大な脊髄病巣を 10〜15％程度で認めるが[15]，そのような例では有効性は証明されていない点に留意する必要がある．

フィンゴリモドの安全性と副作用

　海外で施行された TRANSFORMS 試験[11]では，フィンゴリモド投与群の 86〜91％，IFNβ-1a 群の 92％で有害事象がみられている．多くは，頭痛，鼻咽頭炎，疲労など軽度から中等度のもので，その頻度はフィンゴリモド群と IFNβ-1a 群で類似していた．一方，中止につながった有害事象の頻度は，フィンゴリモド 1.25 mg／日内服群で 10％，フィンゴリモド 0.5 mg／日内服群で 5.6％，IFNβ-1a 群で 3.7％と，フィンゴリモド 1.25 mg／日内服群で最も高く，徐脈，房室ブロックが主たるものであった．フィンゴリモド 1.25 mg／日内服群において，治験中の死亡例が 2 例あった．その死因は播種性帯状疱疹と単純ヘルペスウイルス脳炎だった．黄斑浮腫がフィンゴリモド 1.25 mg／日内服群で 4 例（1％），フィンゴリモド 0.5 mg／日内服群で 2 例（0.5％）みられ，これら 6 例のうち 5 例が投与 4 か月以内に出現していた．また，フィンゴリモド 1.25 mg／日内服群で 2 例の基底細胞癌，2 例の乳癌，フィンゴリモド 0.5 mg／日内服群で 3 例の基底細胞癌，3 例の黒色腫，2 例の乳癌がみられた．検査所見では，投与前と比較して投与 1 か月後のリンパ球数が

抗 AQP4 抗体陽性例でのフィンゴリモドの作用機序

Column

　メモリーT細胞のうち，自己免疫に関与するのはセントラルメモリーT細胞といわれている．MSは，中枢神経髄鞘抗原に対する自己免疫疾患と考えられているので，フィンゴリモドの投与によりセントラルメモリーT細胞がリンパ節に取り込まれ，末梢血中を循環しないため中枢神経に侵入できないことで炎症が惹起されないというのは，合理的な説明といえる．他方，NMOはアストロサイトの足突起に発現するAQP4に対する自己免疫疾患であると提唱されている．しかし，フィンゴリモド投与により自己免疫に寄与するセントラルメモリーT細胞が減少することが，かえってNMOの再発を促すのは矛盾している点といえる．フィンゴリモド投与によりB細胞は減少するが，T細胞ほどには減らない．また，形質細胞や自己抗体の量はフィンゴリモドで影響を受けない．わが国のフィンゴリモドの治験では，抗AQP4抗体陽性例はいずれも1か月以内という短期間に再発しているので，抗AQP4抗体の変動により再発が誘導されたとは考え難い．NMOでは抗AQP4抗体の有無にかかわらずTh17細胞が炎症の惹起に重要であることを，私たちは提唱している．エフェクターメモリーT細胞がIL-17を産生するとする報告もあることから，フィンゴリモド投与によって急速に割合が増加するエフェクターメモリーT細胞が，NMOの増悪には寄与している可能性も考えられる．

フィンゴリモド1.25 mg/日内服群で77%減少，フィンゴリモド0.5 mg/日内服群で73%減少した．また，ALTが正常上限の3倍を示す割合は，プラセボ群の2%と比較してフィンゴリモド1.25 mg/日内服群で7%，フィンゴリモド0.5 mg/日内服群で8%と，フィンゴリモド群で多く認められた．FREEDOMS試験[10]でも，感染症の罹患率はフィンゴリモド群とプラセボ群で有意差はなく，その他特記すべき新たな副作用の出現は認められなかった．

　国内で実施されたD1201試験[12]では，フィンゴリモド投与群の91.2〜94.4%で有害事象を認めた．重度の有害事象は，フィンゴリモド1.25 mg/日内服群で20.4%，フィンゴリモド0.5 mg/日内服群で8.8%，プラセボ群で5.3%に認められた．その主たるものである徐脈は，フィンゴリモド1.25 mg/日内服群で14.8%，フィンゴリモド0.5 mg/日内服群で5.3%でみられた．また第二度の房室ブロックは，フィンゴリモド1.25 mg/日内服群で5.6%，フィンゴリモド0.5 mg/日内服群で1.8%に出現した．感染症の罹患率は，プラセボ群の40.4%と比較して，フィンゴリモド1.25 mg/日内服群で57.4%，フィンゴリモド0.5 mg/日内服群で49.1%と多かったが，鼻咽頭炎や下痢など軽度のもののみだった．検査所見では，投与前と比較して，投与15日後のリンパ球数はフィンゴリモド1.25 mg/日内服群で75%減少，フィンゴリモド0.5 mg/日内服群で69%減少し，リンパ球数が200/mm^3以下を示した患者の割合は，それぞれ20.4%，8.9%だった．また，ALTが正常上限の3倍を示す割合は，プラセボ群の3.5%と比較して，フィンゴリモド1.25 mg/日内服群で13%，フィンゴリモド0.5 mg/日内服群で7.1%と多くみられた．6か月の治験期間中に，黄斑浮腫は認められなかった．国内第II相臨床試験でエプスタイン・バー（Epstein-Barr）ウイルス感染によると考えられる悪性リンパ腫およびリンパ増殖性疾患などによる死亡例が1例報告されている．剖検により，脳のび漫性大細胞型Bリンパ腫，肺，腎および甲状腺のリンパ増殖性障害，皮膚T細胞性リンパ腫と診断された．

現時点でフィンゴリモドをどのようなMS患者にどのような量を使用すべきか

　フィンゴリモドは，RRMSを対象に再発予防と身体的障害の進行抑制を目的として，安全性の面から0.5 mgを1日1回経口投与する．フィンゴリモドは海外でも2010年にRRMSに対して認可されたばかりであり，長期の安全性は確立していない．したがって，本邦でも，現時点では欧州と同様に，RRMSのうち，IFNβで効果が認められなかった患者，IFNβの副作用などで継続困難な患者，あるいは疾患活動性の高い患者を適応とする第2選択薬の位置づけが望ましい．

副作用からみたフィンゴリモド使用にあたっての留意点

■初回投与時の徐脈

　フィンゴリモドの投与開始時には，一過性の心拍数低下，房室伝導の遅延が生じることがある．海外で，フィンゴリモド初回投与後6時間の観察期には異常を認めず，初回投与21時間後に心停止と持続的徐脈を呈し，48時間後心拍数が回復した20歳男性例と[16]，24時間以内に死亡した状態で発見された50代女性例が報告されている[17,18]．上記のような副作用報告をふまえて，フィンゴリモドの適正使用法が詳細に規定されている．投与開始後，数日間にわたり心拍数の低下作用がみられることがあるので，循環器を専門とする医師と連携するなど，適切な処置が行える管理下で投与を開始することが必要であり，入院管理下で投与開始するのが望ましい．フィンゴリモドの初回投与後は，少なくとも6時間は1時間ごとに心拍数と血圧を測定する．初回投与前および初回投与後6時間後に12誘導心電図を測定する．また，初回投与後24時間は心拍数および血圧の測定に加え，連続的に心電図をモニターすることが望ましい．

■感染症

　フィンゴリモドにより末梢血リンパ球数が減少するため，本薬投与中に細菌，真菌，ウイルスなどによる感染症が現れることがある．国内外の死亡例では，経過中にいずれの症例もステロイドパルス療法が頻回に施行されていることから，MSの再発と思われる症状がみられ，ステロイドパルス療法を行う場合には，感染症に由来する症状の可能性を慎重に鑑別したうえで治療しなくてはならない．フィンゴリモド投与開始前に血液検査を実施し，投与中も定期的にリンパ球数の減少が過大にならないよう注意し，200/mm^3以下になった場合は休薬する．重篤な感染症が現れた場合には，本薬の投与を中止し適切な処置を行う．禁忌事項として，重篤な感染症のある患者に対してはフィンゴリモドを投与しない．また，本薬投与中に水痘-帯状疱疹に初感染すると重症化する可能性があるため，本薬投与前に水痘-帯状疱疹の既往や予防接種の有無を確認し，必要に応じてワクチン接種を行い，ワクチンの効果が十分に得られてからフィンゴリモドの投与を開始する．フィンゴリ

モドは炎症部位へのリンパ球動員を阻害するので，抗HIV抗体や抗HTLV-1抗体陽性例，B型・C型肝炎のキャリアーへの投与は禁忌とされている．進行性多巣性白質脳症（progressive multifocal leukoencephalopathy：PML）は，国内外臨床試験ではみられていなかったが，最近，海外でnatalizumab（Tysabri®／2012年現在国内未承認）3.5年の治療歴のある患者で，natalizumabの中止約6週間後にフィンゴリモドが開始され，投与約2か月後にPMLを発症した例が報告されているので[19]，PMLを思わせる非定型的なMRI病巣の出現には注意を払う必要がある．

■黄斑浮腫

無症候性も含め，フィンゴリモド投与初期に黄斑浮腫が現れることがあるので，特に黄斑浮腫が出やすい糖尿病の患者またはぶどう膜炎の既往歴のある患者では，本薬投与開始前に眼科学的検査を施行し，投与中にも定期的（投与開始1，3，6か月後，それ以降は6か月ごとなど）に眼科的検査を施行する必要がある．

■肝機能異常

フィンゴリモド投与中に肝機能検査異常（ALT，AST，γ-GTPなどの上昇）が出現することがあるので，肝機能検査を本薬投与開始前に実施するとともに，本薬投与中は定期的（投与開始15日後，1，2，3，6か月後，それ以降は3か月ごとなど）に肝機能検査を実施する．肝機能障害またはその既往がある患者に対しては慎重に投与する．

■生殖毒性

フィンゴリモドが作用する$S1P_1$受容体は，胚発生中の血管形成に関与する[20]．動物実験では，フィンゴリモド投与により，胚・胎児死亡の増加，内臓異常，骨格変異を含む発生毒性が認められている．2011年2月までの国内外のMS患者を対象としたフィンゴリモド臨床試験の結果では，フィンゴリモド投与中の妊娠50例中19例が出産し，その内訳は17例は正常新生児，1例は先天性脛骨弯曲，1例は無頭蓋症で出産2日後に死亡，6例は自然流産，14例は人工流産（1例：ファロー四徴症と先天性心臓疾患），11例は妊娠継続中である[21]．国内での臨床試験では4例の妊娠例が報告され（プラセボ群1例，プラセボ―フィンゴリモド1.25 mg群3例），3例は人工中絶が施行されている[22]．したがって，妊婦への安全性は確立されていないので，妊婦または妊娠している可能性のある婦人への投与は禁忌である．妊娠可能な女性に対しては胎児へのリスクを説明し，投与開始前に妊娠していないこと，本薬投与中および投与中止2か月後までは避妊するように指導する．動物実験で乳汁移行が認められているので，本薬投与中は授乳をすべきではない[21]．

患者への説明

フィンゴリモドは国内外における臨床試験においてRRMS患者における高い有効性が示されている．MSでは初めての経口薬で，比較的安全に使用

できるために患者からは大きな期待が寄せられている．しかし，長期にわたって，顕著なリンパ球数の減少，特にTCMの減少が続くことの安全性は確立していない．この点を十分に説明する必要がある．また，進行型MS，抗アクアポリン4抗体陽性例，脊髄長大病巣を有する患者に対する有効性および安全性は確立していない点も十分説明する．副作用として，徐脈性不整脈，黄斑浮腫，肝機能異常，感染症などの注意を要するものがあること，とりわけ導入初期におけるバイタルサインおよび心電図のモニタリングの必要性をよく説明する．

今後の展望

　フィンゴリモドはIFNβよりも有効性が高く，経口内服薬で利便性に優れていることから，今後は長期の安全性の検証が最も大事である．この点が証明されると第1選択薬に位置づけられるであろう．フィンゴリモドでは，約20％でnon-responderが存在するといわれている．フィンゴリモドの治療効果が，本当にTCMの減少に帰せられるのか，それとも別の作用機序があるのかを明らかにすることにより，なぜ一部の患者がnon-responderとなるのかが解明され，治療反応性を予測するバイオマーカーが見出されることが期待される．

（吉良潤一）

文献

1) Matloubian M, et al. Lymphocyte egress from thymus and peripheral lymphoid organs is dependent on S1P receptor 1. *Nature* 2004 ; 427 : 355-360.
2) Chun J, et al. Mechanism of action of oral fingolimod (FTY720) in multiple sclerosis. *Clin Neuropharmacol* 2010 ; 33 : 91-101.
3) Mehling M, et al. FTY720 therapy exerts differential effects on T cell subsets in multiple sclerosis. *Neurology* 2008 ; 71 : 1261-1267.
4) Kowarik MC, et al. Differential effects of fingolimod (FTY720) on immune cells in the CSF and blood of patients with MS. *Neurology* 2011 ; 76 : 1214-1221.
5) Chiba K, et al. FTY720, a novel immunosuppressant, induces sequestration of circulating mature lymphocytes by acceleration of lymphocyte homing in rats. I. FTY720 selectively decreases the number of circulating mature lymphocytes by acceleration of lymphocyte homing. *J Immunol* 1998 ; 160 : 5037-5044.
6) Chiba K. FTY720, a new class of immunomodulator, inhibits lymphocyte egress from secondary lymphoid tissues and thymus by agonistic activity at sphingosine 1-phosphate receptor. *Pharmacol Ther* 2005 ; 108 : 308-319.
7) Miron VE, et al. FTY720 modulates human oligodendrocyte progenitor process extension and survival. *Ann Neurol* 2008 ; 63 : 61-71.
8) Harada J, et al. Sphingosine-1-phosphate induces proliferation and morphological changes of neural progenitor cells. *J Neurochem* 2004 ; 88 : 1026-1039.
9) Cohen JA, et al. Mechanism of fingolimod's efficacy and adverse effects in multiple sclerosis. *Ann Neurol* 2011 ; 69 : 759-777.
10) Kappos L, et al. A placebo-controlled trial of oral fingolimod in relapsing multiple sclerosis. *N Engl J Med* 2010 ; 362 : 387-401.
11) Cohen JA, et al. Oral fingolimod or intramuscular interferon for relapsing multiple sclerosis. *N Engl J Med* 2010 ; 362 : 402-415.
12) Saida T, et al. A randomized, controlled trial of fingolimod (FTY720) in Japanese patients with multiple sclerosis. *Mult Scler* 2012 ; 18 : 1269-1277.
13) Kira J, et al. Oral fingolimod (FTY720) in Japanese patients with relapsing multiple sclerosis : Results of a 12-month, phase 2 extension study. *Mult Scler* 2011 ; 17 (Supple

10）：S193.
14）Min JH, et al. Development of extensive brain lesions following fingolimod（FTY720）treatment in a patient with neuromyelitis optica spectrum disorder. *Mult Scler* 2012；18：113-115.
15）Matsushita T, et al. Aquaporin-4 autoimmune syndrome and anti-aquaporin-4 antibody-negative opticospinal multiple sclerosis in Japanese. *Mult Scler* 2009；15：834-847.
16）Espinosa PS, et al. Delayed fingolimod-associated asystole. *Mult Scler* 2011；17：1387-1389.
17）多発性硬化症治療剤「ジレニア®カプセル 0.5 mg」の添付文書の「警告」および「重要な基本的注意」の改訂について．ノバルティスファーマ株式会社．2012年3月．
18）多発性硬化症治療剤「イムセラ®カプセル 0.5 mg」添付文書の「警告」および「重要な基本的注意」改訂に関するお知らせ．田辺三菱製薬株式会社．2012年3月．
19）Fingolimod investigator letter PML case 12. April 2012 final. Fingolimod investigator letter based on information to Novartis on April 12 2012.
20）Allende ML, et al. Sphingosine-1-phosphate receptors and the development of the vascular system. *Biochim Biophys Acta* 2002；1582：222-227.
21）ノバルティスファーマ（株）ジレニア®適正使用ガイド改訂第2版．監修　藤原一男：2012年3月作成．
22）イムセラカプセル 0.5 mg，ジレニアカプセル 0.5 mg　承認審査情報．http://www.info.pmda.go.jp/shinyaku/P201100158/index.html

II. 多発性硬化症の治療とケア
再発・進行防止の治療

免疫抑制薬の用い方

Point
- インターフェロン(IFN)β-1a あるいは IFNβ-1b といった第一選択薬で十分な効果が得られない場合（breakthrough disease）の二次選択薬として，再発予防を目的に免疫抑制薬投与が考慮される．natalizumab やフィンゴリモドなどの新規薬剤の開発が進み，今後は免疫抑制薬を投与する機会は減ってゆくと思われる．
- 免疫抑制薬の中では再発寛解型に対するミトキサントロンの有効性は確立しているが，心機能低下や白血病といった重篤な副作用のほか，適応外使用であることから倫理委員会に諮る必要がある．
- アザチオプリン，シクロホスファミド，メトトレキサートを用いた臨床治験の報告もあるが，効果は限定的でいずれも保険適用はない．
- いずれの薬剤でも進行型に対する効果はない．進行型であっても再発を伴っている場合は再発抑制を介した効果は期待できるが限定的である．

多発性硬化症（MS）で用いられる免疫抑制薬の特徴と限界

　古くから臨床で使用されてきたため，randomized controlled trial（RCT）はミトキサントロン（ノバントロン®）以外では乏しい．

　作用機序が多少異なるとはいえ，おおむね白血球あるいはリンパ球の増殖抑制を主たる作用としているため，骨髄抑制をきたすことが多い．再発の原因となる，中枢神経（central nervous system：CNS）での炎症性病変の抑制が目的となるが，多くの場合，骨髄抑制が用量や投与法を限定させる主たる要因となる．本症は若年女性に多い疾患であり，妊娠可能年齢と一致する．いずれの免疫抑制薬も催奇形性が否定できず，妊娠の希望がある場合は投与を避ける．生ワクチン接種や妊婦，授乳中の患者への投与も禁忌である．B 型，C 型肝炎ウイルスの活性化や肝炎増悪を起こすことがある．HIV キャリア患者は投与を避けたほうが無難である．ステロイド高用量との併用では日和見感染症の発症に注意する．

　他剤との併用療法も考案されている．

①シクロホスファミド（エンドキサン®）500〜1,500 mg／m^2 月に 1 回のパルス点滴と IFNβ-1a（アボネックス®）（J Neurol 2005；252：1255-1261）

②アザチオプリン（イムラン®，アザニン®）50 mg とステロイド 10 mg 隔日内服

③アザチオプリンと IFNβ-1a あるいは IFNβ-1b（ベタフェロン®）（Mult Scler 2005；11：169-174）

1 副作用とその対策

薬剤	代表的な副作用	対策
MITX	心機能低下	総投与量抑制，定期的検査，治療は一般の心不全と同じ
	白血病	定期的検査
CPA	脱毛	薬剤の中止
	無月経，無精子症	ホルモン療法
	出血性膀胱炎	代謝産物のアクロレインが原因なので，尿中でこれと結合するチオ硫酸ナトリウムと十分な水分投与
	膀胱癌	定期的検査
AZT	悪性腫瘍	総投与量を600 g以下に
MTX	口内炎，下痢，肝障害，血球減少症	葉酸
	急性間質性肺炎	ステロイドパルス

MITX：ミトキサントロン，CPA：シクロホスファミド，AZT：アザチオプリン，MTX：メトトレキサート．

④メトトレキサート（メソトレキセート®）20 mg 週1回内服とステロイドパルス（2か月ごと1 g×3日間）(*Lancet Neurol* 2010；9：299-308)

　病変形成に直接関与する因子としてはTh1細胞のほか，Th17細胞，CD8陽性の細胞傷害性T細胞，抗体，マクロファージなどが知られている．そのため広範囲に作用する免疫抑制薬のような治療は理にかなっているはずであるが，副作用の壁が大きい．本書の他項[*1]で紹介されるが，新規薬剤はCNSにリンパ球が侵入する際に関与する接着分子や免疫シナプスを構成する分子に対するモノクローナル抗体などが臨床治験で好成績を示している．国内では，ようやくフィンゴリモド（イムセラ®，ジレニア®）の市販が始まったばかりであり，もうしばらくは免疫抑制薬を利用する機会はあると思われる．

[*1] 本章「ナタリズマブ」(p.229)～「その他の新規治療薬の開発状況」(p.246) 参照．

副作用とその対策（1）

　いずれの薬剤も悪心や嘔吐は出現しうるが，骨髄抑制による血球減少や肝障害を呈した場合は，直ちに減量あるいは中止する．

ミトキサントロン（MITX）[1)]

　MITXは1978年に抗腫瘍性の細胞障害性薬剤として合成された，分子量517Daの薬剤で，DNA合成やDNA依存性RNA産生を阻害することにより，増殖性細胞だけでなく，非増殖性細胞にも作用する．1987年に米国で急性非リンパ球性白血病に対する治療に認可された後，乳癌や肝癌，他の薬剤に抵抗性の前立腺癌に適応が拡大された．

　本剤はT細胞やB細胞，マクロファージの増殖を抑制するだけでなく，炎症性サイトカインの産生を抑制したり，マクロファージによる髄鞘崩壊を

2 当院（国立病院機構宇多野病院）でのミトキサントロンの投与法

投与プロトコール
①MITX 投与前にセロトニン受容体拮抗薬などの制吐薬を静注あるいは点滴する
②体表面積あたり最大で 12 mg となるように，MITX を生理食塩水あるいは 5％ブドウ糖液 100 mL 以上の溶液中へ，医師あるいは薬剤師により溶解し（MITX が 2 mg／mL であることに注意する．注射針を MITX のバイアルから抜く際に内溶液が飛散する危険性があり，手袋とゴーグルを着用する），30 分以上かけて点滴する．1 回量は最大 20 mg（1 バイアル）にとどめる
③回復の程度と投与後の白血球数が 1,000／mm^3 以下にならないように，2 回目以降の用量を決定する．1,000 以下になる危険があるようなら，早めに G-CSF を投与する．できたら G-CSF を投与しなくてもよいように用量を設定することが望ましい
投与間隔と総投与量
最初の 3 か月は毎月投与し，その後は 3 か月ごとに行うが，4 回目以降は必要に応じて投与間隔を 3 か月以上に調整する．生涯総投与量は 70 mg を目途とする

抑制する作用も知られている．分子量が小さいため，血液脳関門（blood brain barrier：BBB）を容易に通過でき，CNS の細胞に作用できる．

対象

インターフェロン（IFN）βや glatiramer acetate（Copaxone®／2012 年現在国内未承認）治療で十分な効果が認められない場合に投与される．再発寛解型（relapsing remitting MS：RRMS）が対象で，一次性（primary progressive MS：PPMS），二次性（secondary progressive MS：SPMS）とも進行型には効果は認められない．

免疫抑制薬に共通する禁忌あるいは要注意患者のほかに本剤に特徴的なのは，白血病既往歴を有する患者，心疾患患者，左室駆出率（LVEF）が 50％以下の患者および心筋症患者は禁忌である．

投与法

当院（国立病院機構宇多野病院）での投与法を 2 に示す．ほかの抗腫瘍剤と同様に体表面積あたりで投与量を決定するが，薬液が 2 mg／mL なので投与量を間違わないように複数の医師により確認したほうがよい．制吐薬をあらかじめ投与するが，これにより吐気は一般に軽度ですむ．投与中の唯一のトラブルは血管外に薬剤が漏れることで，漏れやすい場合は留置針を用いたほうがよい．

従来，報告されている投与量はさまざまである．
①最初の 3 か月間は毎月 12 mg／m^2 ずつ投与し，その後は 3 か月ごとに 12 mg／m^2 を投与する．ただし，それぞれの投与前の白血球数に応じて，減量する．
②3 か月ごとに 10 mg／m^2 あるいは 12 mg／m^2 を投与する．
③最初の 3 か月間は毎月 10 mg／m^2 ずつ投与し，その後は 3 か月ごとに 5 あるいは 10 mg／m^2 を投与する．

筆者は①の方法を用いているが，それまでのパルスを含むステロイド剤などによる骨髄への負担により，最初の投与量で白血球数が1,000以下になることもある．投与10～14日後に最も減少することが多いので，2週目以降は週に2回ずつ血液検査を行う．最も減少した際の白血球数が1,000～1,500程度を目標として2回目以降の投与量を決める．1,000以下に減少しそうになったら，早めにG-CSFを投与する．心機能低下とは異なり，白血病の出現は必ずしも総投与量が多くなくても出現するともいわれており，結果として白血球数を激しく変動させることになる，G-CSFの投与はできるだけ避けたほうがよい，という意見もある．患者により異なるが，一般に，2回目以降の投与（薬剤が蓄積するにつれて）では次第に白血球数の回復が悪くなる傾向があり，投与量の決定には慎重を期する．心不全を避ける目的で，FDAでは一生涯の投与量を140 mg/m^2に設定しているが，体表面積あたりに投与量を決めているとはいえ，白血球数低下の耐用度から類推すると日本人では少なめのほうがよいように思われる．筆者は70 mg/m^2を目途としている．

本剤を最初に6か月間投与した後にIFNβやCopaxone®，アザチオプリン（AZT）に切り替える，導入療法として用いる方法もある．MITXを毎月1回20 mg点滴とメチルプレドニゾロン（ソル・メドロール®）1 g毎月1回パルス点滴を6か月間施行した後，MITXを3か月ごとあるいはIFNβ，またはAZTなどの維持療法を行い，5年後，いずれの維持療法でも良好な結果が得られている[2]．しかし，MITXを毎月20 mg，6か月間も投与することに日本人は耐えられない．導入療法として最初に投与するだけでも，総投与量と発現が相関しない白血病のリスクが低いかどうかは不明であり，限定的な使用であっても副作用の発現には留意するべきである．

治療成績

複数のRCTによりRRMSでは年間再発率は1年目から有意に抑制され，障害の進行の抑制も証明されたが，進行型では他の薬剤と同様に進行そのものを抑制することは困難である[3]．

再発率や障害度の進行の程度および脳MRIで評価される疾患活動性に関して，natalizumab（Tysabri®/2012年現在国内未承認）と比較して差がないという[*2]．

欧米では再発寛解型（RRMS）の半数は二次性進行型（SPMS）へ進行するが，日本人例ではSPMSの頻度は少ない．多数の日本人MS患者を対象とした報告はない．筆者らは30例以上の患者に本剤の投与を経験しているが，後方視的に検討すると対象患者のほとんどが視神経脊髄炎（neuromyelitis optica：NMO）患者であった．NMOではステロイドにより再発は容易に抑制できるが，MITXではステロイド投与のように再発が直ちに抑制されず，効果発現には数か月を要する[1]．副作用のためにステロイドを投与できない場合やステロイドでも十分な抑制ができない場合に適応があると考えられ

*2
Zipoli V, et al. J Neuro Sci 2008；266：25-30.
Perini P, et al. J Neuro Sci 2006；253：1034-1040.

る．日本人 MS 患者でもほぼ同じことがいえると思われるがまとまった報告はない．

副作用

LVEF 低下が 1～2 年間の臨床試験中に認められた頻度は 0～21％と幅広く，73 例と 50 例のシリーズではそれぞれ 5 年間，96 週の治療期間で心機能低下が認められていない．FDA が推奨する総投与量 140 mg／m^2 以下でも，平均 14 か月の観察期間中 128 例中 14％で subclinical な LVEF の低下が認められたという報告もある．

白血病（therapy-related acute leukemia：TRAIL）の頻度はシリーズにより 2～12％と大きく異なり，TRAIL の発症は MITX 治療開始 22 か月（平均値）という．米国神経学会がまとめた報告では 802 例のうち 3.1 年の観察期間中 0.25％で認められ，全体の 1,400 例弱でも 0.15％とされ，従来より少ないと報告した．また，MITX を投与された 5,472 例のまとめでも 0.30％であった．TRAIL 発症患者の 80％以上が総投与量 60 mg／m^2 以上で，当初，圧倒的に多いとされていた acute promyelocytic leukemia（急性前骨髄球性白血病）と acute myeloblastic leukemia（急性骨髄芽球性白血病）とは，ほぼ同数でそれぞれ 46％以上を占める[4]．

シクロホスファミド（CPA）

CPA はアルキル化剤で，生体内で活性化された後に核酸代謝阻害作用を呈する，プロドラッグであり，乳癌や白血病，リンパ腫などに投与されてきた．肝の CYP2B6 で主に代謝されるため，グレープフルーツの摂取により CPA の代謝が阻害され，免疫抑制作用が低下する．BBB を越えるので CNS の細胞に作用しうるが，具体的な作用は不明である．

悪性腫瘍の発生予防のために，総投与量は 80～100 g 以下にとどめることが推奨されている．これは 1 回の投与量 1,000 mg／m^2 では 50 回の投与量に相当する．

Th1 や Th17 反応を抑制し，IL-4 や IL-10，TGF-β といった抗炎症性サイトカインの分泌を亢進させる．そのために Th2 優位となり，好酸球が増多するので，本剤の作用の指標となる[5]．B 細胞には特に選択的に強く作用するので，免疫グロブリン産生を強く抑制し，単球からの IFNγ や IL-12 分泌も抑制する．これらの免疫抑制作用を利用して，血管炎やループス腎炎，重症な若年発症の関節リウマチのほか，多発筋炎や炎症性ニューロパチーなどの神経疾患に投与されてきた．

MS には 1966 年に初めて投与されたが，RRMS を対象とした RCT はない．IFNβ 抵抗例を対象とした，併用療法により脳 MRI での造影病変数が減少したという報告はある．

本剤は一次性進行型 MS（PPMS）や二次性進行型 MS（SPMS）にも一定程度の効果が認められているが，RCT はない．炎症性病変をベースとした

脳MRIでのCPAの造影病変の減少が認められているので，炎症性病変抑制を介した障害度の進行を抑制できる可能性はある．

MS治療でのCPAの地位は確立してはいないが，臨床の現場では他に選択肢がない場合に用いられているのが現状である．今日では，IFNβ治療でも十分な効果が認められない場合や急速に増悪する患者で投与される．さまざまな投与法が考案されたが，現在，最も一般的なのは4〜8週ごとに点滴を行うもので，これにステロイドパルスを併用することもある．従来の報告から，発症から経過した患者よりも再発頻度の高い，発症から年数が経過していない，炎症性病変が主体の時期に投与したほうが効果があると考えられている[5]．IFNβなどの第一選択薬の前に6〜12か月間，導入療法としてCPAを投与することもある*3．

CPA 700 mg/m^2を12か月間毎月投与し，次の12か月は隔月に投与する群とMITXを最初の3か月間は毎月8 mg/m^2投与し，その後は3か月ごとに総量120 mg/m^2投与する群とを153例を対象に比較したオープン試験では，12か月後の時点で脳MRIの活動性病変はそれぞれ63%，69%にまで減少させ，両群で有意差がなく，臨床試験に乏しいCPAの有効性が示唆された．

効果が期待できる要因としてWeinerらは次のような因子をあげている[6]．
①18〜40歳．
②直前2年間の急速進行性経過．
③脳MRIでの造影病変の存在．
④最近1年以内での再発の存在．

本剤を誤って大量に投与した例がある*4．寛解期で安定しているRRMS患者に1回だけ3,800 mg投与され，引き続く7年間，再発や脳MRIでの活動性病変が出現しなかった．

大量投与の報告は2つあり，①RRMSやSPMS 12例を対象に総量200 mg/kgを4日間以上かけて投与することで2年後の評価では9例で障害度の進行が抑制され，5例では改善した*5．②9例のRRMS患者を対象に50 mg/kgを連続4日間投与することで2年後には造影病変が激減し，障害度の改善も認められ，きわめて活動性が高い，IFNβ治療抵抗例に対して高用量のCPAの有効性が示唆された*6．

アザチオプリン（AZT）

プリン代謝拮抗薬で，核酸合成を阻害してリンパ球機能や抗体産生，IL-2分泌抑制などを介して免疫機能を抑制する．5つの臨床試験に参加した約700例の患者での解析では，3年後までプラシーボ群より有意に再発を抑制する[7]．ただ，脳MRIでの評価はなく，客観的な証拠に乏しい．本剤はIFNβが登場するまでの主要な治療薬で，安価なうえに重篤な副作用に乏しいことが長所であった．しかし，今日，単剤としては第一選択薬はIFNβに取って代わられ，IFNβなどとの併用を期待される程度で，MS治療の主要な薬剤の地位を失った．一方で，古くからの薬剤で使いやすいこともあって，

*3 Rinaldi L, et al. *Neurol Sci* 2009;30 (Suppl 2): S171-173.

*4 de Bittencourt PR, et al. *Acta Neurol Scand* 2005;111:195-198.

*5 Gladstone DE, et al. *Arch Neurol* 2006; 63:1388-1393.

*6 Krishnan C, et al. *Arch Neurol* 2008; 65:1044-1051.

イタリアでは多数例の RRMS を対象とした RCT が進行中である[8]．

メトトレキサート（MTX）

進行型を対象とした試験ではほとんど有効性が認められず，RRMS を対象とした，IFNβ-1a への追加試験では併用による有意な効果を証明できなかった[9]．最近の natalizumab やフィンゴリモド，alemtuzumab（Campath®/ 2012 年現在国内未承認），dimethyl fumarate（BG-12/ 2012 年現在国内未承認），teriflunomide（Aubagio®/ 2012 年現在国内未承認），daclizumab（Zenapax®/ 2012 年現在国内未承認）などの成績と比較すると，RRMS を対象とした試験が少ないとはいえ，成績は芳しくなく，補助的にも使用する機会はないといえよう．

〔田中正美〕

文献

1) 小森美華ほか．多発性硬化症におけるミトキサントロン治療．BRAIN and NERVE 2009；61：575-580.
2) Le Page E, et al. Mitoxantrone as induction treatment in aggressive relapsing remitting multiple sclerosis：treatment response factors in a 5 year follow-up observational study of 100 consecutive patients. *J Neurol Neurosurg Psychiatry* 2008；79：52-56.
3) 「多発性硬化症治療ガイドライン」作成委員会（編）．多発性硬化症治療ガイドライン 2010．東京：医学書院；2010.
4) Ellis R, et al. Therapy-related acute leukaemia with Mitoxantrone：What is the risk and can we minimise it? *Mult Scler* 2009；15：505-508.
5) Patti F, et al. Lights and shadows of cyclophosphamide in the treatment of multiple sclerosis. *Autoimmune Dis* 2011；2011：961702.
6) Elkhalifa AS, Weiner H. Cyclophosphamide treatment of MS：Current therapeutic approaches and treatment regimens. *Int MS J* 2010；17：12-18.
7) Casetta I, et al. Azathioprine for multiple sclerosis. *J Neurol Neurosurg Psychiatry* 2009；80：131-132.
8) Invernizzi P, et al. Azathioprine in multiple sclerosis. *Mini Rev Med Chem* 2008；8：919-926.
9) Cohen JA, et al. Results of the Avonex Combination Trial（ACT）in relapsing-remitting MS. *Neurology* 2009；72：535-541.

Further reading

- *Neurology* 2004；63（12 Supple 6）：S1-S46.
- Marriott JJ, et al. Evidence report：The efficacy and safety of mitoxantrone（Novantrone）in the treatment of multiple sclerosis：Report of the Therapeutics and Technology Assessment Subcommittee of the American Academy of Neurology. *Neurology* 2010；74：1463-1470.
  これら2つのミトキサントロンに関する論文は，投与する前に読むべき基本的な資料である．
- Awad A, et al. Cyclophosphamide in multiple sclerosis：Scientific rationale, history and novel treatment paradigms. *Ther Adv Neurol Disord* 2009；2：50-61.
  投与法や安全性のモニタリングについて，具体的に列挙してある．

II. 多発性硬化症の治療とケア
再発・進行防止の治療
免疫グロブリン大量静注療法

Point
- 再発寛解型多発性硬化症の急性期治療や再発予防を目的とした免疫グロブリン大量静注療法の有効性についての十分なエビデンスはないが，有効な症例がある．
- 二次性進行型多発性硬化症および一次性進行型多発性硬化症の進行予防に対する免疫グロブリン大量静注療法は推奨されない．
- 本邦では多発性硬化症に対する免疫グロブリン大量静注療法の保険適用はない．

Keywords

IgG サブクラス
ヒト IgG は H 鎖定常部の違いによって，IgG1, IgG2, IgG3, IgG4 のサブクラスに分けられ，血清中には IgG1 が最も多く含まれている．特に IgG1 と IgG3 は補体活性能が強く，IgG4 では弱い．

Memo

免疫グロブリン製剤は数千人以上の健常なドナーから精製されプールされた IgG 分画が主成分である．このため個々のドナーの免疫状態を反映して，さまざまな自己抗原に特異性を有する IgG が含まれている．この IgG の多様性と Fcγ 受容体への結合能が免疫グロブリン製剤の抗炎症性作用や免疫制御作用に関連している．なお本邦で保険適用が認められている神経疾患はギラン・バレー症候群，慢性炎症性脱髄性多発ニューロパチー（chronic inflammatory demyelinating polyneuropathy：CIDP），多発筋炎・皮膚筋炎，チャーグ・シュトラウス症候群，重症筋無力症のみである．

免疫グロブリン大量静注療法の作用機序

　免疫グロブリン製剤はヒト血液から IgG 分画を精製した血液製剤であり，すべての IgG サブクラスを含む．免疫学的作用については完全には解明されていないが，多様な作用を有しており，特に免疫グロブリン自体の可変領域 F(ab)2 を介した作用，定常領域 Fc を介した作用および免疫グロブリン製剤に含まれているサイトカインや可溶性サイトカイン受容体等の因子による作用が重要である（**1**)[1]．多発性硬化症の病態においても，こうした多様な作用によって自己応答性 T 細胞の誘導や活性化のプロセスおよび T 細胞や B 細胞などの免疫系細胞の中枢神経系への浸潤と病巣形成に対して抑制的な効果を発揮することが推測される．実験的自己免疫性脳脊髄炎（experimental autoimmune encephalomyelitis：EAE）を用いた in vitro の研究では，抗原による免疫と同時にヒト免疫グロブリンを投与することにより EAE が臨床的にも病理学的にも抑制されるが，EAE 発症後に投与した場合は無効であることが報告され，さらに adoptive transfer model では抗原特異的 T 細胞をあらかじめ in vitro で全処理した場合のみに EAE 発症抑制効果が認められることが報告されており，これらの結果は急性期治療としてよりも再発予防を目的とした免疫グロブリン大量静注療法の有効性をより支持するものと考えられる[2,3]．

急性期治療としての免疫グロブリン大量静注療法の有効性

　再発寛解型多発性硬化症の再発時急性期に対する治療としての免疫グロブリン大量静注療法の有効性については十分なエビデンスを得るほどの大規模なプラセボ対照二重盲検試験が施行されていないが，急性期に対する免疫グロブリン大量静注療法とメチルプレドニゾロン（ソル・メドロール®）大量静注療法の併用療法とメチルプレドニゾロン大量静注療法のみの単独療法の

1 IVIg 療法の免疫学的作用

I. F(ab')を介した作用
・免疫系細胞の増殖抑制 ・細胞周期およびアポトーシスの制御 ・細胞接着の制御・抑制 ・抗イディオタイプ作用 ・免疫反応を制御する因子に対する抗体作用 　（CD5，CD4，T cell receptor，サイトカイン，スーパー抗原など） ・B cell repertoire の再構成
II. Fc 受容体を介した作用
・Fc 受容体阻害（抗体依存性細胞傷害活性や貪食作用の抑制など） ・補体系の制御・抑制 ・サイトカイン産生の制御・抑制 ・樹状細胞の分化制御 ・Fc 受容体発現の制御（FcγRIIB の誘導など） ・グルココルチコイド受容体親和性への作用
III. その他の因子による作用
・免疫グロブリン製剤に含まれるサイトカイン，可溶性サイトカイン受容体，CD4 分子，MHC クラス II 分子などによる作用

（岡田和将ほか．多発性硬化症の治療と診断，2008[1]より）

比較試験では，両者で治療効果に有意な差が認められず，急性期治療に対する免疫グロブリン療法の有効性が示されなかった[4]．一方，Elovaara らは小規模ではあるが，再発急性期に対する免疫グロブリン大量静注療法とメチルプレドニゾロン大量静注療法の有効性を比較検討し，免疫グロブリン大量静注療法が施行された群で有意に Expanded Disability Status Scale（EDSS）が改善し，MRI 上の病変数および全病変容量，ガドリニウムで増強される病変数および全病変容量が有意に減少したことを報告しており，急性期治療における免疫グロブリン療法の有効性を示している[5]．

再発予防に対する免疫グロブリン大量静注療法の有効性

再発寛解型多発性硬化症の再発予防に対する免疫グロブリン大量静注療法の有効性については複数のプラセボ対照二重盲検比較試験が行われてきたが，有効性を示した報告と有効性を示さなかった研究があり，またそれらをもとにメタ解析も行われてきたが，再発予防に対する有効性については立証されていないのが現状である[6,7]．一方，これらの研究の多くが MRI 病変の数や病変の全容積およびガドリニウム増強効果に関しては，プラセボ群と比較して免疫グロブリン投与群で有意に減少していたことを示していた．本邦で行われた再発寛解型多発性硬化症に対する免疫グロブリン大量静注療法の再発予防効果に関するプラセボ対照二重盲検比較試験でも臨床的には再発予防効果を示すことはできなかったが，免疫グロブリン群で有意に MRI 病変の減少が認められていた．このように再発寛解型多発性硬化症の再発予防に対する免疫グロブリン療法の有効性が完全に否定されるものではないと考えられる．さらに clinically isolated syndrome（CIS）患者においても，間欠的な免疫グロブリン大量静注療法が再発を有意に予防し多発性硬化症への移行

を減少させ，MRI での活動性の抑制を示したことが報告されており，発症早期での導入による有効性も報告されている[8]．

分娩後の再発予防への有用性

多発性硬化症の再発予防目的に，本邦では免疫調整薬と位置づけられているインターフェロン β 製剤（IFNβ-1a〈アボネックス®〉，-1b〈ベタフェロン®〉）とフィンゴリモド（イムセラ®，ジレニア®）が使用されている．しかしながら両者とも妊婦および授乳中の女性患者への投与は安全性が確立されておらず使用禁忌となっている．一方，多発性硬化症は妊娠によって再発率が減少し，出産後に増加することが示されており，特に妊娠前の1年間の再発が1回以上ある場合や妊娠中の再発者は出産後の再発の高リスク者とされている．しかしながら前述の免疫調整薬の使用が困難であるため，それに代わる再発予防を目的とした治療法としての免疫グロブリン大量静注療法の有用性が報告されている[9]．妊婦および授乳中の患者に対する免疫グロブリン大量静注療法の安全性については，ヒトにおいて安全性を十分評価した研究がなく安全性を担保する科学的根拠も乏しいが，免疫グロブリン製剤は習慣性流産の予防に使用されていることや免疫不全症の新生児や小児に対しても使用されていることから，安全性の問題は比較的低いとの指摘もある．

慢性進行型多発性硬化症に対する有効性

一次性および二次性進行型多発性硬化症の進行予防に対する効果についても，少数だがプラセボ対照比較試験が施行されているが，わずかな進行予防効果が示されているものの，明らかな有効性を示した報告はない[6,10]．現時点では慢性進行型多発性硬化症に対する有効性は不明である．

免疫グロブリンの安全性と副作用

免疫グロブリン製剤の副作用については，投与中あるいは投与直後から出現するものと，投与後 10 日以内にやや遅れて出現するものがある．前者には頭痛，発熱，筋痛などのインフルエンザ様症状や血圧変動，頻脈などが含まれ，比較的軽症であり無治療で改善する．後者には肝障害，白血球減少や貧血などの血液系の異常，無菌性髄膜炎，急性腎不全，血管障害などが含まれ，頻度的には少ないが重症化する場合があり注意が必要である．最も注意すべき点は，免疫グロブリンには微量の IgA が含まれているため，先天性 IgA 欠損症患者では免疫グロブリン製剤の投与によりアナフィラキシーなどの重大な副作用を来すことがあり，使用前の IgA 測定が必要である．

一方，多発性硬化症に対する 10 年以上の長期間の間欠投与の報告では重大な副作用は認められず，十分な予防効果があったことが報告されており，長期使用の安全性も示されている[11]．

2 多発性硬化症に対するIVIg療法に関するエビデンスと推奨度

	エビデンスレベル*	推奨レベル
再発寛解型多発性硬化症	クラスI/II	他の治療法が無効または不可能な場合に検討してもよい
二次性進行型多発性硬化症	クラスI	推奨されない
一次性進行型多発性硬化症	—	推奨されない
分娩後の再発予防	クラスIII	状況によって使用を検討してもよい
神経再生の促進効果	クラスI	推奨されない
再発急性期治療	クラスI	推奨されない

*エビデンスレベル：クラスI，ランダム化プラセボ対照比較試験による；クラスII，小規模ランダム化プラセボ対照比較試験もしくは非ランダム化比較試験による；クラスIII，非実験的記述的研究による．

(Stangel M, et al. *Int MSJ* 2005[12] より)

多発性硬化症に対する免疫グロブリン大量静注療法の推奨度

　これまで述べたように再発寛解型多発性硬化症に対する免疫グロブリン大量静注療法の有効性については十分なエビデンスが得られておらず，コスト的にも患者への負担が大きい．また慢性進行型多発性硬化症の進行予防に対しては一般に無効であると考えられている．さらに本邦では多発性硬化症に対しては保険適用が認められていないのが現状である．2に海外での免疫グロブリン大量静注療法の推奨度を示す[12]．本邦で実施された再発寛解型多発性硬化症に対する免疫グロブリン大量静注療法のプラセボ対照二重盲検試験では有効性が示されておらず，再発寛解型多発性硬化症の再発予防を目的とした免疫グロブリン大量静注療法は推奨されないが，現在使用可能な有効性の示されている薬剤が無効である場合，妊娠や授乳のために使用困難な場合，あるいは副作用等で使用困難な場合で，使用する有益性が不利益より勝ると考えられる場合に限り検討してもよい．今後はインターフェロンβ製剤やフィンゴリモドといった薬剤との併用による有効性についても検討が期待される．

視神経脊髄炎の再発予防に対する可能性

　視神経脊髄炎は多発性硬化症と比較して重症再発例が多く，再発予防が特に重要視される．一般的には急性期治療後，直ちに経口ステロイドおよびアザチオプリン（イムラン®，アザニン®）による再発予防が開始されているが，治療にもかかわらず再発を繰り返す場合がある．またステロイドの長期使用に伴い糖尿病，骨粗鬆症による骨折および大腿骨頭壊死などの副作用が問題となる場合や，アザチオプリンでは嘔気・嘔吐などの消化器症状や白血球減少などにより使用継続が困難となる場合がある．従来の再発予防治療が無効な場合や副作用等で継続困難な場合に限り，再発予防目的に間欠的な免疫グロブリン大量静注療法を検討する価値があると考えられる[13,14]．

免疫グロブリン大量静注療法の実際の使用

　投与量については，0.2〜0.4g/kgで月1回投与が多くの二重盲検比較試

Memo

本邦において1999年から実施された多発性硬化症に対する免疫グロブリン大量静注療法のプラセボを対照とした二重盲検試験では，再発予防における有効性が示されなかった．しかしながら，高頻度再発群に対する予防効果の可能性が示唆されたために，2006年から第II相試験が実施されたが，この試験でも免疫グロブリン大量静注療法の再発予防における有効性は証明されなかった．また，第II相試験ではMRI上のT1およびT2病変やガドリニウム増強病変，EDSSといった副次評価項目においても免疫グロブリン大量静注療法の有効性は証明されなかった．

験や症例検討で採択されており，本邦での二重盲検試験でも採択された．投与量については他の免疫性神経疾患で使用される0.4 g/kgが一般的に使用される傾向があるが，Lewańskaらは0.2 g/kgと0.4 g/kgで再発予防効果に有意差が認められなかったことを報告している[15]．使用量については一定の見解はないが，0.4 g/kgで月1回の投与で開始し，状況に応じて0.2 g/kgで月1回投与とすることを検討してもよいと考えられる．

〔岡田和将〕

文献

1) 岡田和将ほか．免疫グロブリン大量静注療法の位置づけ．吉良潤一（編），多発性硬化症の治療と診断．東京：新興医学出版社；2008, pp.188-197.
2) Jorgensen SH, et al. Intravenous immunoglobulin ameliorates experimental autoimmune encephalomyelitis and reduces neuropathological abnormalities when administered prophylactically. *Neurol Res* 2005；27：591-597.
3) Achiron A, et al. Suppression of experimental autoimmune encephalomyelitis by intravenously administered polyclonal immunoglobulins. *J Autoimmun* 2000；15：323-330.
4) Sorensen PS, et al. IV immunoglobulins as add-on treatment to methylprednisolone for acute relapses in MS. *Neurology* 2004；63：2028-2033.
5) Elovaara I, et al. Intravenous immunoglobulins are a therapeutic option in the treatment of multiple sclerosis relapse. *Clin Neuropharmacol* 2011；34：84-89.
6) Feasby T, et al. Guidelines on the use of intravenous immune globulin for neurologic conditions. *Transfus Med Rev* 2007；21(2 Suppl 1)：S57-107.
7) Fazekas F, et al. Intravenous immunoglobulin in relapsing-remitting multiple sclerosis：A dose-finding trial. *Neurology* 2008；71：265-271.
8) Achiron A, et al. Intravenous immunoglobulin treatment following the first demyelinating event suggestive of multiple sclerosis：A randomized, double-blind, placebo-controlled trial. *Arch Neurol* 2004；61：1515-1520.
9) Hellwig K, et al. Immunomodulation and postpartum relapses in patients with multiple sclerosis. *Ther Adv Neurol Disord* 2009；2：7-11.
10) Pöhlau D, et al. Intravenous immunoglobulin in primary and secondary chronic progressive multiple sclerosis：A randomized placebo controlled mutlicentre study. *Mult Scler* 2007；13：1107-1117.
11) Katz U, et al. Safety of intravenous immunoglobulin（IVIG）therapy. *Autoimmun Rev* 2007；6：257-259.
12) Stangel M, Gold R. Intravenous immunoglobulins in MS. *Int MS J* 2005；12：5-10, 4.
13) Bakker J, Metz L. Devic's neuromyelitis optica treated with intravenous gamma globulin（IVIG）. *Can J Neurol Sci* 2004；31：265-267.
14) Okada K, et al. Intermittent intravenous immunoglobulin successfully prevents relapses of neuromyelitis optica. *Intern Med* 2007；46：1671-1672.
15) Lewańska M, et al. No difference in efficacy of two different doses of intravenous immunoglobulins in MS：Clinical and MRI assessment. *Eur J Neurol* 2002；9：565-572.

Further reading

- 吉良潤一（編）．多発性硬化症の診断と治療．東京：新興医学出版社，2007.
多発性硬化症の治療について学びたい臨床家にお勧め．

- Soelberg Sørensen P. Intravenous polyclonal human immunoglobulins in multiple sclerosis. *Neurodegener Dis* 2008；5：8-15.
多発性硬化症に対する免疫グロブリン大量静注療法の実際の使用について学びたい人にお勧め．

- Baerenwaldt A, et al. Mechanisms of action of intravenous immunoglobulins. *Expert Rev Clin Immunol* 2010；6：425-434.
免疫グロブリン大量静注療法の作用機序について学びたい人にお勧め．

II. 多発性硬化症の治療とケア
再発・進行防止の治療

ナタリズマブ
natalizumab

> **Point**
> - natalizumab は多発性硬化症の再発予防薬として欧米で認可された初めてのモノクローナル抗体である.
> - 再発予防効果は既存の治療薬と比べても,非常に優れている.
> - 最も注意が必要な副作用は進行性多巣性白質脳症(PML)である. natalizumab 投与の 1,000 人に 1〜2 人程度の発症率であるが, natalizumab 投与前の免疫抑制薬投与の有無, natalizumab 投与期間, 抗 JC ウイルス抗体の有無などによって, 発症のリスクが変わってくる.

natalizumab の作用機序と効果

　多発性硬化症(multiple sclerosis:MS)は, 中枢神経系の炎症性脱髄性疾患の代表的な一つであるが, 中枢神経系は免疫特権器官(immunoprivileged organ)といわれ, 通常, 末梢の免疫細胞が中枢へ移行するのは制限されている. MS においては何らかの因子により末梢において活性化した免疫細胞が, 血管内皮細胞, 周皮細胞, 星状膠細胞から構成されている血液脳関門(blood-brain barrier:BBB)を通過し, 中枢に侵入することで病変を形成すると考えられている(**1**). 免疫細胞や血管内皮細胞の表面上の接着因子はいくつか知られているが, 免疫細胞は活性化されることにより, very late antigen(VLA)-4 や lymphocyte function-associated antigen(LFA)-1 などの接着因子が強く発現され, 血管内皮細胞上の vascular cell adhesion molecule(VCAM)-1 や intercellular adhesion molecule(ICAM)-1 などと結合しやすくなり, BBB を通過し中枢神経へ移行すると考えられている(**1**). VLA-4 は T 細胞, B 細胞, 単球などの免疫細胞に発現しており, α4 インテグリン(別名 CD49d)と β1 インテグリンのヘテロダイマーで構成されている. natalizumab(Tysabri®/ 2012 年現在国内未承認)は α4 インテグリンをターゲットとしたヒト化モノクローナル抗体(IgG4)で, このインテグリンをブロックすることで, 中枢への免疫細胞の侵入を阻止し, MS の再発を予防しようという意図で開発された薬剤である. 最近では, そのような免疫細胞の中枢への進入を抑制する以外の免疫細胞への影響(アポトーシスや活性化抑制など)も報告されている.

　MS に対する natalizumab の臨床効果に関しては, 2 つの大規模第 III 相試験の結果が公表されている. 1 つは natalizumab 単独投与 vs. プラセボで

1 推定されている MS の免疫学的機序

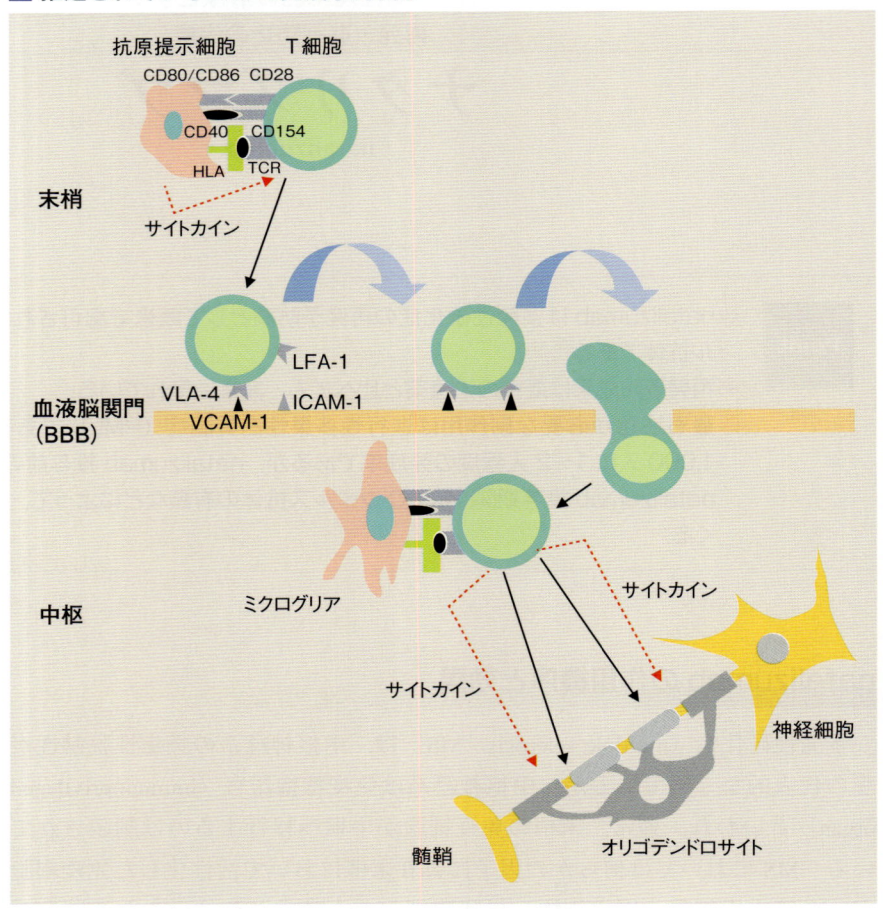

末梢で抗原提示細胞により活性化された T 細胞などの免疫細胞は very late antigen（VLA）-4 や lymphocyte function-associated antigen（LFA）-1 などの接着因子を強く発現し、血液脳関門（BBB）上に発現した vascular cell adhesion molecule（VCAM）-1 や intercellular adhesion molecule（ICAM）-1 などの分子と結合し、BBB を通過し脳内へと移行する。その後、直接もしくはミクログリアなどの抗原提示細胞にて再活性化され、髄鞘を攻撃すると考えられている。

（新野正明ほか．多発性硬化症の診断と治療，2008[8]）より）

（Natalizumab Safety and Efficacy in Relapsing-Remitting MS：AFFIRM）[1]、もう1つは IFNβ-1a 筋注薬 + natalizumab vs. IFNβ-1a 筋注薬のみ（Safety and Efficacy of Natalizumab in Combination with Interferon Beta-1a in Patients with Relapsing Remitting Multiple Sclerosis：SENTINEL）[2] との比較試験である．どちらの臨床試験でもその効果はインパクトのあるものであった．すなわち、2年間の AFFIRM 試験では、natalizumab 投与群はプラセボ群に比べて、年間再発率を 68％、障害度進行の割合を 42％、MRI 上の新規もしくは拡大 T2 病変を 83％低下させ、脳萎縮も抑制するとの非常に良い結果を示した[1,3]．また、SENTINEL 試験でも、IFNβ-1a 筋注薬単独投与よりも、natalizumab を加えたほうが、有意に再発や MRI 上の増悪を抑制するという結果であった[2]．さらに、AFFIRM 試験と SENTINEL 試験のデータを subgroup 解析したところ、非常に活動性の高い患者においても高い有効性を示したことが判

2 natalizumab 使用前の免疫抑制薬の使用，ならびに natalizumab 使用期間による PML 発症のリスク

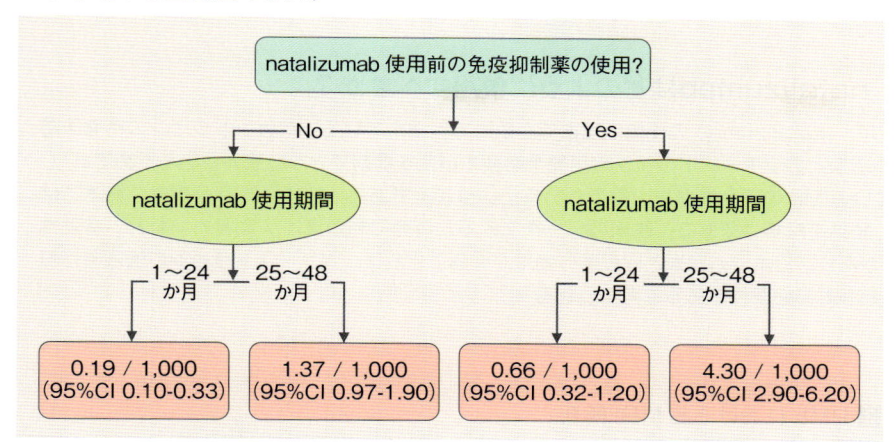

```
           natalizumab 使用前の免疫抑制薬の使用？
              ┌─────────┴─────────┐
             No                   Yes
              │                    │
      natalizumab 使用期間    natalizumab 使用期間
        ┌──────┴──────┐       ┌──────┴──────┐
     1〜24         25〜48    1〜24        25〜48
      か月          か月      か月         か月
        │             │         │            │
   0.19/1,000   1.37/1,000  0.66/1,000   4.30/1,000
  (95%CI       (95%CI      (95%CI       (95%CI
  0.10-0.33)   0.97-1.90)  0.32-1.20)   2.90-6.20)
```

natalizumab 投与以前に免疫抑制薬を使用し，natalizumab の投与期間が 2 年を過ぎると，natalizumab 投与以前に免疫抑制薬を使用しておらず，natalizumab 投与期間が 2 年までの場合に比較して 20 倍以上の PML のリスク増加となる．

(Kappos L, et al. *Lancet Neurol* 2011[5] より)

明した[4]．しかし，SENTINEL 試験に参加した患者から 2 名の進行性多巣性白質脳症（progressive multifocal leukoencephalopathy：PML）の報告がなされ，欧米では，一時，natalizumab の販売は自粛された．その後，患者などから natalizumab 再開の要望がなされたこともあり，販売が再開された．再販後は，natalizumab は単独投与とし，それ以外の再発予防薬や免疫抑制薬の併用は禁止されたが，それでも natalizumab 投与による PML の報告は相次いでいる．しかしながら，再発抑制効果としては非常に優れた効果を持っているため，適応患者の選択を慎重にする必要はあるが，セカンドラインの治療薬として必要とされている薬剤である．

natalizumab の安全性―特に進行性多巣性白質脳症（PML）に焦点を当てて

　natalizumab 投与における重大な副作用の頻度は比較的低いとされる．黒色腫やリンパ腫などの悪性腫瘍の報告もあるが，natalizumab によるものかどうかは判然としていない．重大な副作用の頻度は低いとされるが，PML はその中で最も大事な疾患である．

　当初，natalizumab 投与による PML の発症率は 1,000 人に 1 人程度といわれていたが，その後 PML の発症者が増えるに従って，PML の発症率は均一ではなく，2 つの要素が関連していることが明らかになってきた[5]．1 つは natalizumab の投与期間で，投与期間が 1 年を超えると PML の発症率は上昇してくる．もう 1 つの要素は，natalizumab 投与前に，免疫抑制薬などを使用しているかどうかである（**2**）．さらに，最近は投与前の抗 JC ウイルス抗体の有無によっても，PML の発症率は変わってくることがわかってきた．すなわち，抗 JC ウイルス抗体陽性患者のほうが，陰性患者よりも圧倒的に

Key words

PML と JC ウイルス
PML の原因である JC ウイルスであるが，ほとんどの人が幼小期に無症候性に感染しているとされ，半数以上の成人は抗 JC ウイルス抗体が陽性とされる．感染後，JC ウイルスは B リンパ球を介して腎臓，脾臓，骨髄などで潜伏感染している．通常，JC ウイルスを保持していても一生無症候で過ごすが，AIDS などの免疫不全状態や免疫抑制薬を使用している場合に，PML を発症することがある．

ディベート

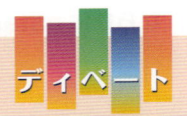

natalizumabはどのように使用すべきか？

　PMLのリスクはあるものの，natalizumabの使用は現在でも欧米では増えている．セカンドラインの再発予防薬の位置づけであるが，IFNβなどのファーストラインの再発予防薬で再発を抑制できない患者がいるためであり，natalizumabを必要としているMSの活動性が高い患者がいるということである．2012年9月現在，日本ではnatalizumabの臨床試験の結果を解析中である．欧米のデータをみると再発抑制効果は7割ともいわれ，有効性としては非常に優れたものがあり，日本でも欧米と同程度の効果が確認できれば，ファーストラインの治療薬が無効な場合には，次の選択肢としての必要性があると考えられる．

3 PMLにおける脳MRI所見

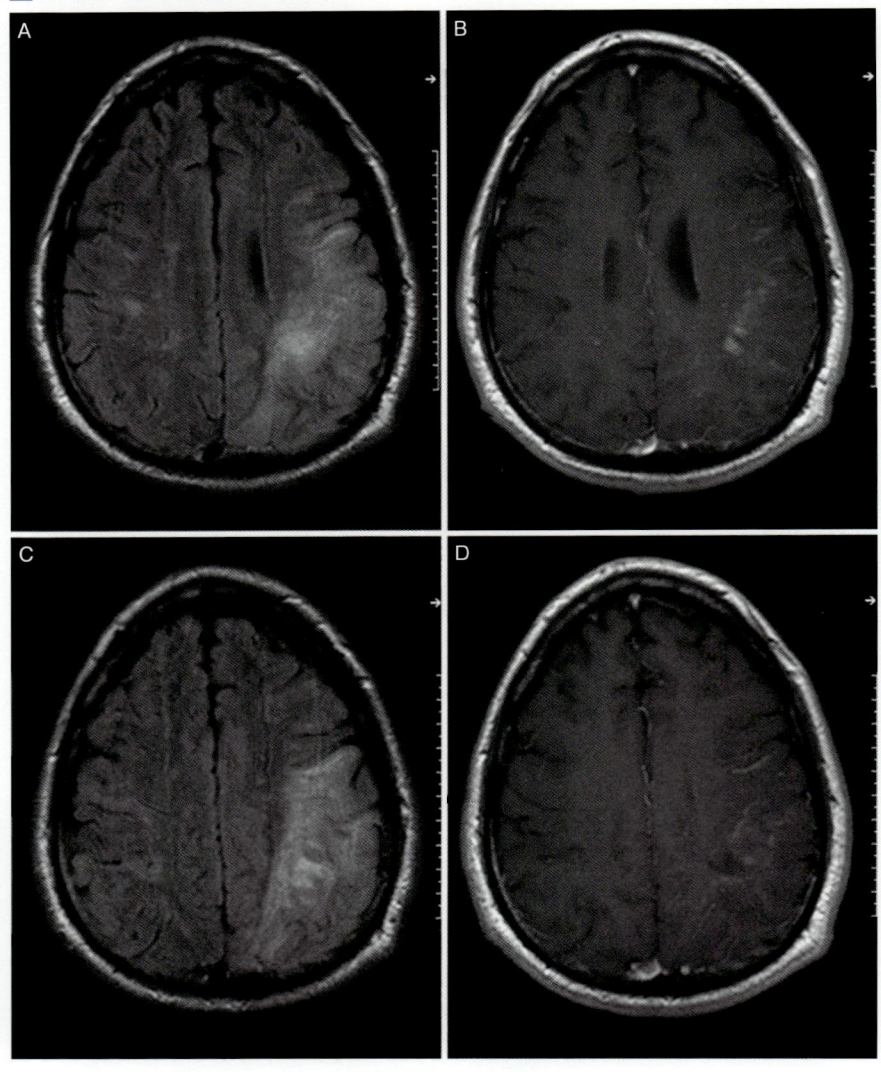

natalizumab投与にてPMLを発症2週後，免疫再構築症候群を呈した時点でのMRI．FLAIR画像（A，C）では左大脳半球白質に広範に高信号を呈し，造影T1強調画像（B，D）では，その一部がわずかに造影される．
(Hellwig K, et al. *J Neurol* 2011[9] より)

PMLのリスクが高い[5]．

　natalizumabを投与している場合には，常にPMLの可能性を考え，数週間にわたって進行性に症状の増悪を認め，失語，行動ならびに精神的変化，認知症状，痙攣，盲などの症状を認め，脳MRIにてMSとは異なる印象の所見を認めた場合には，積極的にPMLに対する検査を行う．PMLにおける脳MRI所見としては（ 3 ），T2強調画像とfluid-attenuated inversion recovery（FLAIR）画像において大脳白質に，病名の如く多巣性の不整な形状の高信号病巣が認められることが多い．HIVに関連したPMLでは，通常浮腫や造影効果を認めないとされるが，natalizumabに伴うPMLの場合，40％以上の症例に造影効果を認めるとの報告がある[6]．PMLを疑った場合，髄液にてJCウイルスのPCRを行うが，一回の検査で陰性でもPMLを否定できるわけではなく，PMLが疑われる場合には繰り返し髄液検査を行う必要がある．それでも陰性の場合，場合によっては脳生検も検討する．ちなみに血清でのJCウイルス抗体測定であるが，多くの成人においてはこのウイルスに感染しているため，この測定はPMLの診断的価値はない．

　PMLが確定，もしくは疑わしい場合には，すぐにnatalizumabを中止し，早急に血漿交換／免疫吸着を行い，血中のnatalizumab濃度を低下させることが重要である．PMLに対してメフロキン（メファキン®），ミルタザピン（リフレックス®，レメロン®），cidofovir（Vistide®／2012年現在国内未承認）などの薬剤を投与されることがあるが，効果に関しては否定的な報告もある．現在のところ，患者数などの問題もあり，PMLに対する二重盲検試験が行われておらず，有効性を証明された薬剤はない．

　ところで，natalizumabの治療中ならびに治療中止の際に注意しなければならないのが，免疫再構築症候群（immune reconstitution inflammatory syndrome：IRIS）である．natalizumab投与に関連するIRISの場合，多いのは，PMLなどの発症により，早期にnatalizumabを除去する目的で，血漿交換・免疫吸着療法を行った場合である．natalizumabを中止し，血漿交換を行うことでいったんPMLの症状は改善傾向に向かっても，IRISにより神経症状が再び増悪することがある[7]．IRISはnatalizumabを中止後2～12週で発症するが，血漿交換を行った場合にはこれよりも早く，数日から8週でIRISを発症する．IRISを発症した場合には，通常，著明な神経症状の増悪を認め，この場合，ステロイドパルスなどの高用量ステロイドにて改善を認めることがある[7]．

（新野正明）

Keywords

免疫再構築症候群（IRIS）

IRISはHIV感染症の治療の際にみられることが多いが，その場合は強力な抗HIV療法により，それまで低下していた免疫機能が急激に回復し，過度な炎症が惹起され，HIVのウイルス量は減少するにもかかわらず，結核，帯状疱疹，サイトメガロウイルス感染症などの日和見感染症が顕在化，再燃もしくは増悪するimmunodysregulationとして出現するとされ，主にCD8陽性T細胞による炎症反応と特徴づけられている．

文献

1) Polman CH, et al. A randomized, placebo-controlled trial of natalizumab for relapsing multiple sclerosis. *N Engl J Med* 2006；354：899-910.
2) Rudick RA, et al. Natalizumab plus interferon beta-1a for relapsing multiple sclerosis. *N Engl J Med* 2006；354：911-923.
3) Miller DH, et al. MRI outcomes in a placebo-controlled trial of natalizumab in relapsing MS. *Neurology* 2007；68：1390-1401.

4) Hutchinson M, et al. The efficacy of natalizumab in patients with relapsing multiple sclerosis: subgroup analyses of AFFIRM and SENTINEL. *J Neurol* 2009; 256: 405-415.
5) Kappos L, et al. Natalizumab treatment for multiple sclerosis: updated recommendations for patient selection and monitoring. *Lancet Neurol* 2011; 10: 745-758.
6) Clifford DB, et al. Natalizumab-associated progressive multifocal leukoencephalopathy in patients with multiple sclerosis: lessons from 28 cases. *Lancet Neurol* 2010; 9: 438-446.
7) Wenning W, et al. Treatment of progressive multifocal leukoencephalopathy associated with natalizumab. *N Engl J Med* 2009; 361: 1075-1080.
8) 新野正明, 佐々木秀直. 多発性硬化症の免疫学・免疫遺伝学. 吉良潤一(編), 多発性硬化症の診断と治療. 東京：新興医学出版社；2008, pp.25-29.
9) Hellwig K, Gold R. Progressive multifocal leukoencephalopathy and natalizumab. *J Neurol* 2011; 258: 1920-1928.

II. 多発性硬化症の治療とケア
再発・進行防止の治療

アレムツズマブ
alemtuzumab

Point
- alemtuzumab は CD52 を標的とするヒト化モノクローナル抗体である．
- CD52 陽性細胞破壊によるリンパ球抑制，抗炎症作用が主な作用機序とされているが，免疫系の長期抑制が，副作用である自己免疫疾患の発生と関連するとも考えられている．
- 多発性硬化症（MS）に対する臨床試験として，2006 年 Coles らの報告で，SPMS（二次性進行型 MS）に対する alemtuzumab 投与は再発抑制効果が認められるにもかかわらず脳萎縮が進行することから alemtuzumab による MS の早期治療の必要性が示唆された．
- RRMS（再発寛解型 MS）を対象とした第 III 相試験（CARE-MS II）では，alemtuzumab は IFNβ-1a と比較して，優れた再発率の低下と機能障害進行の鈍化が認められた．
- alemtuzumab は MS 治療薬として FDA により "Fast Track Product" として位置づけられている．

はじめに

1980 年代前半に CD52 を標的とするラットモノクローナル抗体（Campath-1G，rat IgG2b）が作られた．その後，異種免疫応答を減らすためにヒト化モノクローナル抗体 alemtuzumab（Campath-1H®／2012 年現在国内未承認，human IgG1κ）が作られた．alemtuzumab は，補体存在下で強い細胞障害を示し，標的細胞をほぼ完全に破壊する．この作用から，2001 年にはアメリカで FDA より B 細胞性慢性リンパ性白血病の治療薬として承認を受けている．

抗原（1）

抗原である CD52 は，GPI アンカーによって膜表面に存在する糖蛋白質である（GenBank accession # NM 001803）．CD52 は末梢血の T 細胞，B 細胞，NK 細胞，樹状細胞，単球，マクロファージなどの細胞表面に発現している．重要な点は造血系前駆細胞（hematopoietic precursors）には発現しないことである．CD52 の免疫系細胞における役割は完全にはわかっていないが，CD52 抗原を介して細胞内チロシンリン酸化が起こり，T 細胞活性化が起こるとされる．また，CD52 は costimulatory molecule として働き，制御性 CD4$^+$ T 細胞誘導にかかわることが示されている．

作用機序

alemtuzumab 投与による CD52 陽性細胞破壊が起こり，末梢のリンパ球が

Keywords

ヒト化モノクローナル抗体
抗体の可変領域のうち，直接抗原と接触する領域は特に変化が大きく，この超可変領域を相補性決定領域（complementarity-determining region：CDR）と呼び，L 鎖と H 鎖のそれぞれ 3 つの CDR（CDR1～CDR3）をヒト抗体に組み込んだものをヒト化モノクローナル抗体という．

1 血球系細胞の分化

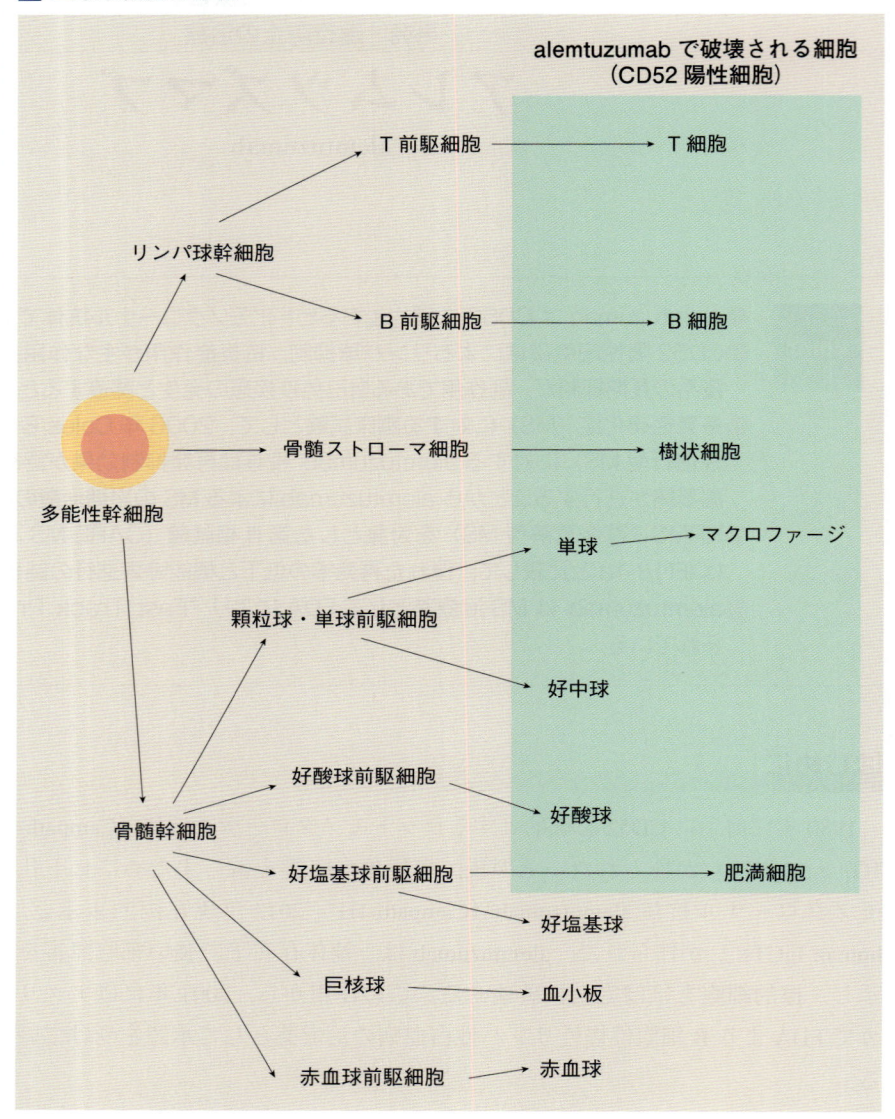

```
                                                  alemtuzumab で破壊される細胞
                                                      （CD52 陽性細胞）

                          ┌→ T 前駆細胞 ────────→ T 細胞
              リンパ球幹細胞 ┤
              ↑           └→ B 前駆細胞 ────────→ B 細胞
              │
   多能性幹細胞 ─→ 骨髄ストローマ細胞 ─────────→ 樹状細胞
              │
              │              ┌→ 単球 ─────────→ マクロファージ
              │    顆粒球・単球前駆細胞
              │              └→ 好中球
              │
              └→ 骨髄幹細胞 → 好酸球前駆細胞 ──→ 好酸球
                           → 好塩基球前駆細胞 ─→ 肥満細胞
                                            └→ 好塩基球
                           → 巨核球 ─────────→ 血小板
                           → 赤血球前駆細胞 ───→ 赤血球
```

減少することによる抗炎症作用が主な作用機序と考えられているが，CD52陽性細胞の消失後，体内で免疫系の再構築（repopulation）が起こる．単球は約3か月で投与前の状態に戻り，B細胞数も約3か月で投与前の状態に戻る．T細胞数はさらにゆっくりと戻り，$CD4^+$ T細胞の除去は中央値で約60か月持続し，$CD8^+$ T細胞は約30か月持続するとされる[1]．この免疫系の長期抑制は，後述する副作用で自己免疫疾患の発生率が高い原因となっているとも考えられている．また，alemtuzumab投与により末梢血単核球からの神経栄養因子分泌増加も報告され，このことが機能障害の改善に関与している可能性が示唆されている[2]．

2 多発性硬化症に対する alemtuzumab による臨床試験

研究者または臨床試験名 （Clinical Trials. gov identifier）	対象	患者数	観察期間	結果	文献（年）
Coles AJ, et al.	RRMS + SPMS	RRMS 22 例 SPMS 36 例	3 年	RRMS，SPMS とも年間再発率低下 RRMS では機能障害進行が停止	5）（2006）
Hirst CL, et al.	aggressive RRMS	39 例	約 2 年	年間再発率低下	8）（2008）
CAMMS223 Phase II	RRMS	334 例	3 年	年間再発率低下 機能障害の進行停止，機能改善 脳容積の増加	6）（2008）
CARE-MS I / CAMMS323 Phase III （NCT00530348）	RRMS	581 例	2 年	年間再発率低下	not available
CARE-MS II / CAMMS324 Phase III （NCT00548405）	RRMS	840 例	2 年	年間再発率低下	not available

CARE-MS I, CARE-MS II の結果については，論文では未発表であるため，National MS Society のホームページから現在の進捗状況を確認した．NIH のサイト（ClinicalTrials.gov）より ClinicalTrials.gov identifier から臨床試験の概要は入手可能である．文献 3）と 4）の症例は，文献 5）に含まれているため省略した．
RRMS：relapsing-remitting multiple sclerosis, SPMS：secondary progressive multiple sclerosis.

臨床試験（2）

多発性硬化症（MS）に対する臨床試験は，イギリスの Coles, Compston らのグループ（Cambridge study group）が 1991 年から長期にわたって行っている．まず，二次性進行型 MS（secondary progressive multiple sclerosis：SPMS）に対する alemtuzumab の投与の成績は 1991～1993 年にかけての cohort study[3]，1994～1997 年にかけての cohort study[4] をふまえて，SPMS 36 例の長期観察の結果を 2006 年に Coles らが報告している[5]．この報告では，SPMS 36 例に加えて再発寛解型 MS（relapsing-remitting multiple sclerosis：RRMS）22 例の計 58 例に対する検討が行われた．alemtuzumab の投与方法は 20 mg 投与を 5 日間連続で行い（計 100 mg），1～3 日目には alemtuzumab 投与前に 1 g のメチルプレドニゾロン投与を行っている（alemtuzumab の細胞破壊に伴うサイトカイン放出による副作用軽減の目的）．初回の alemtuzumab 投与から 12～18 か月後に 20 mg 投与を 3 日間（計 60 mg）の再投与を行っている．この報告では，alemtuzumab 投与により，年間再発率が RRMS 群では，2.2 から 0.19 へ，SPMS 群では 0.7 から 0.001 と減少した．両群とも MRI でとらえられる病変の増加は認められなかった．RRMS 群では，投与開始後機能障害の進行が止まり，Expanded Disability Status Scale（EDSS）は 3 年間にわたって改善が認められた．しかし SPMS 群では機能障害の進行は抑えられず，年間の EDSS は 0.2 ずつ増加し，脳萎縮も進行し，年間 0.48％（1.37 mL）の脳容積の減少が認められた．

この報告では，SPMS に対して alemtuzumab 投与で再発抑制効果が認められるにもかかわらず脳萎縮が進行することから，alemtuzumab による MS 治療は早期に行う必要があると考えられた．この仮説を元に，Cambridge study group を中心として早期の RRMS を対象としたヨーロッパ・アメリカでの大規模臨床試験が行われた[6]．

第 II 相試験（CAMMS223 study）

早期 RRMS 334 例（発症 3 年以内，EDSS 3.0 以下）を以下の 3 群に分けている．
1. alemtuzumab 24 mg／日（高用量群）110 例
2. alemtuzumab 12 mg／日（低用量群）113 例
3. IFNβ-1a（Rebif®／2012 年現在国内未承認，44 μg 週 3 回皮下投与）111 例

年間再発率は高用量群で 0.08，低用量群では 0.11（alemtuzumab 治療群全体では 0.10），IFNβ-1a 治療群では 0.36 であった．機能障害を示す EDSS の変化率は，高用量群で －0.45，低用量群で －0.32（alemtuzumab 治療群全体では，－0.39），IFNβ-1a 治療群では ＋0.38 であった．T2 強調像で認められる病変は 3 群とも減少していたが，特筆すべきは，T1 強調像で解析した脳容積が，IFNβ-1a 治療群で減少しているのに対して（－0.2％），alemtuzumab 投与群では，投与 12〜36 か月にかけて増加していることである（高用量群で 1.2％，低用量群で 0.7％，alemtuzumab 治療群全体で 0.9％）．

このことから，早期の RRMS 治療における alemtuzumab の有用性と，長期予後の改善が認識されるに至ったが，alemtuzumab 治療群で 3 例の特発性血小板減少性紫斑病（idiopathic thrombocytopenic purpura：ITP）が発生し，うち 1 例が死亡したことから中止となった．その後，この臨床試験のサブ解析が行われ，改めて IFNβ-1a と比較して alemtuzumab の有用性が再認識されている[7]．

同じく 2008 年にイギリスの別のグループが，39 例の RRMS（aggressive RRMS）に対する alemtuzumab の投与による cohort study の結果を報告している．この報告では，alemtuzumab 投与により年間再発率が 2.48 から 0.19 に減少し，機能障害も 83％の患者で進行がみられなかったか改善したと報告されている[8]．

第 III 相試験

第 II 相試験（CAMMS223）の結果をふまえて，現在 RRMS に対する 2 つの大規模な第 III 相試験が，IFNβ-1a を対照薬として北米，ヨーロッパ，ラテンアメリカ，オーストラリアで行われている（CARE-MS I／CAMMS323，CARE-MS II／CAMMS324）．この原稿執筆時点での直近のプレスリリース（2011 年 11 月 14 日）によれば，840 例が参加した CARE-MS II では，alemtuzumab は IFNβ-1a と比較して優れた再発率の低下と，機能障害進行の

鈍化が認められた．alemtuzumab は FDA により "Fast Track Product" と位置づけられており，迅速な審査による早い段階での承認が期待されている．

副作用

　alemtuzumab 投与後の長期の免疫抑制による重篤な日和見感染は報告されていないが，alemtuzumab 使用の注意点として，自己免疫疾患の発生がある．第 II 相試験（CAMMS223）では，alemtuzumab 治療群の 23％に自己免疫性甲状腺疾患が認められた[6,9]．その多くは甲状腺機能亢進症であった．第 III 相試験 CARE-MS II でも約 16％の甲状腺疾患が認められ，1％に ITP が発生したとされている．

　第 II 相試験に参加した MS 患者血清を解析した結果，alemtuzumab 治療後に自己免疫疾患を起こした患者の血清中 IL-21 の濃度は，自己免疫疾患を起こさなかった患者の 2 倍以上であったことから，IL-21 測定により，自己免疫疾患発生のリスクを予測できる可能性が示唆されている[10]．

（朝倉邦彦）

Keywords

IL-21
自己免疫疾患の病態に関与していることが明らかとなりつつあるサイトカインで，alemtuzumab 投与による制御性 T 細胞（Treg 細胞）の減少により，IL-21 が過剰産生され，自己免疫疾患の頻度が高くなる可能性が示唆されている．

文献

1) Hill-Cawthorne GA, et al. Long term lymphocyte reconstitution after alemtuzumab treatment of multiple sclerosis. *J Neurol Neurosurg Psychiatry* 2011；83：298-304.
2) Jones JL, et al. Improvement in disability after alemtuzumab treatment of multiple sclerosis is associated with neuroprotective autoimmunity. *Brain* 2010；133：2232-2247.
3) Moreau T, et al. Preliminary evidence from magnetic resonance imaging for reduction in disease activity after lymphocyte depletion in multiple sclerosis. *Lancet* 1994；344：298-301.
4) Coles AJ, et al. Monoclonal antibody treatment exposes three mechanisms underlying the clinical course of multiple sclerosis. *Ann Neurol* 1999；46：296-304.
5) Coles AJ, et al. The window of therapeutic opportunity in multiple sclerosis：Evidence from monoclonal antibody therapy. *J Neurol* 2006；253：98-108.
6) The CAMMS223 Trial Investigators, Coles AJ, et al. Alemzutumab vs. interferon beta-1a in early multiple sclerosis. *N Engl J Med* 2008；359：1786-1801.
7) Coles AJ, et al. Alemtuzumab versus interferon beta-1a in early relapsing -remitting multiple sclerosis：Post-hoc and subset analyses of clinical efficacy outcomes. *Lancet Neurol* 2011；10：338-348.
8) Hirst CL, et al. Campath 1-H treatment in patients with aggressive relapsing remitting multiple sclerosis. *J Neurol* 2008；255：231-238.
9) Cossburn M, et al. Autoimmune disease after alemtuzumab treatment for multiple sclerosis in a multicenter cohort. *Neurology* 2011；77：573-579.
10) Jones JL, et al. IL-21 drives secondary autoimmunity in patients with multiple sclerosis, following therapeutic lymphocyte depletion with alemtuzumab (Campath-1H). *J Clin Invest* 2009；119：2052-2061.

II. 多発性硬化症の治療とケア
再発・進行防止の治療

リツキシマブ
rituximab

Point
- リツキシマブは，抗ヒト CD20 ヒト－マウスキメラ型モノクローナル抗体から成る分子標的治療薬で，循環 B 細胞を除去する．
- 既存治療でコントロール困難な多発性硬化症や視神経脊髄炎に対して有効な治療であることが示されている．
- B 細胞は T 細胞に対して抗原提示細胞として T 細胞性免疫応答を誘導したり，修飾したりしている．多発性硬化症では，リツキシマブによる B-T 細胞相互作用の消失が T 細胞性免疫応答に対して抑制的に働くと推察される．
- B 細胞，T 細胞はサイトカインやケモカインの分泌細胞としても重要であり，炎症性サイトカインの産生の抑制，局所のケモカイン環境の変化も疾患抑制的に働く．
- 視神経脊髄炎において，治療効果と抗アクアポリン 4 抗体の相関に関する報告は一定しない．循環 B 細胞の消失と治療効果は相関する．
- 本邦での保険適用は非ホジキンリンパ腫のみである．

Key words
キメラ抗体
マウス抗体定常部はヒトでは抗原として認識され，特異抗体が産生される．このため，分子標的治療薬では，マウス抗体可変領域（Fab 領域の先端半分）をヒト抗体定常領域に導入した抗体であるキメラ抗体が使用される．RTX もその一つである．また，定常領域の中の Fc 領域は ADCC や CDC などの免疫反応を媒介する．ADCC や CDC が B 細胞除去の作用機序である RTX についてはキメラ抗体が都合がよい．

概要

　リツキシマブ（rituximab：RTX〈リツキサン®〉）は，B 細胞表面分子 CD20 を標的とした分子標的治療薬である．CD20 はプレ B 細胞から成熟 B 細胞に発現する．抗ヒト CD20 ヒト－マウスキメラ型モノクローナル抗体である RTX は，CD20 に結合することにより，循環 B 細胞を消失させる．
　RTX は，B 細胞由来リンパ腫に臨床応用され，予後を大きく改善している．また，自己免疫疾患への臨床応用も行われるようになってきた．自己免疫疾患の病態に，B 細胞は抗体産生を通じ，あるいは T 細胞などの免疫細胞と形成する免疫系ネットワークを介して深く関わっている．本稿では，多発性硬化症（multiple sclerosis：MS）や視神経脊髄炎（neuromyelitis optica：NMO）に対するリツキシマブの効果について概説する．

作用機序

　CD20 抗原はプレ B 細胞段階から成熟 B 細胞までの B 細胞系に特異的に発現する分子である（**1**）．RTX が細胞表面の CD20 に結合すると，抗体依存性細胞傷害作用（ADCC），補体依存性細胞傷害作用（CDC），抗体－受容体のクロスリンクによる生存および増殖シグナルの抑制，アポトーシスの誘導などにより細胞死が誘導される．生体内では，上記の機序が相乗的に，あるいは一部互いに抑制的に働くが，最終的に細胞死に至ると推察される[1,2]．

1 B細胞の分化，CD20発現

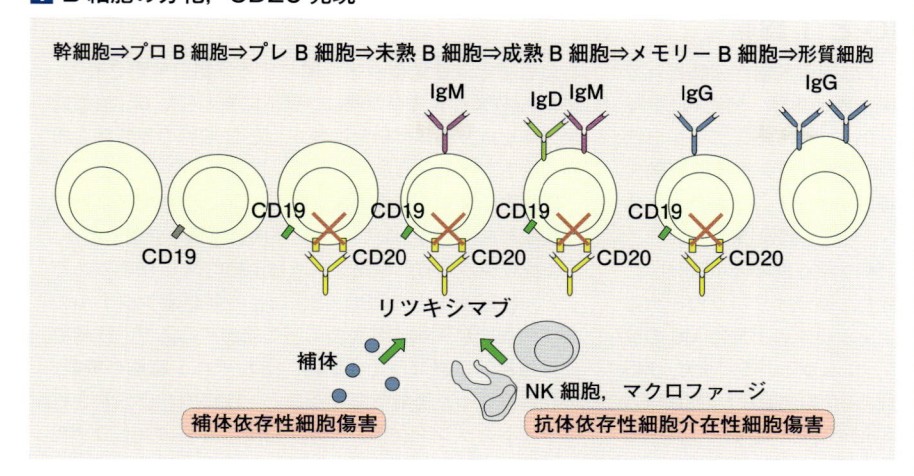

幹細胞⇒プロB細胞⇒プレB細胞⇒未熟B細胞⇒成熟B細胞⇒メモリーB細胞⇒形質細胞

補体依存性細胞傷害／抗体依存性細胞介在性細胞傷害
リツキシマブ、補体、NK細胞、マクロファージ

Memo: CD19，CD20抗原

B細胞にのみ発現する特異的マーカーとして知られている．CD19はCD20よりも早期に発現する（**1**）．CD19はCD21，CD81とともにB細胞補助レセプターを形成し，抗原‐抗体結合物と架橋することによって，B細胞活性化に必要な抗原量を抗原レセプター単独刺激に比べて大幅に減少させることができる．CD20はカルシウムイオンチャネルを形成し，B細胞活性化の調整機能の一端を担うと考えられている．

RTX投与後，抗体産生細胞である形質細胞分化前の循環B細胞は通常2～4週間程度で消失し，6か月ほど経過すると再び検出可能になる．形質細胞はCD20を発現しておらず，RTXの直接的標的にはならない．MSにおける治療効果は投与後1か月以内に現れる[3,4]が，この時期の血清中免疫グロブリン量の大きな変化は通常なく，減少したとしても正常値にとどまることが多い[3,4]．MS／NMO髄液において，オリゴクローナルバンド，IgGインデックスと治療効果は相関しない[5,6]．NMOにおいて，RTXを頻回投与しても，抗アクアポリン（AQP）4抗体は有意に低下しない[7]との報告がある一方，NMOの抗AQP4抗体はRTX投与により有意に減少し，再発時に抗AQP4抗体価が相対的に上昇していた[8]との報告もある．抗AQP4抗体価の減少がどの程度再発抑制に関与しているかについては今後の検討を要する．

B細胞はT細胞に対して抗原提示細胞として働き，抗原提示やCD80／CD86などを介する補助刺激シグナルによってT細胞を活性化する．また，B細胞はサイトカインやケモカインを分泌する．T-B細胞間の相互刺激によって，T細胞のみならず，B細胞自身も活性化し，炎症性サイトカインを分泌する．このような生体内での免疫ネットワークでは特にメモリーB細胞の関与が大である．B細胞には自己免疫に抑制的に働く分画も存在するが，T-B細胞間の相互刺激の消失によって総和として，炎症性サイトカインの分泌も減少し，自己免疫応答は抑制される[3,4]．MS髄液細胞の変化を調べると，B細胞が減少するのみならず，RTXの直接標的でないT細胞の減少も観察され，CXCL13などのケモカインの減少が髄液中T細胞の減少と相関する可能性が報告されている[6]．MSの動物モデルとされている実験的自己免疫性脳脊髄炎（experimental autoimmune encephalomyelitis：EAE）をヒトCD20分子導入マウスに誘導した場合，RTX投与後標的抗原に対する抗原特異的T細胞性免疫応答，炎症性サイトカインであるインターロイキン17（interleukin 17：IL17）の分泌が抑制されることが報告されている[9]．RTX投与はT細胞の動態，機能に影響しうる（**2**）．

MSとB細胞，NMOとT細胞

Column

　MSの免疫病態において，T細胞の役割が強調されてきた．MS病変部におけるT細胞の集積，特定のHLA-class IIとの疾患相関，in vitroにおけるミエリン自己抗原特異的T細胞の解析や実験的自己免疫性脳脊髄炎（EAE）などに関する多くの研究がなされ，T細胞が主体的な役割を果たしているという仮説を補強してきた．

　B細胞と抗体がMSの病態に深く関わる可能性は，1940年代より指摘されてきた．髄液オリゴクローナルIgGバンドの存在やIgGインデックスの上昇はMSの診断における重要な診断マーカーになっている．また，MS脳には形質細胞，B細胞，抗体，補体の沈着などが存在し，MS髄液やMS脳に存在する抗体の中にはミエリンを標的としたものが存在する．しかしながら，B細胞と自己抗体はMSの病態に主体的な役割を果たすとは考えられていなかった．以上の事実は，炎症による非特異的刺激によるB細胞の活性化，分化の結果と解釈することが可能で，抗ミエリン抗体は，ミエリン破壊後の非特異的二次的現象として起こりうるとされている．

　しかし近年，B細胞，自己抗体はMS病態における有力なプレーヤーとして再び脚光をあびている．脳生検病理にて補体と抗体の沈着が明らかなMS患者に対して血漿交換が有効な治療であるとの報告は，少なくとも一部の患者では液性免疫が強く関与する証拠と解釈される．また，RTXの免疫グロブリン低下に先んじたMS治療効果の発現は，抗体供給とは独立したB細胞の重要性を認識させることになった．

　B細胞に関する研究の進歩も，RTXの治療機序に対する仮説形成に寄与している．生体内抗原量が少ないとき，T細胞性免疫応答に必須な抗原提示細胞はB細胞であること，B細胞上のCD80/86などの共刺激シグナルの発現の程度がT細胞性免疫応答を修飾すること，B細胞には機能的に異なった分画が，それぞれT細胞の機能，分化に異なった影響を与えること，B細胞から分泌されるサイトカインやケモカインが免疫応答をコントロールしていることなどが明らかになってきている．

　また，機序は不明ながら，進行型MSにおける髄膜内のB細胞の集積による濾胞様構造の存在が脳萎縮に関連しているとの報告も注目されている．

　NMOにおいては，RTXの治療効果がNMO-IgG（または抗AQP4抗体）価に関連する可能性は否定できないが，B細胞の消失自体の相関のほうがより確実である．NMOにおけるRTXの治療効果はT細胞などB細胞以外の免疫細胞が病態に関与する証拠と考えることも可能である．

2 B細胞の機能

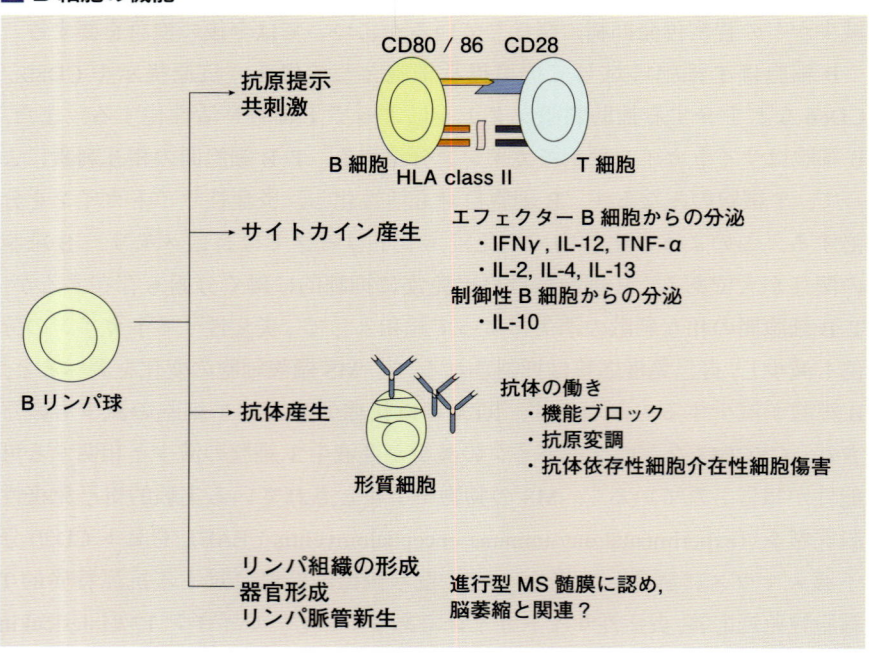

Bリンパ球

→ 抗原提示 共刺激
- B細胞 — HLA class II — CD80/86 — CD28 — T細胞

→ サイトカイン産生
- エフェクターB細胞からの分泌
  ・IFNγ, IL-12, TNF-α
  ・IL-2, IL-4, IL-13
- 制御性B細胞からの分泌
  ・IL-10

→ 抗体産生
- 形質細胞
- 抗体の働き
  ・機能ブロック
  ・抗原変調
  ・抗体依存性細胞介在性細胞傷害

→ リンパ組織の形成 器官形成 リンパ脈管新生
　進行型MS髄膜に認め，脳萎縮と関連？

3 MS, NMO 患者への RTX の効果—臨床試験の結果

	対象症例	投与方法	治療前後の EDSS の変化	治療期間中の未再発症例	年間再発回数	MRI の変化
Hauser, et al. 2008[3] 多施設プラセボ対照二重盲検第II相（HERMES試験）	RRMS 104例（RTX群69例）	48週間観察 1,000 mg を第0, 2週目に投与	—	24週目 65.7% vs 85.5% ($p=0.02$), 48週目 60% vs 79.7% ($p=0.04$)	24週目 0.8 vs 0.4 ($p=0.04$), 48週目 0.7 vs 0.4 ($p=0.08$)	造影病変数：24週目まで 5.5 vs 0.5 ($p<0.001$) T2病変体積：24週目 $p=0.008$, 48週目 $p=0.004$
Bar-Or, et al. 2008[4] オープン第I相	RRMS 26例	72週間観察 1,000 mg を第0, 2, 24, 26週目に投与	—	72週目 80.8%	治療前 1.27回, 24週目 0.25回, 72週目 0.18回	造影病変数：治療前 1.31, 4週目 0.73, 48週目 0.05, 60週目 0, 72週目 0 T2病変数：4週目 0.92, 72週目 0
Naismith, et al. 2010[5] 第II相	RRMS 30例（併薬あり）	52週間観察 375 mg/m² を第0, 1, 2, 3週目に投与	32週目 7例改善, 21例変化なし, 2例悪化	—	治療前 1.27回, 52週目 0.23回	造影病変数：治療前 2.81個/月, 治療後 0.33個/月
Hawker, et al. 2009[12] 多施設プラセボ対照二重盲検 第II/III相（OLYMPUS試験）	PPMS 435例（RTX群292例）	96週間観察 1,000 mg を第0, 24, 48, 72週目に投与	EDSS が1以上進行 48週目 38.5%：30.2%, $p=0.14$ 51歳以下：HR 0.52, $p=0.01$ 造影病巣あり：HR：0.41, $p=0.007$, 51歳以下で造影病巣あり：HR：0.33, $p=0.009$	—	—	T2高信号病変体積：RTX群で減少 ($p<0.001$)
Cree, et al. 2005[10]	NMO 8例	6〜18か月観察 375 mg/m² を第0, 4, 8, 12週目, その後2週間ごとに 1,000 mg を2回	中央値：治療前 7.5→治療後 5.5 ($p=0.013$)	75%で平均1年以上再発なし	中央値：治療前 2.6回, 治療後 0回 ($p=0.0078$) 治療前 3.25回, 治療後 0.32回 ($p=0.007$)	—
Jacob, et al. 2008[11]	NMO 25例	中央値 19か月観察 375 mg/m² を毎週計4回もしくは 1,000 mg を2週間ごと計2回	中央値：治療前 7, 19か月後 5 ($p=0.02$) 80%の患者で安定または改善	—	中央値：治療前 1.7回, 治療後 0回 ($p<0.001$)	—
Bedi, et al. 2011[13]	NMO 23例	中央値 32.5か月観察 375 mg/m² を毎週計4回もしくは 1,000 mg を2週間ごと計2回	中央値：治療前 7, 治療後 5.5 ($p<0.02$), 悪化症例なし	74%で観察期間中再発なし	中央値：治療前 1.87回, 治療後 0回 ($p<0.01$)	—
Kim, et al. 2011[8]	NMO 30例	24か月観察 375 mg/m² を毎週計4回もしくは 1,000 mg を2週間ごと計2回	治療前 4.4, 治療後 3.0 ($p<0.001$) 80%の患者で改善, 1例で悪化	70%の患者に24か月以上再発なし	治療前 2.4回, 治療後 0.3回 ($p<0.001$)	—

記載がない場合の比較：プラセボ群 vs リツキシマブ群（平均値）．

投与スケジュールと投与量

RTX 1回量375 mg/m² の1週間隔計4回投与，あるいはRTX1回量1 gの2週間隔計2回投与を1クールとする．初回投与後，6か月ごとの定期投与や，CD19，CD20分子を指標とした末梢血B細胞の検出時に追加投与するなどのプロトコールが用いられている．

MSとNMOにおける有効性について

MS，NMO患者へのRTXの効果についてデータが蓄積されている[3-8,10-13]（ 3 ）．再発寛解型MS（relapsing-remitting multiple sclerosis：RRMS）へのRTX投与では，治療前後に頭部MRIでの造影病変数の減少や新規T2病変数の減少，年間再発率の改善，EDSS（Expanded Disability Status Scale）の改善が報告された．一次性進行型MS（primary progressive multiple sclerosis：PPMS）を対象とした試験では，51歳以下のMRI造影増強病変のある患者では有意なEDSS進行の抑制が示されたが，全体集団に対しては抑制効果を示しえなかった[12]．二次性進行型に対しては小規模研究で有効性が示唆されるものがあるにすぎない．

NMOへのRTX投与では，RTX投与により年間再発率の改善およびEDSSの改善が示されている．

副作用

RTXでは，投与後30分から2時間以内に注入反応が現れやすい．被投与者の約90％に発熱や悪寒，悪心，倦怠感，頭痛，発疹，瘙痒，多汗，呼吸困難感，血圧低下や上昇が報告されている．初回投与のときに最も強く起こり，2回目以降は起こっても軽微である．初回投与時の副作用もほとんどが軽症であるが，アナフィラキシー様症状，肺浸潤，心筋梗塞，心室細動などの重篤な症状を呈することもある．発症メカニズムは不明な点が多いが，B細胞の融解に伴うサイトカインの大量放出が一因とされている[3]．

検査値異常としては，2～20％に中等度以上の白血球数減少，好中球数減少，血小板減少，肝機能障害が報告されている．B型肝炎ウイルスキャリアの患者で，本剤の投与により肝炎の増悪や劇症肝炎の報告がある．IgM，IgG，IgA値は減少しても多くは基準値以内にとどまる．

MS，NMO患者では，RTX投与に関連して帯状疱疹，尿路感染，肺炎など感染症の報告がある．ミトキサントロン（ノバントロン®）治療後にRTXが投与されたNMOでは敗血症による死亡例も報告されている[11]．他疾患ではあるが，免疫抑制薬の使用歴のある患者に，RTX投与後の進行性多巣性白質脳症（progressive multifocal leukoencephalopathy：PML）発症が報告されている[14]．

最後に

　保険適用がないが，治療抵抗性の MS / NMO における有効性が期待できる．重篤な副作用例は少ないとされているが，感染リスクは増大する．免疫抑制薬既使用者や併用者では，死亡例や PML 報告例があり，特に注意が必要になる．有効性の点からは，MS / NMO の第一選択薬となりうる可能性があるが，感染症などの副作用リスクを含む長期安全性，費用効果などが今後の課題となろう．

（小森美華，近藤誉之）

文献

1) Bielekova B, Becker BL. Monoclonal antibodies in MS：Mechanisms of action. *Neurology* 2010；74(Suppl 1)：S31-S40.
2) Weiner GJ. Rituximab：Mechanism of action. *Semin Hematol* 2010；47：115-123.
3) Hauser SL, et al. B-cell depletion with rituximab in relapsing-remitting multiple sclerosis. *N Engl J Med* 2008；358：676-688.
4) Bar-Or A, et al. Rituximab in relapsing-remitting multiple sclerosis：A 72-week, open-label, phase I trial. *Ann Neurol* 2008；63：395-400.
5) Naismith RT, et al. Rituximab add-on therapy for breakthrough relapsing multiple sclerosis：A 52-week phase II trial. *Neurology* 2010；74：1860-1867.
6) Cross AH, et al. Rituximab reduces B cells and T cells in cerebrospinal fluid of multiple sclerosis patients. *J Neuroimmunol* 2006；180：63-70.
7) Pellkofer HL, et al. Long-term follow-up of patients with neuromyelitis optica after repeated therapy with rituximab. *Neurology* 2011；76：1310-1315.
8) Kim SH, et al. Repeated treatment with rituximab based on the assessment of peripheral circulating memory B cells in patients with relapsing neuromyelitis optica over 2 years. *Arch Neurol* 2011；68：1412-1420.
9) Monson NL, et al. Rituximab therapy reduces organ-specific T cell responses and ameliorates experimental autoimmune encephalomyelitis. *PLoS One* 2011；6：e17103.
10) Cree BA, et al. An open label study of the effects of rituximab in neuromyelitis optica. *Neurology* 2005；64：1270-1272.
11) Jacob A, et al. Treatment of neuromyelitis optica with rituximab：Retrospective analysis of 25 patients. *Arch Neurol* 2008；65：1443-1448.
12) Hawker K, et al. Rituximab in patients with primary progressive multiple sclerosis：Results of a randomized double-blind placebo-controlled multicenter trial. *Ann Neurol* 2009；66：460-471.
13) Bedi GS, et al. Impact of rituximab on relapse rate and disability in neuromyelitis optica. *Mult Scler* 2011；17：1225-1230.
14) Carson KR, et al. Progressive multifocal leukoencephalopathy after rituximab therapy in HIV-negative patients：A report of 57 cases from the Research on Adverse Drug Events and Reports project. *Blood* 2009；113：4834-4840.

Further reading

- Berer K, et al. B cells in spontaneous autoimmune diseases of the central nervous system. *Mol Immunol* 2011；48：1332-1337.
  MS およびその動物モデルにおける B 細胞の役割について最近の研究を紹介している優れた総説である．抗体産生にとどまらないさまざまな B 細胞の機能が自己免疫に関与することが理解できる．

II. 多発性硬化症の治療とケア
再発・進行防止の治療

その他の新規治療薬の開発状況

> **Point**
> - クラドリビンは，deoxycytidine kinase 活性が高く，5'-nucleotidase 活性の低い細胞（リンパ球，単球）に対して選択的な殺細胞効果を有すると考えられる．第Ⅲ相試験（CLARITY）では，プラセボ群に比べ年間再発率と疾患活動性の有意な低下が認められた．
> - 抗 IL-2α モノクローナル抗体である daclizumab は，直接 IL-2/IL-2 受容体の経路を抑制するとともに，間接的に活性化 T 細胞を障害する．第Ⅱ相試験（CHOICE study）では，IFNβ 単独に比べ daclizumab 併用群で MRI 上の新病巣数または造影病巣数の明らかな低下を示した．
> - dimethyl fumarate は Nrf2 転写経路の活性化を介し，神経細胞死を導く酸化ストレスの抑制，血液脳関門およびミエリンの保護をもたらす．第Ⅱb 相試験では，MRI の造影病巣数と年間再発率の低下を認めた．
> - teriflunomide はジヒドロオロト酸脱水素酵素（DHODH）の活性を阻害しピリミジン合成を阻害することにより，活性化リンパ球の細胞増殖，細胞間接着，血管外への滲出などを障害する．第Ⅲ相試験（TEMSO）では，プラセボ群に比べ，年間再発率，身体機能障害の進行について有意な低下を認めた．

はじめに

本項では，クラドリビン，daclizumab に加え，フマル酸ジメチル，teriflunomide について述べる．いずれの薬剤も，論文発表またはホームページ上の情報公開により，第Ⅲ相臨床試験で有用性と忍容性が認められており，今後の実用化に期待がかかる薬剤である．そこで，これらの薬剤の作用機序および臨床試験での有用性および副作用をまとめた．

クラドリビン

作用機序

クラドリビン（ロイスタチン®）は，adenosine deaminase による脱アミノ化に抵抗性であり，deoxycytidine kinase によってリン酸化を受け，2-chloro-2'-deoxy-β-D-adenosine monophosphate（2-CdAMP）となる．一方，リンパ球および単球中にはクラドリビンを脱リン酸化する 5'-nucleotidase がほとんど存在しないことから，2-CdAMP は細胞内に蓄積し，活性体のdeoxynucleoside triphosphate である 2-chloro-2'-deoxy-β-D-adenosine triphosphate（2-CdATP）にまで変換され細胞毒性を発現する．したがって本剤は，deoxycytidine kinase 活性が高く 5'-nucleotidase 活性の低い細胞（リン

1 クラドリビンの作用機序

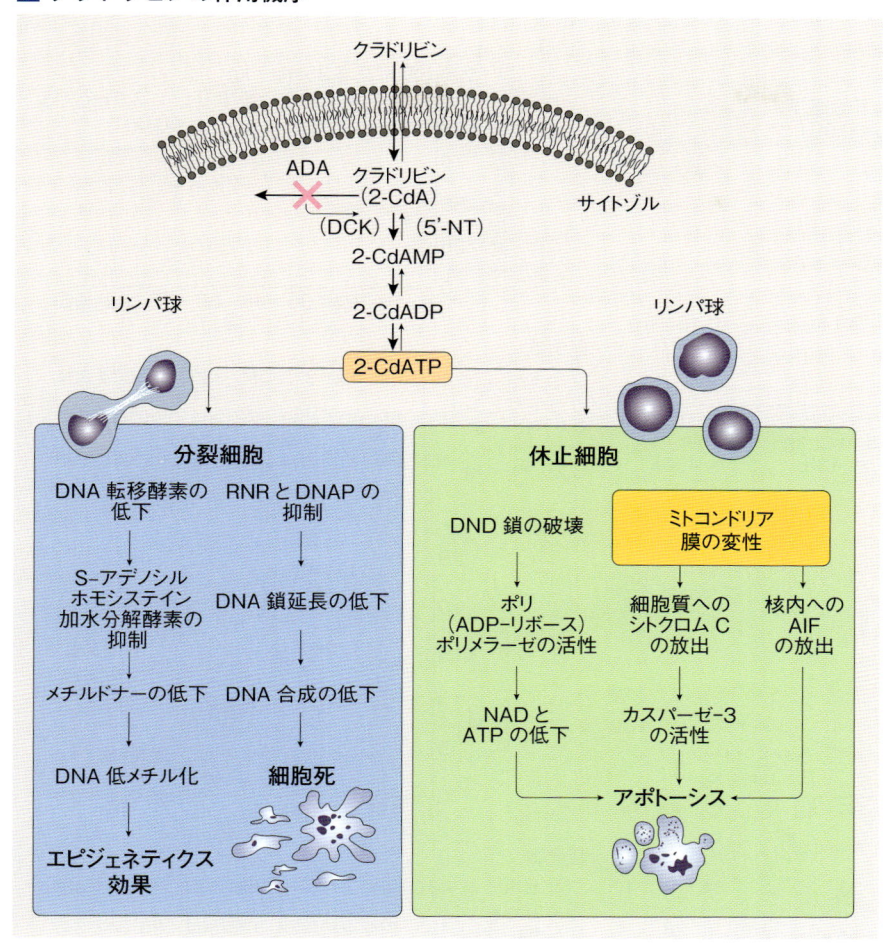

クラドリビンは，adenosine deaminase による脱アミノ化に抵抗性であり，deoxycytidine kinase によってリン酸化を受け，2-chloro-2'-deoxy-β-D-adenosine monophosphate（2-CdAMP）となる．一方，リンパ球および単球中にはクラドリビンを脱リン酸化する 5'-nucleotidase がほとんど存在しないことから，2-CdAMP は細胞内に蓄積し，活性体のdeoxynucleoside triphosphate である 2-chloro-2'-deoxy-β-D-adenosine triphosphate（2-CdATP）にまで変換され細胞毒性を発現する．したがって本剤は，deoxycytidine kinase 活性が高く 5'-nucleotidase 活性の低い細胞（リンパ球，単球）に対して選択的な殺細胞効果を有すると考えられる．

(Sigal DS, et al. *Blood* 2010[1] より)

Keywords

RNR（リボヌクレオチド還元酵素）
DNA の合成成分であるデオキシリボース体を合成する酵素．

DNAP（DNA polymerase）
一本鎖の核酸を鋳型として，それに相補的な塩基配列を持つ DNA 鎖を合成する酵素の総称．

ポリ（ADP-リボース）ポリメラーゼ（PARP）
DNA 中に一本鎖切断が蓄積すると PARP は DNA の切断端を認識して DNA に結合する．DNA に結合した PARP は活性化され，NAD（ニコチンアミド アデニンジヌクレオチド）を基質として，自分自身や修復関連蛋白質に ADP-リボースを付加し，ポリ-ADP-リボシル化する．適量のポリ-ADP-リボシル化は修復反応を促進するが，過度のポリ-ADP-リボシル化は，NAD^+ の枯渇と AIF の核移行を引き起こす．

AIF（アポトーシス誘導因子）
ミトコンドリア膜の変性は AIF を核内へ放出しアポトーシスを誘導する．

シトクロム C
ミトコンドリア膜の変性はシトクロム C を細胞内へ放出し，カスパーゼ-3 を活性化することによりアポトーシスを誘導する．

パ球，単球）に対して選択的な殺細胞効果を有すると考えられる[1]（**1**）．

臨床試験

Sipe らは 51 例の一次性進行型多発性硬化症（primary progressive multiple sclerosis：PPMS）に対して中心静脈から投与し，臨床症状，オリゴクローナル IgG バンドの濃度，MRI の脱髄領域について解析し，治療群はプラセボと比べて改善を示したことを報告した[2]．

その後，Beutler らは 1992 年に進行性多発性硬化症に対し，2 年間のプラセボコントロールの二重盲検法による交差試験を行った．クラドリビンは中心静脈より投与された．治療している間，臨床症状は安定あるいはやや改善

2 クラドリビン治療における再発率，身体機能障害の進行に対する効果

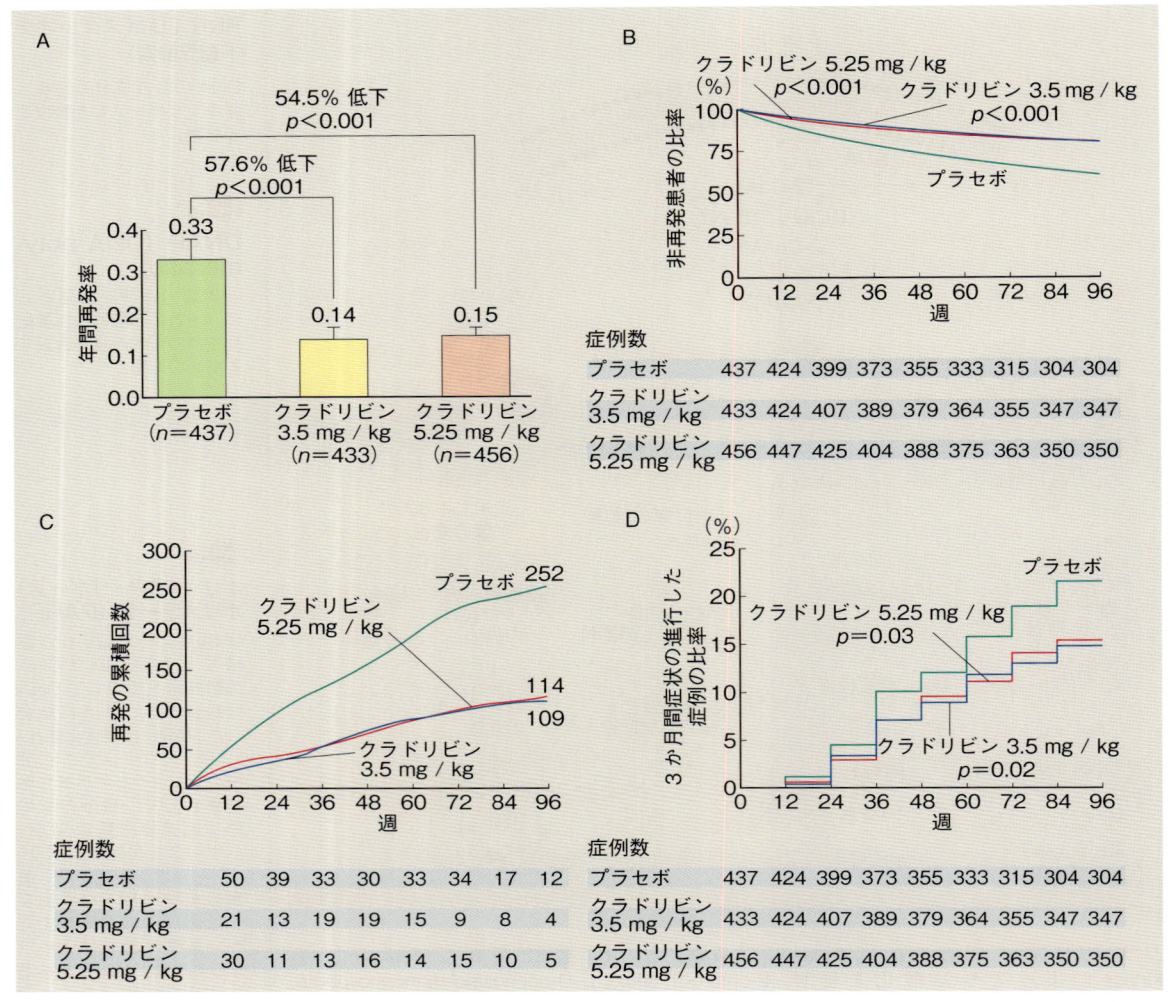

A：年間再発率．96週後の年間再発率は治療群でプラセボ群と比較し有意に低下した．**B**：初回再発と投与期間．再発を認めない症例の比率は，治療群はプラセボ群に比べ有意に高い．**C**：再発累積回数．再発の累積回数は治療群でプラセボ群と比較し有意に低下した．**D**：身体機能障害の進行と投与期間．症状進行の症例はプラセボ群に比べ治療群で低率を示し，症状の進行抑制を示した．

(Giovannoni G, et al. *N Engl J Med* 2010 [4] より)

を認めた（$p=0.0026$）．MRIの造影病巣は治療により抑制されその効果は投与終了1年後にも持続した．また，末梢血のCD3，CD19，CD25，CD4，CD8，CD4 / CD8も抑制された[3]．

Giovannoniらは再発寛解型多発性硬化症（relapsing-remitting multiple sclerosis：RRMS）に経口のクラドリビンを96週投与した第Ⅲ相の治験（CLARITY）を報告した．症例は1,326例でクラドリビンは3.5 mg / kg，5.25 mg / kg，プラセボの3群に分け投与された．28日間を1クールとし，初めの4〜5日間にクラドリビン（10 mg）錠またはプラセボの1〜2錠を1日1回投与した．3.5 mg群は初めの48週の治療期間中にクラドリビンを2クール，その後プラセボを2クール，5.25 mg群はクラドリビンを4クール，プラセボ群はプラセボを4クール，それぞれ1，5，9，13週目に投与した．

3 クラドリビンによる疾患活動性の抑制

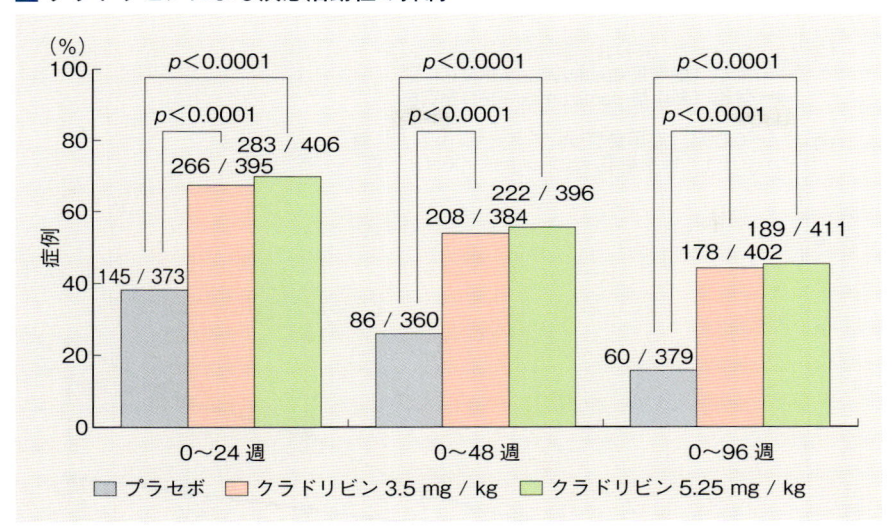

(%)
0～24週，0～48週，0～96週での疾患活動性のない症例の比率は治療群がプラセボ群と比べ高率を示した．疾患活動性のない症例とは，再発がなく，臨床症状が安定し，MRI検査で造影病巣がなく，T2強調画像で新たな病巣を認めない症例とする．

(Giovannoni G, et al. *Lancet Neurol* 2011[5] より)

次の48週では，両治療群ともにクラドリビンを2クール，プラセボ群にはプラセボを2クール，48週目と56週目に投与した．年間再発率は3.5 mg群の0.14と5.25 mg群の0.15はプラセボ群の0.33と比べ有意な低値を示している（$p<0.001$）．さらに，非再発率は3.5 mg群の79.7％と5.25 mg群の78.9％はプラセボ群60.9％と比べ有意な高値を示している（$p<0.001$）．3か月間症状が進行した症例の比率の検討では3.5 mg群と5.25 mg群はプラセボ群と比べて有意の低率を示した（$p=0.02$，$p=0.03$）[4]（ 2 ）．MRI病巣数の解析では，造影病巣数，新たなT2病巣数，融合した病巣数はそれぞれ3.5 mg群と5.25 mg群はプラセボ群と比べて低かった（いずれも $p<0.01$）．副作用に関しては白血球減少症の出現率は3.5 mg群で21.6％，5.25 mg群で31.5％を認めプラセボ群の1.8％と比べて高率であった．帯状疱疹は3.5 mg群8例と5.25 mg群12例で出現し，プラセボ群には出現しなかった[4]．

Giovannoniらはその後にCLARITY studyをさらに解析し，再発がなく，臨床症状が安定し，MRI検査で造影病巣がなく，T2強調画像で新たな病巣を認めない症例を疾患活動性のない症例とし，その率は24，48，96週後で治療群が有意に高率であるとした（$p<0.0001$）[5]（ 3 ）．

daclizumab

作用機序

daclizumab（Zenapax® / 2012年現在国内未承認）は抗IL-2αモノクローナル抗体であり，直接IL-2 / IL-2受容体の経路を抑制する．このことより活性化T細胞のCD25（IL2R）に高親和性に作用し，免疫反応を抑制する．さ

4 daclizumabによる新病巣数またはガドリニウム（Gd）造影病巣数の累積変化

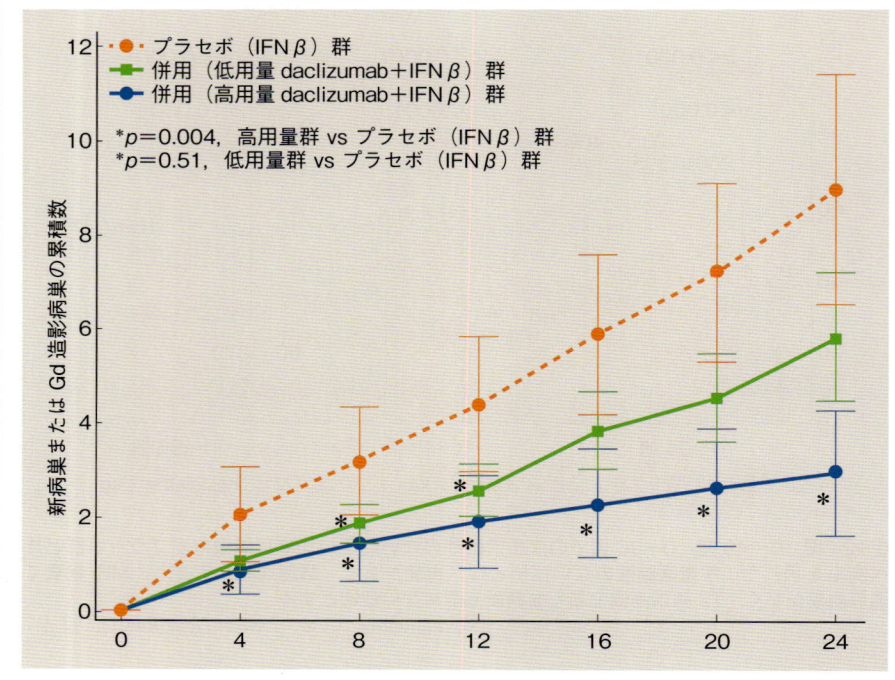

併用（daclizumab＋IFNβ）群のMRIの新病巣数またはガドリニウム造影病巣数の累積数はプラセボ（IFNβ）群に比べて明らかに低値を示した．

(Wynn D, et al. *Lancet Neurol* 2010 [11] より)

Keywords

CD56陽性NK細胞
活性化したNK細胞で，細胞障害活性やIFNγを主としたサイトカイン産生能を有する．

らに，CD56陽性NK細胞を増殖・活性化することにより，間接的に活性化T細胞を障害する[6]．またCD25陽性抑制性T細胞の生存を抑制する作用もあり，発赤などの副作用はこの作用機序によるものと考えられている[6,7]．

臨床試験

BielekovaらはPhase II相試験として，PPMSの15症例に，daclizumab治療を行った．IFNβに加えてdaclizumabの静注療法を併用しその後単独療法に移行した．15例中9例でdaclizumab単独療法による再発抑制効果を認めた[8]．

さらに，Bielekovaらは10例のRRMSに第 II 相試験を行った．その結果，造影病巣は治療群で75％の減少を認め，再発率は81％の減少，臨床症状のScripps Neurological Rating Scale（SNRS）は9％の改善を認めた[9]．

RoseらはRRMSと二次性進行型多発性硬化症（secondary progressive multiple sclerosis：SPMS）に同様な治療方法を試みた．症例は19例で，臨床症状は10例で改善，9例で安定していた．MRI上の造影病巣と新たなT2病巣の出現は明らかに減少した（$p<0.05$）[10]．

Wynnらはdaclizumabの第 II 相試験をRRMSの230例に行った（CHOICE study）．高用量群として75例にIFNβに加えdaclizumab 2 mg/kgを2週ごとに皮下注射し，低用量群として78例にIFNβに加えdaclizumab 1mg/kgを2週ごとに皮下注射し，プラセボ群として77例にIFNβに加えプラセボを皮下注射した．臨床症状の比較検討はされていないが，新たなMRIの病

巣数または造影病巣数の平均累積数はプラセボ群では 4.75，高用量群では 1.32（$p=0.004$），低用量群では 3.58（$p=0.51$）を示し，高用量群はプラセボ群と比べ明らかに低下を認めた（**4**）．また CD56 陽性 NK 細胞は低用量群と高用量群はプラセボ群と比べ有意に高値を示した（$p=0.002$，$p<0.0001$）．その他の T 細胞，B 細胞，NK 細胞などのサブセットにおいて治療群とプラセボ群で変化はなかった．daclizumab の副作用として嘔気，尿路感染症，皮膚・皮下症状，発赤を認めたが，重大な副作用はなかった[11]．

Rojas らは 12 例の RRMS に daclizumab 1 mg／kg を静注し，さらに 2 週間後に静注，その後は毎月静注し，平均 42.1 か月間治療した．その結果治療群で再発率は有意に低下し（$p<0.0001$），Expanded Disability Status Scale（EDSS）も有意に改善した（$p<0.0001$）[12]．

Bielekova らは CHOICE study における，臨床所見，MRI 所見に加え血液・髄液への効果を検討した．治療により MRI 所見では造影病巣は 87.7％ 減少し，SNRS，EDSS などの臨床スコアも改善．髄液と末梢血で CD56 陽性 NK 細胞は上昇し，髄液の T 細胞／NK 細胞比，B 細胞／NK 細胞比と IL-12p40 は減少した．以上より daclizumab は髄液でも末梢血でも免疫細胞を抑制したことを示した[13]．

現在，第 III 相試験として患者 1,500 症例を対象とした DECIDE study が解析中であり，daclizumab と IFNβ の併用療法の安全性と再発率に関しての有用性がホームページで公表されている[14]．

dimethyl fumarate（BG-12）

作用機序

dimethyl fumarate（BG-12／2012 年現在国内未承認）は Nrf2 転写経路を活性化することが知られている．Nrf2 転写経路の活性化は神経細胞死を導く酸化ストレスを抑制し血液脳関門を保護し，ミエリンを保護する．またサイトカイン，接着分子を抑制することにより免疫反応を抑制する[15]．

臨床試験

Kappos らは無作為化，二重盲検でプラセボコントロールの第 IIb 相の治療の結果を報告している．RRMS の 250 症例に経口で dimethyl fumarate を，64 例に 120 mg を 1 日 1 回，64 例に 120 mg を 1 日 3 回，63 例に 240 mg を 1 日 3 回，59 例にプラセボ 240 mg を 1 日 3 回，それぞれ 24 週間投与した．240 mg を 1 日 3 回の投与群はコントロールと比べ 12, 16, 20, 24 週後で MRI の造影病巣が 69％ 減少し，24 週後の年間再発率が 32％ 減少した．副作用として腹痛，顔面紅潮を認め，投与量依存性の副作用として頭痛，全身倦怠感，熱感を認めた[15]（**5**）．

1,200 例以上を対象にした第 III 相試験の DEFINE study，CONFIRM study が行われ，結果はホームページで公表され，良好な安全性と忍容性を示し，

Key words

Nrf2
酸化ストレス応答の遺伝子発現をつかさどる蛋白質 Nrf2 は，平常時では，酸化ストレスセンサー Keap1 により細胞質にとどめられるため，遺伝子発現が抑制されている．一方，細胞に酸化ストレスが曝露されると，センサーである Keap1 がそれを感知し，Nrf2 は Keap1 から解放されて核へ移行し，酸化ストレス防御酵素群の遺伝子発現をオンにして，酸化ストレスに対する生体防御応答を活性化する．

5 dimethyl fumarate（BG00012）と造影MRI病巣数

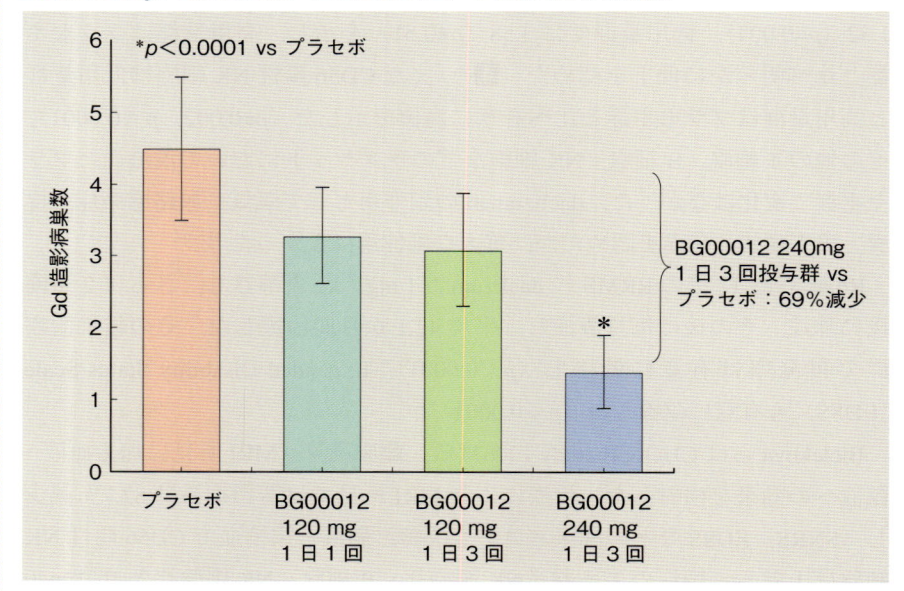

*p＜0.0001 vs プラセボ

BG00012 240mg 1日3回投与群 vs プラセボ：69％減少

12, 16, 20, 24週でのGd造影病巣総数の平均値は240mgの1日3回投与群でプラセボ群と比べ有意の低値を示した．

（Kappos L, et al. *Lancet* 2008 [15] より）

6 teriflunomideの作用機序

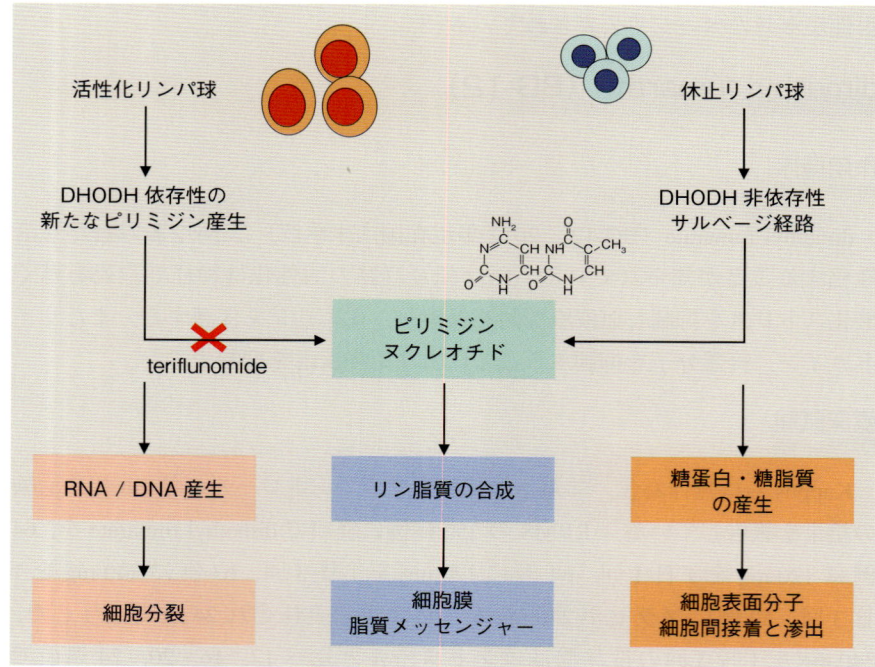

Key words
ジヒドロオロト酸脱水素酵素（DHODH）
核酸の構成成分であるピリミジンヌクレオチドの合成系の重要な酵素．

Key words
サルベージ経路
生体物質は生体内において常に合成と同時に分解されているが，特定の生体物質を完全に分解する前に，途中の段階で回収し，再利用するような反応を行う経路．

teriflunomideはDHODHの活性を阻害し，ピリミジン合成を阻害することにより，活性化リンパ球の細胞増殖，細胞間接着，血管外の滲出などを障害する．

（Tallantyre E, et al. *Int MS J* 2008 [18] より）

7 teriflunomide の治療効果

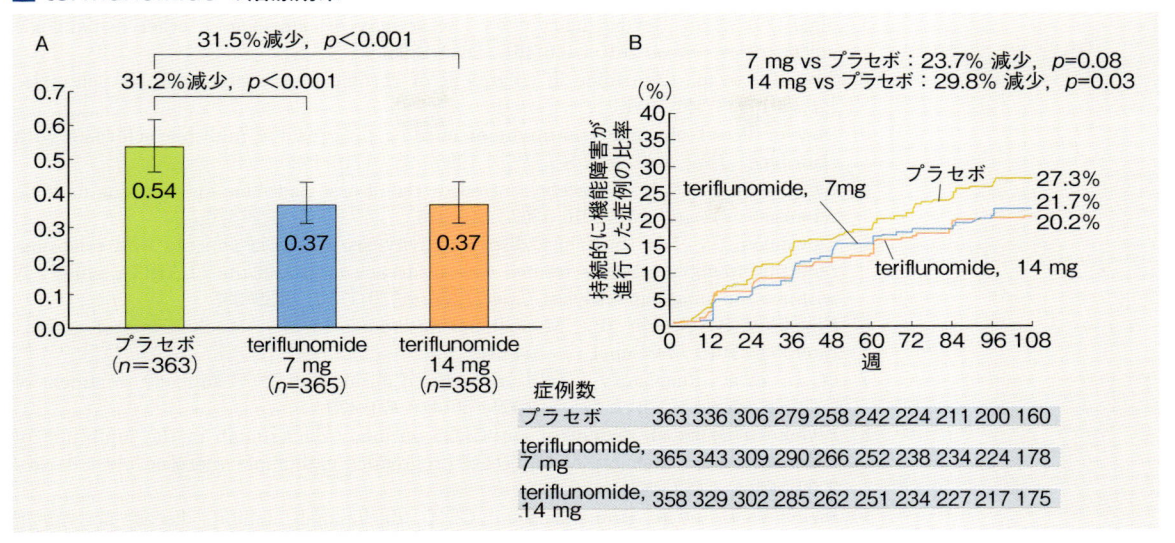

A：年間再発率．年間再発率は治療群がプラセボ群に比べ有意に低率であった．B：機能障害の進行．機能障害が進行した症例の比率は治療群で有意に低率を認めた

(O'Connor P, et al. *N Eng J Med* 2011 [19] より)

年間再発率，MRI 所見，EDSS において有意に改善を認めている[16]．

teriflunomide

作用機序

teriflunomide はジヒドロオロト酸脱水素酵素（DHODH）の活性を阻害しピリミジン合成を阻害することにより，活性化リンパ球の細胞増殖，細胞間接着，血管外への滲出などを障害する．この結果，teriflunomide は炎症を鎮静化し，神経細胞障害を遅らせる[17]（7）．

臨床試験

O'Connor らは無作為・二重盲検・プラセボ対照の第 III 相（TEMSO）臨床試験の結果を報告している．1,088 例の MS 患者に teriflunomide 7 mg と，14 mg とプラセボを 108 週の間経口投与した．年間再発率は 7 mg，14 mg 投与群で 31％減少（$p<0.001$）．臨床症状の進行した患者の比率はプラセボで 27.3％，7 mg で 21.7％（$p=0.08$），14 mg では 20.2％（$p=0.03$）で治療群で有意に低かった（7）．MRI 検査での T2 強調画像の高信号領域の変化と造影病巣は治療群で明らかに低かった（$p<0.001$）．一般的な副作用として下痢，嘔気，脱毛，肝臓酵素の上昇を認めた．重症感染症の発生頻度はプラセボで 1.6％，7 mg は 2.5％，14 mg は 2.2％であった．死亡例はなかった[19]．

（富岳　亮）

文献

1) Sigal DS, et al. Beyond hairy cell : The activity of cladribine in other hematologic malignancies. *Blood* 2010 ; 116(16) : 2884-2896.
2) Sipe JC, et al. Cladribine in treatment of chronic progressive multiple sclerosis. *Lancet* 1994 ; 344 : 9-13.
3) Beutler E, et al. The treatment of chronic progressive multiple sclerosis with cladribine. *Proc Natl Acad Sci U S A* 1996 ; 93 : 1716-1720.
4) Giovannoni G, et al. A placebo-controlled trial of oral cladribine for relapsing multiple sclerosis. *N Engl J Med* 2010 ; 362 : 416-426.
5) Giovannoni G, et al. Sustained disease-activity-free status in patients with relapsing-remitting multiple sclerosis treated with cladribine tablets in the CLARITY study : A post-hoc and subgroup analysis. *Lancet Neurol* 2011 ; 10 : 329-337.
6) Bielekova B, Becker BL. Monoclonal antibodies in MS : Mechanisms of action. *Neurology* 2010 ; 74(Suppl 1) : S31-S40.
7) Oh U, et al. Regulatory T cells are reduced during anti-CD25 antibody treatment of multiple sclerosis. *Arch Neurol* 2009 ; 66(4) : 471-479.
8) Bielekova B, et al. Effect of anti-CD25 antibody daclizumab in the inhibition of inflammation and stabilization of disease progression in multiple sclerosis. *Arch Neurol* 2009 ; 66(4) : 483-489.
9) Bielekova B, et al. Humanized anti-CD25 (daclizumab) inhibits disease activity in multiple sclerosis patients failing to respond to interferon beta. *Proc Natl Acad Sci U S A* 2004 ; 101(23) : 8705-8708.
10) Rose JW, el al. Treatment of multiple sclerosis with an anti-interleukin-2 receptor monoclonal antibody. *Ann Neurol* 2004 ; 56 : 864-867.
11) Wynn D, et al. Daclizumab in active relapsing multiple sclerosis (CHOICE study) : A phase 2, randomized, double-blind, placebo-controlled, add-on trial with interferon beta. *Lancet Neurol* 2010 ; 9 : 381-390.
12) Rojas MA, et al. Long-term daclizumab therapy in relapsing-remitting multiple sclerosis. *Ther Adv Neurol Disord* 2009 ; 2(5) : 291-297.
13) Bielekova B, et al. Intrathecal effects of daclizumab treatment of multiple sclerosis. *Neurology* 2011 ; 77 : 1877-1886.
14) http://www.expert-reviews.com/
15) Kappos L, et al. Efficacy and safety of oral fumarate in patients with relapsing-remitting multiple sclerosis : A multicentre, randomized, double-blind, placebo-controlled phase IIb study. *Lancet* 2008 ; 372 : 1463-1472.
16) http://www.biogenidec.com/
17) Gold R, et al. Pathophysiology of multiple sclerosis and the place of teriflunomide. *Acta Neurol Scand* 2011 ; 124 : 75-84.
18) Tallantyre E, et al. Spotlight on teriflunomide. *Int MS J* 2008 ; 15 : 62-68.
19) O'Connor P, et al. Randomized trial of oral teriflunomide for relapsing multiple sclerosis. *N Eng J Med* 2011 ; 365 : 1293-1303.

II. 多発性硬化症の治療とケア
対症療法

> **Point**
> - 多発性硬化症（MS）の神経症状は多彩であり必然的に対症療法の対象症状もさまざまである．
> - 対症療法に関する科学的根拠はきわめて乏しく，経験とわずかな文献的エビデンスを基に個別に対応しているのが現状である．
> - 具体的には薬物療法やリハビリテーションが中心で，適宜，外科的治療も考慮される．
> - 生活指導，心理的支援などを含めた多職種を交えた多面的，日常的な関わりの質が対症療法成功の鍵である．

対症療法の位置づけ

　多発性硬化症（MS）の治療では長期予後の改善を期待した disease modifying therapy（DMT）が特に重要だが，現状の DMT は後遺症状・後遺障害の軽減および生活の質（QOL）に直接は影響しない．したがって，残存症状を軽減し QOL を高める対症療法が重要となるが，対症療法に関する文献的エビデンスはきわめて乏しく，また，多くは保険適用外である．経験とわずかな文献的エビデンスを基に，さまざまな治療法を個別に適切に適応する努力をしているのが現状の対症療法である．

対症療法の実際

　薬物療法やリハビリテーション（以下，リハビリと略）による対応が中心で，時に外科的治療も考慮する．しかし，生活指導，心理的支援などを含めた多職種を交えた多面的，日常的な関わりの質が対症療法成功の鍵である．再発症状にはステロイド治療などが優先されるので適切な判断が基本である．

痙縮

　痙縮は日常生活動作（ADL）と QOL を低下させ，疼痛や不眠の原因ともなりケアの障害につながる．一方，適度の痙縮は移動時の支持の助けになる場合もあり痙縮がなければよいとは限らない．対応には薬物療法や非薬物療法を考慮するが，基本はリハビリの継続である[1]．試みられる治療法を**1**に示した．

対症療法の有効性の評価 Column

対症療法に関する科学的根拠が乏しい理由の一つに客観的評価の難しさがある．さまざまな基準が提唱されており，代表的なものを紹介する．痙縮に関してはAshworth scaleが汎用され改訂版も提唱され臨床現場での有効性が示されている．痛みに対する客観的評価は特に難しいがvisual analogue scaleが最も有用とされる．The Fahn Tremor Rating Scale（FTRS）がMS患者の企図振戦の評価に有用とされる．失調症状に関しては運動失調一般に用いられるInternational Cooperative Ataxia Rating Scale（ICARS）などが用いられるが，MSでの有用性は評価されていない．易疲労性は運動機能，認知などの関与を加味する必要性など評価方法は難しい．

最近，Fatigue Scale for Motor and Cognitive Functions（FSMC）の有用性が評価・検証されている．MSにおける認知レベルの評価スケールとしては近年Brief Repeatable Battery of Neuropsychological Tests（BRB-N）in MSが欧米諸国で広く用いられているが，最近日本語版が作成され，免疫性神経疾患に関する調査研究班を中心に検討されている．

1 痙縮に対して試みてよい対症療法

症状	経口薬剤	その他
痙縮	チザニジン（テルネリン®） バクロフェン（リオレサール®，ギャバロン®） ダントロレンナトリウム（ダントリウム®） ガバペンチン（ガバペン®） ジアゼパム（セルシン®，ホリゾン®） クロナゼパム（リボトリール®，ランドセン®） ピラセタム（ミオカーム®） クロニジン（カタプレス®）	各種のリハビリテーション cooling, hydrotherapy ボツリヌス療法 髄腔内バクロフェン療法 機能的電気刺激（FES） 経皮的電気刺激（TENS）

赤字の薬剤は2011年9月の時点で保険適用のある治療法，黒字の薬剤は保険適用外薬.

■薬物療法

バクロフェン（リオレサール®，ギャバロン®），チザニジン（テルネリン®），ガバペンチン（ガバペン®）の有効性は複数のランダム化試験で示されており推奨される．ベンゾジアゼピン系薬剤は鎮静・催眠作用が問題で夜間投与など補助的位置づけと考える．ボツリヌス治療と髄腔内バクロフェン（intrathecal baclofen：ITB）療法には科学的根拠があり重症例には考慮する．大麻が有効との報告も多いが，わが国での使用は現実的でない．

■非薬物療法

痙縮の治療はリハビリが基本で専門職も交えた個別の対応が重要である．クーリング（cooling）やhydrotherapyが有効との報告もあるが，効果は一過性である．

機能的電気刺激（functional electrical stimulation：FES）や高頻度の経皮的電気刺激（transcutaneous electrical nerve stimulation：TENS）が有効との報告もあり，試す価値はある．

痛み

痛みはQOL，日常活動，社会活動に大きな悪影響を与えるが，対応に関する比較対照試験はほとんどない[2]．

MS患者が訴える痛みは，①MSの症状としての神経原性疼痛，②MSに

Keywords

MS患者における「ボツリヌス治療」

痙縮の強い筋にA型ボツリヌス毒素を局注することによって，神経終末からのアセチルコリンの放出が抑制され筋の緊張が緩和される．効果は2～3日で出現し3～4か月程度持続する．適宜反復投与が可能である．過度の脱力などの副作用が生じることがあるが，一般に一過性・可逆性である．痙縮や膀胱括約筋の過緊張に対する治療のほかに，MS患者における痛み，三叉神経痛，振戦，腸管麻痺，発汗過多などへの有効性も報告されている．

> **Column**
> ### 髄腔内バクロフェン療法(intrathecal baclofen therapy:ITB療法)
> 　バクロフェンはGABA-B受容体のアゴニストで，脊髄後角に作用して抗痙縮作用をもたらすが血液脳脊髄関門を通過しにくく髄液濃度が上がりにくい．たとえば50 mgを内服しても髄液中にはほとんど検出されない．しかし，経口投与の1/1,000程度の量を脊髄髄液腔に投与すると，脊髄のみに作用して痙縮が緩和される．こうした背景から，バクロフェンの効果を高め，眠気やだるさなどの副作用を軽減することのできる髄腔内バクロフェン療法が開発，臨床応用され，MSにおける高度痙縮に対しても保険適用を取得している．
> 　1回の投与による作用時間が12時間程度であるため体内に植え込んだ持続注入薬液ポンプを用いて脊髄腔に留置したカテーテルを通して慢性投与する必要があり，侵襲的治療法である．しかし，他の外科的対応に比べて，可逆的であり，神経組織を破壊せず，さまざまな部位の痙縮に対応でき，痙縮の調節がある程度可能な点などが利点である．一方，欠点としては，定期的かつ厳重なフォローアップの必要性，人工異物を植え込むことによる感染などの危険性，薬剤の過量投与や中止後の症状悪化の可能性，などがあげられる．

間接的に関連した疼痛（例：腰痛，腹痛など），③MSの治療に由来した疼痛，④MSに無関係な疼痛，に大きく分類され，①はさらに慢性持続性の疼痛（例：四肢のジンジンした慢性疼痛）と間欠性/発作性の疼痛（例：三叉神経痛，レルミット徴候，有痛性筋攣縮）に分類され，個別に機序を判断することが対応の基本となる．

　自覚症状である痛みの程度はさまざまな要因に影響されるため，心理的負担の軽減を含めた多面的な対応が求められる（**2**）．ここでは①への対応を記載する（**3**）．

■薬物療法

　神経原性疼痛には抗痙攣薬に一定の効果が期待できる．世界的にはプレガバリン（リリカ®）が神経障害性疼痛の第一選択薬とされ，試みる価値は高い．アミトリプチリン（トリプタノール®）とメキシレチン（メキシチール®）も有効な場合があり，特にうつ的要素を伴う患者にはアミトリプチリンの単独あるいは他剤との併用が勧められる．

　三叉神経痛は再発に関連する場合も多く，その際にはステロイド剤を使う．慢性の三叉神経痛にはカルバマゼピン（テグレトール®）を中心とした抗痙攣薬の単独あるいはバクロフェンとの併用が勧められる．プレガバリンも考慮する．

　有痛性筋攣縮にはカルバマゼピンが有効である．ガバペンチンも考慮できる．メキシレチンがレルミット徴候，痛み発作などとともに有痛性筋攣縮にも有効とされ，試す価値がある．難治症例にはボツリヌス治療も考慮できる．

■非薬物療法

　薬物治療に抵抗性の三叉神経痛には三叉神経節ブロック，経皮的高周波神経根切断術（percutaneous radiofrequency rhizotomy）やγナイフ放射線治療などが試みられており，特に，γナイフは侵襲性が低く有効性も高いとされる．しかし，いずれの報告も症例数は少なく，長期的効果の検証も乏しい．

> **Memo**
> #### MS患者における「γナイフ治療」
> γナイフは脳を対象とする特殊な放射線治療装置で201個のコバルト線源が半円球状に配列され，ここから発する201本のγ線が1点に集中するように設計されている．個々のγ線のエネルギーは非常に低いが，集束する1点ではきわめて高いエネルギーが得られる．標的とする病変以外を貫通する線量は非常に低いので，皮膚が炎症を起こしたり骨髄機能が低下するなど他の放射線治療でみられるような悪影響はない．薬物治療に抵抗性の三叉神経痛を有するMS患者に対して，三叉神経（root entry zone）を標的としたγナイフの有効性が確認されている．顔面のしびれを残す可能性は低くない．

2 増幅された痛み

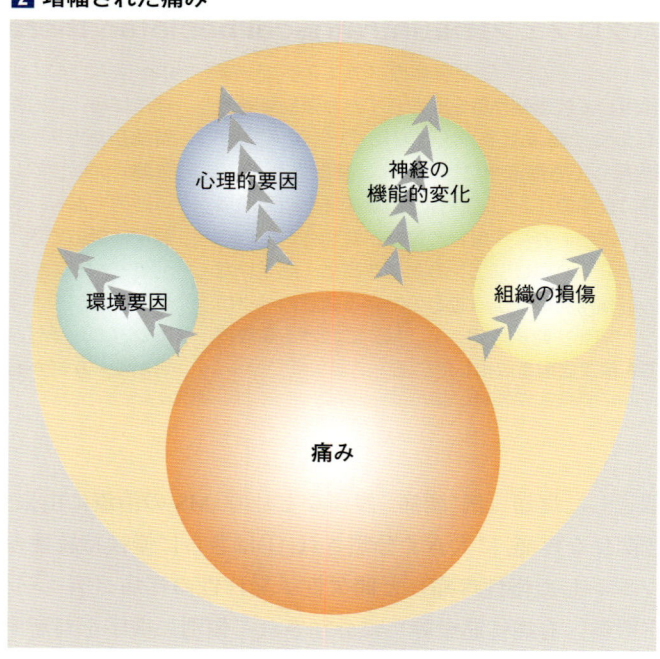

(図: 痛みを中心に、環境要因・心理的要因・神経の機能的変化・組織の損傷が相互に影響する模式図)

3 疼痛に対して試みてよい対症療法

症状	経口薬剤	その他
慢性疼痛	抗痙攣薬 　フェニトイン（アレビアチン®） 　バルプロ酸（デパケン®） 　カルバマゼピン（テグレトール®） 　ガバペンチン（ガバペン®） ベンゾジアゼピン系薬剤 プレガバリン（リリカ®） アミトリプチリン（トリプタノール®） メキシレチン（メキシチール®）	心理療法・生活指導・環境整備など，痛みに影響するさまざまな因子を検討し対処・指導する
三叉神経痛	ミソプロストール（サイトテック®） プレガバリン（リリカ®） バクロフェン*（ギャバロン®，リオレサール®）	三叉神経節ブロック γナイフ放射線治療 経皮的高周波神経根切断術
有痛性筋攣縮	カルバマゼピン（テグレトール®） ガバペンチン（ガバペン®） メキシレチン（メキシチール®）	ボツリヌス治療

赤字の薬剤は2011年9月の時点で保険適用のある治療法，黒字の薬剤は保険適用外薬．
青字の薬剤は適応外だが神経原性疼痛に対しては審査上査定されない．
*三叉神経痛に対するバクロフェンは抗痙攣薬との併用で有効との報告．

排尿・排便障害

　尿路感染や前立腺肥大症の検討が基本である．そのうえでMSにみられる排尿障害は蓄尿障害（頻尿，尿意切迫，尿失禁など），排出障害（残尿感，排尿困難，時に頻尿・尿失禁など），両者の混在，に分類される．MS患者の残尿量は自覚症状と相関しないことが多く，積極的に残尿測定を行う．超音波検査が有用である．膀胱機能は，膀胱の排尿筋，膀胱内括約筋，膀胱外

4 排尿障害に対して試みてよい対症療法

症状	経口薬剤	その他
排尿障害	排尿筋の過緊張による頻尿，尿意切迫，尿失禁 　オキシブチニン（ポラキス®） 　プロピベリン（バップフォー®） 　プロパンテリン（プロ・バンサイン®） 　ソリフェナシン（ベシケア®） 　イミプラミン（トフラニール®，イミドール®） 　イミダフェナシン（ウリトス®，ステーブラ®） 括約筋の緊張低下による排尿困難，残尿感，時に失禁・頻尿 　ジスチグミン（ウブレチド®） 　ベタネコール（ベサコリン®） 括約筋の過緊張による排尿困難 　ウラピジル（エブランチル®） 　タムスロシン（ハルナールD®）	頻尿（特に夜間） 　デスモプレシン点鼻・スプレー 括約筋の過緊張 　A型ボツリヌス毒素の局注 重症例 　間欠導尿 　留置カテーテル

赤字の薬剤は2011年9月の時点で保険適用のある治療法，黒字の薬剤は保険適用外薬．
排尿障害に対する薬剤は保険適用病名が複雑であり要注意（例：ベシケア®，ウリトス®/ステーブラ®は過活動性膀胱では適応だが神経因性膀胱では保険適用外，プロ・バンサイン®，トフラニール®/イミドール®は夜尿症または遺尿症に保険適用，ハルナールD®の保険適用は前立腺肥大症に伴う排尿障害）．

括約筋の協調運動によって複雑に維持されており，症状，訴え，簡易検査のみから原因機序を鑑別できないことも多く，泌尿器科との連携も重要である．試みられる治療法を**4**に示した．

　MSに由来する排便障害は便秘と便失禁が中心だが腸管運動障害による慢性の下痢も経験される．MSに特異な対応はなく便秘には緩下薬，坐剤，浣腸などで対応する．下痢への対応は難しく，ケアを含めて個別に対応する．

■薬物療法

　症状に合わせて**4**にあげた薬剤を試みる．頻尿にはデスモプレシン（デスモプレシン®）も有効で，効果は投与後6時間が最も強くQOLを向上させるとのメタアナリシスの結果がある[3]．心不全などに注意しながら試す価値は高い．

■非薬物療法

　生活指導は重要で，香辛料に富む食品やカフェイン含有飲料は膀胱刺激症状があり就寝前は避ける．アルコールも注意する．切迫性の尿失禁に骨盤底部筋の電気刺激と運動療法の併用が有効とされるが，継続は容易でない．膀胱括約筋の筋緊張の抑制にA型ボツリヌス毒素の局注が有効とされるが保険適用はない．残尿を100 mL以下にできない難治例では間欠導尿や留置カテーテルを考慮する．

振戦

　MSでみられる振戦は姿勢時振戦や企図振戦が中心で，ADL，社会活動，QOLに大きく影響する．薬物治療は概して効果が乏しく，リハビリと外科的治療が有効な場合がある．

■薬物療法

　イソニアジド(イスコチン®)の有効性が報告されているが信頼性に乏しい．クロナゼパム（リボトリール®）とプロプラノロール（インデラル®）はMSに関する科学的根拠はないが，試す価値はある．MS以外の振戦に対してのITB療法の有効性が報告されており，重症例には検討してよいが保険適用はない．

■非薬物療法

　振戦に対するリハビリはQOLを向上させる．企図振戦には前腕のクーリングを試してよい．MS患者の難治性振戦に対する視床中間腹側核（Vim核）の深部刺激の有効性と安全性が確認されており難治例には考慮できる[4]．

性機能障害

　男性では勃起障害，射精障害，オーガスムの減退，性欲減退の頻度が多く，女性ではオーガスムの減退，腟の潤滑性の低下，性欲減退が多い．運動障害，感覚障害，神経因性膀胱など，MS関連の身体症状も性生活への支障の原因になる．しびれや痛みのために「触られること自体が不快」な場合もある．易疲労性やうつ状態も影響する．さらに，性生活がうまくいかないことで，パートナーに対する精神的な負い目を感じている場合があり，ストレスの増長につながりかねない．国民性や診療環境などから性機能障害，性生活に関する訴えを診察室で直接に聞くことは少ないが，実際には多くの患者のQOLに影響している．悩みを打ち明けられる環境・雰囲気づくりなどへの積極的な工夫・対策が治療の前提である．

　勃起障害のある男性にはシルデナフィル（バイアグラ®），バルデナフィル（レビトラ®），タダラフィル（シアリス®）などが使用できる．

易疲労性

　MSに特有の易疲労性は，誘因なく突然に自覚されることが多く，病態・機序ははっきりしない．痛み，痙縮，夜間頻尿に起因することも多く，うつ状態，甲状腺機能障害，貧血，肝機能障害，薬物副作用などとの鑑別も必要である．

　アマンタジン（シンメトレル®），モダフィニル（モディオダール®），ペモリン（ベタナミン®）の有効性が報告されており試みてよいが，実際の効果は軽微で長期効果もはっきりしない．温度感受性の易疲労感に4アミノピリジン徐放製剤（dalfampridine〈Ampyra®/ 2012年現在国内未承認〉）が有効とされるが，わが国では使用できない．アセチルLカルニチンの有効性がランダム化盲検試験で示され，インターフェロンベータに起因した倦怠感にも有効と報告された[5]．アセチルLカルニチンはサプリメントとして市販されている．レボカルチン（エルカルチン®）を試す価値もあるが適応外である．

　非薬物療法としてpulsed electromagnetic fields（PEMF）が有効と報告されたが，詳細な検討で無効と判断され，行うべきではない．

認知障害

　MSの進行に伴い認知機能障害の頻度・程度が高くなる．集中力の低下，学習能力の低下，健忘，情報処理速度の低下などで気づかれることが多い．ドネペジル（アリセプト®）やリバスチグミン（イクセロン®）などのコリンエステラーゼ阻害薬は試みる価値がある．メマンチン（メマリー®）は無効とされ，また，ランダム化試験で症状悪化が報告されており，使うべきでない[6]．MSにおけるガランタミン（レミニール®）の有効性は検討されていない．

うつ状態

　MS患者ではうつ状態が多くQOLの低下，身体活動の低下，社会性の低下，治療へのアドヒアランスの低下などにつながる．インターフェロン療法とうつ状態の関連には議論はあるが注意する．SSRI，SNRIなどの抗うつ薬にて対応するが，日常診療での心理的支援の努力が基本であり，精神神経科との連携も重要である．

嚥下障害，構音障害

　嚥下障害は誤嚥や栄養障害など命に関わる．重症例や脳幹症状を有する患者は特に注意する．重症筋無力症で用いられるコリンエステラーゼ阻害薬が有効との報告もあるが，根拠は薄い．水，コーヒーなどのthin liquidsを避け食材にトロミをつけるなどの工夫をする．進行例には胃瘻も考慮する．

　MS患者の構音障害は失調性，痙性-失調性の要素が多い．言語訓練が有用でQOLを向上させる．振戦に使用される既述の薬剤が有効な場合があり，試す価値はある．呼吸や嚥下障害を伴いやすいspastic dysarthriaにバクロフェンが有効な場合がある．

眼球運動障害

　複視には片眼を一時的に覆うなどが有用で，持続例にはプリズム眼鏡も考慮する．MS患者の持続性振り子様眼振にガバペンチンが有効との報告があり，自覚症状の強い例には試してよい．

歩行障害

　痙性麻痺，失調，深部覚障害などの原因に応じた対応を試みるが，リハビリが基本である．歩行速度，QOL，社会活動の改善に4アミノピリジン徐放製剤（dalfampridine）が有効[7]だが，国内では2012年現在未承認である．

〈深澤俊行〉

文献

1) Rekand T. Clinical assessment and management of spasticity : A review. *Acta Neurol Scand Suppl* 2010 ; 190 : 62-66.
2) Truini A, et al. Treating pain in multiple sclerosis. *Expert Opin Pharmacother* 2011 ; 12 : 2355-2368.
3) Bosma R, et al. Efficacy of desmopressin in patients with multiple sclerosis suffering from bladder dysfunction : A meta-analysis. *Acta Neurol Scand* 2005 ; 112 ; 1-5.
4) Hosseini H, et al. Unilateral thalamic deep brain stimulation for disabling kinetic tremor in multiple sclerosis. *Neurosurg* 2011[Epub ahead of print]
5) Tomassini V, et al. Comparison of the effects of acetyl L-carnitine and amantadine for the treatment of fatigue in multiple sclerosis : Results of a pilot, randomized double-blind. crossover trial. *J Neurol Sci* 2004 ; 218 : 103-108.
6) Lovera JF, et al. Memantine for cognitive impairment in multiple sclerosis : A randomized placebo-controlled trial. *Mult Scler* 2010 ; 16 : 715-723.
7) Miravalle AA. Guidelines and best practices for appropriate use of dalfampridine in managed care populations. *Am J Manag Care* 2011 ; 17（Suppl 5）: S154-S160.

Further reading

- de Sa JC, et al. Symptomatic therapy in multiple sclerosis : A review for a multimodal approach in clinical practice. *Ther Adv Neurol Disord* 2011 ; 4 : 139-168.
  多発性硬化症の対症療法の具体的内容に加え，MS における各症状の基本的知見，評価方法などが記載されており読み応えがある．

- Frohman TC, et al. Symptomatic therapy in multiple sclerosis. *Ther Adv Neurol Disord* 2011 ; 4 : 83-98.
  多発性硬化症の対症療法がわかりやすく具体的に記載されており参考になる．

II. 多発性硬化症の治療とケア

膠原病合併例の治療

> **Point**
> - 多発性硬化症（MS）に自己免疫性甲状腺疾患を合併する場合には，インターフェロンベータ（IFNβ）は甲状腺機能異常を発現する可能性があり，その適用は慎重に検討する必要がある．
> - 関節リウマチ（RA）を合併したMSでは，特に遺伝的にRAの高リスク患者においてIFNβはRAを増悪する可能性があり，勧められない．
> - シェーグレン症候群（SjS）を合併するMSに対しては，IFNβ治療はSjSを増悪させる可能性があり，勧められない．
> - 全身性エリテマトーデス（SLE）の病態にIFNαやIFNβといったI型IFNが深く関与していることが明らかとなっていることから，SLEを合併するMSに対してIFNβ治療は行わないように勧められる．
> - 膠原病を合併するMSにおいて，3椎体を超える長大な脊髄病変あるいは高度の視力障害を伴う場合には視神経脊髄炎（NMO）を鑑別する目的で抗アクアポリン4抗体の測定が望まれる．

MSと自己免疫疾患あるいは自己免疫異常の合併

多発性硬化症（multiple sclerosis：MS）に臓器特異的または臓器非特異的自己免疫疾患の合併が知られている．MSに橋本甲状腺炎やバセドウ病といった自己免疫性甲状腺疾患，関節リウマチ（rheumatoid arthritis：RA），全身性エリテマトーデス（systemic lupus erythematosus：SLE），シェーグレン症候群（Sjögren syndrome：SjS），重症筋無力症といった自己免疫疾患の合併がある．MSにおける自己免疫疾患の累積有病率（4.92％）は一般人口のそれ（5.12％）に比べて高くないという報告[1]と自己免疫疾患の合併率はMSでは12.9％で対照の2.1％に比べて有意に高い（$p=0.009$）という報告[2]とがある．MSにおける自己免疫疾患の有病率を検索した疫学研究の結果，MSでは一般人口に比べて炎症性腸疾患，1型糖尿病，自己免疫性甲状腺疾患（autoimmune thyroid disease）などがより高頻度にみられる．これらのことからMSとその他の自己免疫疾患との間に病因的な関連が示唆される．

MS患者の血清中にさまざまな自己抗体が出現する．自己抗体の出現率は，MS患者では41％で対照の23％に比べて有意に高い（$p<0.01$）[1]．MSでは抗甲状腺ミクロソーム抗体が5.7〜15.0％[2]，抗サイログロブリン抗体が0〜8.5％，抗核抗体が7.1〜81％[1]，抗SS-A/SS-B抗体，抗リン脂質抗体，抗好中球細胞質抗体（perinuclear anti-neutrophil cytoplasmic antibody：p-ANCA；myeloperoxidase ANCA：MPO-ANCA）およびその他の自己抗体がみられる．

1 膠原病および膠原病類縁疾患合併の有無による多発性硬化症病像の差異

	多発性硬化症		p 値
	膠原病（＋） (n=62)	膠原病（−） (n=1,431)	
膠原病の合併	SjS24，RA13， SLE4，その他 21		
発症時年齢（歳）	36.3 ± 12.7	31.4 ± 13.0	0.0041
検査時年齢（歳）	48.4 ± 11.9	41.6 ± 13.9	0.0002
罹病期間（年）	12.2 ± 11.4	10.2 ± .8.1	n.s.
男女比（男性：女性）	4：58（1：14.5）	383：1,048（1：2.7）	0.0006
総合障害度（EDSS）	4.6 ± 2.6	3.5 ± 2.7	0.0026
二次性進行型の割合	9 / 62（14.5%）	168 / 1,430（11.7%）	n.s.
経過中に両側視力低下が出現した割合	22 / 62（35.5%）	456 / 1,418（32.2%）	n.s.
経過中に対麻痺が出現した割合	31 / 61（50.8%）	594 / 1,379（43.1%）	n.s.
経過中に四肢麻痺が出現した割合	14 / 60（23.3%）	253 / 1,388（18.2%）	n.s.
経過中に横断性脊髄炎徴候が出現した割合	28 / 61（45.9%）	359 / 1,351（26.6%）	0.0009
最終時に高度以上の視力障害をきたす割合	19 / 62（30.6%）	225 / 1,412（15.9%）	0.0023
最終時に中等度以上の脊髄障害をきたす割合	29 / 61（47.5%）	369 / 1,395（26.5%）	0.0003
3 椎体以上の長大な脊髄病変を有する割合	24 / 55（43.6%）	283 / 1,221（23.2%）	0.0005
髄液細胞数増多を示す割合	24 / 52（46.2%）	433 / 1,172（36.9%）	n.s.
髄液細胞数 50 / μL 以上を示す割合	7 / 52（13.5%）	88 / 1,172（7.5%）	n.s.
末梢神経障害を合併した割合	4 / 59（6.8%）	50 / 1,362（3.7%）	n.s.

SjS：シェーグレン症候群，RA：関節リウマチ，SLE：全身性エリテマトーデス．

（小副川学．神経免疫学 2006 [3]）より）

MS における抗核抗体の頻度は対照に比べて高く，その出現は疾患活動性と関連するとされている．したがって，MS における自己抗体の高い出現は，MS における非特異的 B 細胞の活動性の亢進を反映していると考えられている[1]．

視神経脊髄型 MS と自己免疫異常との合併

本邦の MS は臨床的に視神経および脊髄に病変の限局した視神経脊髄型 MS（optic-spinal MS：OSMS）の割合が欧米に比べ高く，その臨床的特徴は視神経脊髄炎（neuromyelitis optica：NMO）と類似点が多い．OSMS は各種の自己抗体を有することが多い．さらに，OSMS では脊髄 MRI において 3 椎体を超える長大な脊髄病変（longitudinally extensive spinal cord lesion：LESCL）を呈する例においてより自己抗体を有する頻度が高い．自己抗体や LESCL を有する OSMS は NMO の可能性があり，抗アクアポリン 4（aquaporin-4：AQP4）抗体を測定することが望まれる．

2 シェーグレン症候群合併の有無による多発性硬化症病像の差異

	多発性硬化症		p値
	シェーグレン症候群（＋）(n=24)	膠原病（−）(n=1,431)	
発症時年齢（歳）	38.6 ± 10.4	31.4 ± 13.0	0.0078
検査時年齢（歳）	47.8 ± 12.3	41.6 ± 13.9	0.0308
罹病期間（年）	9.2 ± 7.0	10.2 ± .8.1	n.s.
男女比（男性：女性）	1：23	383：1,048（1：2.7）	0.0240
総合障害度（EDSS）	5.0 ± 2.6	3.5 ± 2.7	0.0085
二次性進行型の割合	0 / 24（0.0%）	168 / 1,430（11.7%）	n.s.
経過中に両側視力低下が出現した割合	7 / 24（29.2%）	456 / 1,418（32.2%）	n.s.
経過中に対麻痺が出現した割合	13 / 24（50.0%）	594 / 1,379（43.1%）	n.s.
経過中に四肢麻痺が出現した割合	7 / 23（30.4%）	253 / 1,388（18.2%）	n.s.
経過中に横断性脊髄炎徴候が出現した割合	12 / 24（50.0%）	359 / 1,351（26.6%）	0.0104
最終時に高度以上の視力障害をきたす割合	8 / 24（33.3%）	225 / 1,412（15.9%）	0.0433
最終時に中等度以上の脊髄障害をきたす割合	13 / 24（54.2%）	369 / 1,395（26.5%）	0.0024
3椎体以上の長大な脊髄病変を有する割合	11 / 22（50.0%）	283 / 1,221（23.2%）	0.0033
髄液細胞数増多を示す割合	10 / 21（47.6%）	433 / 1,172（36.9%）	n.s.
髄液細胞数 50 / μL 以上を示す割合	4 / 21（19.0%）	88 / 1,172（7.5%）	n.s.
視神経脊髄型 MS の比率	7 / 24（29.2%）	206 / 1,419（14.5%）	0.0448
末梢神経障害を合併した割合	2 / 24（8.3%）	50 / 1,362（3.7%）	n.s.

（吉良潤一．日本医事新報 2006 [4]）より）

膠原病合併 MS の臨床的特徴（2004 年 MS 全国臨床疫学調査）

2004 年 MS 全国臨床疫学調査にて集計された MS 1,493 例において膠原病合併症例の検討を行った（**1**）[3]．膠原病およびその類縁疾患の合併は 62 例であった．膠原病合併 MS 症例は，高齢発症であり，女性の割合が高かった．また，総合障害度（Expanded Disability Status Scale：EDSS）は有意に高値であり，高度以上の視力障害および横断性脊髄炎を呈する割合が有意に高く，LESCL を有する割合も有意に高かった．SjS 合併 MS 例も膠原病合併 MS と同様の臨床的特徴がみられ OSMS / NMO 類似の病像を呈していた（**2**）[4]．これらの結果から膠原病および類縁疾患合併症例を見落とさないためには，それらを示唆する全身所見や各種自己抗体についての血液検査などが不可欠である．

膠原病を合併した MS に対する IFNβ 治療

MS に対してインターフェロンベータ（interferon-beta：IFNβ）治療を行ったところ膠原病が誘発されたという症例報告がある．さらに，膠原病合併 MS に対して IFNβ 治療を行ったところ，効果のみられない症例やむしろ増

悪がみられた症例があり，注意が喚起されるようになった．最近，SLE や SjS および RA などの自己免疫疾患の病態に IFNα や IFNβ といった I 型 IFN の関与が明らかとなり[5,6]，これらの膠原病を合併する MS に対しては I 型 IFN の IFNβ は膠原病を増悪する可能性がある．

そこで，膠原病を合併した MS に対する IFNβ 治療は以下のように推奨されている[7]．

① MS に自己免疫性甲状腺疾患を合併する場合には，IFNβ は甲状腺機能異常を発現する可能性があり，その適用は慎重に検討する必要がある（グレード C1；科学的根拠はないが，行うよう勧められる）．

② RA を合併した MS では，特に遺伝的に RA の高リスク患者において IFNβ は RA を増悪する可能性があり，勧められない（グレード C2；科学的根拠がなく，行わないよう勧められる）．

③ SjS を合併する MS に対しては，IFNβ 治療は SjS を増悪させる可能性があり，勧められない（グレード C2）．

④ SLE の病態に IFNα や IFNβ といった I 型 IFN が深く関与していることが明らかとなっていることから，SLE を合併する MS に対しては IFNβ 治療は行わないように勧められる（グレード C2）．

⑤ 膠原病を合併する MS において，3 椎体を超える長大な脊髄病変あるいは高度の視力障害を伴う場合には NMO を鑑別する目的で抗アクアポリン 4 抗体の測定が望まれる．

自己免疫性甲状腺疾患合併

MS 患者では自己免疫性甲状腺疾患の合併頻度が対照に比べて有意に高い．MS に対する IFNβ 治療で甲状腺機能低下症あるいは甲状腺機能亢進症が惹起されたという症例報告がある．しかし，718 例の MS 患者を対象にしたランダム化比較試験（randomized controlled trial：RCT）において，IFNβ-1b（ベタフェロン®）を 800 万国際単位（8.0 MIU），隔日皮下注の 24 か月間の治療はプラセボと比べて甲状腺機能異常を増やさず，さらに抗甲状腺自己抗体陽性の患者においても甲状腺機能異常を増やさないという報告がある[8]．コホート研究では，106 例の MS 患者に対して IFNβ-1a（アボネックス®）（6.0 MIU，週 1 回筋注）あるいは IFNβ-1b（8.0 MIU，隔日皮下注）を最長で 84 か月間（中央値 42 か月間）行ったところ，24％に甲状腺機能異常が出現し，22.7％が甲状腺自己免疫異常を呈した[9]．治療前に自己免疫性甲状腺炎あるいは抗甲状腺自己抗体を有していることが IFN 治療による甲状腺機能異常の発症リスクである[10]．

しかしながら，IFNβ 療法で誘発される甲状腺機能異常の大部分は無症候性である[9]．時に長期にわたり甲状腺ホルモンの補充療法や抗甲状腺薬の投与を必要とする例もある[10]が，甲状腺機能異常は IFNβ を中止しなくても適切に治療が可能なことが多い．したがって，自己免疫性甲状腺疾患合併の場合には，MS の重症度や予後を総合的に考慮して，IFNβ の適用を慎重に

検討する必要がある．

IFNβ療法中は定期的に血清TSH（thyroid stimulating hormone）と甲状腺ホルモン（遊離T_4, T_3）といった甲状腺機能検査を行い，甲状腺異常の早期発見に努め，注意深い経過観察が必要である．治療前に自己免疫性甲状腺疾患や甲状腺機能異常を有する場合には系統的な甲状腺の評価が必要である[10]．

IFNαやIFNβといったⅠ型IFNによる甲状腺機能異常の発現機序の詳細は解明されていない．しかし，Ⅰ型IFNは免疫活性化機序によって自己免疫疾患や自己免疫異常を発現すると考えられている[10]．なお，自己免疫異常を伴わない甲状腺機能低下症の発症にはⅠ型IFNの甲状腺細胞への直接抑制効果が関与している可能性がある．

関節リウマチ（RA）合併

全世界のRAの有病率は1％で，一方，MSの有病率は0.1％である．したがって，RAとMSの合併の可能性があるが，RAとMSの合併の報告はまれである[1]．

MSに合併したRAに対してIFNβ-1bが効果的であったという1例報告がある．一方，MSに対するIFNβ-1b治療でRAを発症したという1例報告もある．また，RAの発症と関連が知られている*HLA-DRB1*0404*と*DQB1*0301*対立遺伝子を有するMS患者に対してIFNβ-1aを用いたところRF陽性の多発関節炎を発症したという報告がある．

RAに対してIFNβ療法の効果を検討したRCTにおいてその有効性は示されておらず，RAを合併したMS，特に遺伝的にRAの高リスク患者においては，IFNβはRAを増悪する可能性があり勧められない．

シェーグレン症候群（SjS）合併

SjSでは0～60％に中枢神経障害がみられる[11]．SjSに伴う中枢神経症状はMSに類似し，MSとの鑑別が困難な症例が存在する[11]．MS類似の中枢神経障害を伴ったSjSでは，視力障害が60％，横断性脊髄症が65％と高頻度にみられ，OSMS／NMO類似の臨床像を呈する[11]．実際に，SjSとNMOの合併が報告されており，特にLESCLを呈するSjSにおいてはNMOの鑑別が必要である．

MSとSjSの合併が報告されている．MSにおいてSjSの合併は欧米では0～16.7％であり，特に一次性進行型MSにおいて16.7％と高い頻度で合併がみられる．IFNβ-1aに反応良好なMSにおいて，IFNβ-1a開始5年後にSjSを発症した症例がある．また，IFNβ-1bへの反応が不良なMSにおいてIFNβ-1b開始後にSjSが発症した症例がある．合計497例のSjSに対して低用量IFNαを経口粘膜投与した2つのRCTでは，唾液分泌を有意に改善し，有効であった（$p<0.01$）．

これとは対照的に，SjSの病態においてⅠ型IFNの活性化が注目されている[6]．SjSにおいてウイルス感染などによって誘導された唾液腺におけるⅠ

型 IFN の産生が免疫系を活性化するとされている．その結果，唾液腺などにおいて SS-A / SS-B といった核酸結合蛋白に対する自己抗体が産生され，この抗体は核酸を含んだ免疫複合体を形成する．この免疫複合体は I 型 IFN を継続的に産生させ，自己免疫反応が持続すると考えられている．これらのことから，SjS を合併する MS に対する IFNβ 療法は SjS を増悪させる可能性があり，勧められない．

全身性エリテマトーデス（SLE）合併

SLE において MS を合併した症例や MS 類似の中枢神経病変を呈する症例があり，SLE に伴った MS 様の病変は lupoid sclerosis と呼称されている．SLE に NMO の合併があり，SLE の初発症状として NMO を呈することがあり，注意が必要である．

MS に対する IFNβ 療法中に SLE を誘発した症例が報告されている．本症例では IFNβ を中止したところ，SLE の症状は消退した．このような時間的経過から SLE 症状の発現に IFNβ が誘因になったと考えられる．

SLE の病態に I 型 IFN の重要性が明らかとなっている[5]．SLE 患者血清中において，I 型 IFN の IFNα 濃度が上昇しており，疾患活動性と相関することが示されている．SLE の病態において，アポトーシス細胞由来の核酸を含む免疫複合体は形質細胞様樹状細胞からの I 型 IFN の産生を誘導する．この I 型 IFN は，骨髄系樹状細胞を活性化し自己反応性 T 細胞を活性化するとともに，B 細胞を活性化し自己抗体の産生を促進する．このように I 型 IFN が SLE の自己免疫応答の誘導に深く関与していることが明らかになっていることから，SLE を合併する MS に対しては I 型 IFN の IFNβ は用いないように勧められる．

膠原病に NMO の合併

NMO に対しては，IFNβ は無効あるいは増悪したという報告が多いため，その使用は慎重にすべきである[12]．NMO の 10〜40％ に自己免疫疾患の合併がみられる[13]．したがって，膠原病を合併する MS 類似の疾患において，3 椎体を超える長大な脊髄病変（LESCL）あるいは高度の視力障害を伴う場合には NMO を鑑別する目的で抗アクアポリン 4 抗体の測定が望まれる．

膠原病合併 MS に対する IFNβ の治療効果
（2004 年 MS 全国臨床疫学調査）

2004 年 MS 全国臨床疫学調査において，IFNβ の治療効果を主治医に質問し検討した[14]．膠原病非合併 MS 例においては，IFNβ 治療により効果があった症例は 68.4％ であり，効果がなくむしろ悪化した症例は 4.9％ であった．これに対して，膠原病合併 MS 例において効果がなくむしろ悪化した症例は 31.6％ で，膠原病非合併 MS 例に比べて有意に多かった（$p<0.0001$）．ただし，IFNβ-1b の治療効果はあくまでも主治医の主観に基づくもので厳密な定義は

ない．膠原病を合併する例で新規に IFNβ を開始する場合や，これまで使用していても再発回数の減少がみられない場合は，抗 AQP4 抗体の測定が望ましいと考えられる．

自己抗体のみ陽性の MS に対する IFNβ 治療

甲状腺自己抗体のみ陽性の MS では IFNβ は甲状腺機能異常を発現する可能性があり，その適用は慎重に検討する必要がある（グレード C1）[7]*1．

*1 解説・エビデンスについては前述の「自己免疫性甲状腺疾患合併」の節を参照．

甲状腺自己抗体以外の自己抗体のみ陽性の場合は IFNβ の使用を考慮してもよいが，十分な科学的根拠はない（グレード C1）．

前述の 718 例の MS 患者を対象にした RCT において，IFNβ-1b 治療は抗核抗体陽性患者においても甲状腺機能異常やリウマチ性疾患などを増やさなかった[8]．また，62 例の MS 患者に対する IFNβ-1a 療法において，抗核抗体の有無と治療後の臨床症状や MRI 所見との間に有意の関連はなかった[15]．

膠原病を合併した MS に対するフィンゴリモド治療

MS に対してフィンゴリモド（イムセラ®，ジレニア®）が臨床応用されている．一方，膠原病を合併した MS に対するフィンゴリモド治療に関するエビデンスはない．しかし，SLE，RA といった動物モデルにおいてフィンゴリモドの有効性が示唆されている．そこで，これらの膠原病を合併した MS におけるフィンゴリモドの有用性の確立が期待される．

膠原病を合併した MS に対する免疫抑制薬を用いた治療

MS では IFNβ 治療で膠原病が誘発されることがある．そこで，膠原病を合併した MS に免疫抑制薬の投与を考慮してもよいが，十分な科学的根拠はない（グレード C1）[7]．

自己免疫性甲状腺疾患合併

自己免疫性甲状腺疾患を合併した MS に対する免疫抑制薬の有用性に関する十分な科学的根拠はないが，免疫抑制薬の投与を考慮してもよいと考えられる．

SjS 合併

SjS を合併した MS に対する免疫抑制薬の有用性に関する報告はない．そこで，中枢神経障害を伴った SjS に対する免疫抑制薬の効果についての報告を以下に記載する．

MS 類似の中枢神経病変を伴う SjS において経口ステロイド（corticosteroid：CS）薬（プレドニゾロン〈prednisolone：PSL；プレドニン®〉40～60 mg／日）が有効である[11]．中枢神経障害を合併する SjS では経静脈ステロイドパルス療法（メチルプレドニゾロン〈methylprednisolone：MP；ソル・メドロール®〉1,000 mg／日，3 日間）に引き続いて経口 CS 薬（PSL 0.5～1 mg／kg／日）

の後療法で症状の改善が認められることが多い[16]．

　中枢神経障害を合併するSjSにおいて治療抵抗例については経静脈ステロイドパルス療法とシクロホスファミド（cyclophosphamide：CPA；エンドキサン®）パルス療法（0.75～1.0 g／m²／月）の併用が勧められている[17]．CSで再発を繰り返す脊髄障害を合併したSjSにおいてアザチオプリン（azathioprine：AZP；イムラン®，アザニン®）（100 mg／日）とCS（PSL 15 mg／日）の併用が有効であった．

　SjSを合併するMSでは，IFNβ治療はSjSを増悪させる可能性があるために，免疫抑制薬の有用性に関する十分な科学的根拠はないが，免疫抑制薬の投与を考慮してもよいと考えられる．

RA合併

　RAに合併したMSにおいて経静脈ステロイドパルス療法が有効であった1例報告がある．なお，RAを合併したMSにおいては，RAに対する腫瘍壊死因子α（tumor necrosis factor-α：TNF-α）阻害薬のインフリキシマブ（レミケード®）とエタネルセプト（エンブレル®）はMSを増悪させる可能性があり，MSには投与しないように勧められる．

　RAを合併したMSでは，IFNβはRAを増悪する可能性があるために，免疫抑制薬の有用性に関する十分な科学的根拠はないが，免疫抑制薬の投与を考慮してもよい．

SLE合併

　SLEを合併したMSに対する免疫抑制薬の有用性に関する報告はない．そこで，中枢神経障害を伴ったSLEに対する免疫抑制薬の効果についての報告を以下に記載する．

　重症の中枢神経症状を伴ったSLEに対して高用量の経口CS療法（PSL 1～2 mg／kg／日）または経静脈ステロイドパルス療法（MP 500～1,000 mg／日，3日間）に続いて経口CS療法が用いられる．

　治療抵抗性の視神経炎を伴ったSLEに対して経静脈CPAパルス療法（0.5～1.0 g／m²／月）が有効であった．脊髄障害を合併したSLEの治療は経静脈ステロイドパルス療法で開始し，経静脈CPAパルス療法（最大投与量1 g／m²）を実施した後に経口CS療法を継続することが勧められている[18]．

　SLEを合併するMSでは，IFNβ治療はSLEを増悪させる可能性があるために，免疫抑制薬の有用性に関する十分な科学的根拠はないが，免疫抑制薬の投与を考慮してもよい．

謝辞

　本稿で紹介した研究の一部は厚生労働科学研究費補助金（難治性疾患克服研究事業）の助成を受けた．

〈郡山達男〉

文献

1) De Keyser J. Autoimmunity in multiple sclerosis. *Neurology* 1988；38：371-374.
2) Seyfert S, et al. Multiple sclerosis and other immunologic diseases. *Acta Neurol Scand* 1990；81：37-42.
3) 小副川学. MRI 画像所見からみた日本人 MS 病像の解析—2004 年 MS 全国臨床疫学調査. 神経免疫学 2006；14：151-155.
4) 吉良潤一. 多発性硬化症—日本における最近の動向. 日本医事新報 2006；4301：53-59.
5) Koutouzov S, et al. Type-I interferons and systemic lupus erythematosus. *Autoimmun Rev* 2006；5：554-562.
6) Nordmark G, et al. Mechanisms of Disease：Primary Sjögren's syndrome and the type I interferon system. *Nat Clin Pract Rheumatol* 2006；2：262-269.
7) 「多発性硬化症治療ガイドライン」作成委員会（編）. 膠原病合併（Sjögren 症候群など）. 多発性硬化症治療ガイドライン 2010. 東京：医学書院；2010, pp.110-125.
8) Polman CH, et al. Interferon beta-1b treatment does not induce autoantibodies. *Neurology* 2005；64：996-1000.
9) Caraccio N, et al. Long-term follow-up of 106 multiple sclerosis patients undergoing interferon-beta 1a or 1b therapy：Predictive factors of thyroid disease development and duration. *J Clin Endocrinol Metab* 2005；90：4133-4137.
10) Monzani F, et al. Thyroid autoimmunity and dysfunction associated with type I interferon therapy. *Clin Exp Med* 2004；3：199-210.
11) Alexander EL, et al. Primary Sjögren's syndrome with central nervous system disease mimicking multiple sclerosis. *Ann Intern Med* 1986；104：323-330.
12) 「多発性硬化症治療ガイドライン」作成委員会（編）. 視神経脊髄炎患者・抗アクアポリン 4 抗体陽性患者. 多発性硬化症治療ガイドライン 2010. 東京：医学書院；2010. pp.92-103.
13) Wingerchuk DM, et al. The clinical course of neuromyelitis optica（Devic's syndrome）. *Neurology* 1999；53：1107-1114.
14) 吉良潤一ほか. 多発性硬化症（MS）2004 年全国臨床疫学調査結果第 3 報—合併症からみた日本人 MS の病像. 厚生労働科学研究費補助金 難治性疾患克服研究事業, 免疫性神経疾患に関する調査研究（主任研究者 吉良潤一）, 平成 17 年度 総括・分担研究報告書. 2005, pp.151-152.
15) Ciccarelli O, et al. Antinuclear antibodies and response to IFNβ-1a therapy in relapsing-remitting multiple sclerosis. *Mult Scler* 2000；6：137-139.
16) Hirohata M, et al. Reversible cortical lesions in primary Sjögren's syndrome presenting with meningoencephalitis as an initial manifestation. *J Neurol Sci* 2005；232：111-113.
17) Williams CS, et al. Treatment of myelopathy in Sjögren syndrome with a combination of prednisone and cyclophosphamide. *Arch Neurol* 2001；58：815-819.
18) Kovacs B, et al. Transverse myelopathy in systemic lupus erythematosus：An analysis of 14 cases and review of the literature. *Ann Rheum Dis* 2000；59：120-124.

II. 多発性硬化症の治療とケア
妊娠・出産希望時の治療の進め方

> **Point**
> - 妊娠は，多発性硬化症（MS）の進行，日常生活の障害度に影響を及ぼさない．MSの母親から生まれた新生児の体重・頭囲・発育・発達は正常である．
> - 妊娠期にMSの疾患活動性は安定し，特に妊娠後期の3か月間は再発率が顕著に低下する．しかし出産後3か月間に再発率が高くなることを考慮し，家族のサポート体制を整えておくことが必要である．
> - interferon-beta（IFNβ）を使用していた場合，妊娠に備えてIFNβを少なくとも1か月以上中止する必要がある．
> - 妊娠前に疾患活動性が高かった母親は出産後早期にIFNβを開始する．
> - IFNβなどの免疫調整薬や免疫抑制薬は，妊娠または妊娠している可能性のある女性には禁忌である．また治療薬投与中は授乳を中止する．

患者が妊娠・出産を希望した場合

多発性硬化症（multiple sclerosis：MS）の発症頻度は，女性は男性の約3～4倍で，好発年齢は妊娠出産が可能な20～40代である．したがって，われわれ神経内科医にとってMS患者の出産・妊娠は，日常的に遭遇する問題である．多くの患者は妊娠に対して不安を抱えており，医療従事者は患者の妊娠・出産について正しい知識をもち，患者の不安を取り除くことが大切である．したがって，MSの妊娠への影響を理解し，妊娠に際して病状を安定させることが第一である．また，妊娠前にinterferon-beta（IFNβ）などの治療を行っている患者では胎児への薬剤の影響が懸念されることになる．治療薬の妊娠・出産・胎児への影響について正しく理解することは必須であり，妊娠出産を希望する患者に対して，これらの問題をふまえたうえで，治療計画を立てることが必要である．

MSの妊娠・出産，胎児への影響

MSの妊娠・出産と再発率について，妊娠中は低下し，産褥期に増加することがこれまでの研究で報告されている[1]．254例の再発寛解型MS患者の妊娠出産例を追跡調査した初めての大規模なcohort研究（The Pregnancy in Multiple Sclerosis Study：The PRIMS study）では[2,3]，非妊娠期をコントロールとして年間再発率を比較した場合，妊娠時には再発率は著明に低下するが，出産後3か月後に再発率が増加することを報告した．The PRIMS studyの年間再発率の結果によれば[2,3]，妊娠前1年間は0.7，妊娠第1三半期0.5，第2三半期0.6，第3三半期0.2と著明に低下し，出産3か月後は1.2と有意に

妊娠・出産希望時の治療の進め方 | 273

Column

なぜMSは妊娠中に安定するのか？— その免疫学的機序について

　MSは，炎症を促進するIFNγ，腫瘍壊死因子（tumor necrosis factor：TNF）-α, interleukin（IL）-2などのサイトカインを産生する1型ヘルパーT細胞（Th1細胞）が亢進し，抗炎症作用をもつIL-4, IL-10を産生する2型ヘルパーT細胞（Th2細胞）が低下していることより，Th1/Th2バランスがTh1にシフトしていることが疾患増悪に関連していると考えられている．妊娠期の母体では，胎盤から分泌する特定のサイトカインやエストロゲンなどのホルモンも含め，胎児に対してさまざまな免疫寛容が働いており，Th2へシフトする．したがってMSでは，母体にとって疾患の抑制状態となることがMSの妊娠期の再発率低下に作用し，妊娠期には症状は安定する（**1**）．

1 MSの妊娠によるTh1/Th2バランスの変化

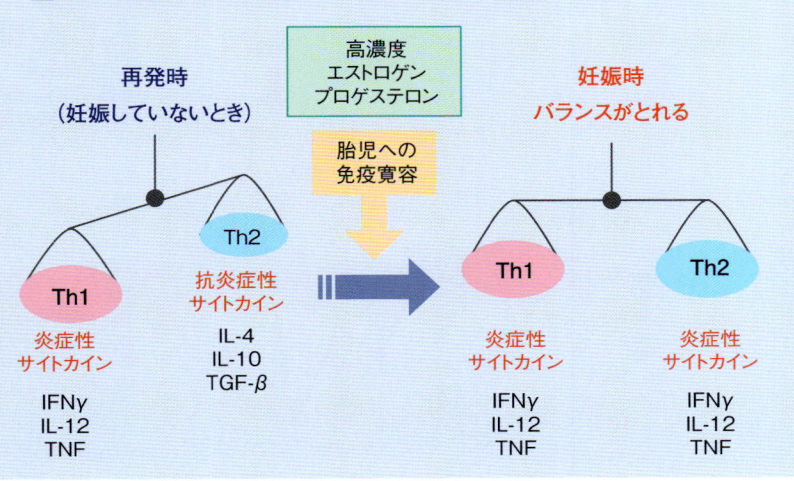

再発時（妊娠していないとき）
- Th1：炎症性サイトカイン（IFNγ, IL-12, TNF）
- Th2：抗炎症性サイトカイン（IL-4, IL-10, TGF-β）

高濃度エストロゲン プロゲステロン
胎児への免疫寛容

妊娠時 バランスがとれる
- Th1：炎症性サイトカイン（IFNγ, IL-12, TNF）
- Th2：炎症性サイトカイン（IFNγ, IL-12, TNF）

増加するが，その後は次第に安定する（**2**）．産褥期は，再発のリスクが高くなること，MSの症状の特徴である易疲労性と，育児，睡眠不足などによるストレスで症状が悪化し，一時的に育児ができなくなる可能性があるので，出産後の育児については，患者および家族と具体的に話し合いサポート・プランを立てておく必要がある．

　妊娠・出産がMSの進行や日常生活の障害度に悪影響を及ぼさないことは，これまでの報告からよく知られており，妊娠中毒や流産の増加もみられない[3]．MSの母親からうまれた子どもの出生時体重，頭囲は正常で，先天性奇形の確率も健常者と変わりない[3]．

妊娠，授乳中に再発した場合の治療

　副腎皮質ステロイドは米国FDA薬剤胎児危険度分類基準[7,8]によれば，カテゴリーCに分類され，短期間でのステロイド投与は一般的に妊娠期には安全であるといわれている（**3**）．しかし，静脈内メチルプレドニゾロン（ソル・メドロール®）大量投与，いわゆるステロイド・パルス療法の妊娠への安全性に関する報告はない．

　妊娠第1三半期以後はプレドニゾロン（prednisolone：PSL〈プレドニン®〉）の投与は可能で，15 mg/日以下であれば，これまで報告されているステロ

MSの産褥期再発率と授乳

産褥期のMSの再発と授乳の関連性について，授乳している患者では授乳していない患者と比較して，出産後再発するまでの期間が有意に長かった（授乳のみ：12か月以上，母乳＋人工乳：3.9か月，人工乳のみ：2.5か月）という報告があり[4]，授乳は母体の病勢に良い影響を与える可能性が示唆された．また妊娠前に安定している母親ほど母乳を与える傾向があるが[5]，母乳のほうが人工乳よりも年間再発率は低かったが，有意差はなかった[5,6]という報告があり，出産後のMS再発と授乳の影響については結論が出ていない．

図2 MSの妊娠・出産に伴う年間再発率

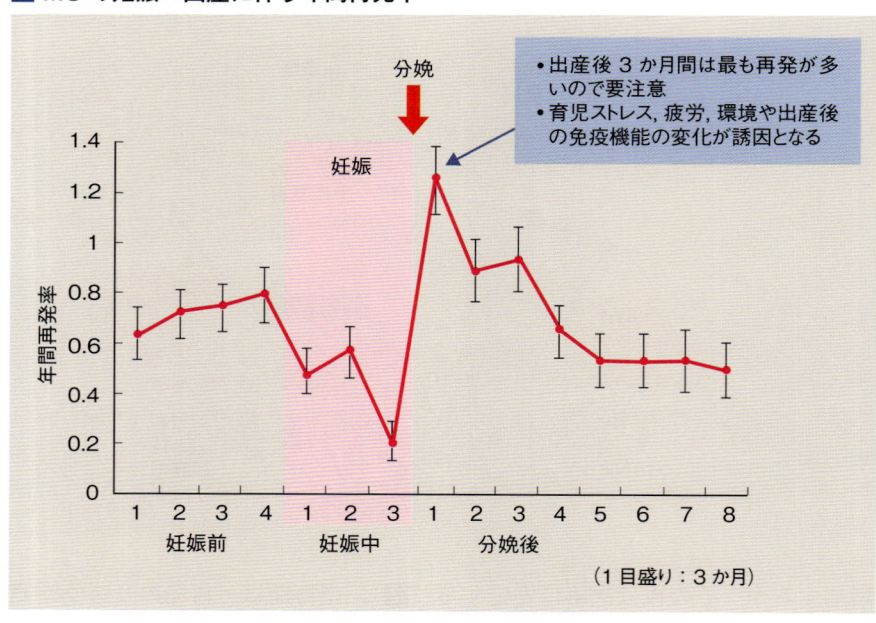

- 出産後3か月間は最も再発が多いので要注意
- 育児ストレス，疲労，環境や出産後の免疫機能の変化が誘因となる

（Confavreux C, et al. *N Engl J Med* 1998[2]より）

イドによる胎児の副腎機能低下，低血糖，口蓋裂，早産，死産などの問題は発生しないという報告がある[9]．母体の疾患をコントロールするうえで本剤を使用することは支持されるが，もし投与する場合には必要最小限とする．すでにステロイド投与中であれば，妊婦にこれら危険性に関して十分な説明を行い，PSLの継続，減量，中止などを検討しなければならない[10]．

血漿交換療法（plasma exchange：PE），免疫吸着療法（immunoadsorption plasmapheresis：IAP）は，急性増悪期，劇症型MSに有効である．IAPはPEと同様に血圧低下，ショックの危険，抗凝固薬による副作用の可能性はあるものの，置換液が不要なため合併症が少ない．これまで産褥期に発症した重症筋無力症[11]や，視神経脊髄炎患者で，IAPを施行し，合併症もなく，無事に健児を出産した報告があり[12]，IAPは妊娠時に比較的安全に施行できる治療法の一つであると考えられるが，いずれも症例報告である．

IFNβの妊婦・胎児への影響

IFNβ-1b（ベタフェロン®），IFNβ-1a（アボネックス®）はFDA薬剤胎児危険度分類基準）でカテゴリーCに分類されている（図3）．サルの動物試験

フィンゴリモド（ジレニア®, イムセラ®）の妊娠・出産への影響

1日1回経口投与のフィンゴリモドはFDA薬剤危険度分類基準によればカテゴリーCに分類されている．フィンゴリモド投与中に妊娠した患者に奇形を有する児（先天性脛骨弯曲1例，無頭蓋症1例：出産2日後に死亡，ファロー四徴症1例）が認められ[21]，妊娠・胎児に対する生殖毒性のリスクが報告されている．したがって，女性患者への投与に対しては特に注意が必要であり，妊婦または妊娠している可能性のある婦人には禁忌である．妊娠可能な婦人に対して，①本剤投与を開始する前に患者が妊娠していないことを確認すること，②本剤が胎児に悪影響を及ぼす可能性があることを十分に説明すること，③本剤投与期間中および最終投与2か月間は適切な避妊を徹底するよう指導する．

フィンゴリモドは消失半減期が長く，投与中止後血中からの消失には最長で2か月かかる場合があり，胎児への潜在的リスクが持続するためである[21,22]．また本剤投与中に妊娠が判明したら，直ちに中止し，本剤投与中は授乳を避ける[22]．

3 MSに用いる治療薬の米国FDA薬剤胎児危険度分類基準

カテゴリーX	・妊婦には禁忌 ・ヒト胎児に対する危険性が証明されている．いかなる利益よりも危険性のほうが上回る．ここに分類される薬剤は，妊婦または妊娠する可能性のある婦人には禁忌である	・メトトレキサート（メソトレキセート®）
カテゴリーD	・危険性を示す確かな証拠がある ・ヒト胎児に明らかに危険であるという証拠があるが，妊婦への使用による利益が容認されることもありえる	・アザチオプリン（イムラン®） ・シクロホスファミド（エンドキサン®） ・ミトキサントロン（ノバントロン®）
カテゴリーC	・危険性を否定できない ・動物試験で胎仔に催奇形性，毒性，そのほかの有害性が証明されているが，ヒトでの対照試験の実施がない．注意が必要であるが投薬の利益がリスクを上回る可能性がある	・プレドニゾロン（プレドニン®） ・メチルプレドニゾロン（ソル・メドロール®） ・IFNβ-1b（ベタフェロン®） ・IFNβ-1a（アボネックス®） ・免疫グロブリン ・シクロスポリン（ネオーラル®） ・フィンゴリモド（ジレニア®, イムセラ®） ・natalizumab*，ONO-4641*
カテゴリーB	・ヒトでの危険性の証拠はない ・動物試験では胎仔への危険性は否定されているが，ヒト妊婦での対照試験は実施されていない．あるいは，動物生殖試験で有害な作用（または出生数の低下）が証明されているが，ヒトでの妊娠期3か月の対照試験では実証されていない，またはその後の妊娠期間でも危険であるという証拠はないもの	・glatiramer acetate*

*2012年8月現在，本邦では未認可．

（Demek DM, et al. *Mayo Clin Proc* 1997[7]；Janssen NM, et al. *Arch Intern Med* 2000[8] より）

で高用量のIFNβで胎児死亡や流産が認められたこと[13]，IFNβ-1bの第III相臨床試験で，流産した症例があったという結果から，妊婦または妊娠している可能性のある患者にはIFNβは禁忌である[14]．また，IFNβを投与している患者には，避妊の指導が必要である．

IFNβの妊婦と胎児への影響について，IFNβ-1aを投与中に偶発的に妊娠した患者を分析した報告では[15]，受胎前2週間〜受胎時に本剤を中止したMS妊婦41例のうち満期正常出産20例，未熟児1例，人工流産9例，自然

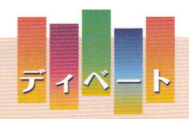

視神経脊髄炎の妊娠・出産─妊娠期に再発しやすいのか？

　視神経脊髄炎（neuromyelitis optica：NMO）の妊娠・出産への影響について，これまでの少数の症例報告をまとめると，NMO妊婦の発症年齢は20〜33歳，2/3は妊娠を契機に発症し，ほとんどの症例は妊娠中（妊娠8〜30週）に再発していた．これらの報告から，NMOは妊娠中に再発率が高くなることが予想された．その免疫学的根拠として，妊娠に伴い母体内ではサイトカインバランスがTh1からTh2にシフトし液性免疫が活性化するため，NMOでは妊娠中に抗AQP4抗体産生が亢進し，再発しやすくなる可能性が考えられるからである．しかし最近の報告[24,25)]ではNMOもMSと同様に，妊娠前と比較して妊娠期に再発率は低下するが，MSのような妊娠後期の顕著な再発率の低下はなく，出産後3か月間の再発率はむしろMSよりも高かった（**4**）．NMOの妊娠・出産に伴う疾患活動性の変化については，今後のさらなる症例の集積が必要であろう．

　新生児への影響について，これまでの症例報告では，ほとんどのNMO妊婦は健常児を出産しており，児の発達も正常である．

　NMOも，MSと同様に，出産・妊娠に備え，再発しないように病状を安定させることが大切であるが，NMOでは再発予防の治療としてステロイド，免疫抑制薬を内服している患者が多いため，妊娠に際しては，胎児への薬剤の影響について留意する必要がある．

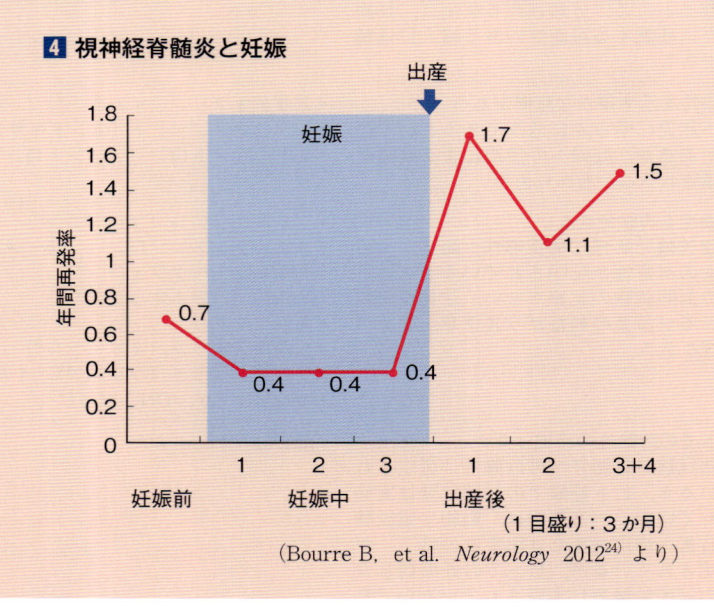

4 視神経脊髄炎と妊娠

（Bourre B, et al. *Neurology* 2012[24)] より）

流産8例，胎児死亡1例，水頭症1例，経過不明1例であった．受胎2週間以上前からIFNβ-1aを中止した22例のMS妊婦は，満期正常分娩20例，未熟児1例，分娩時にエルプ麻痺1例だった．ほとんどの新生児は健康であったが，IFNβに曝露していた患者群の自然流産率は26％であり，一般的な自然流産の確率15〜20％と比較して統計的な有意差はないが，発生率は高かった．

　Boskovicら[16)]の報告では，IFNβを妊娠初期3か月間以上曝露されていた妊婦の平均新生児体重は健常対照妊婦と比較し有意に低体重，かつIFNβ曝露群の流産・死産は39.1％で健常対照妊婦の5％と比較し有意に高率だった．妊娠初期3か月以上IFNβに曝露された場合，低体重児，流産，死産との関

連性が認められた．妊娠前に IFNβ を 1 か月以上中止した MS 妊婦と中止 1 か月未満の MS 妊婦を比較検討した結果では[17]，自然流産は中止 1 か月未満では 23.0％，1 か月以上中止では 21.0％でほぼ同等であった．また，子どもの発達については，IFNβ 曝露群（平均曝露期間は妊娠 9 週）の母親からうまれた子どもの処女歩行および一語発語などの発達は正常だった[18]．以上から，妊娠に備えて少なくとも IFNβ を 1 か月以上中止すれば胎児に影響を及ぼさないであろうと考えられる．なお，IFNβ を中止にする際には，徐々に減量し中止することが望ましい．

妊娠・出産を希望している患者の IFNβ の開始時期

IFNβ の投与を検討している場合，妊娠出産後に治療を開始するのか，それとも，まず治療を始めて，病状が安定した後，いったん休薬して妊娠出産するのか，患者および家族とよく話し合う必要がある．妊娠中，偶発的に IFNβ を継続していた場合には，直ちに投与を中止し，神経内科と産婦人科を受診し妊娠の経過について専門医の指示を仰ぐことが大事である．

授乳と IFNβ

IFNβ の母乳への移行について，ヒトでは，IFNβ などの蛋白質は乳児の胃酸で分解されると考えられているが，IFNβ を高用量投与した動物実験で母乳への移行が認められたため[19,20]，IFNβ は授乳中，中止する．また IFNβ 再開時には，授乳を中止し人工乳に切り換える[20]．通常，出産後 3 か月間に再発率が高くなるため，再発のリスクが高い患者や IFNβ を妊娠前に使用していた場合には，初乳を与えた後，速やかに IFNβ を再開することが望ましい．

IFNβ の男性生殖能への影響

IFNβ の男性生殖能への影響について，アカゲザルを用いた IFNβ-1b の動物実験では，精巣毒性は認められず，催奇形性の報告もなかった[19]．したがって，現時点では IFNβ の男性不妊への影響は認められない．

免疫抑制薬の妊娠・出産への影響

MS の治療に用いられている免疫抑制薬はアザチオプリン（イムラン®），シクロホスファミド（エンドキサン®），ミトキサントロン（ノバントロン®），メトトレキサート（メソトレキセート®），シクロスポリン（ネオーラル®）などがあげられるが，いずれも本邦では保険適用ではない．免疫抑制薬は，早産，新生児の低体重，免疫抑制，発達遅延，発癌，催奇形性のリスクが報告されており，妊婦または妊娠している可能性のある女性への投与は禁忌である．また母乳へ移行するとの報告があるため，免疫抑制薬投与中は授乳を中止する（3)[23]．

（清水優子）

文献

1) Poser S, Poser W. Multiple sclerosis and gestation. *Neurology* 1983 ; 33 : 1422-1427.
2) Confavreux C, et al. Rate of pregnancy-related relapse in multiple sclerosis. Pregnancy in Multiple Sclerosis Group. *N Engl J Med* 1998 ; 339 : 285-291.
3) Vukusic S, et al. Pregnancy and multiple sclerosis (the PRIMS study) : Clinical predictors of post-partum relapse. *Brain* 2004 ; 127 : 1353-1360.
4) Langer-Gould A, et al. Exclusive breastfeeding and the risk of postpartum relapses in women with multiple sclerosis. *Arch Neurol* 2009 ; 66 : 958-963.
5) Airas L, et al. Breast-feeding, postpartum and pregnancy disease activity in multiple sclerosis. *Neurology* 2010 : 75 ; 474-476.
6) Portaccio E, et al. Breastfeeding is not related to postpartum relapses in multiple sclerosis. *Neurology* 2011 ; 77 : 145-150.
7) Damek DM, Shuster EA. Pregnancy and multiple sclerosis. *Mayo Clin Proc* 1997 ; 72 : 977-989.
8) Janssen NM, Genta MS. The effects of immunosuppressive and anti-inflammatory medications on fertility, pregnancy, and lactation. *Arch Intern Med* 2000 ; 160 : 610-619.
9) 小川法良, 菅井進. 膠原病の治療薬剤―副腎皮質ステロイド剤. 臨と研 1999 ; 76 : 1682-1686.
10) 田中憲一ほか（編）. スキルアップのための妊婦への服薬指導. 東京：南山堂；2003.
11) 杉江和馬ほか. 妊娠を契機に発症した重症筋無力症の1症例. 神経内科 2001 ; 54 : 363-366.
12) 大橋高志ほか. 視神経脊髄炎（NMO）における免疫吸着療法の検討. 東女医大誌 2008 ; 78（臨時増刊）: E94-E98.
13) Walther EU, Hohlfeld R. Multiple sclerosis : Side effects of interferon beta therapy and their management. *Neurology* 1999 ; 53 : 1622-1627.
14) Panitch H, et al. Interferon β-1b in secondary progressive MS : Results from a 3 year controlled study. *Neurology* 2004 ; 63 : 1788-1795.
15) Sandberg-Wollheim M, et al. Pregnancy outcomes during treatment with interferon β-1a in patients with multiple sclerosis. *Neurology* 2005 ; 65 : 802-806.
16) Boskovic R, et al. The reproductive effects of beta interferon therapy in pregnancy : A longitudinal cohort. *Neurology* 2005 ; 65 : 807-811.
17) De las Heras V, et al. Pregnancy in multiple sclerosis patients treated with immunomodulators prior to or during part of the pregnancy : A descriptive study in the Spanish population. *Mult Scler* 2007 ; 13 : 981-984.
18) Patti F, et al. Is in utero early-exposure to interferon beta a risk factor for pregnancy outcomes in multiple sclerosis ? *J Neurol* 2008 ; 255 : 1250-1253.
19) バイエル薬品（株）. ベタフェロン®皮下注, 添付文書. 2008年8月.
20) バイオジェン・アイディック・ジャパン（株）. アボネックス®筋注用シリンジ, 添付文書. 2009年2月.
21) ノバルティスファーマ（株）. ジレニア®適正使用ガイド. 藤原一男（監）. 2011年11月.
22) ノバルティスファーマ（株）. ジレニア®カプセル0.5 mg, 添付文書. 2011年9月.
23) Ferrero S, et al. Fetal risks related to the treatment of multiple sclerosis during pregnancy and breastfeeding. *Expert Rev Neurother* 2006 ; 6 : 1823-1831.
24) Bourre B, et al. Neuromyelitis optica and Pregnancy. *Neurology* 2012 ; 78 : 875-879.
25) Kim W, et al. Influence of pregnancy on neuromyelitis optica spectrum disorder. *Neurology* 2012 ; 78 : 1264-1267.

Further reading

- Offner H, Polanczyk M. A potential role for estrogen in experimental autoimmune encephalomyelitis and multiple sclerosis. *Ann N Y Acad Sci* 2006 ; 1089 : 343-372.
  MSとEAEと女性ホルモンの関与について学びたい人にお勧め.

- Saito S, et al. Th1 / Th2 / Th17 and regulatory T-cell paradigm in pregnancy. *Am J Reprod Immunol* 2010 ; 63 : 601-610.
  妊娠における免疫機序と多発性硬化症についてさらに学びたい人にお勧め.

II. 多発性硬化症の治療とケア
患者への説明のポイント

Point
- 欧米に遅れること約1年，2011年9月26日に経口内服薬フィンゴリモドが認可され，それまで国内で唯一の再発予防薬であった注射薬インターフェロンβ以外の治療薬を患者に提供できることとなった．それぞれの薬剤について熟知していることが望まれる．
- 多発性硬化症患者への説明のポイントは自身の診断能力と説明能力，治療を過信しないことである．
- 医師視線のコンプライアンスではなく患者のアドヒアランスのため，他の医療スタッフとともに正確でわかりやすい説明を行い患者の満足が得られることを目指す．

はじめに

本稿では，神経免疫専門外来を都内で行い多発性硬化症だけでも年間400名以上の患者に接し，月に10名前後訪れるセカンドオピニオン患者の経験から外来・入院診療での患者説明の押さえるべきポイントについて述べる．

患者の価値観，何を求めて病院に来ているかを知る

多発性硬化症（multiple sclerosis：MS）患者が外来を受診する場合に，初診と再診ではその目的が異なる．初診では多くの患者は診断を希望してくるが，さらなる検査を希望しているのか，治療を希望しているのか，病気の説明を希望しているのか，説明を聞いて安心したいのか，再診では現在の自分の状態を知りたくて来ているのか，さまざまな症状は日内変動なのか後遺症なのか，再発なのかを知りたくて来ているのか，また前医での検査は論理的で正当な目的があって適度に行われていたのかを疑って来ているのか，治療は今のままで良いのかを聞きたくて来ているのか，などさまざまである．なかには他医への紹介を希望しているのに言いだせないでいる患者もおり，よく患者の心情をくみ取る必要がある．

日本では国民皆保険制度により，患者はどこの病院であってもほぼ同じ医療費で希望の医師，病院を選択できる．その際 National Multiple Sclerosis Society，日本多発性硬化症協会，多発性硬化症友の会，MS CABIN さらにはいくつかの製薬会社のホームページ，個人のブログ，ツイッターなどを通じて多くの情報を得て医療機関を決定している．都内ではこのような背景を持って外来に訪れる MS 患者への説明は，教科書程度の中途半端な知識では患者の wants, needs に対応できない．

Key words
コンプライアンス
医療者の指示に従い患者が正しく治療を受けること．

Key words
アドヒアランス
患者が積極的に治療方針の決定に参加し（執着心），その決定に従って治療を受けることを意味する．これを規定するものは治療内容，患者側因子，医療者側因子，患者・医療者の相互関係であり，主体が医療者であるコンプライアンスとは大きく異なる．

患者の心理状態の把握

患者に十分な対応ができるように，まず心理学的に患者がどのような精神状態にあるかを受診時に把握する．そのためには患者に接する事務職，看護師など他の医療スタッフからの情報収集も必要であり，病室に入る前の何気ない動作や言動にも大事なヒントが隠されている．癌患者の心理の研究で知られる精神科医 Kübler-Ross は，癌患者がどのように死に向き合っていくのかについて否認，怒り，取引，抑うつ，受容の5段階に分類した．MS 患者も診断されてからは同様の心理状態の変遷をたどると思われ，治療を始めるにあたっては病気を受容できているかをまず確かめる．

患者教育

患者が MS についての正しい知識を獲得するための教育が必要である．しかしながら多くの医師にとって，患者教育のために日々の外来で多くの時間を費やすことは不可能である．そこで当院（順天堂大学医学部附属順天堂医院）では，MS CABIN などの患者団体にコーディネイトしていただき MS の教育講演へ参加していただいている．地方在住で参加が難しい方には年次集会への参加を促したり，保健所と協力して講師を招聘することが望ましい．

客観的臨床能力試験（OSCE）から学ぶこと

最近の医学生は OSCE（Objective Structured Clinical Examination）により訓練されているが，一世代前の医師は上級医の臨床能力スキルを見よう見まねで習得した．標準化されていないシステム下では個々人の臨床センスがそのまま患者への医療に反映されていた．OSCE 未経験の医師であっても OSCE から導入できることは多々ある．まず患者への自己紹介，入室時の視線を合わせた挨拶，患者の話をそのまま受け入れ共感し，時間をできるだけ気にしない様子で患者の話をよく聞くことである．診察，診断，鑑別診断，検査，治療それぞれに関して専門用語ではなく相手の理解力を想定しながらわかりやすい言葉で説明する．最後に確認を行う（説明が理解できたのか，患者の wants, needs を満足させたか）．

診察

それぞれの診察技法の目的，意味，解釈を説明し診察する必要がある．特に痛みを伴うような手技に関しては，あらかじめ説明しながら行う．若い女性が多いため腹壁反射や下肢の診察時には女性看護師の同室が望ましい．患者の話を途中でさえぎらず，まず話を聞く姿勢を示す．

検査

血液検査，髄液検査，造影 MRI の必要性を説明する．造影をしない場合でも MRI は3〜4か月に一度行い，特に初期診断，治療薬の効果判定には必

> **日本における MS 診断・治療の今後の課題** Column
>
> MS は MRI が典型的でない場合には診断が難しいことはよく知られているが，NMO，NMOsd（NMO spectrum disorder），CIS（clinically isolated syndrome），RIS（radiologically isolated syndrome）など専門用語も多い．また MS を専門に診ている医師であっても病態についての意見が食い違うこともあり，治療方針の決定も含めて一般の神経内科医を混乱させている．IFNβ による副作用についても数年前に某新聞で大きく報道されたが，すでに欧米で 50 万人以上に使用されている標準治療に対して薬剤の持つ効果，副作用，正しい患者に使用されていたかについての情報の確認以前に先走った感がある．日本は MS 治療薬途上国であり欧米での知見をリアルタイムに国民に伝え，個々の医療関係者に対しての教育・研修も継続して行う必要がある．

須である．また視野表，フリッカー，OCT（optical coherence topography），VEP（visual evoked potential）の役割，意味づけについて熟知していることが望ましい．各々の検査の目的を説明して，その結果についても，患者が理解し納得できるように説明する．

診断

診断に関しては 2010 年 McDonald の診断基準が改訂され MRI の基準が容易となったが，過去の診断基準と同様鑑別診断と時間的・空間的多発性の証明がその骨格であることに変わりはない．今後厚生労働省の特定疾患申請書の診断基準にも改定がなされることが予想され，神経内科医師はその内容の変化について熟知することが正しい診断根拠を説明するためにも望ましい[*1]．鑑別については別項にもあるが初発時やまだ診断が確定していない場合，また CIS（clinically isolated syndrome）の段階で患者にどのように説明をするかは他項[*2]を参考にされたい．

難病申請等

難治性疾患克服研究事業は 130 疾患を対象とし，56 疾患が特定疾患治療研究事業として公費負担の対象となっている．日本では CIS の段階での申請は原則承認されないが，今後アメリカ同様早期治療のための認定措置が進むことが望まれている．MS に対しての DMD（disease modifying drug）による治療コストは一人あたり年間 200〜300 万円となる．医師は，医療受給者証ができるだけ早く患者に届くように努力し，医療費の返金は所定の保健所に申請用紙を申請した日までであることを知っている必要がある．都道府県の審査委員会の決定および決定通知を受け取るまでに 2〜3 か月かかることを患者に説明する．MS と申請し，その後視神経脊髄炎（neuromyelitis optica：NMO）と診断されても，病名を変更して記載するには今の申請用紙の内容では正しく患者の状態を反映しないことも事実である．患者支援として，医療施設等の整備（重症難病患者拠点・協力病院設備），地域における保健・医療福祉の充実・連携（難病特別対策推進事業など），QOL の向上を目指した福祉施策の推進（難病患者等居宅生活支援事業）などの対策が行わ

*1 巻末付録「最新版多発性硬化症診断基準」(p.398) 参照．

*2 本巻 I「多発性硬化症および CIS の診断基準」(p.70) などを参照．

膠原病合併例で抗 AQP4 抗体陽性の場合の IFNβ の使用

Column

　2004（平成16）年に日本の調査研究班が実施した全国臨床疫学調査によると，3椎体以上の長大病巣を有する例や，膠原病を有する例ではIFNβ投与後に増悪した例が多かった．Saidaらによる日本におけるIFNβ治験205名のまとめでは視神経脊髄型MS（optic-spinal MS：OSMS）に対しての効果も有意であった[1]．当時は抗AQP4抗体について測定がなされておらず，OSMSにどの程度NMO患者が含まれているかは不明である．多くの症例報告からNMO患者へのIFNβ投与開始後の増悪や病型の変化が指摘されている．一般にMS患者と比較しても抗AQP4抗体陽性患者（NMOsd）では抗核抗体，SS-A，B抗体陽性であることが多く，新規にIFNβを開始する場合には，LESCLを有する症例や膠原病を合併する症例では抗AQP4抗体の測定を行い陽性例では投与を見合わせる．また明らかに膠原病（特に全身性エリテマトーデス〈systemic lupus erythematosus：SLE〉，シェーグレン症候群）が存在しているときにはIFNβの使用は避けることが推奨されている．すでにIFNβ使用中で効果がみられない患者では，抗AQP4抗体の測定を行い抗体陽性であれば中止とする．またIFNβ-1a治療で効果がなければ1bに変更してみる．効果が継続しない症例ではIFNβに対する中和抗体の有無に関しても測定し，中和抗体価が高値で再発，MRI病巣の増加がある場合は他の治療を考える．

れているが，病状が進行し通院が困難になった患者においては在宅医療との橋渡しにも積極的に関与する必要があり，公的サポートシステムの把握とその説明も要求される．

再発かどうか？

　患者は常に再発の心配と対峙する．季節，日内変動，ストレスや，原病による易疲労性，倦怠感，ウートフ現象など症状の変動，特にめまい感やしびれ，痛みを主訴に来院した場合，再発かどうかの判断は難しい．原則として再発は24時間以上続くこと，また再発による症状は30日以上経たない限り同じ神経部位の変化は再発とは考えなくてよいことを患者に説明し，患者自身の症状推移をメモに取って外来に持参するように指導する．その際，Snellen chart（視覚検査）や感覚表を患者に渡し，あらかじめ記載しておいてもらうと外来診療時間の短縮も可能となる．

治療の説明

　急性期の治療，再発予防治療，対症療法とそれぞれ分けて説明する．治療選択の根拠とリスクとベネフィットを具体的かつ論理的に述べる．早期治療の目的はあくまで再発を抑えることによる症状悪化進行の予防である．Expanded Disability Status Scale（EDSS）3以下としQOLを維持することが理想である．たとえば20歳で発病した患者はおよそ60年以上病気とつきあっていかなくてはいけないこと，欧米化により日本でも二次性進行型が多くなってきていることについて図表を交え説明する．

インターフェロンβ 治療の説明

　インターフェロンはもともとわれわれの体の中にある物質で，インターフェロンβ（IFNβ）による治療はすでに21年以上の長期安全性，早期使用に

よる死亡率低下[2]，すでに50万人以上の使用経験があることを説明する．特に副作用としてあげられている発熱，関節痛，倦怠感などのインフルエンザ様症状はもともとの薬の薬効によるものであること，外来導入が可能であることや副作用や併用薬の注意などについては，インターフェロン発売元のパンフレットを手渡し説明する．海外渡航のため注射薬を機内に持ち込む際には，あらかじめ病院発行の英文の薬剤証明書を携行する必要があり，そのひな形は各々のインターフェロン発売元から手に入れることができる．ただし病院発行英文証明書は自費で10,000円と高額なため，IFNβ-1a（アボネックス®）の場合は1週間以内の旅行であれば出発2日前に注射を行い，そのまま帰国まで注射を待つこともオプションとして勧めている．

第一選択であるIFNβ治療は使用患者に対して効果があり，副作用がなければできるだけ長い間使用する．併用薬として小柴胡湯（禁忌），抗てんかん薬，アンチピリン（SG®，ミグレニン®；鎮痛・解熱薬），ワルファリン（ワーファリン®；抗凝固薬），テオフィリン（テオドール®；喘息治療薬）に注意を促すよう説明する．

フィンゴリモド塩酸塩（FTY720；ジレニア®，イムセラ®）の説明

世界初の経口薬であり，1日1回，朝1錠0.5 mg服用する．再発抑制率がIFNの2倍程度でありまったく新しいタイプの免疫抑制薬である．

その特徴はリンパ節へのリンパ球の閉じ込めにあり，脳へのリンパ球の侵入が減ることで炎症が起きるのを防ぐ．脳の神経細胞やグリア細胞にも影響し効果を及ぼすとの研究報告もされており，難治性の進行型MS患者への臨床治験も開始されている．

治験時にはなかったが，発売後，投与24時間以内の死亡例が欧米で報告され，日本では1〜2日入院による投与が一般的である．投与6時間後の変動，投与24時間，48時間の脈拍，不整脈，血圧の監視，その後の肝障害，呼吸障害（喘息），黄斑部浮腫，皮膚癌などの早期発見が重要である．

副作用として治験中ヘルペス属のウイルス感染での死亡例も2例報告されており，投与前の帯状疱疹ウイルス抗体価スクリーニングが必須である．NMOsd患者使用で悪化例の症例報告や日本の治験でも心血管系の副作用や悪化報告例が少なくとも4例あるため，使用は避ける．効果があるのは明らかだが作用部位が全身に及ぶこと，長期使用経験に乏しく今後の副作用報告に注意が必要である．

治療の効果の説明

治療中の患者の状態をMRI，EDSSで客観的に評価しそれを説明する．対症療法もうまく組み合わせて外来を受診させ，副作用に注意しながら患者の治療に対するアドヒアランスの維持に努める．

治験の説明

2012年8月現在治験を実施しているのはnatalizumab（Tysabri®/2012年現在国内未承認），ONO-4641である．今後いくつかの薬剤が予定されているが，すべて欧米で先行している薬でありそれぞれの薬の効果，副作用に関しても精通している必要がある．

その他

仕事

社会情勢の不安から会社へ自分の病名を明らかにできない患者は多い．またそのためか難病の特定疾患申請を希望しない患者もいる．原則は患者の益になるように努めることが大事である．

寿命

過去には長寿を全うするといわれていたMSの生命予後は，最近では5〜10年短いという欧米の報告もある．日本ではいまだデータがないこと，過去の統計にはNMOが混入していること，新しい治療薬が開発され使用されていることなどから過去の事実として淡々と説明する．

日常生活

女性が多い病気であり関心は仕事，結婚，出産，授乳，治療をどこまで続けるかなどである．子どもにはまず遺伝しないこと，家族と一緒に住んでもうつらないこと，出産後一時期再発が増加するが，妊娠が問題なく可能であること，性生活を含め結婚生活も一般人と変わりがないことを説明する．

疲労対策

疲れる前に休む．体温を上げないようにする．十分な睡眠を取ることなどを勧める．

日内変動，週内変動，季節での変動

ストレスや気分，月経の影響，更年期の影響によることを説明する．

避妊

避妊についてはピルの使用を含めて個々に婦人科の医師も含めて検討する．治験中の新薬使用時や今後使用患者が増えるフィンゴリモドに関しては，避妊について十分な説明が必要である．

妊娠を希望する患者へ

MSは遺伝病ではないので，遺伝しないことをまず説明し安心させる．少

なくとも1年以上再発がなく，病状が安定していれば制限は特にない．しかし再発回数が多く，病状が不安定な場合には，まずIFNβによる再発予防治療を開始して，再発を抑え，病状を安定させてから妊娠準備をすることを勧めている．妊娠準備にかかるときには，少なくとも流産などを避けるため，1か月以上はIFNβを中止する．プレドニゾロン（プレドニン®），メチルプレドニゾロン（ソル・メドロール®）は胎児への影響が少なく，乳汁移行も少ないといわれ，NMOでプレドニン®を20 mg／日以上内服している場合でも授乳可能である．IFNβは母乳を介して乳児に移行する可能性があるので，授乳中は中止し，IFNβの治療中には人工乳とする．フィンゴリモドを含め免疫抑制薬を内服している場合，授乳は禁忌となる．

ビスホスホネート製剤は体内からの排出はあっても長期の母体への骨代謝の影響は解明されておらず，注意が必要である．また出産後6か月以内に再発しやすい傾向があること，妊娠中の再発時には血漿交換，免疫吸着も可能であるが，凝固薬を用いるので，出血合併症，血圧低下，アレルギー，血液製剤による感染などのリスクがあることを十分説明する．

器官形成期である妊娠4か月以降であれば，ステロイドパルス療法が可能である．また妊娠時はプレドニゾロンの量は15〜20 mg／日以下であれば比較的安全であるが，リスクに関しても十分説明する．胎児の口蓋裂，低体重，副腎機能，腎機能低下のリスクが報告されている．

無痛分娩のための硬膜外麻酔施行は，特に再発に影響がなく可能である．

患者家族への説明

多幸症の患者への説明時には家族も同伴してもらうことが重要である．

一方，一次性進行型多発性硬化症（primary progressive multiple sclerosis：PPMS）や二次性進行型多発性硬化症（secondary progressive multiple sclerosis：SPMS）で再発寛解の時期を過ぎた場合は，治療に対しての反応が期待できないことから患者家族への説明には十分な気遣いが必要である．

ステロイド治療

ステロイドパルス治療は外来でも可能であるが，投与中の異味症，めまい，血圧上昇，当日の不眠，熱感，2週間後程度の免疫抑制状態の対処に関して十分説明する．また頻回，長期のステロイド投与患者においては離脱現象や手術時のステロイドカバーの必要性について説明する．

再発誘発因子

再発は感染症，手術，精神的ストレス，産褥期に起こりやすく，日常生活では手洗い，うがい，十分な休養を指導する．

ワクチン接種に関しては，欧米のインフルエンザワクチンには日本と異なりアジュバントとしてスクアレン（Th2へシフト）が使用されているが，インフルエンザ，テタヌス，B型肝炎ウイルスワクチン接種によるMS再発リ

スクは否定されている.

一方,子宮頸癌予防のためのHPV（ヒトパピローマウイルス）ワクチンに関しては,日本でも10歳以上の女性に対して2009年12月にサーバリックス®（16, 18型）, 2011年8月からガーダシル®（6, 11, 16, 18型）が認可された.前者はaluminum hydroxide（Th2シフト）と3-deacylated monophosphoryl lipid A（AS04）というTLR 4を介して免疫を賦活するアジュバントが免疫強化のため使用されているが,後者はamorphous aluminum hydroxyphosphate sulfate（AAHS）のみを使用している.両者ともHPV未感染の患者が対象である.

メルク社がアメリカの保険グループと共同で行った, 2006～2008年のmedical recordからのおよそ19万例におよぶ女性のHPVワクチン接種後副作用解析では, MS4例, ADEM3例,視神経炎6例, NMOなし,その他の脱髄疾患3例であった.報告書において,統計的に疾患の発症にワクチンの影響はないとしているが,欧米白人ではNMO患者はMS患者数の1/100程度しかおらず（10万人あたり1～2人）,解析で明らかとなったADEM,視神経炎,その他の脱髄疾患の中にNMOがどの程度含まれているかも含めて,今後NMOが脱髄疾患の中で10～20％を占める日本,アジアでの検討が必要である.

上記理由およびMS, NMOともに自費で3回接種,計45,000～63,000円の負担となることからHPVワクチンを勧めることは当院では現段階では行っていない.定期的な産婦人科での子宮頸癌検診,正しい性生活,避妊方法がHPVワクチンより望ましいのではと考えている.

最後にNMOに対してのインフルエンザワクチン接種に関しては,自験例で数名の患者がワクチン後再発を実際に起こしておりEvidence levelは低いものの新型インフルエンザなど致死的pandemicでなければ, NMOの多くの患者はすでにステロイド剤もしくは免疫抑制薬を内服中で,ワクチンの効果も期待しにくいと考える.少なくとも問診で過去の何らかのワクチン接種により再発したことがある患者には行わない.

長期予後

benign MSの存在,薬剤のレスポンダー,ノンレスポンダーが予後に影響する.女性のほうがよいという報告, 40歳以下の若年発症のほうがよいという報告,また視神経炎で発症し,発症時麻痺や小脳・膀胱直腸障害がなく進行型でないほうがよいという報告がある.また再発間隔は,初回発作から2回目の発作までの間隔が長いほど,神経症状の後遺症が軽度であるほど予後がよいとの報告があるが,再発頻度の影響は個々人によって異なり,はっきり断言できないことを説明する[3]．

（横山和正）

文献

1) Saida T, et al;Interferon Beta-1b Multiple Sclerosis Study Group of Japan. Interferon beta-1b is effective in Japanese RRMS patients:A randomized, multicenter study. *Neurology* 2005;64:621-630.
2) Goodin DS, et al. Survival in MS:A randomized cohort study 21 years after the start of the pivotal IFNβ-1b trial. *Neurology* 2012;78:1315-1322.
3) Bergamaschi R. Prognostic factors in multiple sclerosis. *Int Rev Neurobiol* 2007;79:423-447.

参考文献

- 水野美邦（編）．神経内科ハンドブック―鑑別診断と治療．第4版．東京：医学書院；2010.
- 「多発性硬化症治療ガイドライン」作成委員会（編）．多発性硬化症治療ガイドライン 2010．東京：医学書院；2010.

II. 多発性硬化症の治療とケア
QOL とケア・生活指導の進め方

Point
- QOL は患者の日常生活，精神的な状態，社会活動などへの影響を含めた患者の主観的評価が反映される．
- 多発性硬化症（MS）特異的 QOL 評価尺度としては，FAMS，MSQOL-54 が日本語版として使用可能である．
- MS 患者の QOL は障害度 EDSS の影響を受けるが，就労状態，MS に関する情報取得，介護者の有無などの環境要因も QOL に関連する．
- QOL の維持には再発予防，障害の進行防止がまず重要であるが，就労に関する調整，情報取得に関する支援，などの環境的支援も QOL 維持に有用と考えられる．

多発性硬化症における QOL の考え方

世界保健機関（WHO，1994）によれば，QOL（quality of life：生活の質）について，「個人が生活している文化・価値体系の中，自分の人生の状況についての認識」「人生の目標・期待・基準・関心との関係において認識されるもの」と定義されている．すなわち，個人の目標や期待，価値観と対比する自身の状況が QOL として評価される．

保健医療分野における QOL は，健康関連 QOL（health-related QOL：HRQOL）として，他の分野の QOL と区別されている．従来，治療やケアの評価は医学的な観点から行われ，症状や機能的側面の変化が評価の主な指標であった．しかし，近年患者の視点に立った患者立脚アウトカム（patient-based outcomes）の必要性が認識され，患者の日常生活や精神的な状態，社会活動などへの影響も含めて，治療やケアの評価の対象となっている．これらは自己申告（patient-reported outcomes）であり，患者の視点で認識された主観的指標である．これらを評価するための尺度が健康関連 QOL 尺度である．健康関連 QOL 尺度は，包括的 QOL 尺度（Global QOL Scale）と疾患特異的 QOL 尺度（Disease-Specific QOL Scale）に大別される．包括的 QOL 尺度は健常者を含めて適用可能な尺度であるのに対し，疾患特異的 QOL 尺度は特定の疾患に限定しており，その疾患の QOL に対する反応性が高い．多発性硬化症（MS）は病型，症状および経過が多様であり，個人差の著しい疾患であるので，MS の QOL 評価尺度は，こうした多様な病型，病期，重症度を広くカバーし，心理的要素，社会生活の要素を含むものであることが条件となる．

MS の疾患特異的 QOL 尺度として，2000 年以降 FAMS（Functional Assessment of Multiple Sclerosis），MSQOL-54（Multiple Sclerosis Quality of

1 MS 特異的尺度の種類と概要

スケール	種類	項目数	所要時間（分）
EDSS	障害度評価	医師による評価	
MSFC	機能評価	3（医師/看護師による評価）	20〜30
FAMS	疾患特異的 QOL 評価	58	25
MSQOL-54		54	11〜18
MusiQoL		31	10〜11
MSIS-29		29	15
MSQLI		138（SF-36 and 9 individual scales）	30〜45
HAQUAMS		38	25
LMS-QoL		8	5
QLI-MS		18	45

EDSS：Expanded Disability Status Scale, MSFC：Multiple Sclerosis Functional Composite, FAMS：Functional Assessment of Multiple Sclerosis, MSQOL-54：Multiple Sclerosis Quality of Life-54, MusiQoL：Multiple Sclerosis International Quality of Life questionnaire, MSIS-29：Multiple Sclerosis Impact Scale, MSQLI：Multiple Sclerosis Quality of Life Inventory, HAQUAMS：Hamburg Quality of Life Questionnaire in Multiple Sclerosis, LMS-QoL：Leeds Multiple Sclerosis-QoL, QLI-MS：Quality of Life index-MS Version III.

Life-54），MSIS（Multiple Sclerosis Impact Scale），など少なくとも9つの尺度が開発されている．このうち，日本語版に翻訳され，信頼性（reliability）および妥当性（validity）の検証がなされているのは，FAMS と MSQOL-54 である（**1**）．

多発性硬化症患者の QOL の諸相

　MS 患者の QOL について検討されたテーマとしては，海外の先行論文において，疲労感[1,2]，うつ症状[1-3]，睡眠障害[1]，認知機能[4-6]，排尿・排便障害[7]，インターフェロン治療[8-10]，就労・教育レベル[11]，経済的負担[12]，などが報告されている．

　2004 年に MS の全国疫学調査が行われ[13]，ついで 2007 年に全国規模の QOL 調査が行われた[14]．全国の 8 医療機関に通院・入院中の 163 名（有効回答数）を対象とし，疾患特異的 QOL 評価尺度 FAMS，心理的適応尺度 NAS-J（The Nottingham Adjustment Scale Japanese Version），効用値 EQ-5D（Euro Qol-5D）の 3 種類の QOL 尺度を用い，主治医による障害度 EDSS（Expanded Disability Status Scale）を加えて実施した．

　その結果，EDSS で評価される障害の程度と FAMS 得点に相関関係が確認され，患者の QOL を規定する要因の一つであることが確認された．また，患者の QOL は NAS-J で評価される心理的適応状態の影響を強く受けていることが確認された．環境要因としては，MS 発症および進行に伴う就労状態の変化や世帯収入の変化，医師や看護師など医療者とのコミュニケーションの状態や，MS に関する情報取得の程度，介護者の有無が QOL に関連する

要因であることが確認された．その後の解析では，EDSSの悪化は直接的にQOLを低下させ，就労状態の変化は心理的適応状態を介してQOLを低下させる可能性が示唆された．一方，MSに関する情報取得の程度やMSに関する知識を有する程度，医師や看護師とのコミュニケーションの状態は，心理的適応状態を介してQOLを向上させる可能性が示唆された．

　これらの結果を概括すると，EDSSで評価される障害度の悪化は患者のQOL低下を招く主たる要因であり，再発予防および機能低下の予防がQOL維持にとってはまず必要なことである．そのうえで心理社会的支援としては，就労状態を維持することやMSに関する情報取得の機会を提供すること，医師・看護師など医療者との関係を良好に維持することによって患者の心理的適応状態を良好に保つことが，患者のQOL維持・向上に寄与するといえるだろう．

多発性硬化症患者のセルフケアの考え方

　再発予防，リハビリテーションにより機能低下を防ぐことは，患者のQOL維持の観点からも第一に重要である．

　再発予防に対しては，インターフェロンベータ（IFNβ）製剤の定期投与と日常生活上の注意事項を習得・実践していくための患者教育が重要となる．インターフェロンベータ製剤の自己注射と主な副作用およびその対処に関する教育の他，日常生活上のセルフケアとして，感染予防や疲労・ストレス蓄積の回避，ウートフ徴候（Uhthoff sign）への対応，食生活の留意点など，再発予防の観点から習得すべき事項を指導する．

　感染症の罹患や激しい運動などによる体力の消耗および慢性的な精神・身体ストレスの複合因子は，再発の危険因子となるので，患者の体力や生活習慣に合わせた予防行動の選択が必要となる．ウートフ徴候は，気温や体温の上昇によって一過性に神経症状の増悪をきたすので，夏期間の体温調節や入浴時の湯温調節などに注意を促す．また，ウートフ徴候と再発の鑑別についても助言する．食生活については，免疫力の維持や生活習慣の観点から，規則的でバランスの取れた食事を心がけるよう助言する．MSは症状および経過の個人差が顕著であるので，自身の生活スタイルと再発予防行動の選択に向けては，簡便な病状記録を続けることが効果的であろう．

　再発時に早期に治療を開始することは，重症化や障害の残存を防ぐうえで重要である．再発に伴う自覚症状の出現がない場合でも，無症候性に再発する場合があるので，症状の有無にかかわらず定期受診と定期検査を受けることが必要になる．

　再発などにより運動麻痺，視力障害，感覚障害，膀胱・直腸障害，嚥下障害などが出現，残存した場合には，それらの障害に応じた生活上の工夫を助言することが重要になる．急性期・寛解期の治療を終えると，多くの場合は自宅療養を継続することになるので，在宅生活を見通した生活の工夫が必要となる．残存する障害に対して極力自立した生活を送れるように環境調整を

行い，運動麻痺などに対しては補装具や住宅環境の調整が必要となる場合がある[15]．

上述したように，職場環境の調整による就労の維持はQOLの維持に影響を及ぼす要因であるので，しびれや疼痛，易疲労感などの外見から把握しにくい症状について，上司や同僚など周囲の理解を得ることが望ましい．家庭においても家事や育児などに支障をきたす場合があるので，家族の理解を得て必要な支援を受けられるように調整する．認知障害やうつ症状などが出現するケースでは，とりわけ周囲の理解と協力が必要となる[16]．

再発予防と早期治療，適切な社会参加や情報収集によって対処行動を獲得することは，患者のセルフケアに貢献するとともにQOL維持・向上に良い循環をもたらす．

（菊地ひろみ）

文献

1) Janardhan V, Bakshi R. Quality of life in patients with multiple sclerosis : The impact of fatigue and depression. *J Neurol Sci* 2002 ; 205 : 51-58.
2) Amato M P, et al. Quality of life in multiple sclerosis : The impact of depression, fatigue and disability. *Mult Scler* 2001 ; 7(5) : 340-344.
3) Benedict R H, et al. Validity of the Beck Depression Inventory-Fast Screen in multiple sclerosis. *Mult Scler* 2003 ; 9 : 393-396.
4) Benito-Leon J, et al. Health-related quality of life and its relationship to cognitive and emotional functioning in multiple sclerosis patients. *Eur Neurol* 2002 ; 9(5) : 497-502.
5) Baumstarck-Barrau K, et al. Cognitive function and quality of life in multiple sclerosis patients : A cross-sectional study. *BMC Neurol* 2011 ; 11 : 17.
6) Cutajar R, et al. Cognitive function and quality of life in multiple sclerosis patients. *J Neurovirol* 2000 ; 6(Suppl 2) : S186-190.
7) Schurch B, et al. Reliability and validity of the Incontinence Quality of Life questionnaire in patients with neurogenic urinary incontinence. *Arch Phys Med Rehabil* 2007 ; 88 : 646-652.
8) Jongen PJ, et al. Improvement of health-related quality of life in relapsing remitting multiple sclerosis patients after 2 years of treatment with intramuscular interferon-beta-1a. *J Neurol* 2010 ; 257(4) : 584-589.
9) Putzki N, et al. Quality of life in 1000 patients with early relapsing-remitting multiple sclerosis. *Eur J Neurol* 2009 ; 16(6) : 713-720.
10) Simone I L, et al. Influence of Interferon beta treatment on quality of life in multiple sclerosis patients. *Health Qual Life Outcomes* 2006 ; 4 : 96.
11) Patti F, et al. Effects of education level and employment status on HRQoL in early relapsing-remitting multiple sclerosis. *Mult Scler* 2007 ; 13(6) : 783-791.
12) Wundes A. Contribution of intangible costs to the economic burden of multiple sclerosis. *J Med Econ* 2010 ; 13(4) : 626-632.
13) Ishizu T, et al. Heterogeneity and continuum of multiple sclerosis of the forth nationwide survey. *J Neurol Sci* 2009 ; 280(1-2) : 22-28.
14) Kikuchi H, et al. Impact and characteristics of quality of life in Japanese patients with multiple sclerosis. *Qual Life Res* 2011 ; 20(1) : 119-131.
15) 菊地誠志，菊地ひろみ．多発性硬化症．北村聖（編），臨床病態学1巻．東京：ヌーヴェルヒロカワ；2007，pp.139-145.
16) 菊地誠志ほか．多発性硬化症患者へのインフォームドコンセントとQOL．吉良潤一（編），多発性硬化症の診断と治療．東京：新興医学出版社；2008，pp.133-143.

II. 多発性硬化症の治療とケア

医療経済学的視点からみた多発性硬化症治療の課題

> **Point**
> - 主に支払基金および国保連合から入手した全国レセプトデータをもとに検討したところ，特定疾患治療研究事業において多発性硬化症（MS）は件数的にも医療費的にも大きな割合を占めており，1レセプトあたりの医療費が他の特定疾患に比較しても高額である．
> - MSの外来医療費において最も医療費がかかっているのは在宅で，インターフェロンの自己注射が大部分を占めることが推測される．続いて画像，初再診，投薬，リハビリテーションが高額であった．
> - MSでは外来医療費に影響の高い要因は年齢と性別で，24歳が医療費のピークを示したが，発病年齢分布に一致して医療費が高くなる傾向にあった．また，男性のほうが医療費は高かった．
> - 医療行為の妥当性の分析に耐えうる医療費構造解析および治療効果による経済的影響の研究が継続して行われることは，国や個人の医療費負担をも意識した治療選択を行ううえで重要であり，今後発展すべき分野である．

はじめに

　神経免疫領域の疾患は免疫学的治療を行うことで予後改善を図れることが多くなった．しかし，完全寛解に至ることは難しく，機能維持，再燃／再発予防や再発時の治療など，継続して治療が必要となることも多い．近年汎用される病態修飾療法は高額なものが多いため，自己負担のある患者にとっては経済的に困窮することもある．

　多発性硬化症（multiple sclerosis：MS）の治療もここ10年でめまぐるしく変化している．従来から使用されていた副腎皮質ステロイドホルモンパルス療法もようやく正式に保険適用となることとなり[*1]，インターフェロン治療も2種が使用可能となった．さらに昨年欧米に1年以上遅れてではあるが，フィンゴリモドが上市され保険適用となった．その他，現在治験中の薬剤やすでに欧米で使用されている分子標的治療薬などさらに高額な薬剤も次々に誕生している．

　近年の癌治療分野でも生じている問題ではあるが，種々の免疫疾患においても経済的負担により高額薬剤を使い続けることを断念しなければならない患者がでてきている．

　筆者は，2008～2010（平成20～22）年まで厚生労働科学研究費補助金難治性疾患克服研究事業「難治性疾患の医療費構造に関する研究班」の主任研究者を務め，特に各特定疾患ごとにどの程度の医療費がどのような内容にかかっているかについて検討した．特定疾患の医療費構造をとらえ，今後の

[*1] 多発性硬化症のメチルプレドニゾロンパルス療法について公知申請が行われ，2012年9月現在審議中であるが，2013年春ごろに適応症として認可される見通しとなった．

治療戦略に及ぼす影響について考察することが目的であった．その中で多発性硬化症についても知見が得られたので，本稿ではそのデータを中心に述べることとする．

希少疾患の場合，施設ごとの調査では症例数や治療内容により医療費が偏る可能性があり，網羅的な解析のためには全国データの解析が適している．しかし，社会医療診療行為別調査などの全国調査では無作為抽出となるため，希少疾患が含まれる確率は低い．また，特定疾患治療研究事業として医療費助成のために，都道府県別に疾患ごとの医療費は報告されているものの，どのような内容に医療費が使用されているかについては不明であった．DPCデータも利用可能で，医療行為ごとに解析できる点で利点はあるが，入院医療しか含まれないという欠点がある．また，一人の症例の医療費は単に1つの医療機関のみならず調剤薬局や訪問看護など多岐にわたっているため，保険者データを使用することで症例ごとの医療費を網羅的に解析できる．

以上の理由により社会保険診療報酬支払い基金（以下支払基金）および国民健康保険連合中央会（以下国保連合）から全国レセプトデータを入手すべく交渉した．限定された期間と内容ではあるものの，複数年にわたりデータを入手でき，また班員施設からのDPCデータや電子レセプトデータなども加えて解析した．

調査対象

主に支払基金および国保連合から入手した全国レセプトデータをもとに検討した．

支払基金データは2009（平成21）年12月〜2010（平成22）年2月処理分の約2,000万件，うち特定疾患対象患者分46万件（以下，「H21基金」データ），2011（平成23）年2〜4月処理分約2,600万件，うち特定疾患対象患者分52万件（以下，「H22基金」データ）を対象とし，国保データは平成21年3月・10月特定疾患対象患者分48万件（以下，「国保」データ）を対象として分析した．ただし，国保データは詳細な項目別データは入手できず，分析に限界があり，一部で支払基金データからの推測値を用いている．

全国レセプトデータは特定疾患治療研究事業対象疾患（医療費助成対象疾患）として受給者証を用いて診療を受けている患者に限って抽出しているため，障害者手帳保持者や生活保護対象者，軽快者など特定疾患制度を利用していない患者については含まれていない可能性がある．また，それぞれ3か月間の調査となっているため，その間に受診していない場合は含まれない．

1では特定疾患受給者証保持者における受診割合（国保連合患者数は推計値）を示しているが，多発性硬化症では約60％であり，重症筋無力症（myasthenia gravis：MG）でも同様であった．以下の分析はこの60％弱にあたる患者レセプトデータを対象としており，重症筋無力症のデータも比較対照として示す．

Key words

DPCデータ
DPC（diagnosis procedure combination：診断群分類）に基づいて評価される入院医療費の定額支払制度を導入している全国の病院（DPC対象病院）から提出されるデータ．一医療行為ごとのデータを含むが入手は制限があり困難である．

1 特定疾患受給者証保持者における受診割合（国保患者数は推計値）

疾患名	登録患者数	月あたり受診者数			受診割合
		社保患者数	国保患者数	合計	
多発性硬化症	14,227	4,388	3,848	8,236	57.9%
重症筋無力症	17,125	3,592	6,005	9,597	56.0%

（荻野美恵子．「免疫性神経疾患に関する調査研究」平成22年度総括・分担研究報告書 2011, p.95 より）

2 支払基金・45疾患別の全国の医科＋DPC＋調剤医療費合計と累計パーセント（平成21年11月～22年1月処理分）

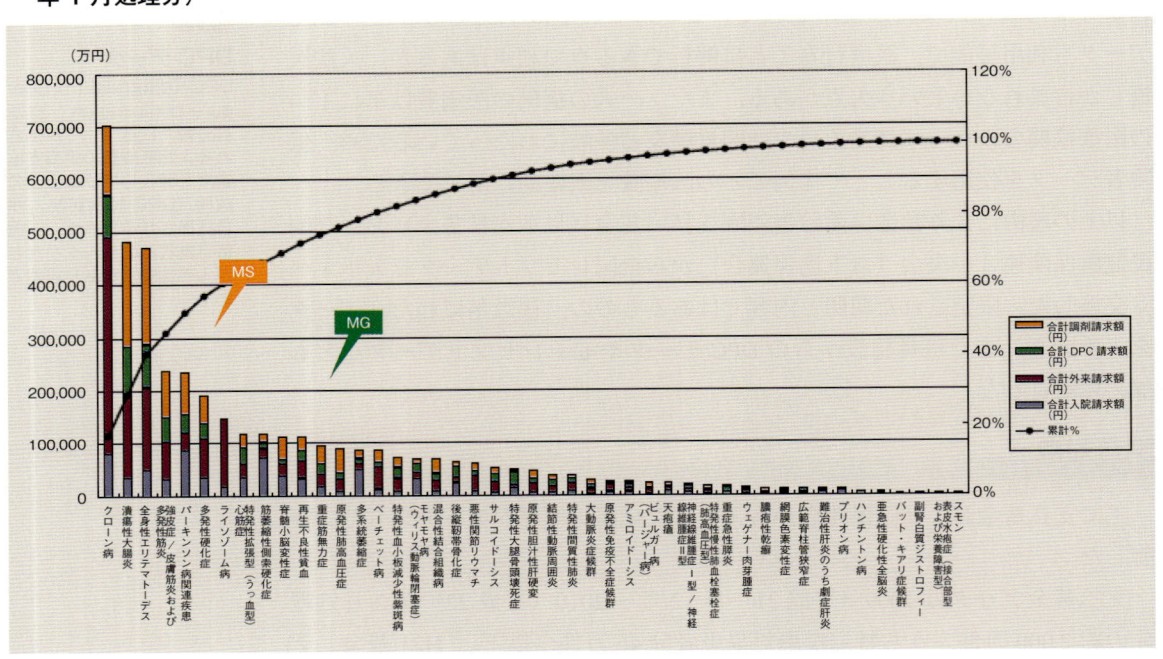

（荻野美恵子．「難治性疾患の医療費構造に関する研究」平成21年度総括・分担研究報告書 別冊 2010, p.18 より）

レセプト件数順位および医療費順位について

　治療研究事業対象45特定疾患中のレセプト件数順位は支払基金と国保連合で異なっていた．入院では支払基金：MS 6位（4.9%），MG 15位（2.1%），国保連合：MS 8位（2.1%），MG 13位（1.5%），外来では支払基金：MS 6位（4.0%），MG 12位（2.4%），国保連合：MS 15位（2.0%），MG 10位（3.2%）であった．支払基金と国保連合の件数順位の差は比較的若い発症であることが影響していると思われる．

　一方医療費については，支払基金データでは全特定疾患治療研究事業対象45特定疾患中MS 7位，MG 15位であり，全特定疾患治療研究事業患者医療費に占める割合はMS約30%，MG約12%であった．残念ながら，国保連合医療費調査（平成21年3月）では調剤費のデータ提供を得られなかったため，入院外来医療費のみとなるが，同じくMS 12位（約8%），MG 15

医療経済学的視点からみた多発性硬化症治療の課題 | 295

3 国保・全国の入院・外来医療費合計と累計パーセント（平成21年10月診療分）

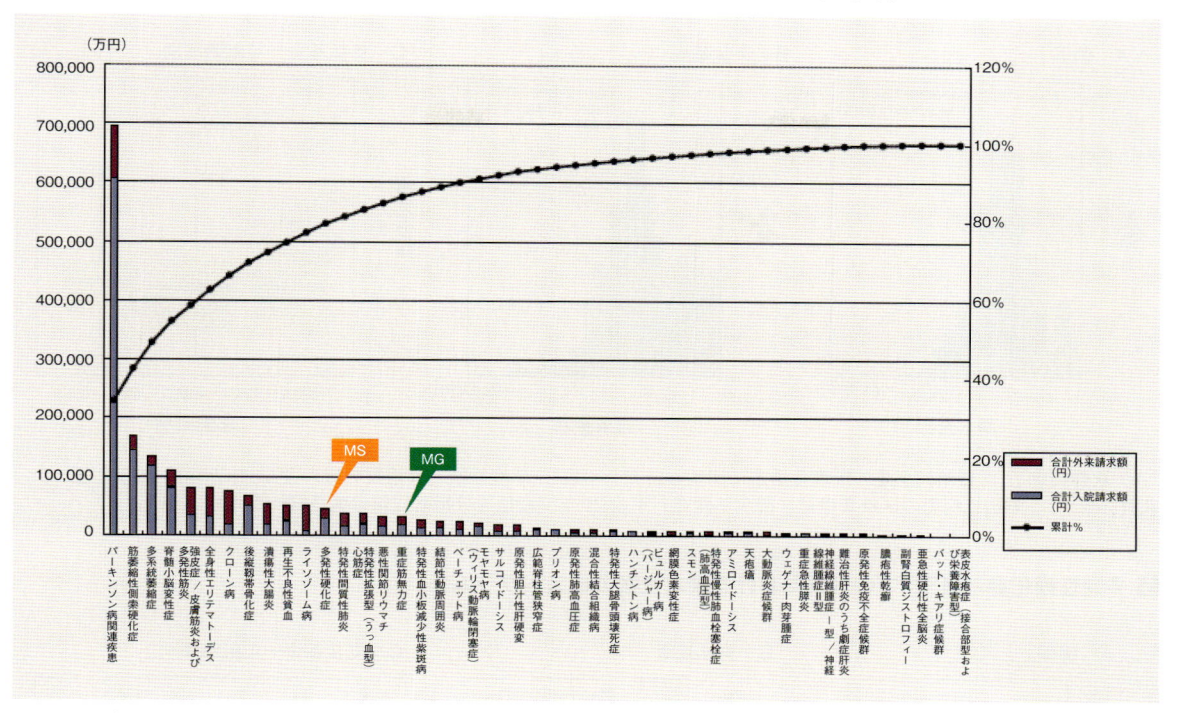

（荻野美恵子．「難治性疾患の医療費構造に関する研究」平成21年度総括・分担研究報告書 別冊 2010, p.4 より）

位（約6％）であった．国保連合においてはパーキンソン病などの入院医療費が多額を占めるため，支払基金データとは異なった分布を示している（**2**, **3**）．

以上から，特定疾患治療研究事業において多発性硬化症は件数的にも医療費的にも大きな割合を占めており，1レセプトあたりの医療費が他の特定疾患に比較しても高額であることがわかる．

請求金額ヒストグラム

請求金額ヒストグラムでは国保連合，支払基金ともに入院は70万円／月（平均55万円）が最多（**4**-A, B），外来は1万円／月以下が最多（平均国保連合3.7万円，支払基金4.9万円）で（**5**-A, B），支払基金年齢階層別データ（**4**, **5**-C）では7〜20歳以下，21〜40歳以下，41〜74歳以下ではほぼ同額であった．また医科入院とDPCではDPCのほうが高額であった（**6**）．

多発性硬化症の診療行為別医療費構造

特定疾患の医療費構造として全国外来における診療行為別請求金額比率（H21年支払基金医科データ）を**7**に示す．

MSの外来医療費について，診療区分別にトップ10を抽出したうえで，高額項目のみをまとめたデータを**8**に示す．

4 多発性硬化症（MS）での入院における請求金額のヒストグラム

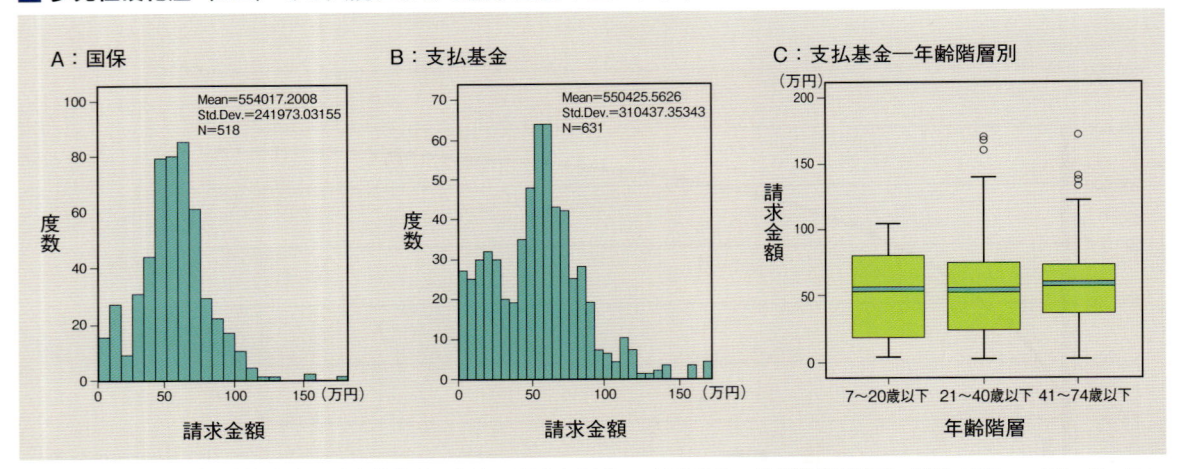

A：国保　Mean=554017.2008　Std.Dev.=241973.03155　N=518
B：支払基金　Mean=550425.5626　Std.Dev.=310437.35343　N=631
C：支払基金―年齢階層別（7～20歳以下／21～40歳以下／41～74歳以下）

（A：荻野美恵子．「難治性疾患の医療費構造に関する研究」平成21年度総括・分担研究報告書 別冊 2010，p.136；B，C：荻野美恵子．「難治性疾患の医療費構造に関する研究」平成21年度総括・分担研究報告書 別冊 2010，p.167 より）

5 多発性硬化症（MS）での外来における請求金額のヒストグラム

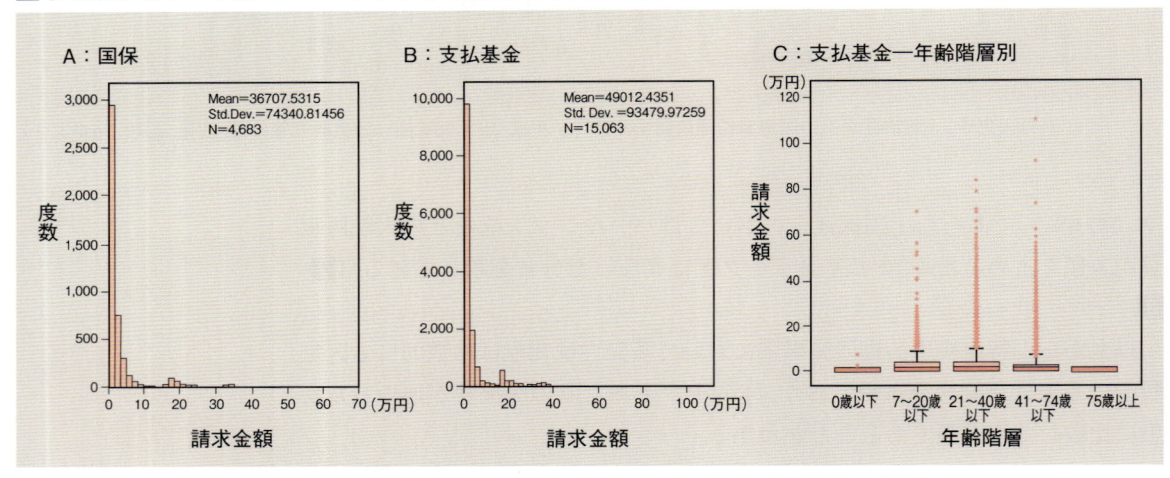

A：国保　Mean=36707.5315　Std.Dev.=74340.81456　N=4,683
B：支払基金　Mean=49012.4351　Std.Dev.=93479.97259　N=15,063
C：支払基金―年齢階層別（0歳以下／7～20歳以下／21～40歳以下／41～74歳以下／75歳以上）

（A：荻野美恵子．「難治性疾患の医療費構造に関する研究」平成21年度総括・分担研究報告書 別冊 2010，p.144；B，C：荻野美恵子．「難治性疾患の医療費構造に関する研究」平成21年度総括・分担研究報告書 別冊 2010，p.182 より）

6 多発性硬化症レセプトデータ―患者あたり請求金額・診療1日あたり請求額等

疾患名	保険	入院 医科		入院 DPC		外来	
		診療実日数	1日あたり請求額	診療実日数	1日あたり請求額	診療実日数	1日あたり請求額
MS	国保連合	23,640	22,007	—	—	12,910	24,381
MS	支払基金	13,871	25,039	7,439	41,263	22,361	56,866
MG	国保連合	14,201	25,129	—	—	16,881	15,586
MG	支払基金	4,694	33,308	4,507	43,542	14,638	41,033

国保連合データは調剤を含んでいないため社保データより低額となっている．

（荻野美恵子．「免疫性神経疾患に関する調査研究」平成22年度総括・分担研究報告書 2011，p.96 より）

医療経済学的視点からみた多発性硬化症治療の課題 | 297

7 支払基金（医科）・全国の外来における診療行為別請求金額比率（平成21年〜22年1月処理分）

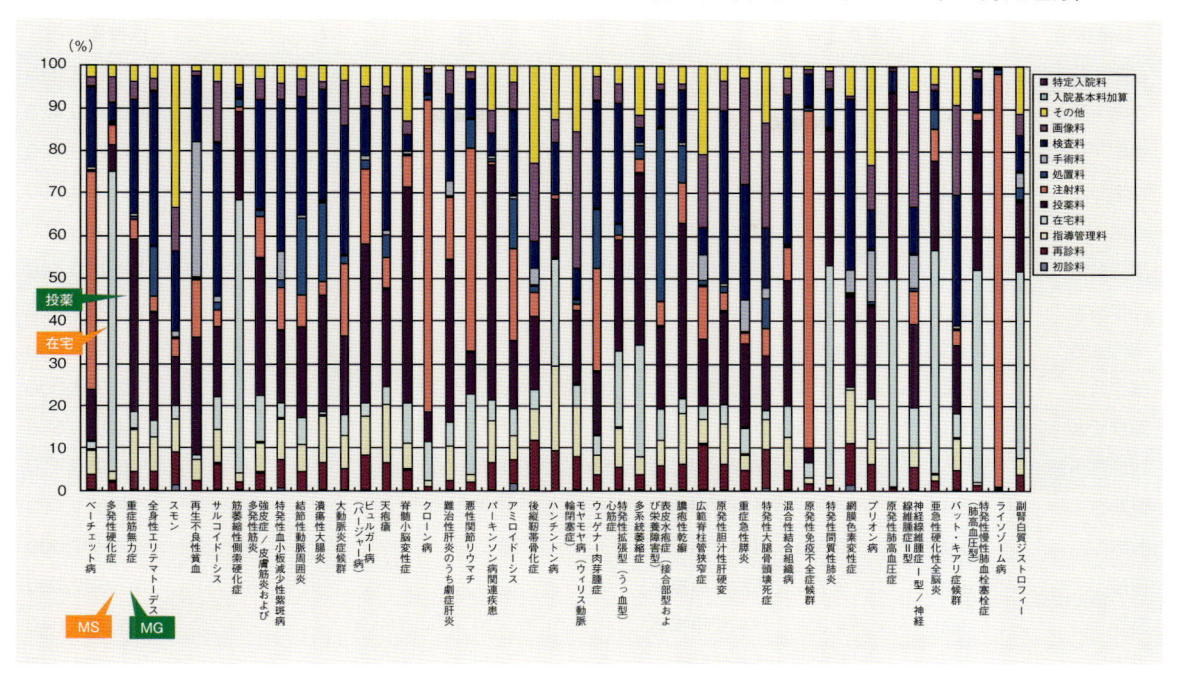

（荻野美恵子．「難治性疾患の医療費構造に関する研究」平成21年度総括・分担研究報告書 別冊 2010, p.39 より）

MSの外来医療費において最も医療費がかかっているのは在宅70.8％でありインターフェロンの自己注射が大部分を占めることが推測される．続いて画像，初再診，投薬，リハビリテーションが高額であった．

免疫抑制薬は2％程度で使用されていたが，近年上梓した免疫抑制薬は高額なため，タクロリムス水和物（プログラフ®）とアザチオプリン（イムラン®）では1患者あたり10倍以上の医療費差が認められた．

多発性硬化症の医療費構造―外来医療費の要因分析

回帰分析により外来医療費に影響の高い要因を分析したところ，MSやMGなどは年齢が有意な要因であった．MSでは24歳が医療費のピークを示したが，発病年齢分布に一致して医療費が高くなる傾向にあった．発症時に最も医療資源を投入していることが推測される．

また，性別との相関も有意となり男性のほうが医療費は高かった．他の疾患ではクローン病における抗ヒトTNF-αモノクローナル抗体製剤（インフリキシマブ〈レミケード®〉点滴静注用100 mg）など体重あたりで使用する高額薬剤の影響や全身性エリテマトーデスにおける免疫抑制薬の使用割合の男女間の差があげられていたが，MSにおける理由を明らかにするにはさらなる解析が必要である．

経過年数と請求金額の散布図

障害が固定する障害者や癌などの比較的短期間の闘病と比べ，難病は長期

8 支払基金外来（医科）データ―多発性硬化症の診療区分別医療費（高額項目のみ）

診療区分	患者数	患者数比率	項目	医療費（円）
在宅・注射			インターフェロンβ注射関係	519,542,543
在宅・注射	885	14.2%	IFNβ-1b（ベタフェロン®）皮下注	373,779,423
在宅・注射	277	4.5%	IFNβ-1a（アボネックス®）筋注用シリンジ	110,739,420
在宅	2,040	32.9%	在宅自己注射指導管理料	32,094,800
在宅	1,190	19.2%	注射器用注射針加算（その他）	2,928,900
画像診断			画像関係主要項目	34,109,486
画像診断	1,411	23.3%	MRI	20,231,400
画像診断	1,517	24.5%	CT	7,699,500
画像診断	685	11.1%	造影剤使用加算（MRI）	2,025,000
画像診断	340	5.5%	ガドペンテト酸ジメグルミン（マグネビスト®）シリンジ	4,153,586
初診・再診			初診・再診関係合計（主要項目のみ）	30,969,410
再診	5,204	84.0%	外来診療料	9,879,100
再診	648	10.5%	再診（病院）	2,217,000
再診	601	9.7%	再診（診療所）	1,667,790
再診	889	14.3%	外来管理加算	1,355,640
再診	91	1.5%	他再診関係	626,050
初診	182	2.9%	初診	510,300
初診	106	1.7%	他初診関係	43,080
初診	2,920	47.1%	難病外来指導管理料	12,492,500
初診	129	2.1%	特定薬剤治療管理料	944,700
初診	250	4.0%	診療情報提供料	767,500
初診	76	1.2%	特定疾患療養管理料（診療所）	465,750
投薬			投薬関係合計（主要項目のみ）	13,192,474
投薬	29	0.5%	タクロリムス水和物（プログラフ®）カプセル1mg	5,735,347
投薬	1,522	24.6%	処方料（その他）	1,426,320
投薬	260	4.2%	メコバラミン（メチコバール®）	1,307,043
投薬	353	5.7%	ファモチジン（ガスター®）・ラベプラゾールナトリウム（パリエット®）・ランソプラゾール（タケプロン®）	3,145,206
投薬	43	0.7%	アザチオプリン（イムラン®）	795,786
投薬	10	0.2%	ミゾリビン（ブレディニン®）	782,772
リハ			リハビリテーション関係（主要項目のみ）	12,579,250
その他	368	5.9%	脳血管疾患等リハビリテーション料（1）	9,806,550
その他	32	0.5%	脳血管疾患等リハビリテーション料（2）	754,300
その他	18	0.3%	脳血管疾患等リハビリテーション料（3）	356,000
その他	19	0.3%	運動器リハビリテーション料	717,400
その他	5	0.1%	難病患者リハビリテーション料	462,000
その他	80	1.3%	リハビリテーション総合計画評価料	483,000
処方箋料			処方箋料	5,866,200
その他	3,277	52.9%	処方箋料（その他）	5,239,400
その他	708	11.4%	処方箋料（7種類以上）	626,800

（荻野美恵子．「難治性疾患の医療費構造に関する研究」平成21年度総括・分担研究報告書 別冊 2010, p.426-427 より）

9 特定疾患の診療開始日からみた経過年数と請求金額の散布図—入院

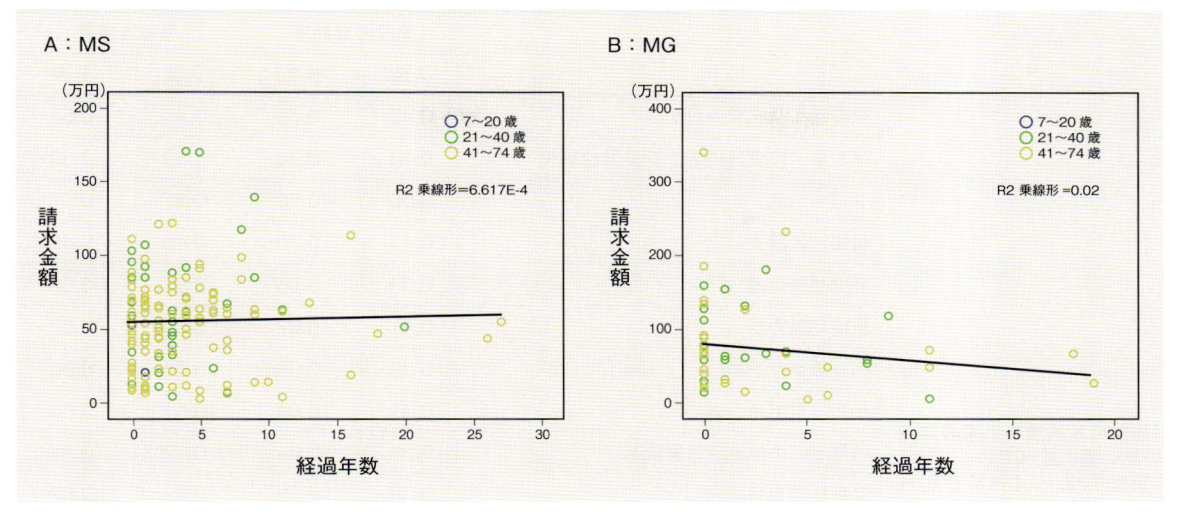

A：MS／B：MG

(荻野美恵子．「難治性疾患の医療費構造に関する研究」平成 21 年度総括・分担研究報告書 別冊 2010，p.221 より)

10 特定疾患の診療開始日からみた経過年数と請求金額の散布図—外来

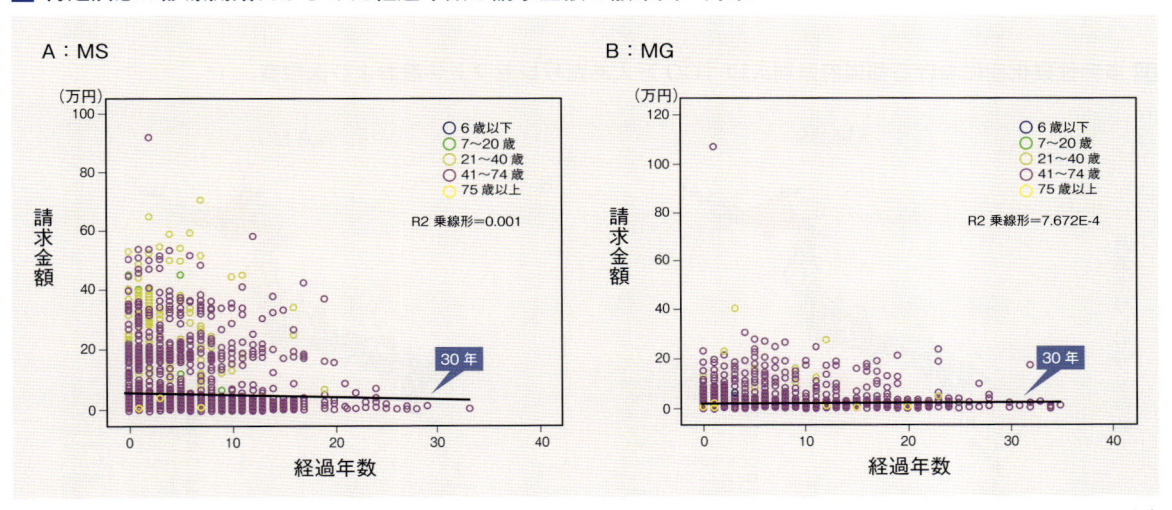

A：MS／B：MG

(荻野美恵子．「難治性疾患の医療費構造に関する研究」平成 21 年度総括・分担研究報告書 別冊 2010，p.235 より)

にわたり治療を継続することになるため，生涯医療費の視点が必要である．そこで MS について，特定疾患の診療開始日からみた経過年数と請求金額の散布図を検討した．入院外来とも 30 年以上にわたる患者もおり，経過年数が上がるにつれてわずかに入院請求金額が上昇していた（**9**, **10**）．

入院は年代別にみても MS も MG もおおよそ同じような金額となっており，MS は長年患っている人ほど少し高額になる傾向があり，MG は逆に低額になる傾向にあった．

ジニ係数と専門医療機関への集中

支払基金 3 か月のデータより，56 疾患を取り扱った施設は全国で 14,289

Key words

ジニ係数
ローレンツ曲線を用いて分布の偏りをみる手法．所得分配の不平等などを測ることから考案された．係数の範囲は 0～1 で，1 に近いほど格差が大きく，0 に近いほど格差が小さいことを意味する．

11 ジニ係数

	施設の集約度		患者医療費	
	入院	外来*	入院	外来
全身性エリテマトーデス	0.49	0.79	0.44	0.51
強皮症/皮膚筋炎および多発性筋炎	0.44	0.73	0.39	0.52
クローン病	0.60	0.73	0.37	0.57
潰瘍性大腸炎	0.44	0.70	0.45	0.45
多発性硬化症	0.39	0.68	0.31	0.63
重症筋無力症	0.41	0.67	0.39	0.57
ベーチェット病	0.36	0.66	0.34	0.60
サルコイドーシス	0.31	0.64	0.51	0.50
特発性血小板減少性紫斑病	0.32	0.64	0.47	0.52
混合性結合組織病	0.33	0.59	0.42	0.52
パーキンソン病関連疾患	0.36	0.59	0.24	0.45
アミロイドーシス	0.44	0.58	0.45	0.57

*施設の集約度：外来の数値の高い順に並べている．
（荻野美恵子．「難治性疾患の医療費構造に関する研究」平成22年度総括・分担研究報告書 別冊 2011, p.160 より）

12 多発性硬化症における都道府県別人口100万人あたりレセプト件数および医療費

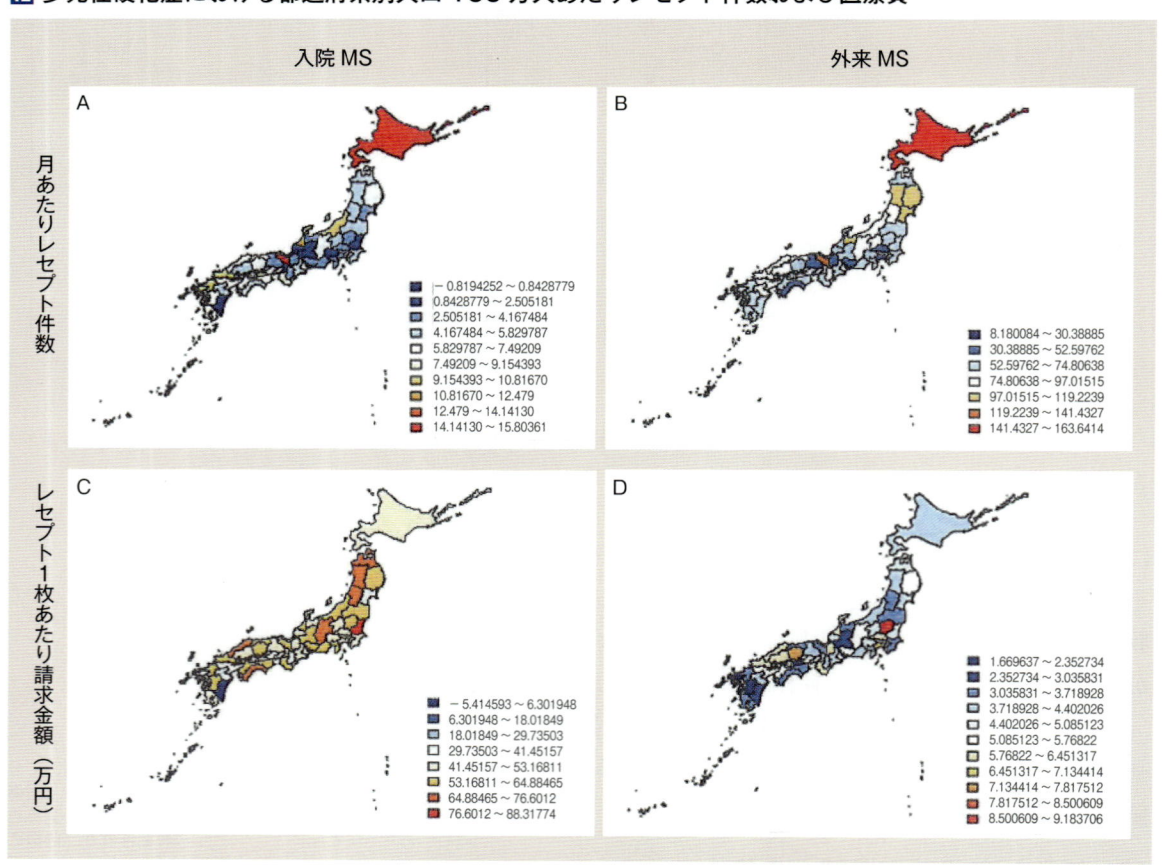

月あたりのレセプト件数は，入院 MS は北海道・京都，外来 MS は北海道・京都・宮城が多く，レセプト1枚あたりの請求金額は入院 MS は茨城，外来 MS は栃木が多かった．

（荻野美恵子．「難治性疾患の医療費構造に関する研究」平成22年度総括・分担研究報告書 別冊 2011, p.181 より）

13 多発性硬化症における患者1人あたり外来医療費（3か月）全国平均からの乖離幅（円）

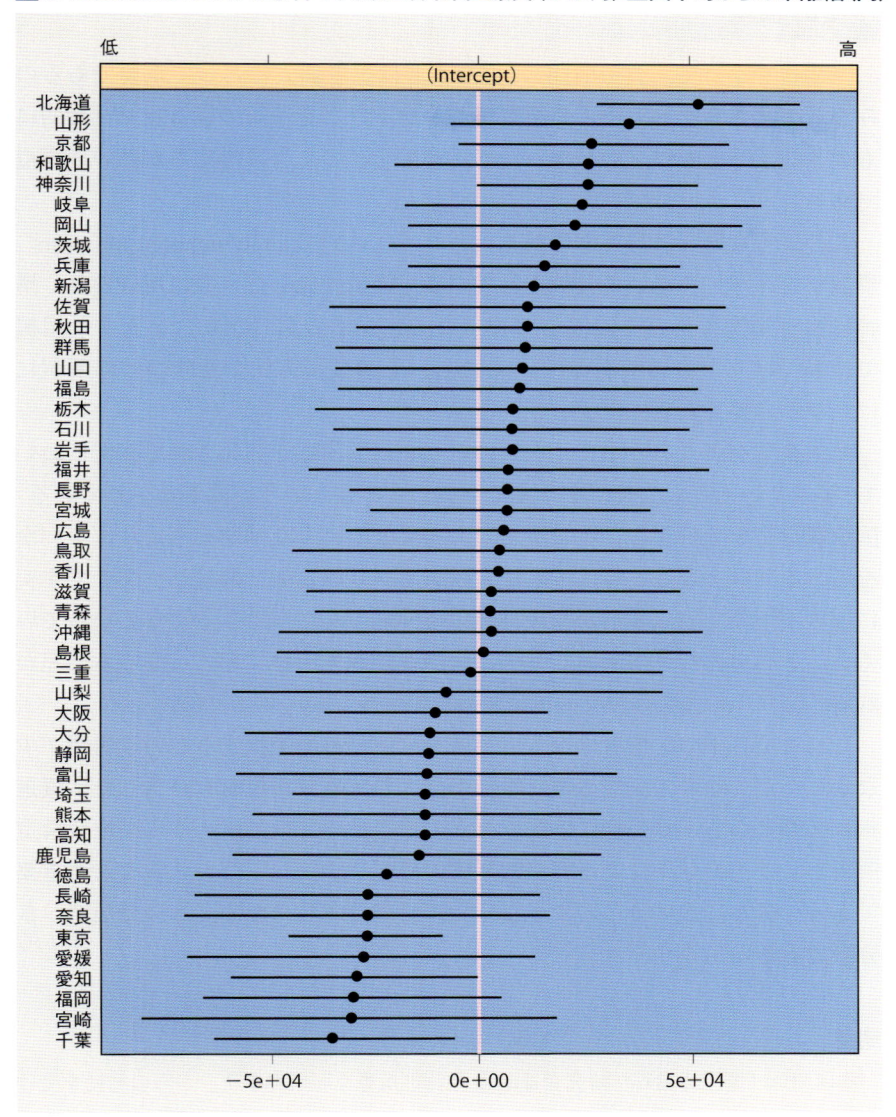

（荻野美恵子．「難治性疾患の医療費構造に関する研究」平成22年度総括・分担研究報告書 別冊 2011, p.561 より）

施設（日本の医療機関全体の約15％）であった．ジニ係数を求めて専門医療機関への集中の度合いをみたところ，MSは5位と集中の度合いが強いことがわかった．各地域で専門医療機関があり，患者が集中していることがわかる（**11**）．

都道府県間の差（**12**，**13**）

MSでは北海道と東京の間で性・年齢・診療実日数を調整したうえで10万円弱の医療費の差を認めた．両県で高額薬剤のインターフェロンβの使用者割合が大きく異なって（46.7％ vs 26.2％，$p<0.0001$）おり，診療内容の差が影響している可能性がある．

今後の課題

　医療費をかけて，良いADLに保つことは患者個人にとって重要であるのみならず，さらなる医療・介護費用がかかることを予防できる点で社会的にも大きな意味をもつ．いわゆる費用対効果をどのように考えるかという視点である．

　このような研究は海外では多く行われ，QALY（quality adjusted life years；質調整生存年）を用いて分析されている．経済評価を行う際に用いられ，単純に生存期間の延長を論じるのではなく，生活の質（QOL）を表す効用値で重みづけしたものである[1,2]．ただし，その使用方法や意味づけの解釈には注意が必要である．

　総医療費が限りある中で，次々に新しい高額治療が開発される状況において，難病といえども公費でどこまでを負担するかという議論がなされている．医療費構造を分析することで疾患によってどのような補助を考えればよいかを考える助けとなる．特に潰瘍性大腸炎やクローン病，関節リウマチですでに認可が下りている薬剤が今後神経免疫分野でも使用できるようになっていくと，それらの疾患が直面している医療費問題も同様に起こってくると思われる．

　これまで日本の医療者はコスト意識をもって治療選択するという習慣が少なかったが，昨今の医療事情では国や個人の医療費負担をも意識した治療選択が必須となる．その際には医療行為の妥当性の分析に耐えうる医療費構造解析および治療効果による経済的影響の研究が継続して行われることが重要である．日本におけるこのような分野の研究は少数のため，今後発展すべき分野である．

謝辞

　本研究は「厚生労働科学研究費補助金　難治性疾患克服研究事業」からの補助を受けて行った．

（荻野美恵子）

文献

1) Phillips CJ, Humphreys I. Assessing cost-effectiveness in the management of multiple sclerosis. *Clinicoecon Outcomes Res* 2009；1：61-78.
2) Goldberg LD, et al. Comparing the cost-effectiveness of disease-modifying drugs for the first-line treatment of relapsing-remitting multiple sclerosis. *J Manag Care Pharm* 2009；15(7)：543-555.

参考文献

● 荻野美恵子．厚生労働科学研究費補助金　難治性疾患克服研究事業．難治性疾患の医療費構造に関する研究．
　平成20年度総括・分担研究報告書．2009年3月．
　平成21年度総括・分担研究報告書．2010年3月，および別冊．
　平成22年度総括・分担研究報告書．2011年3月，および別冊．
　平成20～22年度総合研究報告書．2011年3月．

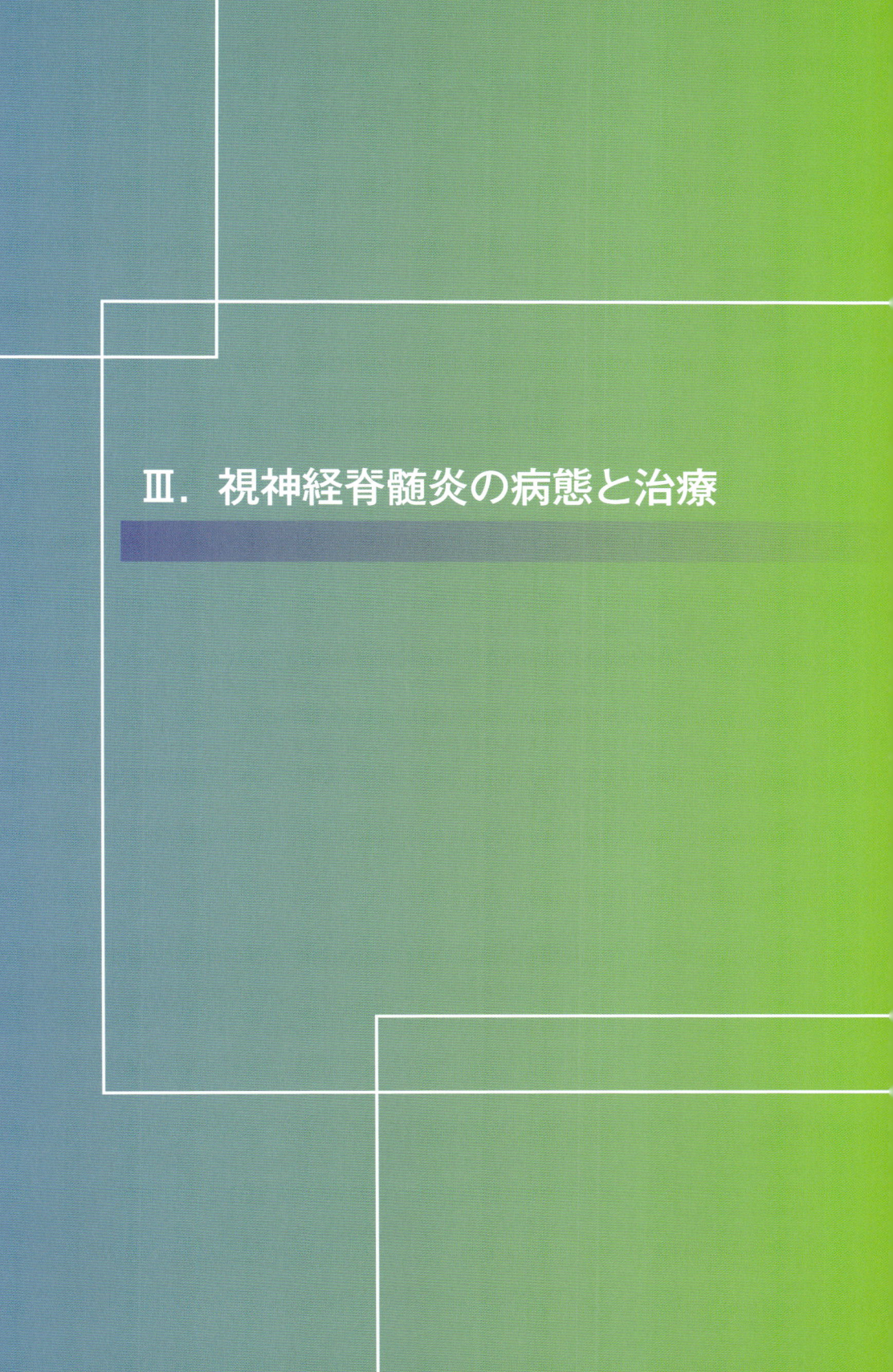

Ⅲ. 視神経脊髄炎の病態と治療

III. 視神経脊髄炎の病態と治療

疾患概念の変遷と診断基準

Point
- 視神経脊髄炎（NMO）は重症の視神経炎と横断性脊髄炎を特徴とする疾患として19世紀後半に記載され，以後長い間にわたり視神経と脊髄が選択的に障害され脳病変がないことが特徴と考えられてきた．
- 抗アクアポリン4（AQP4）抗体（NMO-IgGとも呼ぶ）は，NMOに特異な自己抗体である．抗AQP4抗体陽性例では，脊髄病変はしばしば3椎体以上に及ぶ，脳病変も半数以上の症例でみられ一部はNMOに比較的特徴的である，など多発性硬化症（MS）との相違点が明らかになった．また，再発性の視神経炎あるいは脊髄炎のみの症例や脳病変で初発する症例もあり，抗AQP4抗体症候群は単なる視神経脊髄炎よりも広い概念である．
- NMOは急性期に主にアストロサイトが破壊される疾患であり，脱髄疾患であるMSとは異なり，アストロサイトパチーと分類すべき疾患である．また抗AQP4抗体はNMOの診断上重要であるだけでなく，アストロサイト傷害を引き起こすNMOの病態に直接関与している．
- 一部の症例では臨床的にはNMOの特徴を有するが，抗AQP4抗体が陰性である．そのうち検出感度の低い検査や免疫抑制療法のために実際には存在する抗AQP4抗体を検出できない場合がある．一方，真の抗AQP4抗体陰性NMOも存在し，それらは単相性の経過をとる症例が多いが，その病態の詳細は不明である．
- 従来，本邦では視神経炎と脊髄炎を繰り返す症例を視神経脊髄型MSと呼んできたが，実際にはその多くはNMOであり，残りの症例はNMOではない真の視神経脊髄型MSであることがわかってきた．

Key words
アクアポリン4
アクアポリン（AQP）は水チャンネルであり，水を効率的に通すNPAボックスと呼ばれる特徴的な配列を持つ6回膜貫通型蛋白である．AQP4は中枢神経系，特にアストロサイトの足突起に高発現しており，血管と脳実質，脳実質と髄腔のあいだの双方向性の水の移動を調節している．

はじめに

　視神経脊髄炎（neuromyelitis optica：NMO）は重症の視神経炎と横断性脊髄炎を特徴とする疾患である．NMOはDevic病とも呼ばれるが，本疾患の概念，特に多発性硬化症（MS）や急性散在性脳脊髄炎（acute disseminated encephalomyelitis：ADEM）との異同あるいは関連が長い間議論されてきた．本稿では，NMOの初期の記載をたどるとともに，その後の欧米とわが国におけるNMOの疾病分類上の位置づけと混乱，単相性NMOと再発性NMOの比較，さらにNMOの特異な自己抗体である抗アクアポリン4（aquaporin-4：AQP4）抗体（当初はNMO-IgGと呼ばれた）発見以後にどのようにしてNMOがアストロサイトパチーという新たな疾患概念であることが確立されてきたかについて概説する．

1894年のDevicの症例報告までの経緯[1]

　1870年にLeeds InfirmaryのAlbuttが脊髄炎を含めた脊髄疾患における種々の眼底の異常所見に関して講演をした内容がLancet誌に掲載された．その中では，脊髄と視神経がともに障害されることが注目されており，その病態として交感神経障害の関与の可能性などを議論している．その後，欧米諸国で視神経炎と脊髄炎を合併する症例が報告された．わが国では，1891年に青山胤通が両側視神経炎と急性横断性脊髄炎を合併し，脊髄炎の上行による延髄障害が原因と思われる呼吸不全により発症から4日目に死亡した34歳の男性例を東京医学会雑誌に報告しており，これが本邦第一例と思われる．

　Eugène Devicは，フランスの医師であり医学のさまざまな分野の業績があるが，神経学においても脳腫瘍，不随意運動，精神神経症候など多岐にわたる研究業績がある．NMOの報告は，彼が36歳のときにフランスのリヨンの病院で経験した1例である．

NMOに関するDevicとその弟子Gaultの論文[1]

■ "Myélite subaiguë compliqué de névrite optique"（一剖検例の報告）

　1894年にDevicは，「視神経炎を伴った亜急性脊髄炎」という1例を報告を発表した（邦訳：中野今治ほか，神経内科1979；1：483-484）．症例は45歳の女性であり，3週間にわたり倦怠感と頭痛が持続し神経衰弱と診断されていたが，排尿障害が出現し，翌日には両眼の視力が低下した．その後，不全対麻痺が出現し，10日で完全対麻痺へと進行し，T4以下の感覚障害もみられた．初期から腱反射は消失していた．仙骨部に褥瘡が出現し，5週間後に死亡した．神経病理学所見としては，両側視神経の高度の脱髄，下部胸髄から腰髄膨大部に及ぶ脱髄と壊死巣がみられたが，脳病変はみられなかった．

■ "De la neuromyélite optique aiguë"（文献例を含めた17例のまとめ）

　このDevicの剖検例の報告と同じ1894年に，彼の弟子であるGaultは博士論文において，このDevicの1例と1876年から1893年に欧米諸国から報告された16例の文献例をまとめて解析し，視神経炎と脊髄炎を呈する疾患として"neuromyelitis optica"という名称を提唱した．発症年齢は12～52歳で，男女比は1.7：1とやや男性に多かった．このうち9例では感染症や外傷など発症前の疾病がみられた．初発症状は9例では視覚障害，6例では脊髄症，1例は視覚障害と脊髄症が同時に発症した．視覚障害と脊髄症の発症の間隔は，4例では1週間以内，6例では1週間～1か月，3例では1～5か月，最長は4年が1例であった．11例では両側性の視覚障害，5例に横断性脊髄炎がみられた．再発は3例でみられた．剖検が行われた7例では脊髄病変のレベルは頸髄，胸髄，腰髄などさまざまであった．8例は6か月以内に死亡していた．Acchioteは1907年に，NMOをDevic病と記載している．

その後，NMOをどのような疾患としてとらえるかについてはさまざまな考え方が示された．原著に忠実にするべきであるという意見として，Devicの剖検例を基本にして，単相性の重症視神経脊髄炎（視神経炎は両側性，脊髄炎は横断性）とする定義がある．しかしながらGaultの17例の中には，一側性視神経炎や非横断性脊髄炎，再発例なども含まれていた．実際，McAlpineなど多くの研究者がNMOの臨床的定義について述べているが，視神経炎と脊髄炎の重症度や発症の間隔，他の中枢神経病変の存在や再発を容認するかなどの諸点について見解はさまざまであった．しかし，おそらくDevicがNMOという疾患において特に注目したのは，視神経と脊髄という離れた2つの中枢神経の部位が障害されることだったと思われる．

抗AQP4抗体発見前のNMOの疾病分類における位置づけ

欧米諸国におけるNMOの考え方

そもそもNMOを独立の疾患概念と考えるか，また，MSのサブタイプとするかは長年にわたり議論されてきた．欧米では，NMOではオリゴクローナルIgGバンドが陰性の症例が多く，急性増悪期の髄液細胞数が50 / mm^{3}以上であったり多形核白血球が優位に増加する症例があること，また剖検例では脳病変が少ないこと，壊死性病変がしばしばみられることなどから，MSとは異なる疾患と考える研究者も少なくなかった．一方Kellyは，欧米のMSとアジアのMSを比較すると，アジア諸国ではMSの有病率がはるかに低く，Devic型が多く，より急速に組織破壊性の病変を生じやすいことなどを指摘しているが，NMOをMSの一部として扱っている．また米国のMerrittやAdamsなどの代表的な神経学書では，最近までNMOはMSの一型あるいは亜型として炎症性脱髄疾患に分類されてきた．

1990年代に入ってMRIが広く普及するとともに経時的にも脳病変がみられない症例があることや脊髄病変は典型的なMSではほとんどみられない空洞や3椎体以上に及ぶ長い病変がみられることなどから，NMOがMSとは異なる病態ではないかと指摘する報告が多くみられた．そしてNMOをMSと鑑別するための診断基準が提唱され始めた．Mandlerらは，8例のNMOの剖検例の解析から，空洞形成やオリゴクローナルIgGバンド陰性など典型的なMSにはみられないNMOの所見をあげているが，それとともにNMOをMSから鑑別する大きな特徴として病変が視神経と脊髄に限局しており，脳には臨床，画像，病理いずれにおいても病変がみられないことを重視している（**1**）[2]．これはWingerchukらのMayo Clinicの71例の検討に基づく診断基準案でも同様であり，脊髄病変が3椎体以上の長い病変であるという重要な所見を指摘しこれをsupportive criteriaの一つに加えているが，やはり視神経と脊髄以外の神経症候がみられないことが必須としている（**2**）[3]．もちろんこの病変の部位選択性は典型的なNMOの特徴ではあるが，では脳病変があればそれだけでNMOと異なる範疇の疾患と考えるべきかどうかは

Memo

3椎体以上の長い脊髄病変とは？

NMOの脊髄病変は3椎体以上の長い病変であることが多く，NMOの診断基準においても重要な画像所見とされている．しかし，3椎体よりも短い病変ならNMOが必ず否定されるわけではない．また，3椎体はどのように測定するのか厳密には定義されていない．たとえば胸髄病変が2.8椎体なら，定義上は3椎体以上の病変はないということになるが，頸髄の3.1椎体よりも明らかに長い．このような事実を理解しておくことは重要である．

1 厳密に NMO を MS と鑑別するための診断基準案

1.	臨床	脊髄と視神経の急性障害が同時にあるいは数か月から数年の間隔で発症する．その後の病状進行は問わない．経過中一貫して脳幹，小脳，大脳症候はみられない
2.	画像	脳 MRI は正常であるが，脊髄 MRI では腫脹と空洞がみられる
3.	髄液	アルブミンの血清：髄液比の低下がみられる．中枢神経内における 1 日 IgG 産生量は正常である．通常オリゴクローナル IgG バンドは陰性である
4.	病理	脊髄の壊死と空洞形成がみられ，血管壁の肥厚があるが炎症細胞浸潤はない．視神経の脱髄がみられるが，空洞は必ずしもみられない．脳，脳幹，小脳には脱髄病変はみられない

(Mandler RN. *Ann Neurol* 1993[2] より)

2 NMO の診断基準案

Absolute criteria	1. 視神経炎 2. 脊髄炎 3. 視神経および脊髄以外には臨床的な病変の証拠がない
Supportive criteria	Major 1. 発症時脳 MRI 陰性（Paty らの基準を満たさない） 2. 脊髄 MRI にて信号異常が 3 椎体以上に及んでいる 3. 髄液細胞増多（白血球数 50／mm³ 以上，あるいは好中球 5／mm³ 以上） Minor 1. 両側視神経炎 2. 少なくとも一側の視力が 20／200 以下の重篤な視神経炎 3. 一肢以上の重症，固定した急性増悪に関連した脱力（Medical Research Council grade 2 以下）

診断にはすべての Absolute criteria および 1 つの Major Supportive criterion あるいは 2 つの Minor Supportive criteria を満たすことが必要である．

(Wingerchuk DM, et al. *Neurology* 1999[3] より)

おそらく当時は不明だったと思われる．それは NMO に特異なバイオマーカーがなかったからである．

わが国における視神経脊髄型 MS としてのとらえ方

本邦では 1960 年代以前の剖検症例は，ほとんど全例において NMO の神経病理所見がみられたようである．その後ようやく MS の研究が始まったが，重度の視神経炎と横断性脊髄炎を呈する症例が多かったため，それが欧米の MS と比較してわが国の MS の特徴と考えられるようになった．1972 年に厚生省特定疾患 MS 調査研究班により，わが国初の MS の診断基準が作成されたが，その中で NMO は，1894 年の Devic の一剖検例のような急性の両側性視覚障害（視神経炎）と横断性脊髄炎が数週間以内に相次いで発症する症例と定義された．一方，視神経炎と脊髄炎の発症間隔が数か月以上の間隔である場合は，再発と考え単相性である NMO とは区別して視神経脊髄型 MS（opticospinal multiple sclerosis：OSMS）と呼ぶようになった．そしてごく最近までわが国では，MS を病変部位により，脳病変のある通常型 MS と再発性の視神経炎および脊髄炎のみを呈する OSMS の 2 つに分類するやり方が広く用いられてきた．では NMO において再発の有無は実際にはいかなる意

3 単相性および再発性 NMO の比較

病型	単相性 NMO	再発性 NMO
女性／男性	1.4：1	6.3：1*
発症年齢	24.5 歳	34.9 歳*
感染症	51.1%*	23.6%
発症		
両側性視神経炎（ON）	20%*	7%
脊髄炎（MY）	38%	36%
ON と MY 同時発症	16%*	3%
ON と MY の間隔	4 か月	21 か月*
自己抗体	25%	50%*
オリゴクローナルバンド	多くは陰性	多くは陰性
MRI 病変		
脳	48%	29%
脊髄	胸髄＞頸髄	頸髄＞胸髄
観察終了時 EDSS	3.6	5.5

*$p<0.05$

4 "definite" NMO の改訂診断基準

(1) 視神経炎
(2) 急性脊髄炎

以下の 3 つのうち 2 つ以上を満たす
　(i) 3 椎体以上の連続性脊髄病変
　(ii) Paty の脳 MRI 基準を満たさない
　(iii) NMO-IgG 陽性

(Wingerchuk DM, et al. *Neurology* 2006[4] より)

味を持つのであろうか．

単相性 NMO と再発性 NMO[1]

われわれは 1870〜2000 年に NMO として報告された世界中の文献例を可能な限り検索し解析した．その結果，206 例が詳細な検討可能であった．地域については約半数は欧米からの報告で，他の 1／4 ずつがアジアとアフリカからの症例であった．家族性 NMO はきわめてまれだった．

NMO における初回の視神経炎と脊髄炎の発症の間隔や再発の有無についてはさまざまであるが，この検討においては視神経炎と脊髄炎がともに 1 回のみのエピソードであれば発症間隔にかかわらず単相性 NMO とし，一方いずれかが 2 回以上の急性増悪を起こしていれば再発性 NMO として，この 2 群を比較検討した（3）．その結果，単相性 NMO は頻度に性差がほとんどなく，約半数の症例で感染症が前駆あるいは発症時にみられ，視神経炎と脊髄炎の間隔が概して短く，両側性の視神経炎の頻度が高く，視神経炎と脊髄炎の同時発症例もまれではなく，自己抗体は約 1／4 の症例にみられた．また脊髄炎のレベルとしては胸髄が頸髄より高頻度であった．

これに対して再発性 NMO は明らかに女性に多く，平均の発症年齢は 30 代半ばと単相性 NMO に比べて 10 歳程度高く，感染症を伴う症例は約 1／4 と少なく，視神経炎と脊髄炎の間隔が単相性 NMO よりも長く，約半数の症例に自己抗体が陽性だった．これらの再発例では，脊髄炎のレベルは頸髄が胸髄より高頻度であった．オリゴクローナル IgG バンドはいずれの病型でも大部分の症例で陰性であった．

以上の特徴をまとめると，単相性 NMO は男女ともにみられ感染後に発症する疾患であることが多く，再発性 NMO は自己免疫の背景を持った女性の疾患ということができる．この再発の有無による特徴の違いは Wingerchuk

らの71例における結果と同様だった．

　また神経病理学的所見は34例（単相性NMO 10例，再発性NMO 24例）で記載されていた．単相性NMOと再発性NMOともに，脊髄では壊死を伴う広範な脱髄があり，半数の症例に空洞がみられた．また，軸索障害もしばしばみられ，ワーラー変性のみられる症例もあった．単核細胞の浸潤は軽度あるいはほとんどみられなかったが，血管病変は半数以上の症例にあり，血管壁の肥厚，ヒアリン様硬化などがみられた．ただし血栓や血管閉塞はみられなかった．視神経および視交叉では脊髄に比べてより軽度の壊死と軸索障害がみられた．大脳や脳幹病変も軽度のものが多かったが，約半数の症例で確認された．

　したがってこのNMOの文献例の解析からは，感染症や自己免疫など背景因子により再発の有無など臨床的特徴が異なる傾向がみられたが，その病理像は基本的に同様と考えられた．ところで近年本邦において，NMOは典型的なMSに比べてその割合が低下してきたことが複数の施設から報告されており，おそらくは環境因子の変化によりMSが増加したため相対的にNMOの割合が減少したのではないかと推測されている．

抗AQP4抗体発見以後のNMOの臨床的特徴の記載と診断基準

　2004年にLennonらMayo Clinicと東北大学によりNMOに特異な自己抗体NMO-IgGが発表され，翌年Lennonらによりその標的抗原が中枢神経の主要な水チャンネルでありアストロサイト（astrocyte；星状細胞）のendfeetに密に発現しているAQP4であることが報告された．すなわちNMO-IgG＝抗AQP4抗体であることがわかった．その後さまざまな抗AQP4抗体の検出法が開発され，抗AQP4抗体陽性症例の臨床，MRIその他の検査所見の解析が行われ，約9割は女性であり，発症年齢は30歳代後半とMSより高く，再発は平均年1回と多く，1/3の症例で片眼が失明しており，3椎体以上の長い脊髄病変は9割の症例にみられる，などのNMOの臨床的特徴が明らかになった．

　2006年にWingerchukらは新たなNMOの診断基準を提案した（**4**）[4]．この基準では，(1) 視神経炎と (2) 急性脊髄炎に加えて，(i) 3椎体以上の連続性の脊髄病変，(ii) Patyの脳MRI基準を満たさない，(iii) NMO-IgG（抗AQP4抗体）陽性の3項目のうち2項目以上を満たす症例をdefinite NMOと定義している．これは初めて抗AQP4抗体を診断基準に取り入れたことが大きな進歩といえる．2008年の"MSの鑑別診断に関する国際委員会"が定めたNMOの診断基準も基本的にはこれと同様である（**5**）[5]．ところで**5**のMajor criteriaの中で，"臨床的に明確な全身性エリテマトーデスやシェーグレン症候群の徴候がみられず"と記載されているが，これはこれらの自己免疫疾患が存在する場合には中枢神経病変はその一部と解釈するようである．しかし，むしろこれらの疾患にNMOが合併していると理解するのが現実的と思われる．

> **Memo**
>
> **抗アクアポリン4抗体検査**
>
> 抗アクアポリン4（AQP4）抗体検査にはさまざまな検出法がある．一般に細胞膜にAQP4を発現させた細胞の浮遊液中で抗AQP4抗体をAQP4の細胞外部分に結合させて検出する方法（cell-based assay：CBA）が最も感度が高い．これに比べて単に遊離の状態でAQP4を発現させて抗原とするELISAや，ヒトのAQP4と一部アミノ酸構造が異なるマウスの脳切片を用いる免疫組織染色法などは，CBAに比べて低感度となる．抗AQP4抗体の結果の解釈には，どの検出方法を用いたかを知っておく必要がある．

5 "MSの鑑別診断に関する国際委員会"が定めたNMOの診断基準[a]

Major criteria：（すべて必須だが，発現時期は異なることもある）
・片眼あるいは両眼の視神経炎 ・横断性脊髄炎（臨床的には完全あるいは不完全な横断性だが，脊髄炎の急性期に撮られたMRIではT2強調像では3椎体以上であり，T1強調像では低信号の脊髄病変 ・サルコイドーシス，血管炎，臨床的に明確な全身性エリテマトーデスやシェーグレン症候群の徴候がみられず，またその他考えられる疾患がない
Minor criteria：（1つ以上を満たす）
直近の脳MRIは正常，あるいは異常所見はあるがMcDonald診断基準で用いられているBarkhof基準を満たさない．そして以下の所見を含む[b] ・McDonald基準のBarkhof基準を満たさない非特異的な脳のT2信号異常 ・延髄背側の病変で脊髄病変と連続するあるいは非連続性のもの ・視床下部および/または脳幹病変 ・"線状の"脳室周囲/脳梁の信号異常（その形状はovoidではなく，またDawson fingerの形状をとり大脳半球実質に伸びるものでもない） ・血清あるいは髄液のNMO-IgG/抗アクアポリン4抗体陽性

[a] これらの基準は，以下のようなNMOである可能性もある部分的な臨床症候あるいは初回の臨床症候は除く（たとえば，長軸方向に長く伸びる脊髄病変を伴う再発性横断性脊髄炎や再発性視神経炎など）．これらとNMOの関連，特に血清のNMO-IgG/抗アクアポリン4抗体が陽性の場合における関連を明らかにするには，今後さらに研究が必要である．
[b] 定期的な脳MRI検査を行い，他の診断に至るような新病変が出現しないか観察する必要がある．

(Miller DH, et al. *Mult Scler* 2008[5]より)

6 neuromyelitis opticaスペクトラム

1. neuromyelitis optica（NMO）
2. 限局型のNMO
   ・特発性の1回のみあるいは再発性の長軸方向に長く伸びる脊髄炎（MRIでは3椎体以上の脊髄病変）
   ・視神経炎：再発性あるいは両側同時発症
3. アジアの視神経脊髄型多発性硬化症
4. 全身性自己免疫疾患を合併する視神経炎あるいは長軸方向に長く伸びる脊髄炎
5. NMOに典型的な脳病変（視床下部，脳梁，脳室周囲あるいは脳幹）を合併する視神経炎あるいは脊髄炎

(Wingerchuk DM, et al. *Lancet Neurol* 2007[6]より)

　さて抗AQP4抗体陽性症例のうちには，視神経炎あるいは脊髄炎のいずれか一方のみがみられる症例も存在するため，Wingerchukらは2007年に新たに"NMOスペクトラム"を発表した（6）[6]．これは典型的なNMOの他に，視神経炎または3椎体以上の長い脊髄炎のいずれか一方のみを呈する症例や，これらに他の自己免疫疾患やNMOに比較的特徴的と思われる脳病変を伴う症例を含めた．またアジアのOSMSも基本的にこのスペクトラムの疾患と位置づけられた．しかし抗AQP4抗体陽性症例では脳病変で発症する症例もあり，現在ではこの"抗AQP4抗体症候群"の全体像はさらに広いと解釈されている（7）．すなわち抗AQP4抗体というNMOに特異なバイオマーカーが登場したことにより，この疾患は視神経と脊髄という特異な病変分布を越えるものであることが初めて明らかになったといえる．この点はそれぞれの症例における治療方針の決定にも重要な意味を持つ．

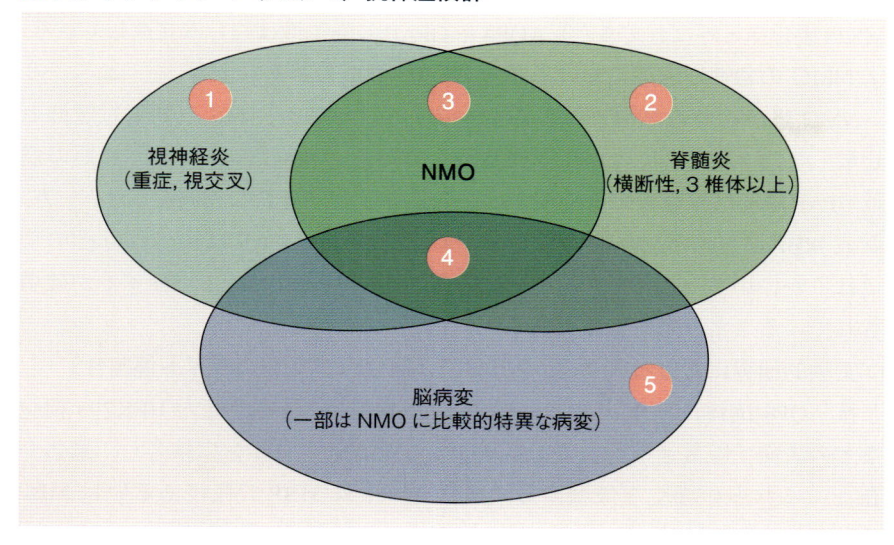

7 抗アクアポリン4（AQP4）抗体症候群

抗AQP4抗体陽性症例は，重症の視神経炎と横断性で3椎体以上（＞3VS）の脊髄炎の両者がそろった典型的なNMO（③）以外にも，この視神経炎あるいは脊髄炎のいずれかのみを呈する症例（①，②）もあり，さらには脳病変（その一部はNMOに比較的特異な病変である）を合併（④）したり，脳病変で初発する症例（⑤）も存在する．すなわち抗AQP4抗体症候群の全体像は単なる視神経脊髄炎よりも広い概念である．

8 NMOがastrocytopathic diseaseである3つのエビデンス

1. 急性期NMO病変におけるAQP4およびGFAPの広範な欠失（MBPの染色性は比較的保持される）
2. NMO再発時の髄液GFAP濃度の著明な上昇（髄液MBP濃度の上昇はみられるが，GFAPに比較すれば軽度である）
3. *in vivo* および *in vitro* の実験的研究における抗AQP4抗体のアストロサイト傷害を惹起する病原性

AQP4：アクアポリン4，GFAP：神経膠原線維酸性蛋白，MBP：ミエリン塩基性蛋白．

NMOのastrocytopathic diseaseとしての新たな疾患概念の確立[7]

　抗AQP4抗体によりNMOの臨床的特徴が明確になったが，その後さらに病態からみた疾患分類においてNMOは特異な位置を占める疾患であることがわかってきた．より具体的には，NMOはアストロサイトが主に破壊される疾患，すなわちastrocytopathic diseaseと分類すべきであるということが，以下のような3つのエビデンス（8）から浮き彫りになっている．

① NMOの急性期病変におけるAQP4，GFAPの広範な欠失

　急性期のNMO病変では壊死性変化がみられ，小血管壁の肥厚があり，血管周囲への多核球や単核球，マクロファージなどの細胞浸潤や免疫グロブリンや活性化補体の沈着がみられる．このような病変の周囲において広範にアストロサイトの蛋白であるAQP4やglial fibrillary acidic protein（GFAP）の染色性が欠失している．病変の辺縁部ではアストロサイトの細胞残屑も多数みられる．一方，ミエリン蛋白であるmyelin basic protein（MBP）の染色性は比較的保持される傾向がある．NMOにおいてもミエリン傷害のある部位は存在するが，それはアストロサイトパチーによる二次的な現象と推察される．これに対してMS病変では，MBPの染色性は明らかに欠失しているが，慢

性期にはそこにアストロサイトが増殖してグリオーシスを起こし（このためMSは硬化症と呼ばれてきた），AQP4やGFAPの染色性はむしろ亢進している．

② NMOの急性増悪期における髄液GFAP濃度の顕著な上昇

NMO患者の急性増悪期には髄液中のGFAP濃度が，MSや健常対照群と比較して著明に上昇（1,000倍程度）している．NMOにおける急性期の髄液GFAP濃度は脊髄炎の重症度や病変の長さなどと有意な相関を示す．一方，髄液MBP濃度もNMOのほうがMSより高いが，GFAPに比べればその差ははるかに小さい．これらもNMOの急性期に大量のアストロサイトが破壊されていることを示す知見である．

③ 実験的研究における抗AQP4抗体の病原性（アストロサイト傷害性）

抗AQP4抗体は培養アストロサイトやAQP4を発現させたHEK293細胞などの表面で膜貫通型蛋白であるAQP4の細胞外ドメインに結合し，補体介在性にこれらの細胞を破壊する．またラットにMBPで免疫あるいはMBP反応性T細胞を投与して実験的自己免疫性脳脊髄炎（experimental autoimmune encephalomyelitis：EAE）を誘発し，さらに抗AQP4抗体陽性NMO患者血清由来の精製IgGを投与すると，NMOと同様にアストロサイトの傷害が小血管周囲に引き起こされるが，抗AQP4抗体陰性症例由来のIgGではそのようなアストロサイトパチーはみられない．またラットにEAEを惹起せずに抗AQP4抗体陽性NMO患者血清由来IgGのみを投与すると，NMO様の病変はみられない．このように抗AQP4抗体は病原性がありアストロサイト傷害に直接関与していると考えられるが，この抗体が血中に存在するだけでは発症には至らず，さらに中枢に炎症を起こすT細胞があって初めてNMO様病変が惹起される．

このような知見は，もはやNMOをMSのような炎症性脱髄疾患に分類することは不適切であることを明瞭に示しており，NMOの疾患分類の根本的な見直し，すなわちastrocytopathic diseaseという新たな分類の創設を迫るものとなっている．

抗AQP4抗体陰性NMO

一部の症例では，臨床症候やMRI所見はNMOに矛盾しないが，抗AQP4抗体が陰性である．そのような症例の中には実際には抗AQP4抗体が存在するが，検出感度の低い検査の使用や免疫抑制療法による抗体価の低下などにより本抗体が検出できない場合がある．また真の抗AQP4抗体陰性NMOも存在しており，それらは単相性の経過をとる症例が多い．その免疫病態が抗AQP4抗体陽性NMOとどのように違うのかは，今後解明されるべき課題である．

いわゆる視神経脊髄型MS（OSMS）とは何であったか

上記のように，本邦のOSMSと呼ばれた症例のうち重症の視神経炎と横断性脊髄炎を繰り返す症例は基本的にはNMOであった．NMOがMSとは

異なる疾患であることは，臨床や画像などの特徴の相違，主たる標的細胞が異なる（NMOはアストロサイト，MSはミエリン）ことに加えて治療への反応性の違いからも支持される．NMOの急性増悪はMSと異なりステロイドパルス療法が無効のことが多く，早期に血漿交換や血漿吸着療法が臨床的改善のために必要である．またMSの再発予防の第一選択薬であるインターフェロンβ（-1a〈アボネックス®〉，-1b〈ベタフェロン®〉）は，NMOには無効でありむしろ再発率を増加させる傾向がある．

ただし注意しなければならないことは，視神経炎と脊髄炎を繰り返す症例のすべてがNMOではなく，真の視神経脊髄型MSと呼ぶべき症例は実際に存在するということである．このような症例は，たとえば以下の①～⑤のように定義することができる．①臨床症候は視神経炎と脊髄炎のみ，②MRIではMSに矛盾しない無症候性の脳病変の有無は問わない，③オリゴクローナルIgGバンドは陽性，④抗AQP4抗体陰性，⑤脊髄病変は3椎体より明らかに短い．NMOとは異なり，このような症例ではインターフェロンβは治療的に有効であり，またMSの増加に伴い症例数が増えている．

すなわち，従来われわれがOSMSと呼んできた一群は，NMOと真の視神経脊髄型MSから構成されていると考えられる．

おわりに

NMOが臨床的に記載されてからすでに1世紀を超える時間が過ぎた．長らくMSとの異同が議論されてきたが，抗AQP4抗体の発見以後，NMOの臨床，病態，治療の輪郭が急速に明瞭になり，それとともにNMOの診断基準も進化し，またastrocytopathic diseaseという新たな疾患概念が確立されてきた．現在も世界中でNMOに関するさまざまな研究が実施されているが，それにより本疾患の病態が解明されることが期待される．なお，2011年秋にNMOの診断に関する国際委員会が設立され，今日の理解に基づく新たな診断基準の検討が行われている．

（藤原一男）

文献

1) 藤原一男ほか．Neuromyelitis optica（Devic病）―原典とその今日的意義．神経内科 2002；56：306-311．
2) Mandler RN, et al. Devic's neuromyelitis optica：A clinicopathological study of 8 patients. *Ann Neurol* 1993；34：162-168．
3) Wingerchuk DM, et al. The clinical course of neuromyelitis optica（Devic's syndrome）. *Neurology* 1999；53：1107-1114．
4) Wingerchuk DM, et al. Revised diagnostic criteria for neuromyelitis optica. *Neurology* 2006；66：1485-1489．
5) Miller DH, et al. Differential diagnosis of suspected multiple sclerosis：A consensus approach. *Mult Scler* 2008；14：1157-1174．
6) Wingerchuk DM, et al. The spectrum of neuromyelitis optica. *Lancet Neurol* 2007；6：805-815．
7) Fujihara K. Neuromyelitis optica and astrocytic damage in its pathogenesis. *J Neurol Sci* 2011；306：183-187．

抗アクアポリン 4 抗体

Point

- 抗アクアポリン 4（AQP4）抗体は，視神経脊髄炎（NMO）の特異的診断マーカーと考えられる自己抗体である．
- NMO 患者血清 IgG は，マウス脳軟膜直下の glia limitans, 中小血管の外膜に接する部位，脳室壁上衣細胞に接する部位などに反応する染色パターンを呈し，NMO-IgG と命名された．さらにその染色パターンから，対応抗原が中枢神経に豊富に存在する水チャネル蛋白（AQP4）であることが同定された．
- 抗 AQP4 抗体は血清中に高力価で検出され，髄液での力価は低いことから，末梢リンパ系で産生され，血液脳関門が破綻する病態が生じた際に中枢神経系に移行して病変を生じると考えられている．
- 動物の脳内に補体とともに患者血清由来の IgG を投与すると，IgG 抗体は補体を活性化して，神経組織に NMO と同様の病変を形成することから，抗 AQP4 抗体は NMO の病態に密接に関わると考えられる．

はじめに

　視神経脊髄炎（neuromyelitis optica：NMO）は視神経炎と脊髄炎を中核とする中枢神経の炎症性疾患である．視神経炎および急性脊髄炎を呈し，次の 3 つの支持項目のうち最低 2 つを満たすもの（① MRI 上，3 椎体長以上に及ぶ脊髄の連続病変を認める，② MRI での脳病変は多発性硬化症（multiple sclerosis：MS）の診断基準に合致しない，③血清 NMO-IgG が陽性）を NMO とする診断基準が呈示された[1]．特に，NMO-IgG は本症の特異的診断マーカーとして重視されている[2]．なお，NMO-IgG の認識抗原は，中枢神経系に発現が多い水チャネル蛋白（aquaporin：AQP）4 であることが明らかにされている[3]．

　NMO-IgG／抗 AQP4 抗体陽性例の中には，経過中，視神経炎あるいは脊髄炎のみを反復する例，大脳・脳幹症状で発症する例などがある．NMO の診断基準を「視神経炎および脊髄炎を呈する」との厳密な基準で診断する場合は，これらの例は NMO との診断名を冠しにくい．抗体が陽性の場合，あるいは抗体が陰性でも NMO としての特徴を備えていると考えられる場合は，NMO と共通の病態を有する一群として包括し，NMO spectrum disorder（NMOsd）と呼称される．

NMO-IgG／抗 AQP4 抗体

　NMO-IgG／抗 AQP4 抗体は，NMO の特異的診断マーカーと考えられる自己抗体である．血清中に高力価で検出され，髄液での力価は低いことから，抗体は末梢リンパ系で産生され，血液脳関門が破綻するような病態が生じた際に中枢神経系に移行して病変を生じると考えられている．

　NMO-IgG は，NMO 患者血清を用いたマウス神経組織の免疫組織化学染色により，脳表の軟膜直下の glia limitans，中小血管の外膜に接する部位，脳室壁上衣細胞に接する部位などに反応する染色パターンを呈する IgG 抗体である[2]．この染色パターンから，対応抗原が中枢神経系に豊富に発現する水チャネル蛋白，AQP4 であることが推定され，実際 AQP4 との特異的結合が確認された[3]．

　中枢神経系においては，AQP1，3，4，9 各サブタイプの発現が確認され，脈絡叢，脳室周囲，くも膜下腔，視床下部，毛細血管に認められる．このうち AQP4 は，血液脳関門を形成する脳内小血管に突起を伸ばすアストロサイト（astrocyte；星状細胞）の endfeet や，脳表軟膜の glia limitans に豊富に発現する．このような局在から，AQP4 は脳実質への水分子の流入・出を担い，浸透圧の調節などに重要な役割を持つと考えられている．一般に，脳浮腫は vasogenic edema（血管原性浮腫）と cytotoxic edema（細胞傷害性浮腫）に分けて考えられることが多い．AQP4 をノックアウトしたマウスでは，AQP4 の欠損が水中毒や脳虚血による脳浮腫に抑制効果があったと報告されているが[4]，一方で脳腫瘍モデルを作成した結果からは AQP4 ノックアウトマウスでは脳圧亢進を生じやすい[5]ことなどから，AQP4 の減少は cytotoxic edema を抑制する効果はあるものの，vasogenic edema を増強する可能性が指摘されている．

　AQP4 は，細胞膜を 6 回貫通する構造をとり，N 末，C 末は細胞内に存在し，細胞外に 3 つのループ構造を形成する．これが四量体を形成して，細胞膜に発現していると考えられている．以前から電子顕微鏡での観察により，細胞膜には格子状のアレイ構造（orthogonal array）が認められることが知られていたが，AQP4 はこのアレイ構造の一部を形成していることが明らかになった．なお，AQP4 には 2 つのスプライスバリアント M1（全長の cDNA）と M23（N 末側の 22 塩基が欠如しているサブタイプ）があり，M1 と M23 で形成される四量体においては M23 の比率が高いほうが強固な orthogonal array を形成する傾向が強い．NMO 患者の抗 AQP4 抗体は，M1 にも M23 にも結合するが，M23 のほうがより結合が強く，補体活性化も生じやすいとの報告もある[6]．

　抗 AQP4 抗体は，AQP4 の立体構造を界面活性剤で一次構造に変換し，可溶化して抗原に用いる手法をとるウエスタンブロット法では検出が困難であることから，細胞表面に発現する立体構造を認識すると考えられる．AQP4 のループ構造のうち，細胞外に表出する 3 つのループを構成するアミノ酸の

AQP4と炎症との関連についてのEAEを用いた検討

　抗AQP4抗体がNMOの病態に関与することが示されたことを受け，VerkmanのグループはAQP4の存在と炎症病態との関連を明らかにするため，C57/BL6系のwild type (wild) およびaquaporin-4 knock out (KO) mouseを用いて，AQP4発現の有無がEAEの重症度に及ぼす影響について検討した．MOG peptideでマウスにEAEを誘導したところ，wildに比べKOではEAEの発症が抑制され，脳内の脱髄病巣やTリンパ球の浸潤もほとんどみられなかった[7]．KOではなぜEAEが誘導されにくいのか，AQP4の存在がなぜ炎症反応の増強に関与するのかについてさらなる検討がなされ，wildおよびKOマウスの脳内にLPSを投与して炎症を惹起すると，wildで炎症反応が強くみられ，AQP4の存在が炎症惹起に関与することを確認した．さらに，KOから分離して培養したアストロサイトにAQP4を発現させると，AQP4発現アストロサイトは形態的に腫脹がみられ，培養上清にTNF-αおよびIL-6が分泌されることを見出した[8]．アストロサイトがcytotoxic edemaを生じてその機能が障害され，細胞外液からのK$^+$流入，炎症局所での水バランス環境の変化，興奮性のニューロトランスミッターの減少などを引き起こすことで，アストロサイトや炎症細胞の活性化や遊走機能に影響を及ぼし，一連の病態が生じる可能性が考えられた．直接的な証明は難しいものの，彼らの結果は，AQP4の存在が炎症惹起に関与し，炎症下では，AQP4を発現するアストロサイトが腫脹して，TNF-αおよびIL-6を分泌することで炎症を助長する可能性を示した．

1 NMO-IgG

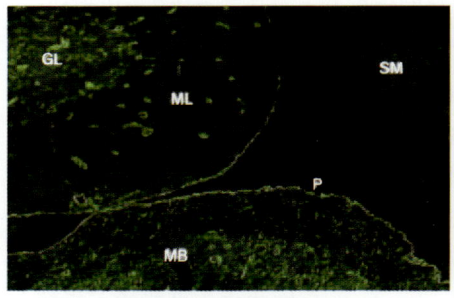

2 抗AQP4抗体 (cell-based assay)

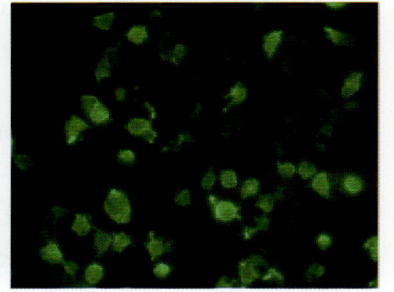

マウス小脳切片に患者血清を反応させ，蛍光色素をつけた抗ヒトIgGで染色したもの．
（Lennon VA, et al. Lancet 2004[2] より）

　配列は，ヒト，マウス，ラットのAQP4でそれぞれ1か所から2か所異なる部分がある．筆者らは，ヒト，マウス，ラットのAQP4 cDNAをそれぞれHEK293細胞に発現させて，患者血清の反応を比較したところ，ラット＞ヒト＞マウスの順で結合強度が強いことを見出したことから，ヒト，マウス，ラットのAQP4細胞外ループ部分のそれぞれのアミノ酸を入れ替えて，どの組み合わせがいちばん抗体を強固に結合させうるかを検討した．その結果，3番目の細胞外ループがヒト型（ラットも同じアミノ酸）であることが最も重要であり，これに加えて2番目，1番目のループ構造も結合能の規定因子になっていることを明らかにした[9]．ヒト型のみを発現するヒトの脳内では，このアミノ酸の違いによる神経障害との関連には言及できないものの，抗体検出の感度を増強するなどには応用可能な知見となるとともに，NMOの臨床病型を規定する因子として，抗体が認識する構造の違いが関与する可能性が考えられる．

NMO-IgG／抗 AQP4 抗体の検出

　NMO-IgG は免疫組織化学での染色パターンで判断されるものであり，抗 AQP4 抗体は NMO-IgG が認識する水チャネル蛋白そのものに反応する抗原特異的抗体である．これまでの筆者らの検討では，両者の陽性例は多くの場合一致している[10]．

　NMO-IgG／抗 AQP4 抗体の検出については，いくつかの方法が報告されている．

間接蛍光抗体法による免疫組織化学

　NMO は自己抗体 NMO-IgG が関与する疾患であることを初めて示した Lennon らが使用した方法[2]であり，多くの研究施設で行われている間接蛍光抗体法である（**1**）．彼らはマウスの小脳・脳幹を含む凍結切片に，あらかじめモルモットの肝組織のパウダーで非特異的結合を吸収した患者血清を反応させて，蛍光色素をつけた抗ヒト IgG を反応させて発色させた．この方法での抗体検出感度は 54〜73％，特異度は 91〜100％と報告されており，感度が低いのは，抗原にマウス組織を使用したことが影響しているのではないかと考えられている．

cell-based assay 法

　筆者も採用している方法であるが，ヒトアクアポリン 4 の全長（M1 type）および N 末側の 22 個の残基を除いた M23 サブタイプそれぞれの cDNA を作製し，それぞれ発現ベクターに組み込んで，human embryonic kidney（HEK）293 細胞に transfect して発現させ，患者血清や髄液を反応させた後，蛍光色素をラベルした抗ヒト IgG を二次抗体として検出するものである[3,10]（**2**）．

　AQP4 cDNA は，われわれのように，培養細胞に用時 transfect する方法[10]，あらかじめ cDNA に蛍光色素を発現するタグをつけたものを transfect する方法[11]，培養細胞自体に AQP4 の遺伝子を組み込んだ stable transformant を用いる方法[12]での結果が報告されている．いずれの方法にも多少の長所短所があるものの，抗体価の高い検体での検出はほぼ一致していると思われ，これらの方法での検出感度は 80〜90％，特異度は 100％である．

radioimmunoprecipitaion 法

　AQP4 蛋白に ^{35}S メチオニンを結合させ，これに患者血清を反応させる方法であるが，アイソトープを使用すること，また感度が低いことから広く用いられるには至っていない[13]．

fluoroimmunoprecipitaion 法

　こちらはアイソトープを使わずに免疫沈降法を利用するものであり，蛍光色素を発現するタグを付けた AQP4 を HEK 細胞に transfect し，細胞を破砕

3 NMO-IgG / AQP4-Ab―異なる検出方法を用いた感度・特異度の比較

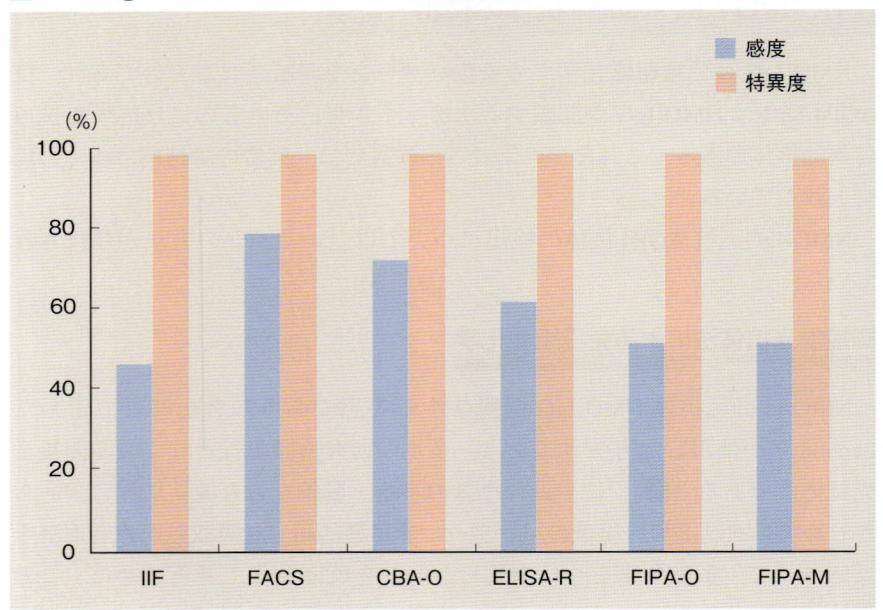

IIF：indirect immunofluorescence，FACS：fluorescence-activated cell sorting，CBA：cell-based assay，ELISA：enzyme-linked immunosorbent assay，FIPA：fluorescence immunoprecipitation assay，O：Oxford，R：RSK / Kronus，M：Mayo．

（Waters PJ, et al. *Neurol* 2012[15] より作成）

した抽出液に検体を反応させて沈降物の蛍光強度を測る方法である．感度は53.3％と記載されているが，多数の検体の抗体価を比較するなどの用途には適している[14]．

ELISA法

ヒスチジンタグを付けたラットのAQP4を細胞に発現させ，その破砕抽出液をニッケルを塗布したELISAプレートに結合させて，検体を反応させ，酵素抗体法で反応させて吸光度を測定する方法である．感度は60％，特異度は100％と報告されている．抗原の作製などシステムの構築に労力を要し，cell-based assayよりは感度が劣ることが指摘されている[15]．

このように，さまざまな方法が開発された．同一検体を複数の施設で比較した報告では，AQP4を発現させたHEK細胞を用いたflow cytometryおよびcell-based assay法が最も感度よく安定した結果を得られるようである（3）[15]．

AQP4-Ab陽性連続20例を用いたわれわれの検討では，AQP4-AbはIgG1サブクラスに属し，少数例でIgG3，IgMに属する抗体がみられた．IgG2に属するサブクラスの存在を指摘する論文もある[16]．IgG1サブクラスは補体結合能を有するため，NMOの神経組織でIgGや活性化補体沈着を伴う血管壁の肥厚がみられる組織像は，本抗体の関与を支持する所見である．

Keywords

IgGサブクラス
免疫グロブリンはH鎖の定常部の構造の違いにより，大きく5つのサブクラス（IgA，IgD，IgE，IgG，IgM）に分けられるが，IgGはさらにその構造のわずかな違いにより，IgG1，IgG2，IgG3，IgG4の4つのIgGサブクラスに分けられる．存在比はIgG1が60％と最も多く，それぞれ，29％，7％，4％とされる．IgG1，2，4は約21日の半減期を持ち，IgG1およびIgG3は補体活性化能を有する．抗AQP4抗体はIgG1が主体であり，補体の古典経路を活性化して神経組織障害に関与すると考えられる．

アクアポリン／水チャネル

アクアポリン（aquaporin：AQP）は生体内のほとんどの細胞において，水分子のホメオスターシスを担うチャネルとして細胞膜に発現している．これまで 13 種のサブタイプが知られており，いずれも約 300 個のアミノ酸から成り，細胞膜を 6 回貫通し，N 末と C 末が細胞内に位置する共通の構造を有する．通常，四量体で細胞膜に発現し（**4**），それぞれ 1 つずつ水分子を通過させるポアを持つ．中枢神経系で最も発現が多いのが AQP4 であり，主にアストロサイトの endfeet に発現する．発現部位から類推される主要な機能として考えられているのは，①血管周囲や上衣細胞膜に接して血液脳関門の機能を担う，②シナプス周囲でニューロトランスミッターのクリアランスに関係する，③ランヴィエ絞輪や無髄神経線維に接して K^+ のクリアランスに関わる．

AQP4 には全長で発現する M1 と，N 末側の 22 塩基が欠けた M23 のスプライスバリアントが存在する．M23 サブタイプで構成されるチャネルは細胞膜上で集合して，強固な orthogonal array を形成する．M23 と M1 各サブタイプが混在して形成される四量体では，M23 の存在比により orthogonal array のサイズが決まるとされる．NMO に生じる抗 AQP4 抗体は M1 および M23 のいずれにも反応するが，M23 の存在比が多い大きな orthogonal array により反応しやすいとされる．

4 四量体で細胞膜に発現する AQP4 水チャネル

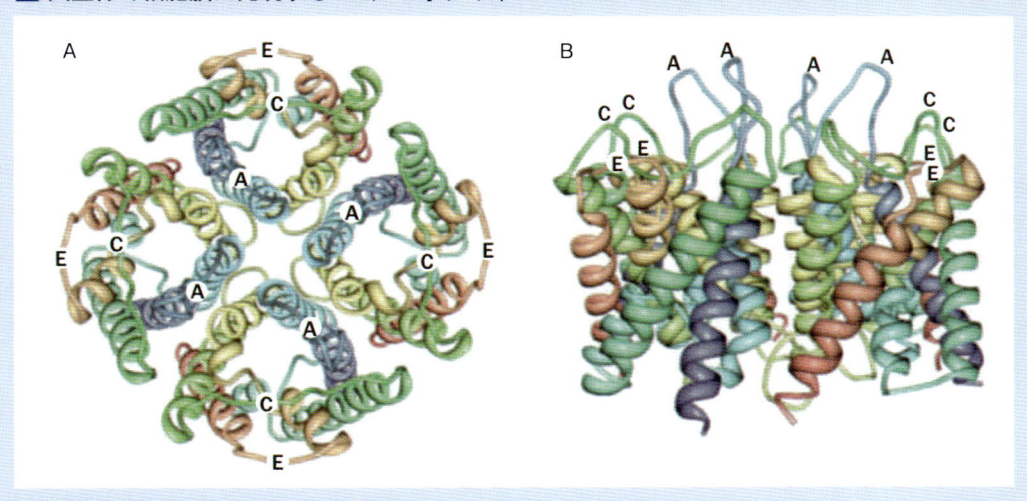

A：細胞外から見下ろした図，B：側面図．

（Jarius S, et al. *Nat Rev Neurol* 2010；6：383-392. より）

抗 AQP4 抗体陽性例の臨床像の特徴

筆者が抗体診断を行った 500 例以上に及ぶ AQP4-Ab 陽性例の臨床疫学的特徴は，①平均発症年齢が 43 歳と比較的高齢である，②女性の比率がきわめて高く 90％に及ぶ，③病初期に再発が多く身体機能障害度が高い，④視神経障害が高度で失明に至る例の頻度が高い，⑤脳幹病変で初発し，難治性吃逆や呼吸障害を生じる場合がある，⑥ MRI で頸髄から胸髄に 3 椎体長以上にわたり，中心灰白質から周辺に広がる病巣が認められ，急性期には腫脹していることが多く，長い経過で萎縮性となる，⑦急性期の髄液で細胞増多があり，オリゴクローナルバンドの出現頻度は低い，⑧他の自己免疫疾患で陽性になることが多い各種自己抗体が出現しやすく，時に慢性甲状腺炎やシェーグレン症候群などを合併する，などの特徴が抽出された[17]．このうち 2

例の剖検が得られ，その神経組織では，大脳・脊髄に多数の脱髄病巣を認めるとともに，軸索変性，白質・灰白質での組織壊死を伴う空洞形成もみられ，小血管壁は肥厚し，ヒアリン化を認めた．新鮮な脱髄病巣では血管周囲にIgGや活性化補体の沈着がみられ，免疫組織染色でAQP4が広範に脱落しているなど，MSとは異なる特徴的な病変が認められた[18]．

このような本邦AQP4-Ab陽性例の特徴は，欧米で報告されたNMOの特徴と相同であり，NMOは世界的にも共通の特徴を有する疾患である．また，NMOはMSとは異なり，二次性進行型に移行することはきわめてまれである．

NMOで大脳や脳幹病変を呈することは決してまれではなく，自験例では大脳・脳幹病変を生じた症例は過半数を超え，このうち，大脳・脳幹病変で初発したNMOsdは約10％ある[17]．痙攣を呈することもある．また，両側対称性の視床下部病変を認め，ナルコレプシーを主徴とするNMO症例の報告もなされている．

NMOsdのうち，小児期発症例では視神経炎を初発症状とするものが多く，一方で高齢発症例では脊髄炎での発症が多かった．

また，視神経炎のみを反復する例をしばしば経験するが，抗AQP4抗体陽性視神経炎の約半数は5〜6年の経過で脊髄炎を生じるとの報告がある．

このように，抗AQP4抗体陽性例は当初定義されたよりも臨床像は多彩である．本抗体の疾患特異性はきわめて高いが，各施設でのアッセイ系も異なることから，抗体価の低い例では抗体検査で検出感度以下の場合があることが想定され，臨床像・画像所見を加味してもMSとの鑑別が困難な例がある．NMOの病像を呈しながらAQP4抗体陰性という症例の扱いについては，さらなる診断マーカーの確立が必要である．

抗AQP4抗体とNMOの病態

NMOでは急性期に血漿交換療法が有効であり，また，再発予防に抗体産生抑制やB細胞を減少させる目的での治療がなされ，自己抗体の除去・産生抑制が病態を改善させる．抗体価と疾患活動性には必ずしも相関がないものの，同一症例では，症状の軽快と抗体価の低下は並行することが多い．

また，NMOでは，脊髄中心灰白質，第三脳室周囲，延髄背側最後野周辺などに病巣を生じることが多く，これは中枢神経内のAQP4の発現分布と密接に関連している[19]．AQP4は大脳白質，小脳を含め，脳内にび漫性に発現がみられる水チャネル蛋白であるが，血管外膜や脳室壁上衣細胞などに足突起先端を接するアストロサイトの細胞膜での発現が多く，この部位で水分子の流出入に関わって血液脳関門の役割を担っている可能性が考えられ，これらの部位が抗AQP4抗体の標的になっている可能性が考えられる．さらにNMOの剖検例では，急性期病変でAQP4の脱落が最も広範に認められ，神経組織内の小血管周囲には活性化補体の沈着が認められるなどが知られている．これらのことから，NMOでは抗AQP4抗体が直接的に病態に関わると

考えられてきた．

　近年これを受けて，抗体の直接的な関与を証明する論文が本邦・欧米のグループから相次いで発表された．

　ラットを myelin oligodendrocyte glycoprotein（MOG）で免疫，あるいは MOG 感作リンパ球を用いて実験的自己免疫性脳脊髄炎（experimental autoimmune encephalomyelitis：EAE）を誘導し，ラットの腹腔内に NMO 患者血漿／血清から抽出した IgG を投与すると，ラットの中枢神経組織に NMO と同様の病理変化が生じること [20-22]，また，マウスの脳内に直接 NMO 患者の IgG 分画をヒト補体（新鮮血漿）とともに直接投与しても，NMO と同様の組織変化が生じることが証明され [23]，少なくとも，NMO-IgG 存在下で補体活性化が生じると NMO 病変形成が再現されることが示された．

　以上のように，NMO では抗 AQP4 抗体の存在が診断に有用なマーカーとなり，治療法決定にも必須の検査となっているのみならず，抗体と病変形成，抗体産生系の免疫動態，抗体の神経組織移行の問題など，免疫性中枢神経疾患の病態を考えるうえで重要な問題提起と研究の指針を与える疾患になっている．

（田中惠子）

文献

1) Wingerchuk DM, et al. Revised diagnostic criteria for neuromyelitis optica. *Neurology* 2006；66：1485-1489.
2) Lennon VA, et al. A serum autoantibody marker of neuromyelitis optica：Distinction from multiple sclerosis. *Lancet* 2004；364：2106-2112.
3) Lennon VA, et al. IgG marker of optic-spinal multiple sclerosis binds to the aquaporin-4 water channel. *J Exp Med* 2005；202：473-477.
4) Papadopoulos MC, et al. Molecular mechanisms of brain tumor edema. *Neuroscience* 2004；129：1011-1020.
5) Friedman B, et al. Acute vascular distruption and aquaporin 4 loss after stroke. *Stroke* 2009；40：2182-2190.
6) Tani T, et al. Identification of binding sites for anti-aquaporin 4 antibodies in patients with neuromyelitis optica. *J Neuroimmunol* 2009；211：110-113.
7) Lihua Li, et al. Greatly attenuated experimental autoimmune encephalomyelitis in aquaporin-4 knockout mice BMC. *Neuroscience* 2009；10：94.
8) Lihua Li, et al. Proinflammatory role of aquaporin-4 in autoimmune neuroinflammation. *FASEB J* 2011；25：1556-1566.
9) Hinson SR, et al. Molecular outcomes of neuromyelitis optica (NMO) -IgG binding to aquaporin-4 in astrocytes. *Proc Natl Acad Sci U S A* 2012；109：1245-1250.
10) Tanaka K, et al. Anti-aquaporin 4 antibody in Japanese multiple sclerosis with long spinal cord lesions. *Mult Scler* 2007；13：850-855.
11) Matsuoka T, et al. Heterogeneity of aquaporin-4 autoimmunity and spinal cord lesions in multiple sclerosis in Japanese. *Brain* 2007；130：1206-1223.
12) Takahashi T, et al. Anti-aquaporin-4 antibody is involved in the pathogenesis of NMO：A study on antibody titre. *Brain* 2007；130：1235-1243.
13) Paul F, et al. Antibody to aquaporin 4 in the diagnosis of neuromyelitis optica. *PLoS Med* 2007；4：e133.
14) Waters P, et al. Aquaporin-4 antibodies in neuromyelitis optica and longitudinally extensive transverse myelitis. *Arch Neurol* 2008；65：913-919.
15) Waters PJ, et al. Serologic diagnosis of NMO：A multicenter comparison of aquaporin-4-IgG assays. *Neurol* 2012；78：665-671.
16) Isobe N, et al. Quantitative assays for anti-aquaporin-4 antibody with subclass analysis in neuromyelitis optica. *Mult Scler* 2012；1352458512443917.

17) Nagaishi A, et al. Clinical features of neuromyelitis optica in a large Japanese cohort: Comparison between phenotypes. *J Neurol Neurosurg Psychiatry* 2011 ; 82 : 1360-1364.
18) Yanagawa K, et al. Pathologic and immunologic profiles of a limited form of neuromyelitis optica with myelitis. *Neurology* 2009 ; 73 : 1628-1637.
19) Jung JS, et al. Molecular characterization of an aquaporin cDNA from brain: Candidate osmoreceptor and regulator of water balance. *Proc Natl Acad Sci U S A* 1994 ; 91 : 13052-13056.
20) Kinoshita M, et al. Neuromyelitis optica: Passive transfer to rat by human immunoglobulin. *Biochem Biophys Res Commun* 2009 ; 386 : 623-627.
21) Bennett JL, et al. Intrathecal pathogenic anti-aquaporin-4 antibodies in early neuromyelitis optica. *Ann Neurol* 2009 ; 66 : 617-629.
22) Bradl M, et al. Neuromyelitis optica: Pathogenicity of patient immunoglobulin in vivo. *Ann Neurol* 2009 ; 66 : 630-643.
23) Saadoun S, et al. Intra-cerebral injection of neuromyelitis optica immunoglobulin G and human complement produces neuromyelitis optica lesions in mice. *Brain* 2010 ; 133 : 349-361.

Further reading

- Waters PJ, et al. Serologic diagnosis of NMO: A multicenter comparison of aquaporin-4-IgG assays. *Neurol* 2012 ; 78 : 665-671.
  Mayo Clinic、Oxford大学、McGill大学でNMO・NMOsdと診断された同一の検体を用いて、複数の方法でAQP4抗体の検出感度・特異度を比較した.

- Jarius S, Wildemann B. AQP4 antibodies in neuromyelitis optica: Diagnostic and pathogenetic relevance. *Nat Rev Neurol* 2010 ; 6 : 383-392.
  NMOの臨床・病態についての論文を幅広くレビューした論文.

III. 視神経脊髄炎の病態と治療

臨床像と画像・髄液検査所見

> **Point**
> - 視神経炎，脊髄炎，血清抗 AQP4 抗体陽性が主な特徴である．
> - 脊髄炎は長大病変，視神経炎は両側性であることが多く多発性硬化症 (MS) よりも重症例が多い．
> - 発症年齢は MS よりも約 10 歳遅く，高齢発症もまれではない．
> - 他の自己免疫疾患との合併が多い．
> - MS で高頻度陽性のオリゴクローナル IgG バンドは陰性例が多い．

臨床像概要

　視神経脊髄炎 (neuromyelitis optica：NMO) は，文字通り視神経炎と脊髄炎を主病変とする自己免疫疾患であり，前項で述べられたように抗 AQP4 抗体が病態に深く関わっている．症状は多発性硬化症 (MS) よりも重症の傾向があり，一度の再発で失明することや脊髄障害による重い後遺症を残すことがある．大脳病変は 2006 年 Wingerchuk らの NMO 診断基準 (**1**) では除外項目に入っており，MS に特徴的な大脳病変を認めないことが基準の一つとしてあげられている[1]．しかし，大脳病変を有する NMO はまれではないことがわかり，大脳病変から始まる NMO も存在することが知られるようになった．2010 年に改訂された McDonald の MS 診断基準では，**2**のようにアジア，ラテンアメリカにおける NMO を除外するために NMO を疑う臨床像を記載している．①中心灰白質に病巣が分布し 3 椎体を超える長大な脊髄炎，②重症かつ両側性，視神経腫脹，視交叉病変，水平性半盲などを認める視力障害，③難治性吃逆や悪心嘔吐が 2 日以上持続する延髄病巣，などを認める場合は NMO スペクトラムと考え，MS との鑑別診断を慎重にするように求めている[2]．

1 NMO 診断基準

1. 視神経炎
2. 急性脊髄炎
3. 以下の 3 項目中，2 項目以上を満たす
    a. 脊髄 MRI：3 椎体以上連続する脊髄病変
    b. 脳 MRI：初診時に MS 診断基準 (Paty) を満たさない
       Paty の基準は，4 個以上の白質病変，あるいは 3 個の白質病変があり，そのうち 1 個が脳室周囲にある場合である
    c. NMO-IgG あるいは抗 AQP4 抗体陽性

(Wingerchuk DM, et al. *Neurology* 2006[1] より)

2 アジア，ラテンアメリカにおける McDonald 基準の適用

1. 脊髄炎：MRI で 3 椎体を超える長い脊髄病変を認め，横断面で主に脊髄中心部に病巣がある
2. 視神経炎：両側性かつ重症，視神経腫脹，視交叉病変，水平性半盲のいずれかを認める
3. 難治性吃逆あるいは 2 日以上持続する悪心嘔吐があり MRI 上，延髄中心管周囲に病巣がある

(Polman CH, et al *Ann Neurol* 2011[2] より)

NMO の疫学

　NMO の発症年齢は MS より 10 歳ほど遅く 30〜40 歳代が多い。50 歳以上の初発例もめずらしくはなく，70 歳代や 80 歳代での高齢発症例もみられる[3]。性別はほとんどが女性である。MS では発症頻度に地域差があり，本邦でも北にいくほど多く，南にいくほど少なくなる傾向があるが，NMO については有病率の明らかな地域差はないものと考えられている[4]。これまで NMO の疫学調査は行われておらず詳細は不明であるが，現在，厚生労働省・免疫性神経疾患に関する調査研究班が中心となった疫学調査が行われており，その結果が注目される。世界的には，白人よりも有色人種の発症頻度が高い傾向があり，アジアやラテンアメリカからの症例報告が多い。

　NMO はシェーグレン症候群，全身性エリテマトーデス，橋本病などの自己免疫病を合併する例が多い。また，これらの自己免疫病の中には，NMO の臨床症状はまったく認めないが抗 AQP4 抗体陽性の症例もあり，NMO の病態を考察するうえで興味深い。

　NMO の再発頻度は MS よりもやや多く，年に 1〜2 回である。しかし，経口ステロイド薬をはじめとする免疫抑制薬が奏効する症例が多く，なかには何年にもわたって再発が起こらない寛解状態を維持できる症例もある[5]。

NMO 患者の妊娠

　MS では妊娠中は再発頻度が低下すると考えられているが，NMO ではむしろ再発しやすくなるという報告もあり，注意が必要である[6]。妊娠中は液性免疫優位の免疫バランスになり NMO の病態が悪化する可能性が指摘されているが，今後のさらなる検討が必要である。妊娠期間中は催奇性のある免疫抑制薬は中止せざるをえないため，NMO 患者が妊娠を望む場合は再発リスクを十分に説明し，それでも挙児希望がある場合は休薬期間ができるだけ短くなるように，綿密な妊娠出産計画を立てる必要がある。

視神経炎

　NMO の初発症状は視力障害が多く，最初に眼科を訪れる患者も多い。NMO の視神経炎は失明に至るような重症例も少なくないため，早期診断と NMO としての治療開始が重要である。MS では片側性の視力障害が多いのに対して，NMO では両側性の視力障害を呈することが多い。視野異常としては MS でよくみられる中心暗点に加えて，NMO では両耳側半盲，非調和性同名半盲，水平性半盲などがみられることが特徴である[7]。両耳側半盲は視交叉病変で，非調和性同名半盲は視索病変で生じる（**3**）。免疫組織学的な検討では，AQP4 は視神経内ではアストログリアと微小血管が接する部位に認め，さらに髄液に囲まれた視交叉や視索にも AQP4 が豊富に存在しているため，同部位の病変が多いものと考えられている[8,9]。

　NMO の視神経炎は MS の視神経炎よりも難治性であることが多いが，特

3 NMOの視交叉病変

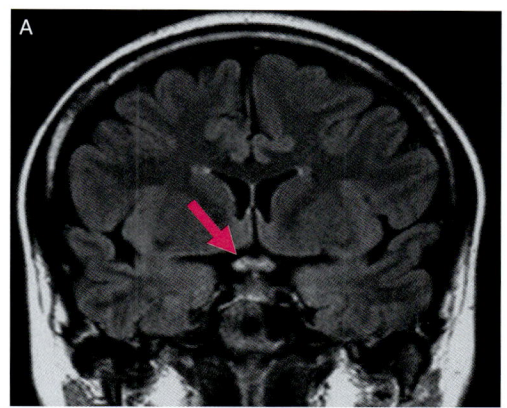

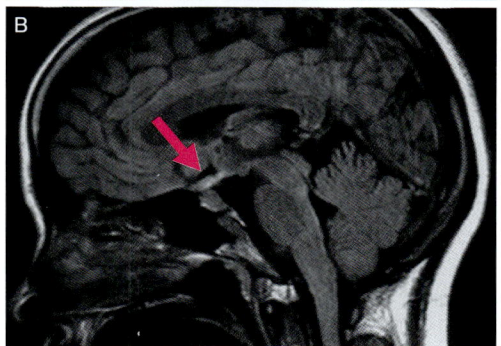

FLAIR 画像にて冠状断面（A）と矢状断面（B）で視交叉右寄りの高信号（→）が描出された．
（中尾雄三ほか．神経眼科 2008[7] より）

4 NMOの視神経管内病変

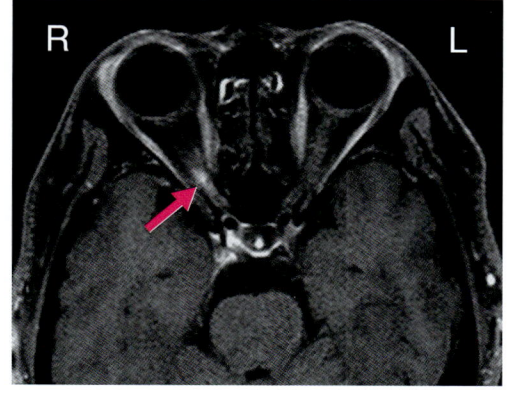

T1 強調画像脂肪抑制造影法にて右視神経管内の視神経炎症部分は腫大し，造影効果がみられる（→）．視神経管内病変を有する症例は視機能予後が悪い．
（中尾雄三ほか．神経眼科 2008[7] より）

に視神経管内病変や視神経の長大病変を認める場合は治療に難渋し視機能予後が悪い（4）．NMO の視神経炎は浮腫が目立つ例が多く，狭い視神経管内に病巣がある場合は視神経表層から進入する栄養血管が圧迫されるため，視神経がより強く傷害されるものと推測される[10]．

　視神経炎では，発症早期から眼球運動に伴い眼球後部の痛みを認めることが多い．この痛みは眼窩先端部の視神経炎が外眼筋を束ねる総腱輪や周囲硬膜に波及し，眼球運動で牽引され痛みを生じるとされている．しかし，NMO では眼球運動時のみならず安静状態でも強い自発痛を眼窩深部に訴える例が多く，MS に比べて炎症の程度が強いことが示唆される．

脊髄炎

　NMO の脊髄炎は MRI で 3 椎体以上に及ぶ中心灰白質を侵す長い横断性脊髄炎を呈することが特徴である（5）．症状は，感覚障害（感覚低下，異常感覚，疼痛），運動麻痺，排尿障害などで傷害部位に相応する．NMO の脊髄炎は MS の脊髄炎に比べて傷害される範囲が広いため，より重症であり，一度の再発で車椅子生活を余儀なくさせるほどの重い後遺症を残すことがある[11]．脊髄炎の後遺症として疼痛が問題となることが多く，日常生活動作

5 NMOの脊髄病変

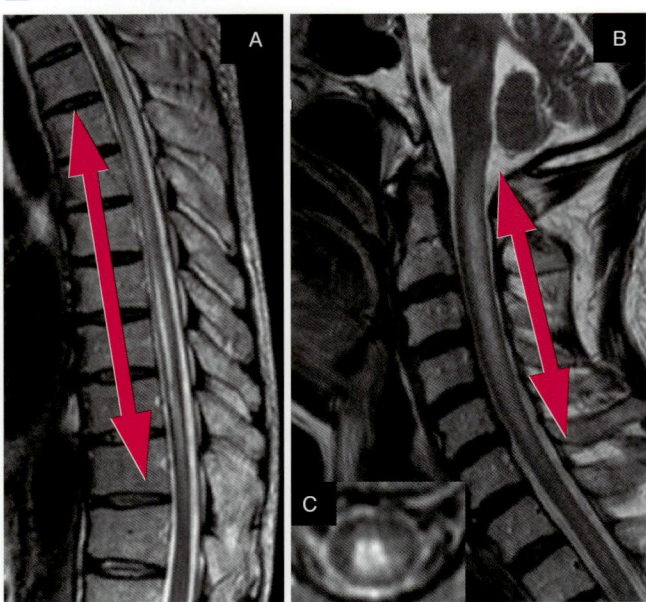

A：胸髄Th5からTh11まで広がる長大病変を認める（↔）。
B：頸髄C1からC6に至る長大病変を認める（↔）。
C：頸髄C3の横断面では脊髄中心管を中心とした病変を認める。いずれもT2強調画像。

の低下やリハビリテーションが進まない大きな原因となっている．

大脳病変

　当初，NMOは大脳病変を認めないことが診断に重要であるとされていたが，その後，大脳病変を有するNMOはまれではないことが明らかになった．しかしMSでは頻度の低い基底核，視床下部，脳幹などの病巣はAQP4が豊富に発現している部位でありNMOで多いことがわかった[12]．症状は病巣部位を反映して，難治性吃逆や嘔気・嘔吐，内分泌異常，過睡眠，意識障害などを認め，これらの症状がみられる場合はNMOの可能性が高いと考えられるようになった[13]．

画像検査

　NMOの診断にはMRI検査が有用である．視力障害では，視神経炎に加えてNMOで特徴的な視交叉や視索の病変有無が診断に役立つ（4）．視神経炎の撮像条件は脂肪抑制画像（STIR法）が適切である．脊髄炎は前述したように，3椎体以上の長い病変と，横断面では脊髄中心部の病変が特徴である（5）．急性期の脊髄病変は，腫脹し造影効果がみられることが多いが，陳旧性病変では有意な異常所見はなく，萎縮した脊髄がみられるだけのこともある．大脳病変は，MSが脱髄を主体とするのに対して，NMOではアストロサイト傷害が主体であるためMRI画像所見も異なる[12]．NMOでの好発部位はAQP4が豊富に発現している第三・四脳室周囲，中脳水道の周囲，延髄背内側，視床下部などに多い．またMSに比べて左右対称性で広範な病巣をきたす傾向がある．MSで特徴的な側脳室近傍や脳梁病変を認めるNMO

6 NMOの脳梁病変

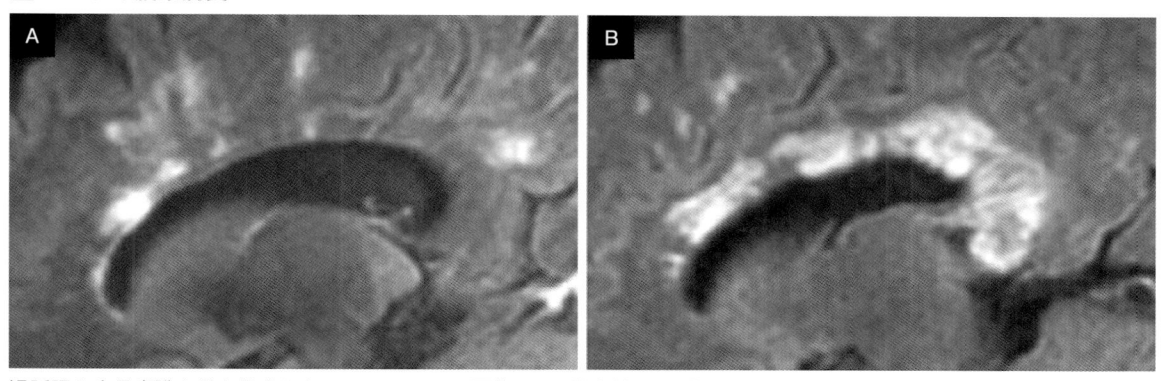

過睡眠や失見当識などを発症した NMO の FLAIR 画像.A：発症前.B：発症時.
脳梁全体に浮腫を伴う病変がみられる.病変の周囲が高信号で内部が低信号を呈する大理石様パターンを認める.

(Nakamura M, et al. *Mult Scler* 2009[14] より)

7 NMOの大脳病変・雲状造影効果

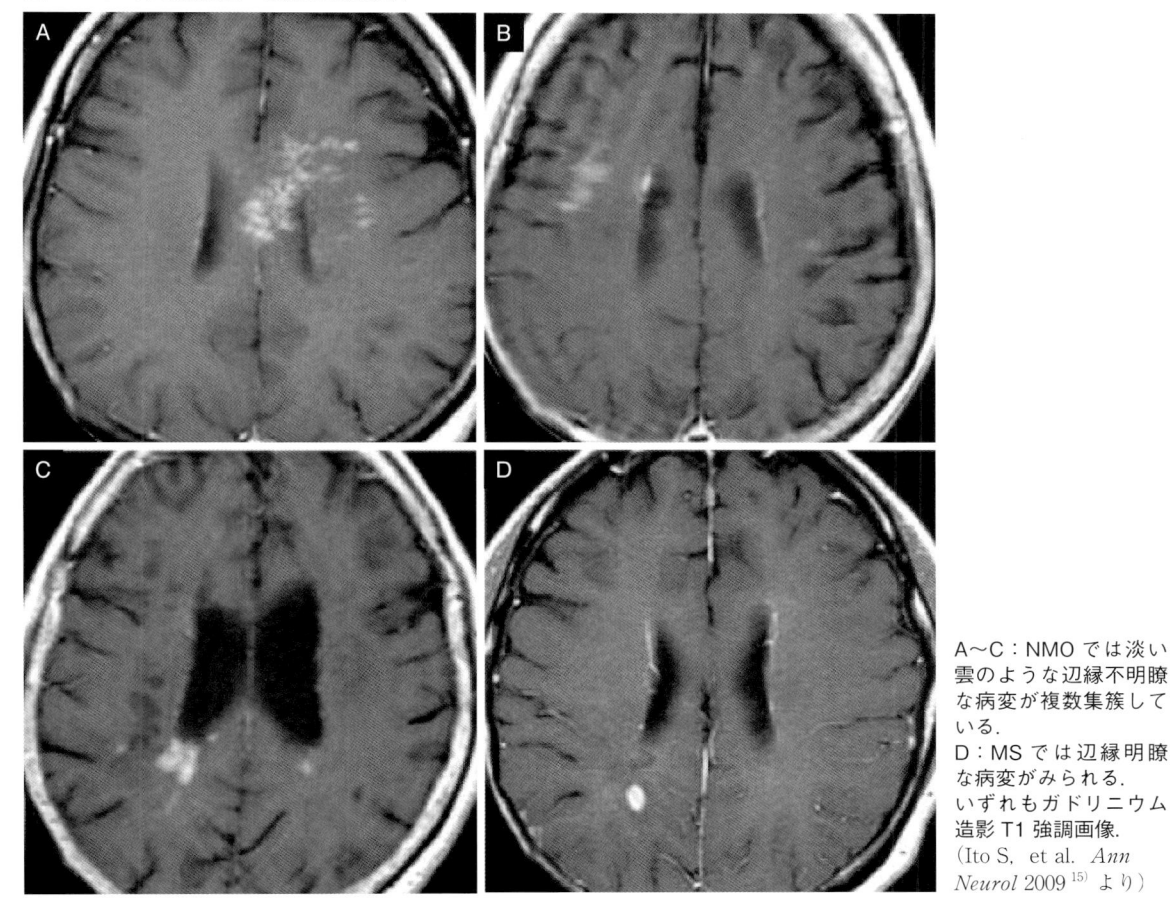

A～C：NMO では淡い雲のような辺縁不明瞭な病変が複数集簇している.
D：MS では辺縁明瞭な病変がみられる.
いずれもガドリニウム造影 T1 強調画像.
(Ito S, et al. *Ann Neurol* 2009[15] より)

も存在するため鑑別が困難なこともあるが,病巣の大きさが MS では 10 mm 未満と小さく浮腫も伴わないが,NMO の脳梁病変は 10 mm 以上で大きく浮腫を伴い FLAIR 画像で病変の周囲が高信号で内部が低信号を呈する大理石様パターンを認める(**6**)[14].また造影 MRI では,MS ではオープンリング

8 NMOの画像所見の特徴

	多発性硬化症（MS）	視神経脊髄炎（NMO）
大脳病変	側脳室から垂直方向の半卵形病変　皮質下 U-fiber 病変　など	第三・四脳室周囲，視床下部，脳幹（特に延髄背内側）などに分布
脳梁病変	10 mm 以下で浮腫なし	10 mm 以上で浮腫あり（大理石様パターン）
造影効果	オープンリング状	雲状
視神経病変	片側の視神経炎	両側性，視神経腫脹，視交叉病変，視索病変
脊髄病変	長さは通常 2 椎体未満	3 椎体以上の長大病変，横断面で脊髄中心部の分布

状の造影効果がよくみられるが，NMOでは雲状造影効果（**7**）を認めることが特徴であると報告されている[15]．NMOの画像所見の特徴を**8**に示す．

髄液検査

NMOに特異的な髄液所見はないが，MSで高頻度に認めるオリゴクローナル IgG バンドが検出されることは少ない．髄液一般所見は症例によって蛋白や IgG index 上昇がみられ，髄液細胞数も増加し多形核球優位のこともある．また，NMOでは血清中抗 AQP4 抗体を認めることが特徴であるが，髄液で認めることは少ない[16]．

髄液中 glial fibrillary acidic protein（GFAP）がNMOの臨床所見と相関すると報告されている．急性期NMOの髄液中 GFAP を ELISA 法にて測定したところ，MSや健常対照と比べて有意に高く，臨床や画像所見との相関関係がみられた．さらに髄液 GFAP 値の上昇は治療により急速に正常化し，Expanded Disability Status Scale（EDSS）や脊髄病変長と正の相関が認められたという（**9**）．MS患者の髄液ではGFAP値の上昇は認めなかったことから，髄液 GFAP は NMO 急性期のアストロサイト傷害を示す所見と考えられ，NMO重症度のバイオマーカーとなる可能性が示された[17]．

サイトカインプロファイルの解析では，IL-6，IL-8，IL-13，IL-17，G-CSFなどが上昇していると報告されている[18,19]．なかでも IL-6 は GFAP，髄液細胞数，抗 AQP4 抗体などと相関しており，NMO の病態に深く関与していることが示唆される．また髄液 IL-6 が低値の NMO は高値の NMO に比べて臨床症状（EDSS）の改善度が有意に良好であると報告されており，NMO の予後予測因子として注目される[20]．

おわりに

数年前までは MS の亜型と考えられていた NMO であるが，特異的に検出される NMO-IgG が発見され，その対応抗原が AQP4 であると明らかになって以来，NMO の病態解析が飛躍的に進み，MS との病態および臨床像の差異が明らかになった（**10**）．両疾患は治療法が異なることから正確に診断す

9 髄液 GFAP 値と NMO の臨床症状との相関

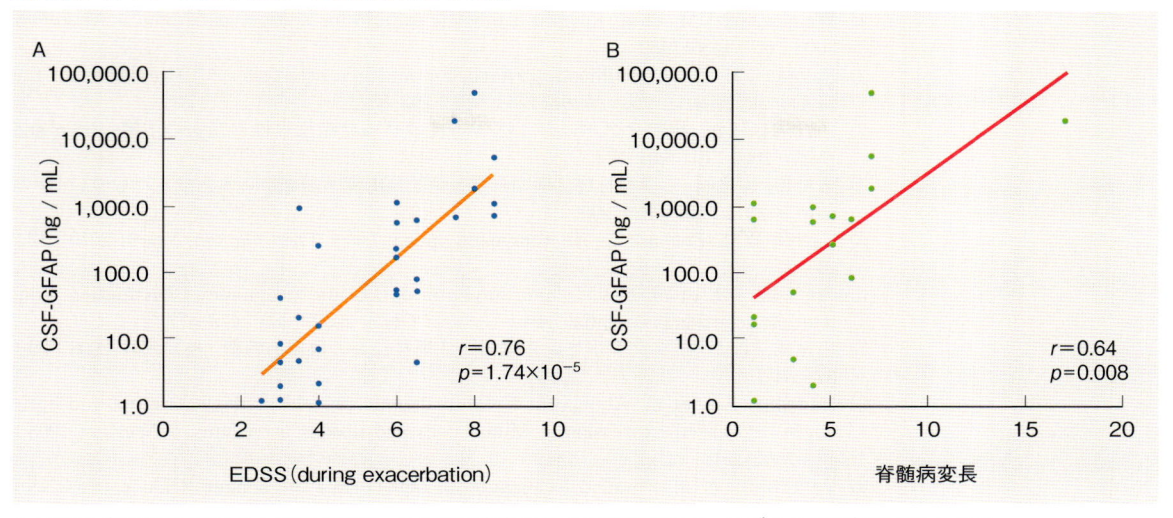

A:NMO 急性期の EDSS と髄液 GFAP. B:脊髄病変の長さと髄液 GFAP. いずれも正の相関がみられる.

(Takano R, et al. *Neurology* 2010[17] より)

10 MS と NMO の対比

	多発性硬化症（MS）	視神経脊髄炎（NMO）
MS / NMO 全体からみた頻度	60%	30%
男女比	1:3	1:10
発症年齢	20〜30 歳代で好発 50 歳以上はまれ	30〜40 歳代で好発 高齢発症あり
人種差，地域差	白人に多い	なし（アジア，ラテンアメリカに多い傾向）
視力障害の特徴	中心暗点	両側性障害，重症，水平性半盲
脊髄障害の特徴	片側の感覚障害・運動障害	長大病変，横断性障害，強いしびれ・痛み
大脳病変の特徴	記憶障害など種々の症状	吃逆・嘔吐，視床下部障害，過睡眠，意識障害
主な合併症	なし	シェーグレン症候群，橋本病など膠原病
血清抗 AQP4 抗体	陰性	陽性
髄液オリゴクローナルバンド	約 80% で陽性	たいてい陰性（約 10% で陽性）
再発予防治療	インターフェロンβ-1a（アボネックス®），-1b（ベタフェロン®） フィンゴリモド（イムセラ®，ジレニア®）	経口ステロイド薬

ることが必要であるが，鑑別診断が困難な症例も少なからず存在する．NMO の診断や治療に難渋するときには MS / NMO に精通した専門医へ紹介することを考慮すべきである．

（宮本勝一）

文献

1) Wingerchuk DM, et al. Revised diagnostic criteria for neuromyelitis optica. *Neurology* 2006 ; 66 : 1485-1489.
2) Polman CH, et al. Diagnostic criteria for multiple sclerosis : 2010 revisions to the McDonald criteria. *Ann Neurol* 2011 ; 69 : 292-302.
3) 中野志仁ほか. 抗アクアポリン4抗体陽性の高齢発症反復性脊髄炎の1例. Brain and Nerve 2009 ; 61 : 201-204.
4) 吉村怜, 吉良潤一. 多発性硬化症の疫学—全国臨床疫学調査からみえてきたもの. 医学のあゆみ 2011 ; 237 : 284-290.
5) Carroll WM, Fujihara K. Neuromyelitis optica. *Curr Treat Options Neurol* 2010 ; 12 : 244-255.
6) Cornelio DB, et al. Devic's neuromyelitis optica and pregnancy : Distinction from multiple sclerosis is essential. *Arch Gynecol Obstet* 2009 ; 280 : 475-477.
7) 中尾雄三ほか. 抗アクアポリン4抗体陽性視神経炎の臨床的特徴. 神経眼科 2008 ; 25 : 327-342.
8) Nagelhus EA, et al. Aquaporin-4 water channel protein in the rat retina and optic nerve : Poralized expression in Müller cells and fibrous astrocytes. *J Neurosci* 1998 ; 18 : 2506-2519.
9) Venero JL, et al. Detailed localization of aquaporin-4 messenger RNA in the CNS : Preferential expression in periventricular organs. *Neuroscience* 1999 ; 94 : 239-250.
10) Nakao Y, et al. Differential diagnosis of enlarged optic nerve and/or sheath on MR imaging. Shimizu K (editor). Current Aspects in Ophthalmology : Proceedings of the Xiii Congress of the Asia-Pacific Academy of Opthalmology. Kyoto : Excerpta Medica ; 1992, pp.1671-1675.
11) 宮本勝一. 視神経脊髄炎 (NMO) の病態. 山村隆 (編), 多発性硬化症 (MS) 診療のすべて. 東京：診断と治療社；2012, pp.164-169.
12) 清水優子. NMOの頭部MRIからみた臨床像の特徴. Brain and Nerve 2010 ; 62 : 933-943.
13) Misu T, et al. Intractable hiccup and nausea with periaqueductal lesions in neuromyelitis optica. *Neurology* 2005 ; 65 : 1479-1482.
14) Nakamura M, et al. Occurrence of acute large and edematous callosal lesions in neuromyelitis optica. *Mult Scler* 2009 ; 15 : 695-700.
15) Ito S, et al. "Cloud-like enhancement" is a magnetic resonance imaging abnormality specific to neuromyelitis optica. *Ann Neurol* 2009 ; 66 : 425-428.
16) Takahashi T, et al. Anti-aquaporin-4 antibody is involved in the pathogenesis of NMO : A study on antibody titre. *Brain* 2007 ; 130 : 1235-1243.
17) Takano R, et al. Astrocytic damage is far more severe than demyelination in NMO : A clinical CSF biomarker study. *Neurology* 2010 ; 75 : 208-216.
18) Kira J. Neuromyelitis optica and opticospinal multiple sclerosis : Mechanisms and pathogenesis. *Pathophysiology* 2011 ; 18 : 69-79.
19) Uzawa A, et al. Cytokine and chemokine profiles in neuromyelitis optica : Significance of interleukin-6. *Mult Scler* 2010 ; 16 : 1443-1452.
20) Uzawa A, et al. CSF interleukin-6 level predicts recovery from neuromyelitis optica relapse. *J Neurol Neurosurg Psychiatry* 2012 ; 83 : 339-340.

Further reading

- Sellner J, et al. EFNS guidelines on diagnosis and management of neuromyelitis optica. *Eur J Neurol* 2010 ; 17 : 1019-1032.
NMOの臨床像や検査所見について診断から治療に至るまで詳細に記載されている.

III. 視神経脊髄炎の病態と治療

NMO spectrum disorder

> **Point**
> - neuromyelitis optica (NMO) spectrum disorder (NMOsd) は「NMO-IgG／抗 aquaporin 4 (AQP4) 抗体陽性」という共通の免疫病態に対して包括的に定義された概念である．
> - NMO-IgG／抗 AQP4 抗体の発見により，本抗体陽性群は，従来考えられていたよりも臨床像が多様で，大脳・脳幹病変を有する例が多く，神経症候や MRI 像の詳細を比較したのみでは多発性硬化症 (MS) との異同を論じることが困難な場合がある．NMO 診断基準の確実例にとどまらず，これら非典型例を広く含む概念が NMOsd である．
> - NMOsd の病型は，① NMO 確実例，② 空間的限局例（視神経炎か脊髄炎のいずれかに限局），③ 自己免疫疾患に合併した例，④ 大脳病変を認める例に大きく分類される．
> - NMOsd は MS とは異なる免疫病態と治療反応性をもつため，両者の鑑別は治療選択の観点から重要である．両者を早期に鑑別するためには NMO-IgG／抗 AQP4 抗体の有無を検索することが有用である．NMOsd の多いアジア・ラテンアメリカでは，中枢神経系脱髄疾患が疑われる全症例に NMO-IgG／抗 AQP4 抗体測定を検討する必要がある．

neuromyelitis optica (NMO) spectrum disorder の概念

　視神経脊髄炎（neuromyelitis optica：NMO）は視神経炎と脊髄炎を中核とする中枢神経の炎症性疾患である．NMO の診断体系は，1999 年，Wingerchuk らにより「再発性・単発性の視神経脊髄炎で 3 椎体以上に及ぶ脊髄炎を伴う疾患」としてまとめられ[1]，さらに 2002 年，Lucchinetti らにより「NMO 脊髄病変では器質化した血管変化と，その血管壁への免疫グロブリンおよび補体の沈着を特徴とし，MS とは異なる機序で液性免疫機構が作動する疾患」であることが明らかにされた[2]．この病理学的検討を受けて，2004 年，Lennon らはマウス脳切片に NMO の患者血清を一次抗体として反応させる古典的方法を用いて NMO の患者血清に中枢神経系軟膜下や血管周囲に特徴的な反応を示すヒト IgG を発見し，NMO-IgG と命名した[3]．さらにその対応抗原がアストロサイト（astrocyte；星状細胞）の足突起に高度に発現する水チャネル・アクアポリン 4 (AQP4) であること，すなわち NMO の血清特異自己抗体は抗 AQP4 抗体であることを報告した[4]．NMO 患者において本抗体の感度は 73％，特異度は 91％であること，本邦の純粋型「視神経脊髄型多発性硬化症 (optic-spinal MS：OSMS)」患者においても感度 58％，特異度 100％で陽性となることが確認され[3,4]，欧米で NMO と呼ばれていた疾患は，本邦で OSMS 典型例と呼ばれていた疾患とオーバーラップすることが明らかとなった．

　NMO の特異自己抗体 NMO-IgG／抗 AQP4 抗体の発見を受け，2006 年に

1 視神経脊髄炎（NMO）診断基準（2006年）

必須条件
1. 視神経炎
2. 急性脊髄炎

支持項目
1. 頭部MRI上，病初期にPatyの診断基準（1988）を満足する多発性硬化症類似の病変がみられない
2. 脊髄MRI上，3椎体長以上の連続する病変
3. 血中NMO-IgG（アクアポリン〈AQP〉4抗体）陽性

すべての必須条件に，2つ以上の支持項目を満たすものを視神経脊髄炎（NMO）とする．
（Wingerchuk DM, et al. *Neurology* 2006 [5] より）

2 視神経脊髄炎（NMO）診断基準（2008年）

必須条件
1. 視神経炎（片眼もしくは両眼）
2. 横断性脊髄炎
   1) 臨床的に完全型もしくは不完全型
   2) MRI検査で3椎体以上の longitudinally extensive myelitis
3. サルコイドーシス，血管炎，全身性エリテマトーデス，シェーグレン症候群，その他の疾患を認めない

支持項目
1. 直近の頭部MRI検査で正常か，以下の異常を認める
   1) Barkhof基準を満たさない非特異的なT2強調画像高信号病巣
   2) 脊髄病変と連続・非連続の延髄背側病巣
   3) 視床下部病巣・脳幹病巣
   4) 線状傍側脳室・脳梁病巣（Ovoidや Dawson's finger ではない）
2. 血清もしくは髄液でNMO-IgG/アクアポリン（AQP）4抗体陽性

すべての必須条件に，1つ以上の支持項目を満たすものを視神経脊髄炎（NMO）とする．
（Miller DH, et al. *Mult Scler* 2008 [6] より）

3 NMO-IgG/抗アクアポリン（AQP）4抗体測定が推奨される臨床的神経徴候

血清の抗AQP4抗体測定を推奨する臨床神経徴候
1. 中心灰白質主体で，3椎体以上に連続する脊髄病変
2. 両側性で重篤な視神経炎．視神経腫脹，視交叉病変，水平性半盲を伴う視神経炎
3. 延髄中心管周囲の病変を伴い，2日以上続く難治性吃逆，嘔気・嘔吐

（Polman CH, et al. *Ann Neurol* 2011 [7] より）

はNMOの概念を拡大修正した新たな診断基準が提唱された（**1**）[5]．現在，この改訂診断基準が世界で最も広く受け入れられている．また2008年にはMSの鑑別診断を目的とした The National Multiple Sclerosis（NMSS）task force からNMOの新たな診断基準が作成され（**2**）[6]，さらにMS診断基準の改訂を目的とした McDonald 基準2010年改訂版作成委員会から血清NMO-IgG/抗AQP4抗体測定の推奨条件が提案されている（**3**）[7]．

　近年の診断基準に組み込まれたNMO-IgG/抗AQP4抗体はきわめて高い特異性をもつNMOの診断マーカーであることから，NMO-IgG/抗AQP4抗体が発見される以前と比較し診断精度は飛躍的に向上した．結果，NMO-

4 NMO spectrum disorder の概念

1. NMO
2. 空間的限局型
   1) 単発あるいは再発性の3椎体以上連続する脊髄炎
   2) 両側同時発症あるいは再発性の視神経炎
3. アジア型 OSMS
4. 全身型自己免疫疾患を伴う視神経炎や3椎体以上に連続する脊髄炎
5. AQP4 の分布が豊富で NMO に特徴的な視床下部，第三あるいは第四脳室周囲，脳梁病変を伴う視神経炎あるいは脊髄炎

(Wingerchuk DM, et al. *Lancet Neurol* 2007[8] より)

IgG／抗 AQP4 抗体陽性例は，当初考えられていたよりも臨床像が多様であり，大脳・脳幹病変を有する例が多く，神経症候や MRI 像の詳細を比較しても MS との異同を論じることが困難な例が存在することが明らかになってきた．そこで診断時点での臨床像が必ずしも NMO の 2006 年改訂診断基準（**1**）[5]に合致しなくとも，これらを「NMO-IgG／抗 AQP4 抗体陽性という特異な自己抗体を生じる共通の病態を背景とする一群」として広く包括し，NMO spectrum disorder（NMOsd）と呼ぶことが提案された（**4**）[8]．この包括的概念 NMOsd は，診断基準に合致する典型的 NMO 確実例のみでなく，空間的限局例（脊髄炎もしくは視神経炎のいずれか一方をもつ NMO-IgG／抗 AQP4 抗体陽性例）や，神経症候のみでは MS との鑑別が困難な大脳病変をもつ NMO-IgG／抗 AQP4 抗体陽性例を含んでいる．NMOsd は MS とは異なる免疫病態と治療反応性をもつことから，NMO-IgG／抗 AQP4 抗体陽性という共通した免疫病態を広く包括して，MS とは異なるスペクトラムの疾患として位置づけた意義は大きい．

NMO spectrum disorder（NMOsd）の臨床病型

NMOsd は，①NMO 確実例，②空間的限局例（視神経炎もしくは脊髄炎のいずれかをもつ），③他の自己免疫疾患と合併した例，④NMO に特徴的な大脳病変（視床下部，脳梁，脳室周囲，脳幹）を有する例に大きく分類される[8,9]（**4**）．

NMOsd の中核的な神経症候である脊髄炎と視神経炎は，改訂診断基準を満たす[5]典型的な NMO 確実例の神経症候の特徴と同一である．NMOsd の脊髄炎，視神経炎とも，古典的 MS の症状より重篤で，難治性である[8]．時に一度の再発で，高度の横断性脊髄障害や失明に陥る場合もある．脊髄病変は3椎体以上に及ぶ長い病変（longitudinally extensive myelitis：LEM）が特徴で，中心灰白質を中心に壊死と脱髄病変を認めるが，周辺白質病変も伴うことがある．脊髄炎の再発は過去の再発と同じ脊髄高位で起こることが多いため，ステロイド療法をはじめとした適切な治療を行わなければ，同一脊髄高位に病巣が積み重なる結果，重度な後遺症を残すことが多い[10]．視神経炎は，視交叉病変や両側性の視神経病変が同時に生じやすく，また中心性視野狭窄や水平性半盲が多い．NMOsd の視神経炎では，視神経の中心部に壊

5 空間的限局型 NMO spectrum disorder の診断フローチャート

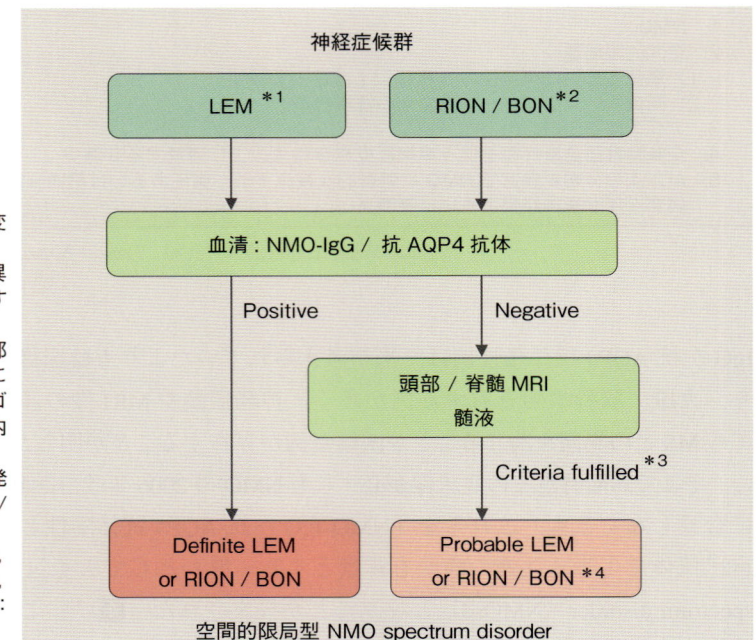

```
              神経症候群
         ┌──────┴──────┐
      LEM *1         RION / BON *2
         └──────┬──────┘
                ▼
         血清：NMO-IgG / 抗 AQP4 抗体
         ┌──────┴──────┐
      Positive       Negative
         │             ▼
         │        頭部 / 脊髄 MRI
         │        髄液
         │             │ Criteria fulfilled *3
         ▼             ▼
    Definite LEM    Probable LEM
    or RION / BON   or RION / BON *4

       空間的限局型 NMO spectrum disorder
```

*1 LEM の診断は 3 椎体を超える脊髄病変と脊髄症状に基づいて診断する．
*2 視神経炎の診断は臨床的異常，眼科的異常と視覚誘発電位検査に基づいて診断する．
*3 Criteria（a と b を満たす）；a：頭部 MRI 検査正常もしくは視神経脊髄炎に特徴的な大脳病変を認める，b：オリゴクローナルバンド陰性もしくは髄腔内 IgG 産生を認めない．
*4 視覚誘発電位の異常もしくは体性誘発電位の異常は probable LEM or RION / BON を支持する．

LEM：longitudinally extensive myelitis, RION：recurrent isolated optic neuritis, BON：bilateral optic neuritis, AQP4：aquaporin-4.
（Sellner J, et al. *Eur J Neurol* 2010 [11] より）

死を伴う重度の脱髄病変を認めることから，光干渉断層計による網膜神経線維層厚の菲薄化が MS に比較して顕著である．

空間的限局型 NMO spectrum disorder

NMO-IgG / 抗 AQP4 抗体陽性で，視神経炎もしくは脊髄炎を単独でもつ例は，NMOsd のうち空間的限局例と呼ばれている．最近，European Federation of Neurological Societies（EFNS）task force により診断フローチャートが提案され，診療手順が明記された [11]（ 5 ）．

NMO-IgG / 抗 AQP4 抗体陽性で脊髄炎のみを呈する NMOsd 空間的限局例は，視神経炎と脊髄炎の両者を呈する NMO 確実例と比較し，性差（女性優位），年間再発率，二次進行の乏しさを含めた臨床的特徴に差異を認めない [10]．脊髄 MRI 画像における脊髄中心灰白質病巣，脊髄炎の障害長に差異はない．これを裏づけるように両者の脊髄炎では，器質化した血管変化とその血管壁に免疫グロブリンおよび補体の沈着が認められ，アストロサイトに発現する AQP4 の染色性が消失する特徴的な病理像を示す [10]．一方，髄液中の interleukin（IL）-6, IL-1β は，NMOsd 空間的限局例よりも NMO 確実例で高値である [10]．以上から，NMOsd 空間的限局例は NMO 確実例と本質的に同一な免疫病態であること，NMOsd 空間的限局例は NMO 確実例の早期型である場合が多いこと，経過を通じて炎症相から変性相へシフトする MS とは異なり，NMO では炎症量を増大させながら均一な免疫病態が持続している [10] ことが明らかにされている．NMO-IgG / 抗 AQP4 抗体陽性で視神経

炎のみを呈するNMOsd空間的限局例も同様に，NMO確実例の病態と本質的な差異を認めない[12]．一方で，少数例ではあるが，常に1つの領域（視神経もしくは脊髄）だけを反復し障害するNMOsd空間的限局例も存在する．

自己免疫疾患を合併したNMO spectrum disorder

　NMOsdは全身性自己免疫疾患でみられる自己抗体を認めることが多く，また一部の例では臓器特異的・非特異的な自己免疫疾患を併発することがある．これまでに，抗核抗体，Sjögren syndrome A（SSA）抗体，Sjögren syndrome B（SSB）抗体，double-strand DNA（dsDNA）抗体，リウマチ因子，histidyl transfer RNA synthetase（Jo-1）抗体，scleroderma 70（Scl-70）抗体をはじめとした自己抗体の併存が報告されている．またシェーグレン症候群（Sjögren syndrome：SjS），全身性エリテマトーデス（systemic lupus erythematosus：SLE），自己免疫性甲状腺疾患，潰瘍性大腸炎，特発性血小板減少性紫斑病，関節リウマチ，重症筋無力症，多発筋炎，セリアック病，サルコイドーシス，抗リン脂質抗体症候群をはじめとした自己免疫疾患の合併の報告がある．

　①神経症状を伴わない自己免疫疾患ではNMO-IgG／抗AQP4抗体陽性例がないこと，②全身性自己免疫疾患を合併しないNMO例であっても抗核抗体をはじめとした自己抗体をしばしば認めること，③全身性自己免疫疾患をもつNMOともたないものとでNMO-IgG／抗AQP4抗体陽性頻度に差異を認めないこと，④SLEを含めた全身性自己免疫疾患を合併するNMO-IgG／抗AQP4抗体陽性例ではLEMや両側視神経炎をはじめとしたNMOに特徴的な神経症候を呈すること，以上から，全身性自己免疫疾患を合併したNMO-IgG／抗AQP4抗体陽性例は，単に抗体産生系の亢進の結果，付随的にNMO-IgG／抗AQP4抗体が産生されているわけではないと考えられている．また全身性自己免疫疾患に伴う血管炎合併症として二次的に神経症候を呈しているという根拠もないことから，むしろ全身性自己免疫疾患とNMOという2つの異なった自己免疫病態が併存していると考えられている．ただし，全身性自己免疫疾患とNMO-IgG／抗AQP4抗体陽性を同時に伴う神経症候群では，「合併する自己免疫疾患に特有の血管炎をはじめとした病理」と「免疫グロブリンおよび補体の沈着が認められる器質化した血管変化を伴うAQP4分子の染色性を欠いたNMOに特有の病理」が混在するのか，後者のNMOに特有の病変だけが存在するのか，それとも症例により多様なのか，いまだに明確な根拠がない．以上から，NMSS task forceは，現時点ではSLE，SjSなどの自己免疫疾患を併発した例にNMOの確定診断名を冠せず[6]，広くNMOsdの範疇に分類している．今後，病理学的知見の集積による検証が必要である．

　NMOsdで，SLE，SjSをはじめとした自己免疫疾患を合併しやすい要因は明らかになっていない．HLAを含めた遺伝子多型の解析，環境要因の解析から，なんらかの共通した免疫病態を引き起こす因子が発見されるかもしれ

AQP4 分子の局在と NMO の病態

Column

　NMO に特異的な自己抗体 NMO-IgG の対応抗原 aquaporin-4（AQP4）分子は，細胞膜に水を選択的に通過させる役割を持つ水チャネルファミリー蛋白の一つである．ヒトには 13 個（AQP0 〜 AQP12）の遺伝子が存在し，ファミリー間の相同性は 20 〜 50％ である．6 回膜貫通型の蛋白質で，生体内では 4 量体で存在し，疎水性の NPA ボックス部分が膜に陥入し，水の通過孔を形成する．脳には AQP1, AQP3, AQP4, AQP5, AQP8, AQP9 が発現しているが，なかでも AQP1 と AQP4 の発現が豊富である．AQP1 は主に脈絡叢において脳室側の細胞膜に発現しており，脳脊髄液産生時の水輸送に関与している可能性が示唆されている．

　AQP4 は脳に発現する水チャネルの中で主要なものであり，脳と脊髄の血管周囲および軟膜下のアストロサイトエンドフィート，脳室や蝸牛の上衣細胞，網膜のミューラー細胞に発現しているが，ニューロンでの発現は認められていない．また中枢神経外では腎臓の集合管側膜，胃，骨格筋，肺にも発現することが知られている．AQP4 ノックアウトマウスの解析から，軽い腎性尿崩症，軽度の眼圧低下，虚血性網膜損傷における神経保護作用，内耳を原因とする難聴，急性水中毒後あるいは脳虚血後に発生する脳浮腫（cytotoxic edema）からの保護作用，脳内水注入モデルや凍結脳損傷モデル（vasogenic edema）における頭蓋内圧の上昇や脳の水分含有量の増加，海馬の電気刺激誘導性痙攣における痙攣時間延長，実験的自己免疫性脳脊髄炎（experimental autoimmune encephalomyelitis：EAE）動物モデルにおける症状と神経炎症巣の軽快化が明らかになっている．

　NMO では，AQP4 分子の発現量が高い視神経，脊髄灰白質，延髄背側最後野周辺を含む脳幹被蓋部に炎症性脱髄・壊死病変が好発する．一方で，大脳皮質，小脳には AQP4 分子の発現が確認されているにもかかわらず，通常の MRI 検査で検出できる炎症性脱髄・壊死病変を認めることは少ない．また腎臓の集合管側膜，胃，骨格筋，肺をはじめとした中枢神経外の AQP4 発現臓器においてもその臓器障害は乏しい．以上の事実は，AQP4 分子の発現量に加え，なんらかの "未知の因子" が NMO の病変形成に必要であることを疑わせる．また，近年の magnetization transfer および diffusion tensor MRI 法の進歩は NMO における "normal-appearing gray matter" 異常を明らかにしている．中枢神経には，抗 AQP4 抗体と補体が血管壁に沈着し，炎症性脱髄・壊死を引き起こす NMO の古典的病態プロセスとは別個の "未知の機序による隠れた病変" が潜んでいる可能性がある．今後の研究の進展が期待される．

ない．さらに血液脳関門の破綻を助長し，NMO-IgG ／ 抗 AQP4 抗体が中枢神経にアクセスしやすい環境を作るなど，NMO 病態を修飾する因子が全身性自己免疫疾患に由来している可能性を検討する必要がある[13]．

　合併する自己免疫疾患と NMO の治療は両者とも大量ステロイド療法を軸とした免疫療法であることが多いことから，治療選択に難渋することは少ない．ただし，関節リウマチで近年，多用されている抗 tumor necrosis factor（TNF）-α 抗体療法は NMO に対する直接の効果が不明瞭であること，中枢神経系脱髄病態を引き起こす可能性が指摘されていることから，NMO を合併した関節リウマチ例への使用には注意すべきである[13]．

大脳・脳幹病変を伴った NMO の特徴

　近年，NMO-IgG ／ 抗 AQP4 抗体陽性症例には大脳・脳幹病変が多いこと，脊髄炎・視神経炎ではなく，大脳・脳幹症状で発症する症例が存在することが明らかとなっている．特に大脳・脳幹症状で発症する症例は，従来の NMO の診断基準[5] を使用すれば，NMO の診断名をつけることが困難であることから，大脳・脳幹病変を伴う NMO-IgG ／ 抗 AQP4 抗体陽性例は NMOsd と位置づけられている．NMO に特徴的な大脳・脳幹病変は，延髄背側最後野周辺の病変に伴う難治性吃逆や嘔吐[14]，視床下部病変に伴う二次

性ナルコレプシー[15]・低体温・低ナトリウム血症・内分泌異常，posterior reversible encephalopathy syndrome（PRES）に類似した広範な白質病変，腫瘍様大脳病変，錐体路に沿った脳病変，線状の傍脳室周囲・脳梁病変が知られている．これらの臨床症状とMRI上の病変部位は中枢神経内のAQP4の分布と密接に関係している[16]．

　一方，NMO-IgG／抗AQP4抗体陽性例の約半数には非特異的な大脳病変や，PatyやBarkhofのMRI基準を満たすようなMSに特徴的な大脳病変の存在が報告されている[16]．このような大脳病変をもつNMO-IgG／抗AQP4抗体陽性症例は，抗体測定をしなければMSとの鑑別が困難な場合がある．NMO症例の頻度が高いアジア・ラテンアメリカ地域で中枢神経系脱髄疾患を疑った場合には，全例にNMO-IgG／抗AQP4抗体測定を検討する必要がある．

（河内　泉，西澤正豊）

文献

1) Wingerchuk DM, et al. The clinical course of neuromyelitis optica（Devic's syndrome）. *Neurology* 1999；53：1107-1114.
2) Lucchinetti CF, et al. A role for humoral mechanisms in the pathogenesis of Devic's neuromyelitis optica. *Brain* 2002；125：1450-1461.
3) Lennon VA, et al. A serum autoantibody marker of neuromyelitis optica：Distinction from multiple sclerosis. *Lancet* 2004；364：2106-2112.
4) Lennon VA, et al. IgG marker of optic-spinal multiple sclerosis binds to the aquaporin-4 water channel. *J Exp Med* 2005；202：473-477.
5) Wingerchuk DM, et al. Revised diagnostic criteria for neuromyelitis optica. *Neurology* 2006；66：1485-1489.
6) Miller DH, et al. Differential diagnosis of suspected multiple sclerosis：A consensus approach. *Mult Scler* 2008；14：1157-1174.
7) Polman CH, et al. Diagnostic criteria for multiple sclerosis：2010 revisions to the McDonald criteria. *Ann Neurol* 2011；69：292-302.
8) Wingerchuk DM, et al. The spectrum of neuromyelitis optica. *Lancet Neurol* 2007；6：805-815.
9) Jacob A, et al. Neuromyelitis optica：Changing concepts. *J Neuroimmunol* 2007；187：126-138.
10) Yanagawa K, et al. Pathologic and immunologic profiles of a limited form of neuromyelitis optica with myelitis. *Neurology* 2009；73：1628-1637.
11) Sellner J, et al. EFNS guidelines on diagnosis and management of neuromyelitis optica. *Eur J Neurol* 2010；17：1019-1032.
12) Matiello M, et al. NMO-IgG predicts the outcome of recurrent optic neuritis. *Neurology* 2008；70：2197-2200.
13) Wingerchuk DM, Weinshenker BG. The emerging relationship between neuromyelitis optica and systemic rheumatologic autoimmune disease. *Mult Scler* 2012；18：5-10.
14) Popescu BF, et al. Neuromyelitis optica unique area postrema lesions：Nausea, vomiting, and pathogenic implications. *Neurology* 2011；76：1229-1237.
15) Kanbayashi T, et al. Symptomatic narcolepsy in patients with neuromyelitis optica and multiple sclerosis：New neurochemical and immunological implications. *Arch Neurol* 2009；66：1563-1566.
16) Pittock SJ, et al. Brain abnormalities in neuromyelitis optica. *Arch Neurol* 2006；63：390-396.

III. 視神経脊髄炎の病態と治療

サイトカインバランスと免疫・免疫遺伝学

Point
- 視神経脊髄炎の病態には，多発性硬化症に比べ，IL-17産生細胞に関わるサイトカイン産生がより顕著である．
- 視神経脊髄炎では，*HLA-DPB1*05:01* アレルとの関連が強く，欧米白人多発性硬化症で疾患感受性を持つ *HLA-DRB1*15:01* とは関連しない．
- 視神経脊髄炎における，サイトカイン・ケモカインバランスと，遺伝学的背景との関連性については今後の解析が待たれる．

2004年から2005年にかけて，視神経脊髄炎（neuromyelitis optica：NMO）に特異的とされる，抗アクアポリン4（aquaporin-4：AQP4）抗体が同定され，視神経脊髄炎，または，抗AQP4抗体陽性例の免疫学的，遺伝学的特徴について，数々の報告がなされている．ここでは，視神経脊髄炎における，免疫学的，免疫遺伝学的特徴について，現時点で明らかになっていること，わかっていないこと，そして，解明されるべきこと，について整理する．

視神経脊髄炎のサイトカインプロファイル

視神経脊髄炎，視神経脊髄炎と臨床的にオーバーラップする視神経脊髄型多発性硬化症（opticospinal〈form of〉multiple sclerosis：OSMS）におけるサイトカインプロファイルについての既報を**1**にまとめた．Correaleらは，髄液中の単核球において，ミエリンオリゴデンドロサイト糖蛋白（myelin oligodendrocyte glycoprotein：MOG）反応性にIL-5，IL-6産生細胞が増加することを報告した[1]．また，髄液中の，好酸球の顆粒内にあるeosinophil cationic protein，好酸球の走化性因子であるeotaxin2，eotaxin3がMSに比べて高いことも見出した．Ishizuらは，OSMS，通常型多発性硬化症（conventional multiple sclerosis：CMS），その他の非炎症性神経疾患（other neurological diseases：OND）グループ間において，多重蛍光ビーズによる免疫測定によりサイトカインプロファイルの比較を行った[2]．OSMSでは，CMS，ONDに比べ，髄液中のIL-17，IL-8の値が有意に高かった．Tanakaらは，OSMS症例を抗AQP4抗体の有無で分類し，検討を行った[3]．すると，OSMSにおけるこれらのサイトカインの上昇の程度に，抗AQP4抗体の有無による差はみられなかった（**2**）．また，Yanagawaら[4]，Uzawaら[5]，Içözら[6]は，NMO症例における髄液IL-6値の上昇を報告している．IL-17は，顆粒球コロニー刺激因子（G-CSF）やIL-8を介して好中球の遊走に関与しており，IL-6は，IL-1βとともにTh17細胞の分化にも関わる一方，B細胞，あるいは，

1 視神経脊髄炎（NMO）／視神経脊髄型多発性硬化症（OSMS）におけるサイトカイン・ケモカインの特徴（既報）

著者	疾患	サンプル	結果
Correale, et al. [1]	NMO	髄液・末梢血中単核球	他の疾患（再発寛解型 MS, 二次性進行型 MS），健常者群に比べ， ・髄液 Eo-2（CCL24），Eo-3（CCL26）値が有意に高い ・髄液単核球において，MOG 反応性に増加する IL-5, IL-6 産生細胞数が有意に多い
Narikawa, et al. [18]	NMO	髄液	NMO, MS では，健常者群に比べ， ・CXCL10 / IP-10, CCL17 / TARC 値が有意に高い NMO, MS 両群間で異なるサイトカインバランスは CCL11 / Eotaxin も含め，みられない
Ishizu, et al. [2]	OSMS	髄液	非炎症性神経疾患（OND）に比べ， ・髄液 IL-17, IL-1β, MIP1β, IL-8, IL-13 値が有意に高い CMS に比べ， ・髄液 IL-17, IL-8, IL-5 値が有意に高い
Tanaka, et al. [3]	OSMS（抗 AQP4 抗体の測定あり）	髄液	OND に比べ， 髄液 IL-17, IFNγ, IL-8, IL-6 値が有意に高い（抗 AQP4 抗体の有無によらず）
Yanagawa, et al. [4]	NMO	髄液（寛解期）	限定型 NMO（抗 AQP4 抗体陽性，かつ，視神経炎・脊髄炎の一方のみ有する）や MS に比べ， ・髄液 IL-1β, IL-6 値が有意に高い
Uzawa, et al. [19]	NMO	末梢血リンパ球	MS, 健常者群に比べ， ・ケモカイン受容体の発現に Th1 / Th2 バランスの有意な偏倚はみられない
Uzawa, et al. [5]	NMO	髄液	MS, OND に比べ， ・髄液 IL-6, IL-8（CXCL8）, IL-13, G-CSF, IP-10（CXCL10）値が有意に高い OND に比べ， ・髄液 IL-1ra, IL-10 値が有意に高い
Içöz, et al. [6]	NMO	血液，髄液	視神経炎，再発寛解型 MS, 健常者群に比べ， ・髄液 IL-6 値が有意に高い 抗 AQP4 抗体陽性 NMO で陰性 NMO に比べ， ・血液，髄液中の IL-6 値が有意に高い

形質芽球（plasmablast）の維持にも関与している[7]．これらの報告は，視神経脊髄炎の病理所見において，病変部に，①好中球の浸潤，②好酸球の浸潤がみられること，③抗体と補体の血管周囲への沈着がみられることと合致している．

視神経脊髄炎に遺伝的要因は関与するのか？

多発性硬化症の家族集積性については，19世紀後半から確認されてきた[8]．同胞再発危険率（relative recurrence risk in the siblings of an affected individuals：λs）は，罹患者の同胞における疾患 X の生涯罹患リスクと，一般人口における疾患 X の生涯罹患リスクとの比である．多発性硬化症においては，古くは15～20，最近では10未満とより低く算出されているものの，遺伝的要因が関与することはすでに知られている[9]．一方，視神経脊髄炎では，家族集積性については，複数の症例報告をみるのみである[10,11]．家族集積例の

2 髄液中各サイトカイン値の比較

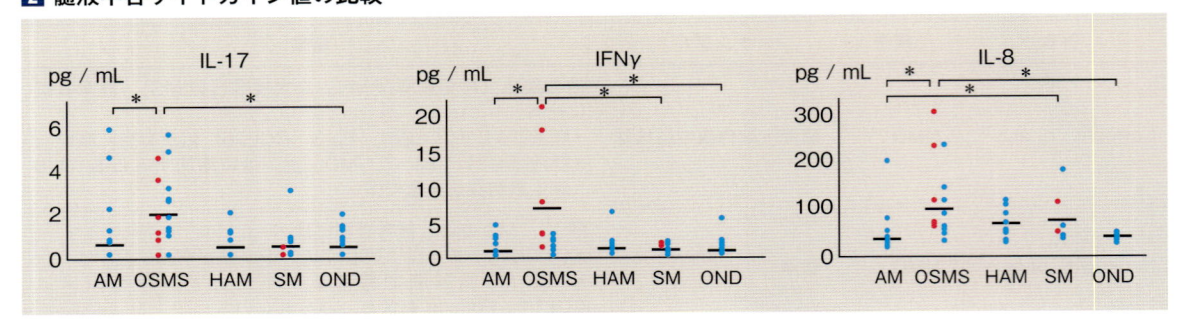

症例内訳
アトピー性脊髄炎（AM）：22，視神経脊髄型多発性硬化症（OSMS）[a]：20，HTLV-1関連脊髄症（HAM）：11，シェーグレン症候群関連脊髄炎（SM）[a]：9，その他の非炎症性神経疾患（OND）：20．
[a] ● = 抗 AQP4 抗体（+）

多重蛍光ビーズによるサイトカイン免疫測定．視神経脊髄型多発性硬化症（OSMS）では，アトピー性脊髄炎（atopic myelitis：AM），その他の非炎症性神経疾患（OND）と比較して，髄液中の IL-17，IFN γ，IL-8 値が有意に高かった．シェーグレン症候群関連脊髄炎（SM），OSMS における赤丸（●）は，抗 AQP4 抗体陽性例を，青丸（●）は陰性例を示す．これら3つの髄液サイトカイン値に，抗 AQP4 抗体の有無による差はなかった．

(Tanaka M, et al. *Neurology* 2008 [3]）より）

存在は，それだけで遺伝学的関与を証明するものではなく，家族内に共通する遺伝的要因あるいは環境因子のどちらか，あるいは，両方が関与している可能性を示すものである．しかし，同胞内で，視神経脊髄炎と多発性硬化症の発症が確認された，とする報告[12]もあり，これは，視神経脊髄炎，多発性硬化症の両疾患に共通する遺伝的要因が存在しうる可能性を示している．

視神経脊髄炎に関わる遺伝的要因についてのこれまでの検討

われわれは，これまでに，OSMS あるいは，視神経脊髄炎において，健常者に比べ，HLA-DPB1*05:01 アレル保有者が有意に多いことを報告している[13,14]．また，視神経脊髄炎における HLA-DRB1 アレルの疾患感受性，抵抗性について検討を行ったところ，HLA-DRB1*09:01 は，両疾患に対し，共通する抵抗性因子として作用していることを見出した．視神経脊髄炎における HLA-DRB1*09:01 アレルの抵抗性，および，HLA-DPB1*05:01 アレルの疾患感受性は，Southern Han Chinese の抗 AQP4 抗体陽性視神経脊髄炎においても確認されている[15]．なお，ここでの感受性，抵抗性は，その対象遺伝子そのものが有しているとは限らない．少なくとも，対象アレル自体，あるいは，それと連鎖不平衡にある遺伝子が，感受性あるいは抵抗性の方向に関与していることを示している．今後，より大規模なサンプル数で，ハプロタイプ解析を含めた検討が必要である．

視神経脊髄炎における SNP 関連解析

多発性硬化症においてはゲノムワイド関連解析（genome-wide association study：GWAS）は，過去複数回にわたり，大規模に施行されているが，視神経脊髄炎については，有病率が低く，サンプルの収集が困難であるために，

乏しい．Kim らは，韓国人サンプルを用いて，GWAS を行った[16]．視神経脊髄炎 53 例，健常者 240 例を対象に，317,503 個の SNP をタイピングし，関連解析を行ったところ，10 番染色体上の遺伝子，adenosine deaminase, RNA-specific, B2（*ADARB2*）上のイントロン領域にある 3 つの SNP が，視神経脊髄炎に最も強い相関を示す SNP の上位 5 位以内を占めた．その他，6 番染色体上の interleukin 22 receptor, alpha 2（*IL-22RA*），7 番染色体上の contactin associated protein-like 2（*CNTNAP2*），6 番染色体上の bromodomain and PHD finger containing, 3（*BRPF3*），8 番染色体上の cytochrome P450, family 7, subfamily A, polypeptide 1（*CYP7A1*）の，それぞれイントロン領域に位置する SNP が続いた．次に，再現性の確認として，疾患に真に関連している変異がこれらの SNP が位置する遺伝子上に存在する，という仮定のもと，これらの遺伝子上の複数の SNP について，より多数例で，タイピングが施行された．ただし，最も強い相関を示した SNP が位置する *ADARB2* はサイズが大きいために，この検討には含まれなかった．結果，*ADARB2* に続いて上位であった *IL-22RA2*，*CNTNAP2*，*BRPF3* 上の SNP にはいずれにも有意な相関を有するものはなく，*CYP7A1* において，GWAS で有意な相関があった SNP と，それと連鎖不平衡にありプロモーター領域に位置する SNP とで，マイナーアレルの疾患抵抗性作用が確認されたのみであった．

　われわれは，西日本の 6 大学から構成される South Japan Multiple Sclerosis Genetic Consortium（SJMSGC）と，米国カリフォルニア大学サンフランシスコ校神経内科との国際共同研究として，多発性硬化症とともに，抗 AQP4 抗体陽性症例について，HLA 領域の 6,040 個の SNP を対象に関連解析を行った[17]．抗 AQP4 抗体症例 55 例，健常者 240 例における検討では，false discovery rate（FDR）0.1 を超えない，高い相関を有する SNP は検出されなかった．

　GWAS を含めた SNP 関連解析を，より高い検出力で行うためには，より多いサンプル数を確保する必要がある．また，SNP 関連解析で得られた疾患関連 SNP については，別の集団における再現性の検討（replication study）を行う必要があり，さらに多くの症例数が必要となる．そして，SNP 解析においては多重比較を行うため，正しく多重比較の補正を行うことも大切である．

最後に

　視神経脊髄炎における髄液，血液中サイトカインプロファイルの特徴が次々と明らかになり，同時に，抗 AQP4 抗体の測定系も確立され，より普遍的に測定することが可能となりつつある．今後，視神経脊髄炎症例のサイトカインデータと抗 AQP4 抗体の有無，および，遺伝学的プロファイルデータの三者を組み合わせ，抗 AQP4 抗体の有無にどのように遺伝学的背景が関与するのか，遺伝学的背景とサイトカインバランスの特徴に関連はあるのか，

あるいは，人種の違い・遺伝的背景の違いによって視神経脊髄炎へのなりやすさは異なるのか，など，取り組むべき研究課題は多い．わが国において，視神経脊髄炎の有病率が果たして，欧米諸国に比べ多いのかどうかについては，明確な結論は出ていないが，少なくとも，多発性硬化症に占める視神経脊髄炎の割合の高いわが国から，新たな知見を発表していく意義は大きい．ゲノム解析を行ううえで，有病率が低くサンプル数が少ないことは大きな障害ではあるが，大規模な多施設共同研究，国際共同研究を通して，ゲノムワイド関連解析などを進めていく必要がある．

(磯部紀子，吉良潤一)

文献

1) Correale J, Fiol M. Activation of humoral immunity and eosinophils in neuromyelitis optica. *Neurology* 2004；63：2363-2370.
2) Ishizu T, et al. Intrathecal activation of the IL-17/IL-8 axis in opticospinal multiple sclerosis. *Brain* 2005；128：98-1002.
3) Tanaka M, et al. Distinct CSF cytokine/chemokine profiles in atopic myelitis and other causes of myelitis. *Neurology* 2008；71：974-981.
4) Yanagawa K, et al. Pathologic and immunologic profiles of a limited form of neuromyelitis optica with myelitis. *Neurology* 2009；73：1628-1637.
5) Uzawa A, et al. Cytokine and chemokine profiles in neuromyelitis optica：Significance of interleukin-6. *Mult Scler* 2010；16：1443-1452.
6) Içöz S, et al. Enhanced IL-6 production in aquaporin-4 antibody positive neuromyelitis optica patients. *Int J Neurosci* 2010；120：71-75.
7) Chihara N, et al. Interleukin 6 signaling promotes anti-aquaporin 4 autoantibody production from plasmablasts in neuromyelitis optica. *Proc Natl Acad Sci U S A* 2011；108：3701-3706.
8) Robertson NP, et al. Age-adjusted recurrence risks for relatives of patients with multiple sclerosis. *Brain* 1996；119(Pt 2)：449-455.
9) Oksenberg JR, Baranzini SE. Multiple sclerosis genetics：Is the glass half full, or half empty？ *Nat Rev Neurol* 2010；6：429-437.
10) Braley T, et al. Neuromyelitis optica in a mother and daughter. *Arch Neurol* 2007；64：1189-1192.
11) Matiello M, et al. Familial neuromyelitis optica. *Neurology* 2010；75：310-315.
12) Cabrera-Gomez JA, et al. Neuromyelitis optica and multiple sclerosis in sisters. *Mult Scler* 2009；15：269-271.
13) Yamasaki K, et al. HLA-DPB1*0501-associated opticospinal multiple sclerosis：Clinical, neuroimaging and immunogenetic studies. *Brain* 1999；122(Pt 9)：1689-1696.
14) Matsushita T, et al. Association of the HLA-DPB1*0501 allele with anti-aquaporin-4 antibody positivity in Japanese patients with idiopathic central nervous system demyelinating disorders. *Tissue Antigens* 2009；73：171-176.
15) Wang H, et al. HLA-DPB1 0501 is associated with susceptibility to anti-aquaporin-4 antibodies positive neuromyelitis optica in southern Han Chinese. *J Neuroimmunol* 2011；233：181-184.
16) Kim HJ, et al. Common CYP7A1 promoter polymorphism associated with risk of neuromyelitis optica. *Neurobiol Dis* 2010；37：349-355.
17) McElroy JP, et al. SNP-based analysis of the HLA locus in Japanese multiple sclerosis patients. *Genes Immun* 2011；12：523-530.
18) Narikawa K, et al. CSF chemokine levels in relapsing neuromyelitis optica and multiple sclerosis. *J Neuroimmunol* 2004；149：182-186.
19) Uzawa A, et al. Expression of chemokine receptors on peripheral blood lymphocytes in multiple sclerosis and neuromyelitis optica. *BMC Neurol* 2010；10：113.

III. 視神経脊髄炎の病態と治療
神経病理所見からみた病態

> **Point**
> - 視神経脊髄炎（NMO）は壊死性脱髄を呈する急性の視神経炎や脊髄炎を特徴とする炎症性疾患.
> - NMO病変は，多発性硬化症（MS）では認められない血管周囲や軟膜を裏打ちするように染色される特異的な免疫グロブリンや補体の沈着を特徴とする.
> - NMOに特異な抗体（NMO-IgG）が発見され，その対応抗原がアストロサイトの主に足突起に発現するアクアポリン4（AQP4）であること，両者は異なる疾患であることが判明.
> - NMOはAQP4に対する自己抗体や補体を介したアストロサイトパチーであることが病理学的検討や数々のin vivoやin vitroの実験的研究により証明されてきた.
> - 脱髄機序におけるアストロサイトの関与が注目されている.

NMOの概念

視神経脊髄炎（neuromyelitis optica：NMO）は，視神経と脊髄を病変の首座とする中枢神経系の炎症性疾患であり，1894年のDevicの自検例を元にDevicの弟子Gaultがそれまでの報告例（17例）をまとめたことに端を発する. NMOはMSとは異なる臨床的特徴を有し（**1**），日本では視神経脊髄型MS（optic spinal〈form of〉multiple sclerosis：OSMS）として欧米型のMSと区別され，日本の特徴とされてきた. WingerchukらはNMOの臨床的特徴として，①髄液細胞数が50/mm³以上，②初めの脳MRIが正常，③脊髄MRIにて3椎体レベル以上に及ぶ長い脊髄病変，を有することを報告し，日本のOSMSと臨床的に類似した特徴を有することを報告した[1]. この研究により，欧米に少なからずNMOが存在するという事実が欧米でも再確認され，MRIにて長い脊髄病変を有するMSとは異なる一群と認識されるようになったと考えられる. 抗アクアポリン4（AQP4）抗体の発見によって，OSMSとNMOは同じ抗体を有する疾患であること，MSとNMO/OSMSは，その病態機序において異なる疾患であることが示唆された[2]. 現在はNMOおよびNMO関連疾患（NMO spectrum disorder：NMOsd）は，視神経炎や長い脊髄炎を繰り返す症例や抗AQP4抗体を有する疾患として体系的にまとめられることとなり，必ずしも視神経炎や脊髄炎がなくとも，特異的抗体の有無によって区別されるようになっている[3].

Keywords

アクアポリン4
水チャネルの一種で，細胞膜7回貫通型の細胞膜蛋白である. 中枢神経系では，主にアストロサイトの足突起に局在し，血管周囲や軟膜下に優位に発現が認められる.

NMOの一般病理学的特徴

NMO病変においては，主に視神経や脊髄に壊死を伴った炎症性脱髄病巣を有することを特徴とするが，大脳や脳幹に病変を生じることも知られてい

1 NMOとMSの臨床・病理学的相違点

	NMO	MS
主要病変	両側視神経炎 横断性脊髄炎	散在性（小脳，脳室周囲）
再発時の重症度	しばしば重症	比較的軽症
障害度	再発と関係	慢性進行性
性差（M：F）	1：9	1：3
初発年齢	30～40代	20～30代
脊髄病変	3椎体以上，灰白質	2椎体以下，白質
髄液 　細胞増多 　OB	 しばしば ほとんど陰性	 まれ ほとんど陽性
神経病理学的所見	壊死性変化	脱髄，グリオーシス

NMO：neuromyelitis optica，MS：multiple sclerosis，OB：oligoclonal IgG bands.

2 NMO病変の血管変化と血管周囲にみられる補体沈着

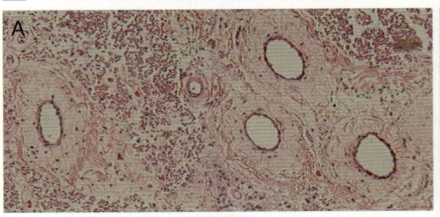

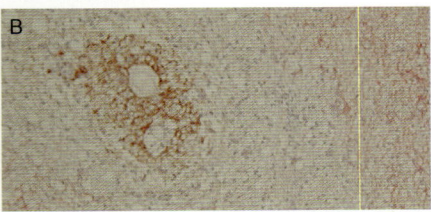

A：血管壁の著明な肥厚や硝子化が認められるが，血管内皮・内腔は比較的保たれ，血栓や血管炎の所見は認められない．（HE染色×100）
B：活性化補体のマーカーであるC9neo（茶色）は，AQP4（ピンク）の脱落する急性期NMO病変（写真中央部）において血管周囲に放射状に花弁状の沈着パターン（rosette pattern）をとるのが特徴の一つである．（免疫二重染色×100）

る[3]．炎症や脱髄を認めるなどMSと共通する部分がある一方で，20世紀初頭からNMOの病変は灰白質を含む広範な脱髄巣を有すること，軸索変化が強いこと，壊死性変化が強いこと，血管壁の肥厚・硝子化などがMSとは異なる特徴として記載されてきた[4]．2002年，Lucchinettiらは肥厚した血管壁に免疫グロブリンおよび補体の沈着が認められることを報告し，MSとは異なる液性因子を介したユニークな病態を有することを示した．免疫グロブリンや補体の沈着パターンは血管周囲にrosette（花弁）状あるいはrim状に認められ，MSでみられる髄鞘などの非特異的パターンとは異なっており，NMOはMSとは明確に異なる液性免疫を介した疾患群とした[5]．

NMOとAQP4

AQP4脱落病変

2006年，われわれは免疫組織学的研究により，NMO剖検例の急性炎症期病巣におけるAQP4の発現が脱落していることを初めて明らかにした[6,7]．

神経病理所見からみた病態 | 345

3 多発性硬化症（MS）と視神経脊髄炎（NMO）の免疫組織学的比較解析

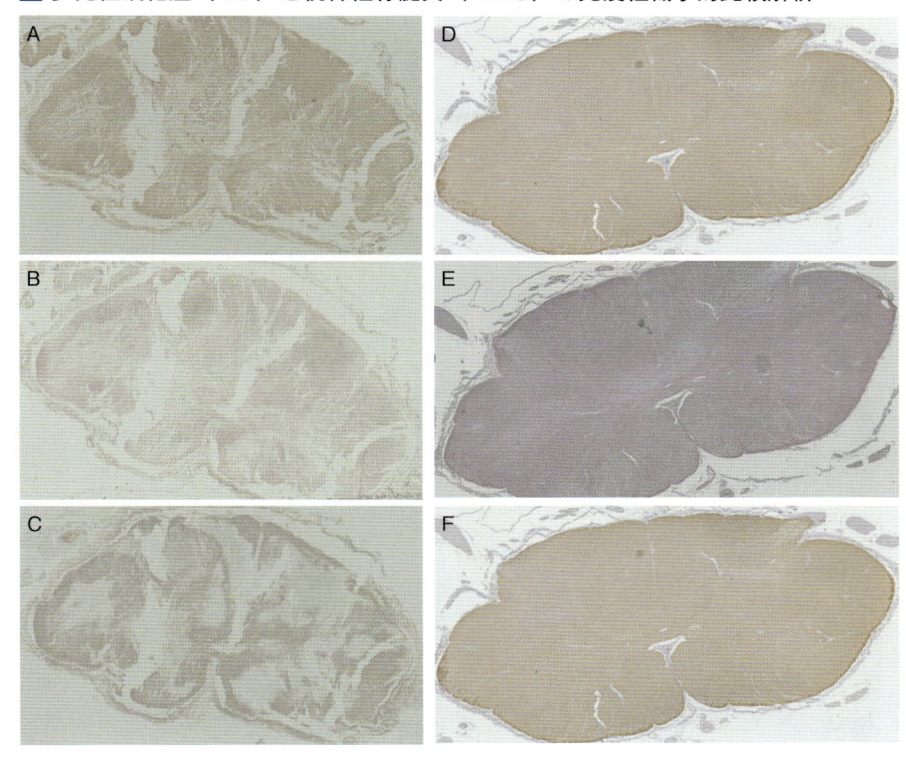

A〜C（左）：壊死の進んだ急性脱髄期から慢性活動期のNMO病巣．AQP4（図B，AQP4＝ピンク）やGFAP（図C，GFAP＝茶色）の欠落した病巣において，MBP（図A，MBP＝茶色）は，脊髄中心部では脱落が激しいが周辺部では比較的保たれていることがわかる．

D〜F（右）：側索や後索に多発性に点在する慢性活動性〜非活動性MS病変．境界域に再髄鞘化を伴う．MBPがまったく染まらない多発性白質病変（図D，MBP＝茶色）において，AQP4（図E，AQP4＝ピンク），GFAP（図F，GFAP＝茶色）ともに発現低下は認められず，むしろグリオーシスとともに亢進傾向にある．

（Misu T, et al. *Brain* 2007[7]）より）

NMOの病変においては，一般的に壊死性変化が強く血管周囲の硝子様変化や血管肥厚が認められ（**2**），血管周囲には多核球や単核球，マクロファージなどの浸潤が認められる．免疫グロブリンや活性化補体（C9neo）の沈着する拡張した血管周囲でAQP4は欠落し（**2**），同部位ではGFAPの染色性も低下あるいは消失していた．一方，その周囲では逆に反応性グリアにAQP4，GFAPが強発現していた．その病変領域は，放射状に周囲から中心に向って伸びる静脈周囲に多発性に認められる他，中心線を大きく超えて脊髄全体にわたって地図状に染色性が低下する特徴を有していた（**3**）．

アストロサイトパチー病変

急性期NMO病巣ではAQP4の欠落に比較して，髄鞘蛋白であるミエリン塩基性蛋白（MBP）の免疫染色性は保たれる傾向がある（**3**）．その際，急性期にはAQP4脱落病巣は概して広範に証明されるのに対して，GFAPやMBPの脱落の程度が低いことが多い．亜急性期から慢性期には，組織の修復過程としてのグリオーシスに伴い，一部でAQP4の発現がみられるが組織軟化巣を伴うことが多く，壊死の程度に応じて髄鞘やオリゴデンドロサイト（oligodendrocyte；乏突起膠細胞）は脱落し再髄鞘化する病変はまれである．これらの病理学的特徴からは，NMOの病巣においてはAQP4に対する自己抗体や補体によって，AQP4を標的とするアストロサイト（astrocyte；星状細胞）傷害が，脱髄に先行して生じるアストロサイト傷害性疾患「アストロ

Key words

活性化補体
補体系は自然免疫機構であり，刺激によって活性化を受ける複数の小蛋白質（C1〜C9）から成る一連のカスケードのことである．最終的に細胞膜障害性複合体（MAC）が活性化されると細胞は急速に死滅する．活性化補体C9neoはMACのマーカーである．

4 in vivo 動物モデルによる抗アクアポリン4抗体の病原性の検証

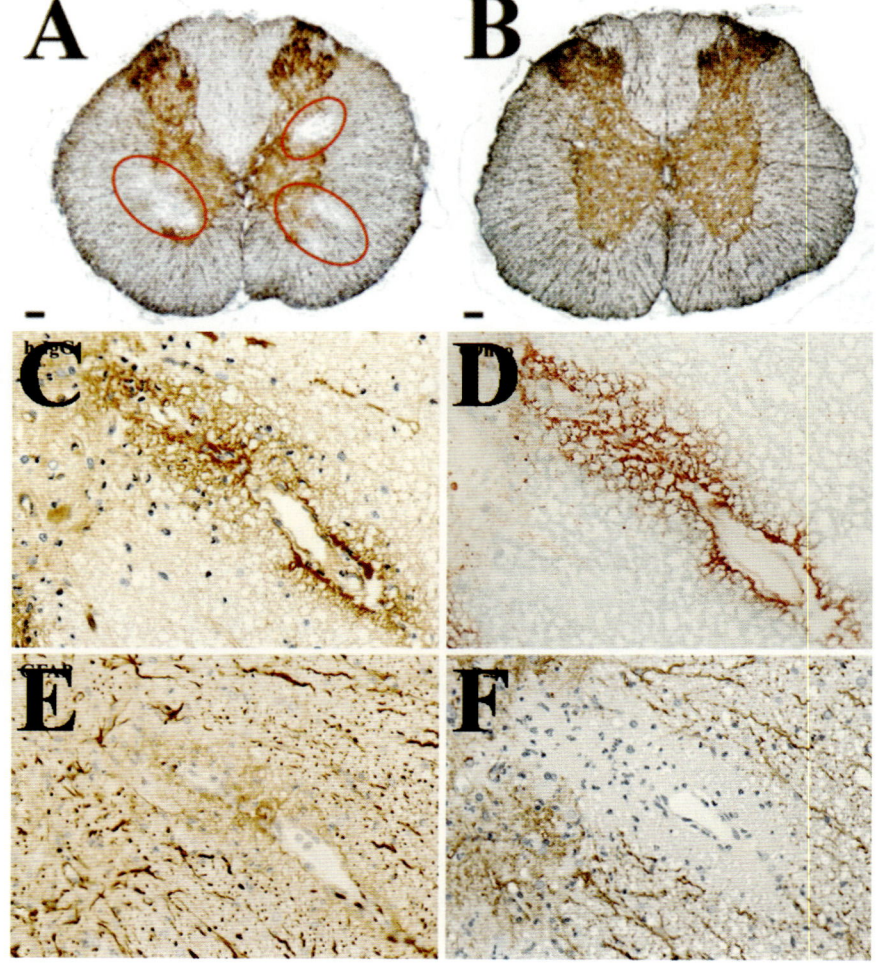

AQP4は，図Bに示すように，本来灰白質にび漫性に発現し，また放射状に伸びるグリア線維および軟膜下に発現が認められる．NMO患者由来IgGを，MBP特異的T細胞を導入した4日後EAEラットに腹腔内に注射すると，本来AQP4の豊富な灰白質にAQP4の脱落病変が多発性に出現する（図A）．病変部位では，ヒトIgG（図C）や活性化補体C9neo（図D）の発現が認められ，NMO病理と同様にGFAP（図E）およびAQP4（図F）の脱落が確認された．これらの検証により，抗AQP4抗体は確かに生体内で病原性を有する自己抗体であることが示唆された．
(Bradl M, et al. *Ann Neurol* 2009[11] より)

サイトパチー」と考えられる[7]．一方，慢性進行性のMSの脊髄病巣では，活動期・非活動期のMS病変においてAQP4やGFAPの染色性の低下は認められず，むしろグリオーシスに伴って亢進する傾向が認められた（**3**）．

抗AQP4抗体の病原性と脱髄の関連

現在，in vivoやin vitroにおいて抗AQP4抗体の病原性を示す優れた論文が複数報告されている[8-10]．われわれは，LevisラットにMBP特異的T細胞を導入した実験的自己免疫性脳脊髄炎（experimental autoimmune encephalomyelitis：EAE）に抗AQP4抗体を注射し，症状の重症化やAQP4やGFAPの脱落病変が再現されることを報告した（**4**）[11]．同部位ではヒトIgGおよび補体の沈着が確認されたが，MBP特異的T細胞・対象ヒト血清IgGを導入したEAE，あるいはT細胞を導入しない場合は，AQP4の脱落病変は起こらなかった．AQP4やアストロサイトの脱落は，細胞性免疫を用いた脱髄

5 NMOにおける血管関連病態

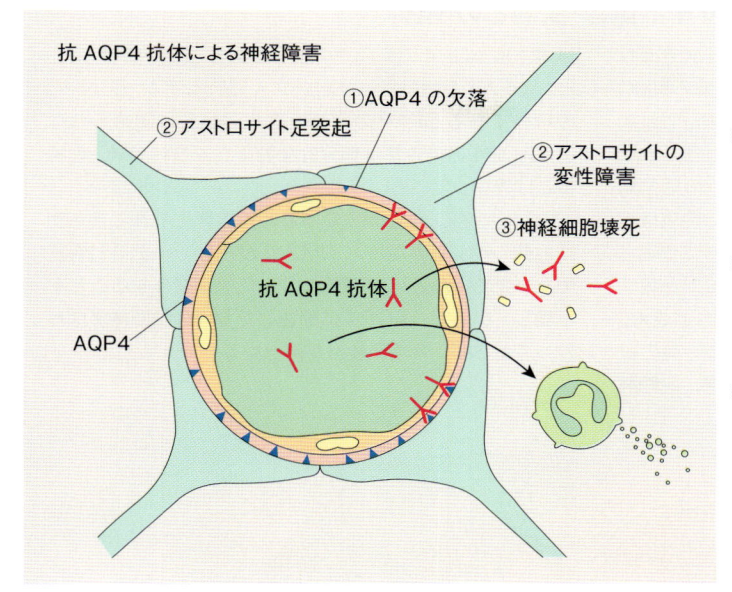

抗AQP4抗体による神経障害
① AQP4の欠落
② アストロサイト足突起
② アストロサイトの変性障害
③ 神経細胞壊死
抗AQP4抗体
AQP4

① 抗AQP4抗体の作用期→AQP4脱落期
細胞性免疫や感染などによる血液脳関門の透過性亢進により病変局所に効率的に作用し，AQP4-IgG1による補体活性化を介してAQP4の分解・取り込みを促す．
② アストロサイト変性期・脱落期
補体膜侵襲複合体（MAC）などにより，アストロサイトは壊死性細胞死に至り，血液脳関門の破綻，グルタミン酸再取り込み能の低下などによる神経変性を生じる．
③ 二次的炎症期・組織壊死期
二次的な炎症細胞の浸潤は広範に及び，細胞障害性リンパ球やマクロファージによる炎症の波及により，脱髄や軸索障害は進行する．慢性期，組織はさまざまな程度のグリオーシスを認め，多くの場合は病変中心部～広範に軟化壊死した病変像を伴う．

（Bradl M, et al. *Ann Neurol* 2009 [11] より）

モデルにおいて細胞浸潤とともに非特異的に起こるものではなく抗AQP4抗体を介した機序が必要であるが，血液脳関門を超える因子が必要であることを示している（**5**）[11]．また，脱髄疾患の有力な標的抗原とされるミエリンオリゴデンドロサイト糖蛋白（MOG）に対する抗体を用いた実験では，抗AQP4抗体およびMOG抗体を脳特異的T細胞とともに注入したところ，MOG抗体では血管周囲に抗体の沈着とともに脱髄が広範に起こるものの有意なAQP4の脱落は起こらず，むしろ血管周囲でAQP4は亢進し，抗AQP4抗体を注入したラットの病変とは対照的であった[11]．これらの結果からは，抗AQP4抗体はラット *in vivo* モデルでもAQP4およびGFAPの脱落を特徴とするNMOの病変を再現しており，AQP4による病態は脱髄とは独立して生じていることを示唆し，脱髄は二次的であるとする病理学的研究を支持している．

脱髄疾患の多様性とNMO

MSの多様性

MSには多様性があることが以前から知られていたが，Lucchinettiらは2000年にMS病変の多様性について論文を発表し大きな反響を得ることに成功した[12]．この中で，MSの活動期脱髄病変は4つに分類が可能であり，細胞性免疫が主体となるⅠ型，液性因子が主体となるⅡ型（当時NMOを含む），オリゴデンドログリアのアポトーシスが関連するⅢ型（主に急性・バロー病を含む），Ⅳ型（主に慢性・遺伝性含む）に分類した．これらはMS病態の多様性をよく説明しており，ステロイド療法が効かない症例で血漿交

脱髄関連疾患の多様性とアストロサイト傷害・脱髄との関係

多発性硬化症（MS）は，一疾患としての概念ではなく症候群ととらえるべきカテゴリーである．近年，NMO以外にいくつかの脱髄疾患でAQP4の発現が検討され病態意義が注目されている．

典型的な慢性進行性MS（prototypic MS）の活動期脱髄病巣では，グリオーシスに伴ってAQP4の発現は亢進することが知られる．一方，Marburgによって提唱された急性MSは，典型的MSとは異なり，数日から数か月で死亡または臥床状態となりうる悪性のMSとされ，NMOとも似た特徴を有する．急性MSやバロー病の脱髄病巣におけるAQP4の発現が検討された結果，脱髄病巣内ではAQP4の染色性の低下があることが報告され，一方GFAP陽性細胞は比較的よく残存しており，NMOの特徴であるGFAPの脱落を有する病変は認められない．AQP4の染色性は部分的な脱落がみられNMOの特徴とは異なっている．

Prineasは，急性MSであると長年考えられてきた剖検症例の一部に典型的なNMOが混在していたことを認めたうえで，AQP4が急性MSの病態に関与することを示唆しているが，AQP4に関連したMSの脱髄機序はわかっておらず，今後の検討が待たれる．

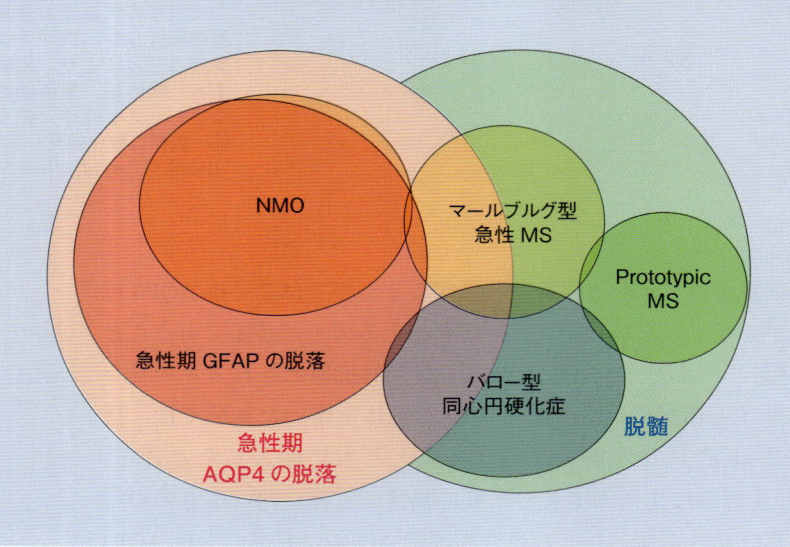

換が有効な例があることを病理の立場から説明した[13]．彼らは個々の症例内では一致した特徴を有する，すなわちII型の病変とIII型の病変は一個体に共存しないという大原則を述べた[12]．

普遍性と均質性

Prineasらは，急性MS（いわゆるマールブルグ〈Marburg〉型に近いタイプ）の脱髄現象は普遍的にオリゴデンドログリアのアポトーシスによるとの立場で，慢性期にはアポトーシスの関与はなく一個体の中でも多様性があるとの立場をとっている．彼らは，液性因子の沈着を伴うNMO病変の均質性を認める一方で，MSにおける液性因子は非特異的であり関連は低いとしている[14]．また，液性因子の沈着は比較的慢性進行性のMSの活動期病変では比較的均一に起こり，病態に関連しているとの立場もある[15]．これらの違いは，個々の病理研究者が重視する脱髄病変の時期や考え方によると考えられる[16]．つまりMSの病理の考え方は非常に多様性に富んでおり，誰もが認めるMS

の普遍性というものは,「髄鞘が崩壊しながら軸索が比較的保たれる炎症性組織」とする19世紀のCharcotの基本概念からいまだに大きく踏み出してはいないといえるかもしれない.

MSとアストロサイト

アストロサイトについては,MSの一亜型とされたマールブルグ型急性MSやバロー病では,早期脱髄病巣においてAQP4の発現が低下し,さらにグリア間の接着に関わるconnexinの発現低下を伴うなど,アストロサイト傷害が脱髄に関連することが示唆されている(**Column** 参照)[17,18].これらは抗AQP4抗体を有しない症例と推察され,脱髄におけるアストロサイトの関与が注目されるが,AQP4の脱落パターンが部分的であることやアストロサイトの広範な脱落はなく,肥大化した特徴的なアストロサイトが存在すること(クロイツフェルト細胞とも呼ばれる),補体の血管周囲への沈着がないなど,その特徴はNMOとは異なっている.

結語

抗AQP4抗体の発見により,NMOの疾患概念はMSとは異なり,抗AQP4抗体を介する免疫介在性アストロサイトパチーであることが明らかとなった.その病態は,アストロサイトの脱落とグリオーシスという一見相反する複雑性と病変の多様性を理解する必要がある.抗AQP4抗体の重要性はすでに普遍性を有すると言っても過言ではなく,神経血管ユニットを標的とする特異な病態として,今後もさらなる病理学的発展が望まれる.

(三須建郎)

文献

1) Wingerchuk DM, et al. The clinical course of neuromyelitis optica (Devic's syndrome). *Neurology* 1999 ; 53(5) : 1107-1114.
2) Lennon VA, et al. IgG marker of optic-spinal multiple sclerosis binds to the aquaporin-4 water channel. *J Exp Med* 2005 ; 202(4) : 473-477.
3) Wingerchuk DM, et al. The spectrum of neuromyelitis optica. *Lancet Neurol* 2007 ; 6(9) : 805-815.
4) Mandler RN, et al. Devic's neuromyelitis optica : A clinicopathological study of 8 patients. *Ann Neurol* 1993 ; 34(2) : 162-168.
5) Lucchinetti CF, et al. A role for humoral mechanisms in the pathogenesis of Devic's neuromyelitis optica. *Brain* 2002 ; 125(Pt 7) : 1450-1461.
6) Misu T, et al. Loss of aquaporin-4 in active perivascular lesions in neuromyelitis optica : A case report. *Tohoku J Exp Med* 2006 ; 209(3) : 269-275.
7) Misu T, et al. Loss of aquaporin 4 in lesions of neuromyelitis optica : Distinction from multiple sclerosis. *Brain* 2007 ; 130(Pt 5) : 1224-1234.
8) Hinson SR, et al. Pathogenic potential of IgG binding to water channel extracellular domain in neuromyelitis optica. *Neurology* 2007 ; 69(24) : 2221-2231.
9) Vincent T, et al. Functional consequences of neuromyelitis optica-IgG astrocyte interactions on blood-brain barrier permeability and granulocyte recruitment. *J Immunol* 2008 ; 181(8) : 5730-5737.
10) Kinoshita M, et al. Astrocytic necrosis is induced by anti-aquaporin-4 antibody-positive serum. *Neuroreport* 2009 ; 20(5) : 508-512.
11) Bradl M, et al. Neuromyelitis optica : Pathogenicity of patient immunoglobulin in vivo. *Ann Neurol* 2009 ; 66(5) : 630-643.

12) Lucchinetti C, et al. Heterogeneity of multiple sclerosis lesions : Implications for the pathogenesis of demyelination. *Ann Neurol* 2000 ; 47(6) : 707-717.
13) Keegan M, et al. Relation between humoral pathological changes in multiple sclerosis and response to therapeutic plasma exchange. *Lancet* 2005 ; 366(9485) : 579-582.
14) Barnett MH, et al. Immunoglobulins and complement in postmortem multiple sclerosis tissue. *Ann Neurol* 2009 ; 65(1) : 32-46.
15) Breij EC, et al. Homogeneity of active demyelinating lesions in established multiple sclerosis. *Ann Neurol* 2008 ; 63(1) : 16-25.
16) Lassmann H, et al. Heterogeneity of multiple sclerosis pathogenesis : Implications for diagnosis and therapy. *Trends Mol Med* 2001 ; 7(3) : 115-121.
17) Matsuoka T, et al. Aquaporin-4 astrocytopathy in Balo's disease. *Acta Neuropathol* 2010 ; 120(5) : 651-660.
18) Sharma R, et al. Inflammation induced by innate immunity in the nervous system leads to primary astrocyte dysfunction followed by demyelination. *Acta Neuropathol* 2010 ; 120(2) : 223-236.

III. 視神経脊髄炎の病態と治療
実験モデルからみた病態

> **Point**
> - NMO患者IgGで動物に病変を再現できる—抗アクアポリン4抗体（抗AQP4抗体）は病原性を有する自己抗体である．
> - 抗AQP4抗体は補体依存性にアストロサイトのネクローシスを誘導する．
> - 感染などの非特異的炎症がNMO発症のトリガーとなる．
> - NMOは病原性自己抗体によるアストロサイト障害と，それに続く炎症・脱髄である．

病原性自己抗体としての抗AQP4抗体

　抗AQP4抗体はアストロサイト（astrocyte；星状細胞）細胞膜上に高発現している水チャネル分子AQP4を認識する[1]．そのため，何らかの誘因で抗AQP4抗体が血液脳関門（blood-brain barrier：BBB）を通過すると，抗AQP4抗体が病原性を発揮する可能性が考えられる．あらかじめBBBを脆弱にする目的で実験的自己免疫性脳脊髄炎（experimental autoimmune encephalomyelitis：EAE）を誘導したラットに，NMO患者IgGを投与すると，投与されたラットはコントロール群と比較し症状が重症化する．脊髄ではNMO病理類似の壊死性変化に富んだ様相が観察される（**1**）[2]．この脊髄病巣では，視神経脊髄炎（neuromyelitis optica：NMO）患者の病巣類似のアストロサイトの脱落がみられ，投与されたIgGおよび活性化補体（C5b-9）の沈着もみられる（**2**）[2]．つまり抗AQP4抗体は病原性を有し，NMOのアストロサイト障害において中心的な役割を担っていることを意味する．

補体経路を介したアストロサイト細胞死

　NMO患者の病理組織およびNMO患者IgGを投与された動物モデルでは活性化補体の沈着が顕著に認められる[2,3]．この現象はNMOにおいて補体が何らかの関与を示していることを意味する．*in vitro* にてラット初代培養アストロサイトにNMO患者血清を添加するとアストロサイト膜上に活性化補体が観察され，またアストロサイトの膨化・ネクローシスは補体存在下でのみ誘導される（**3**）[4]．つまり，抗AQP4抗体は補体古典的経路を活性化することでアストロサイトのネクローシスを誘導すると考えられ，NMO病巣を壊死性変化に富んだものとしている（**4**）．

Key words

実験的自己免疫性脳脊髄炎（EAE）

ミエリン塩基性蛋白（MBP）やプロテオリピッドプロテイン（PLP）などの中枢神経ミエリン抗原でマウスやラットを免疫することで，ミエリン特異的炎症性T細胞が活性化されBBBを通過し中枢神経内に激しい炎症を誘起する．多発性硬化症のモデル動物として汎用されている．

Key words

補体

本来補体系は感染防御の第一線で機能する免疫システムの一つであるが，一部の自己抗体は補体古典的経路を強く活性化し，標的細胞膜上にC5b-9補体複合産物を形成することが知られている．このように形成されたC5b-9は最終的に標的細胞膜中に細孔（pore）を形成することで細胞のネクローシスを誘導すると考えられている．

Key words

ネクローシス

細胞死にはアポトーシスとネクローシスが知られている．アポトーシスはプログラムされた静かなる死と呼ばれ，周囲に過剰な炎症を誘導することなく貪食細胞によって排除される．対照的に，細胞壊死であるネクローシスを起こした細胞は細胞内物質を周囲に放出し激しい炎症を誘起する．

1 NMO 患者由来の IgG は動物に NMO 様病変を再現する

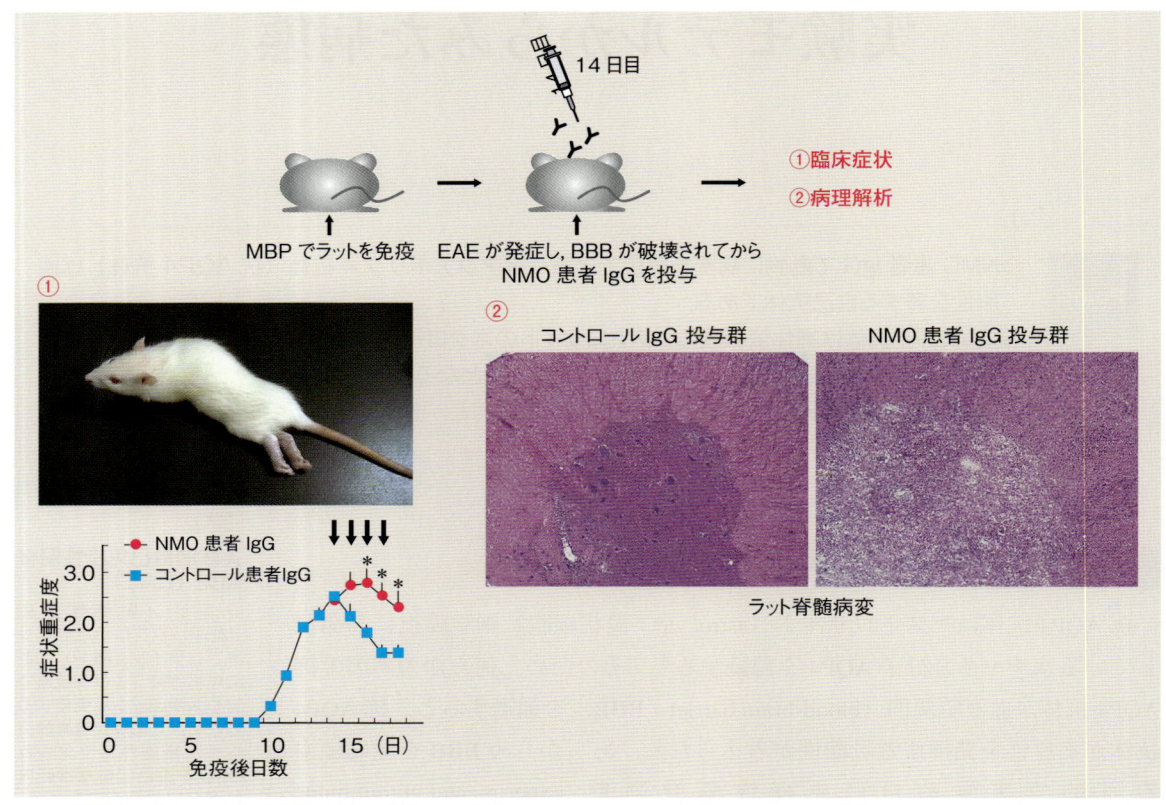

NMO 再発時に施行した免疫吸着療法で使用した吸着カラムから IgG を精製し，EAE を誘導したラットに投与すると症状が増悪し，強い両下肢麻痺の残存を認める（①）．また NMO 患者 IgG 投与群のラット脊髄では，壊死性変化に富んだ特徴を AQP4 の高発現部位である灰白質を中心に認める（②）．

(Kinoshita M, et al. *Biochem Biophys Res Commun* 2009[2] より改変)

2 NMO 患者 IgG により誘導されたラット脊髄病変ではアストロサイトの脱落がみられる

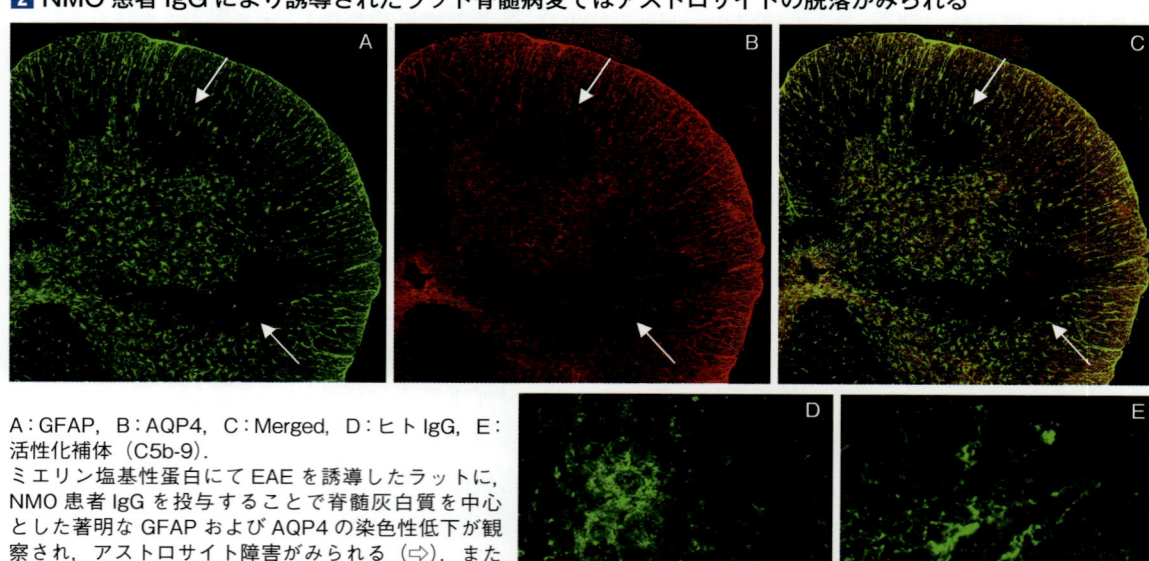

A：GFAP，B：AQP4，C：Merged，D：ヒト IgG，E：活性化補体（C5b-9）．
ミエリン塩基性蛋白にて EAE を誘導したラットに，NMO 患者 IgG を投与することで脊髄灰白質を中心とした著明な GFAP および AQP4 の染色性低下が観察され，アストロサイト障害がみられる（⇨）．また NMO 患者病理組織でみられる血管周囲を中心とした免疫グロブリン，活性化補体の沈着も同様にみられる．

(Kinoshita M, et al. *Biochem Biophys Res Commun* 2009[2] より改変)

実験モデルからみた病態

3 抗AQP4抗体は補体古典的経路を活性化し，アストロサイトのネクローシスを誘導する

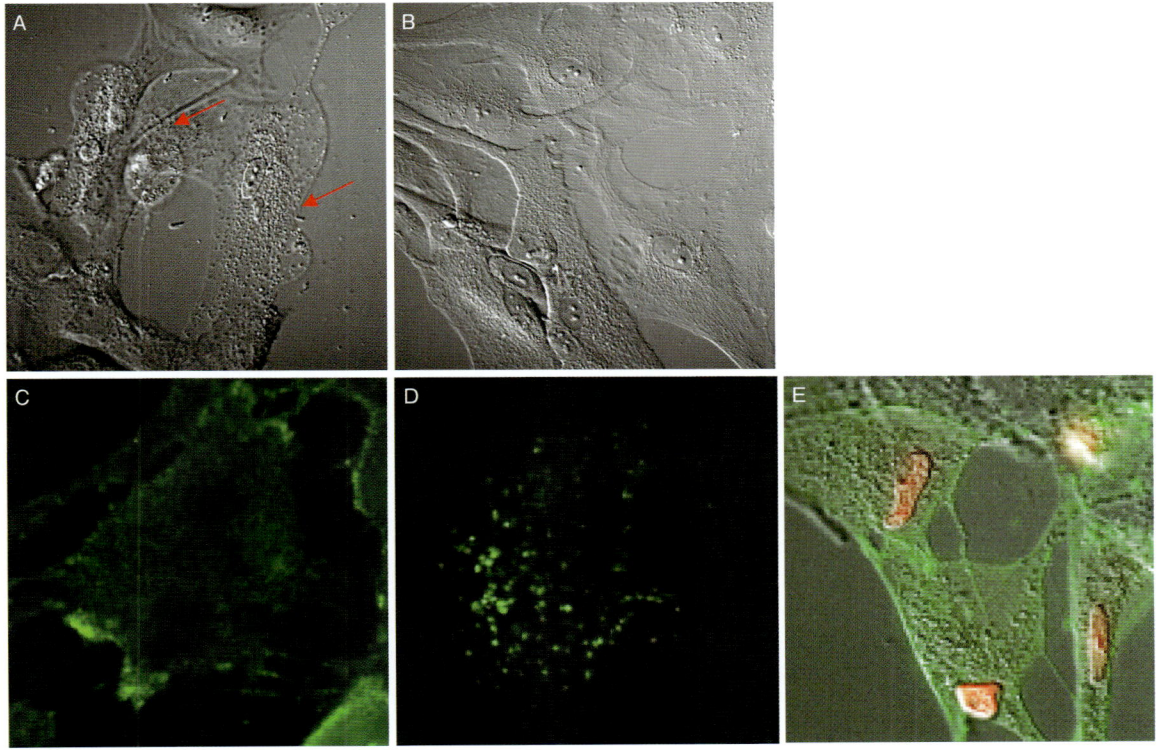

A：未処理のNMO患者血清．B：補体を不活化したNMO患者血清．C：アストロサイトに結合したNMO患者血清IgG．D：NMO患者血清により活性化された補体複合体．E：NMO血清はアストロサイトのネクローシスを誘導する．
NMO患者血清を初代培養ラットアストロサイトに添加すると，補体依存性に著明な膨化が観察される（→）（A）が，加熱で補体を不活化すると変化がみられない（B）．NMO患者血清を添加し，膨化したアストロサイトにはヒト由来IgGの沈着（C），活性化補体（C5b-9）の沈着（D）が認められる．これらのアストロサイトはAnnexin V（緑色），PI（propidium iodide，朱色）ともに陽性でありネクローシスが誘導されていることを示す（E）．

(Kinoshita M, et al. *Neuroreport* 2009[4] より改変)

NMO発症トリガーとしての感染・非特異的炎症

　抗AQP4抗体は補体さえあれば単独でも病原性を発揮するのだろうか．もし抗AQP4抗体を保有しているだけでNMOを発症するのであれば，10年以上も抗AQP4抗体を保有しつつ無症状でいる症例[5]や抗AQP4抗体が高力価であっても再発をしない症例が存在すること[6]を説明しにくい．抗AQP4抗体が脳内のアストロサイトに発現するAQP4にアクセスするためには，まず抗AQP4抗体がBBBを通過する必要がある．NMO発症や再発に先行して何らかの感染症状を呈した報告がなされているが，このような感染を契機とした非特異的炎症がトリガーとなって，抗AQP4抗体が病原性を発揮する可能性が考えられる．実際に，EAEを誘導しなくても完全フロイントアジュバント（CFA）をラットに投与することで非特異的な全身の炎症が起こると，NMO患者IgGを投与されたラットの脊髄血管周囲ではアストロサイトの膨化および脱落が観察される（5）[7]．つまり感染などの非特異的炎症が抗AQP4抗体を保有している場合にNMO発症のトリガーとなる可能

Key words
完全フロイントアジュバント（CFA）
通常EAEを誘導する際に抗原に対する免疫反応を増強するために結核死菌を加えたCFAが使用される．CFA単独で投与した際には全身および中枢神経内での炎症性サイトカイン産生を亢進させることが知られており，血液脳関門（BBB）を脆弱化する[8]．

ディベート

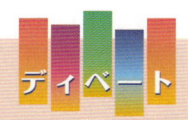

NMOの病変分布は抗アクアポリン4（AQP4）抗体だけで説明できるか？

　NMOは視神経・脊髄病変が特徴的であり脳内病変はまれとされてきたが，最近では脳内病変を高い頻度で有することが知られている．NMOとしてではなく，抗AQP4抗体陽性者としてみた場合，必ずしもその病変分布はAQP4高発現部位に一致しない症例が存在する[14]．最近EAEを用いた研究では，代表的な炎症性T細胞サブセットであるTh1およびTh17が各々異なった部位に病変を誘導することが報告されている[15]．マウスとヒトでは表現型が異なる可能性が考えられるが，NMO類縁疾患ではTh17細胞が産生するIL-17が高値を示すことは興味深い[16]．

Column

抗アクアポリン4（AQP4）抗体単独で炎症を惹起できるか？

　マウス脳内に抗AQP4抗体を直接移入しアストロサイトの脱落を誘導したとの報告があるが，マウス由来の補体では病変がみられず，ヒト由来の補体を同時に投与することが必要とされている[9]．アストロサイトは中枢神経系内にて自ら補体を産生する主要な細胞群であり，自己を非特異的な補体活性から守るため，さまざまな補体抑制因子を発現している[10]．このような補体抑制因子は，種が異なる補体に対しては十分に機能を発揮できないことが知られている．BBBが脆弱な若年ラットにNMO患者IgGを投与しても病原性がみられなかったとする報告もあり[11]，抗AQP4抗体単独での病原性については結論が出ていない．

4 アストロサイト上での補体古典的経路の活性化

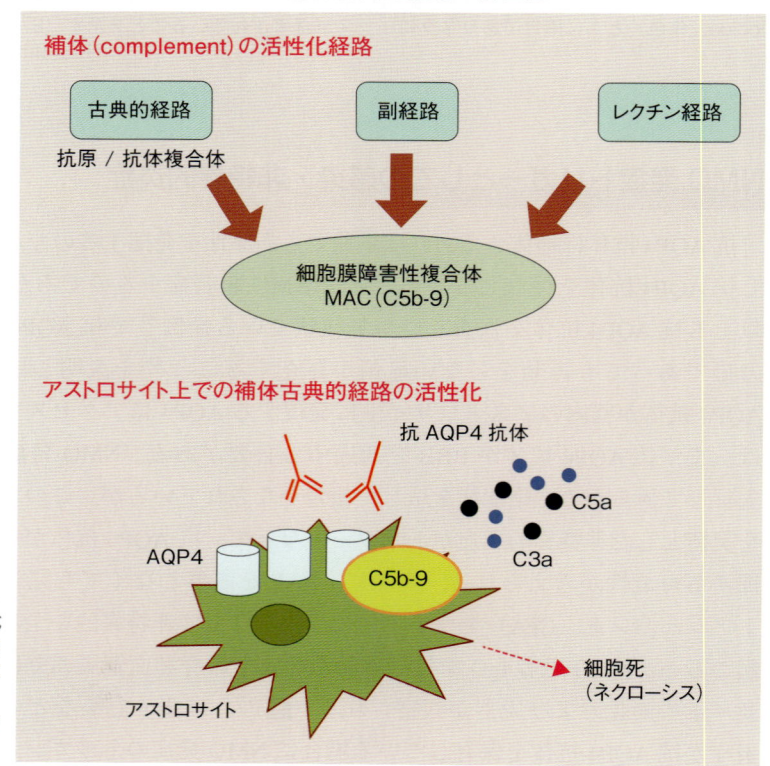

補体（complement）の活性化経路

古典的経路（抗原／抗体複合体）／副経路／レクチン経路 → 細胞膜障害性複合体 MAC（C5b-9）

アストロサイト上での補体古典的経路の活性化

抗AQP4抗体，AQP4，C5a，C3a，C5b-9，アストロサイト，細胞死（ネクローシス）

補体が活性化される経路は主に3つあり，抗原・抗体複合体は古典的経路を活性化する．抗AQP4抗体・AQP4複合体により，活性化された補体は標的細胞膜上に活性化補体複合体（C5b-9）を形成する．C5b-9は細胞膜に細孔を形成することでネクローシスを誘導する．

5 非特異的炎症はNMO発症のトリガーとなる

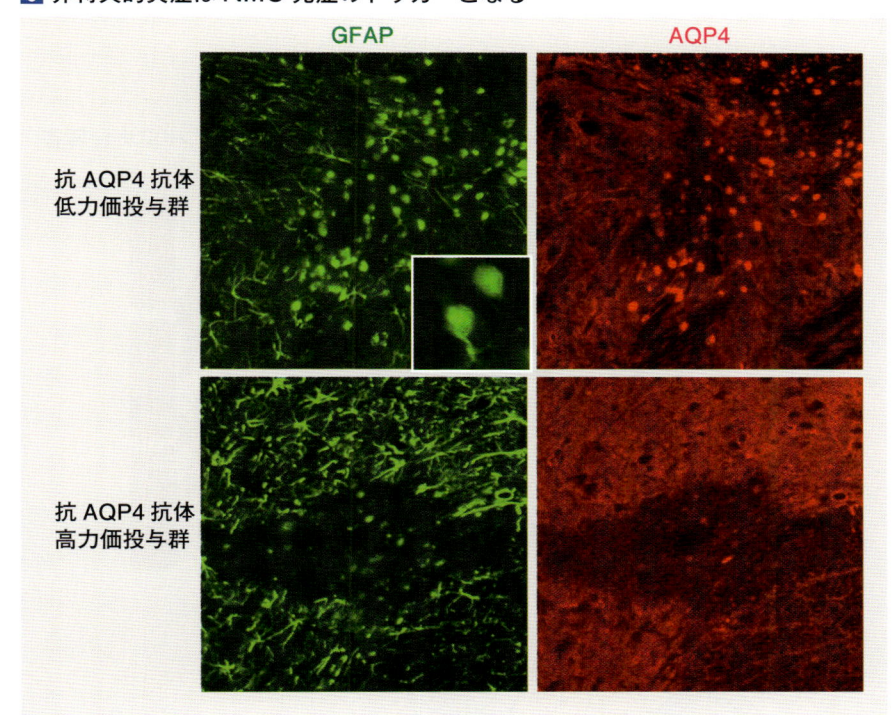

GFAP　　　　　　　　　AQP4

抗AQP4抗体
低力価投与群

抗AQP4抗体
高力価投与群

完全フロイントアジュバントにて非特異的炎症を誘導したラットでは，NMO患者IgGを投与することで抗体の力価により血管周囲のアストロサイトの膨化（上段）や脱落がみられる（下段）.
（Kinoshita M, et al. *Biochem Biophys Res Commun* 2010 [7]）より改変）

Keywords

Th17細胞
さまざまな自己免疫疾患で炎症誘起の鍵となるT細胞に炎症性T細胞サブセットであるTh1細胞，Th17細胞がある．どちらも多発性硬化症（MS）やEAEの病態に関与しているが，Th1細胞は主にインターフェロンγを産生し，最近注目を集めているTh17細胞はIL-17を産生する．

性を意味する．

アストロサイト障害による二次性脱髄

　NMO病巣ではアストロサイトの障害・脱落以外に脱髄病変も観察される．最近になり，NMOにおける脱髄はアストロサイト障害によって誘導される二次的なものであると示す報告が複数出されている．AQP4はアストロサイト細胞膜上でグルタミン酸トランスポーターであるEAAT2と複合体を形成しているが，抗AQP4抗体がAQP4と結合することでAQP4およびEAAT2がともに細胞内に取り込まれる[12]．NMO患者病巣でもEAAT2の染色性が低下しており，このような結果はアストロサイト細胞表面のEAAT2の発現量が低下することでアストロサイトによるグルタミン酸の取り込み能が低下し，二次的にオリゴデンドロサイト（oligodendrocyte；乏突起膠細胞）障害が誘導される可能性を示している（**6**）[13]．

NMO病巣における顆粒球の役割

　通常の多発性硬化症（MS）と比較し，NMOの病巣では好中球，好酸球といった顆粒球の浸潤が特徴的である．これらの病巣に浸潤した顆粒球がどのようにNMO病態へ関与しているかについてはほとんど解明されていない．ヒト由来アストロサイトおよび血管内皮細胞を使った *in vitro* BBBモデルで

6 NMO病態機序における抗AQP4抗体の作用機序

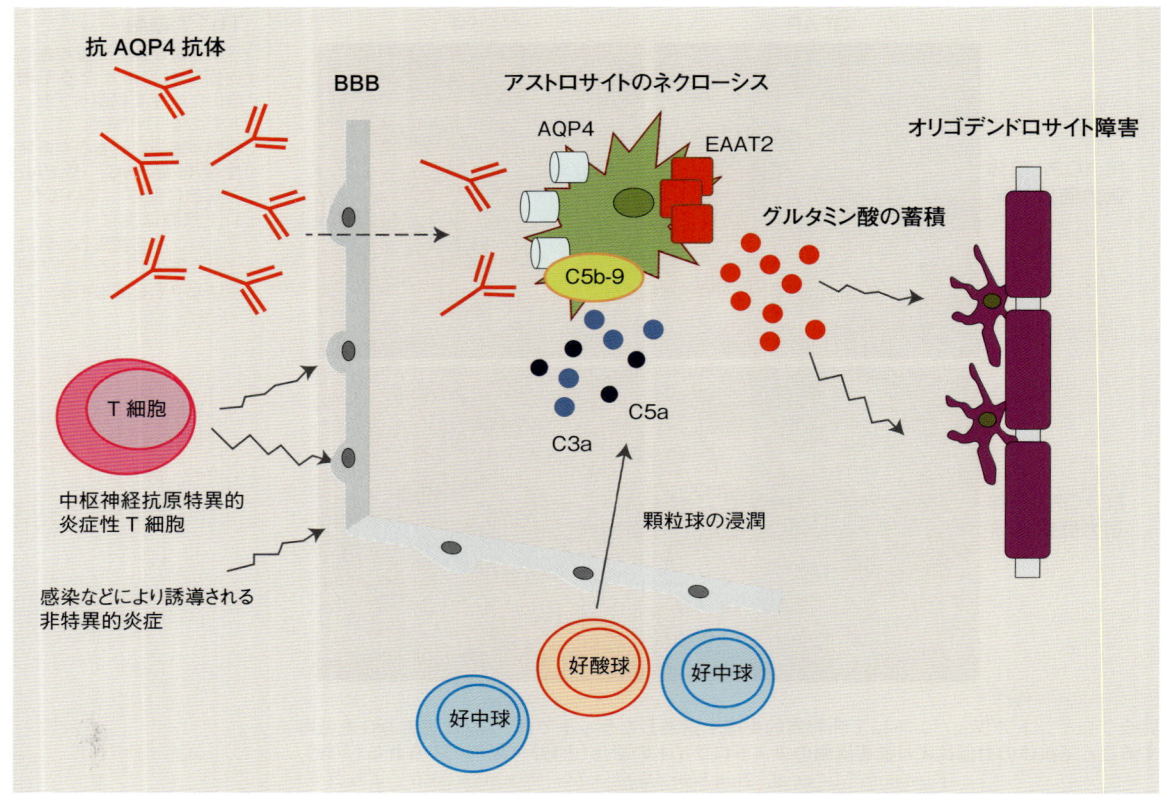

抗AQP4抗体が脳内で作用するためには，血液脳関門（BBB）の破綻が必要となる．中枢神経抗原特異的炎症性T細胞や，感染などにより誘導される非特異的炎症が，その引き金となることが考えられる．中枢神経内に入った抗AQP4抗体はアストロサイト膜上のAQP4に結合することで補体古典的経路を活性化する．活性化された補体は最終的にC5b-9補体複合体をアストロサイト膜上に形成することで細胞膜に細孔をあけることでネクローシスを誘導するとともに，C3aやC5aといった顆粒球の走化性因子を産生する．抗AQP4抗体が結合したアストロサイトでは細胞死と同時にグルタミン酸トランスポーターであるEAAT2の発現低下が細胞膜上で生じることで，過剰なグルタミン酸が中枢神経内で蓄積されることになり二次的な脱髄病変が誘導される．

は，アストロサイト上で活性化されたC3a，C5aなどの補体分子が顆粒球浸潤に関与している可能性が推測されている（6）[13]．顆粒球は脱顆粒することで，組織障害を引き起こすさまざまな分子を放出するが，*in vitro*では移動した顆粒球の脱顆粒現象は確認されるものの，アストロサイトへの障害は観察されていない．今後NMO病巣に浸潤している顆粒球の役割について，動物モデルでの検討がまたれる．

〔中辻裕司，木下　允，望月秀樹〕

文献

1) Lennon VA, et al. IgG marker of optic-spinal multiple sclerosis binds to the aquaporin-4 water channel. *J Exp Med* 2005 ; 202 : 473-477.
2) Kinoshita M, et al. Neuromyelitis optica : Passive transfer to rats by human immunoglobulin. *Biochem Biophys Res Commun* 2009 ; 386 : 623-627.
3) Misu T, et al. Loss of aquaporin 4 in lesions of neuromyelitis optica : Distinction from multiple sclerosis. *Brain* 2007 ; 130 : 1224-1234.
4) Kinoshita M, et al. Astrocytic necrosis is induced by anti-aquaporin-4 antibody-positive serum. *Neuroreport* 2009 ; 20 : 508-512.

5) Nishiyama S, et al. A case of NMO seropositive for aquaporin-4 antibody more than 10 years before onset. *Neurology* 2009 ; 72 : 1960-1961.
6) Matsushita T, et al. Aquaporin-4 autoimmune syndrome and anti-aquaporin-4 antibody-negative opticospinal multiple sclerosis in Japanese. *Mult Scler* 2009 ; 15 : 834-847.
7) Kinoshita M, et al. Anti-aquaporin-4 antibody induces astrocytic cytotoxicity in the absence of CNS antigen-specific T cells. *Biochem Biophys Res Commun* 2010 ; 394 : 205-210.
8) Raghavendra V, et al. Complete Freunds adjuvant-induced peripheral inflammation evokes glial activation and proinflammatory cytokine expression in the CNS. *Eur J Neurosci* 2004 ; 20 : 467-473.
9) Saadoun S, et al. Intra-cerebral injection of neuromyelitis optica immunoglobulin G and human complement produces neuromyelitis optica lesions in mice. *Brain* 2010 ; 133 : 349-361.
10) Rus H, et al. The complement system in central nervous system diseases. *Autoimmunity* 2006 ; 39 : 395-402.
11) Bradl M, et al. Neuromyelitis optica : Pathogenicity of patient immunoglobulin in vivo. *Ann Neurol* 2009 ; 66 : 630-643.
12) Hinson SR, et al. Aquaporin-4-binding autoantibodies in patients with neuromyelitis optica impair glutamate transport by down-regulating EAAT2. *J Exp Med* 2008 ; 205 : 2473-2481.
13) Vincent T, et al. Functional consequences of neuromyelitis optica-IgG astrocyte interactions on blood-brain barrier permeability and granulocyte recruitment. *J Immunol* 2008 ; 181 : 5730-5737.
14) McKeon A, et al. CNS aquaporin-4 autoimmunity in children. *Neurology* 2008 ; 71 : 93-100.
15) Goverman J. Autoimmune T cell responses in the central nervous system. *Nat Rev Immunol* 2009 ; 9 : 393-407.
16) Matsuoka T, et al. Heterogeneity of aquaporin-4 autoimmunity and spinal cord lesions in multiple sclerosis in Japanese. *Brain* 2007 ; 130 : 1206-1223.

治療法の選択と新規治療法の開発状況

> **Point**
> - 視神経脊髄炎(NMO)は抗アクアポリン4抗体が関与する自己免疫疾患であり,多発性硬化症(MS)との鑑別が治療法選択において最も重要である.
> - NMOの急性期治療は速やかなステロイドパルス療法が重要であり,ステロイドパルス療法の反応が不十分な場合は早期の血液浄化療法の併用が望まれる.
> - NMOの再発予防には経口プレドニゾロンが有用であり,免疫抑制薬の併用がさらに効果的な場合もある.
> - NMOの病態に即した新しい治療法の開発が進んでおり,臨床試験も始まっている.

はじめに

　視神経脊髄炎(neuromyelitis optica:NMO)は,血液中に存在する抗アクアポリン4(AQP4)抗体(NMO-IgGとも呼ばれる)が関与する自己免疫疾患であり,中枢神経のアストロサイト(astrocyte;星状細胞)が障害されることによって重篤な神経症状を呈する.発症様式は急性ないし亜急性で,数週間持続する吃逆や激しい嘔気が先行することがある.明らかな誘因なく発症することが多いが,感冒や予防接種,出産などを契機とすることもある.発症時,再発時の症状は無治療で軽快することもあるが,多くの場合は重度の後遺症を残す.病名の如く,障害部位として頻度が高いのは視神経と脊髄であり,視神経炎ではしばしば失明に至り,脊髄炎では横断性脊髄障害を呈して完全対麻痺,全感覚脱失,膀胱直腸障害を来すこともめずらしくはない.診断上,多発性硬化症(multiple sclerosis:MS)との鑑別が重要となるが,MSで失明や横断性脊髄障害に至ることはめずらしい.このことは,両者の病態が大きく異なることに由来しており,MSが脱髄を主体とした病態であるのに対し,NMOはアストロサイト障害が招く壊死性の病態が主体であるという違いによる.NMOの急性期治療は速やかな抗炎症療法が必要であり,ステロイドパルス療法に加えて自己抗体を除去する目的の血液浄化療法も有用と考えられている.

　従来,NMOはMSの亜型と考えられていたため,NMOのみに特化した治療におけるエビデンスの蓄積はほとんどない.したがって,NMOの治療法の是非をエビデンスをもとに考えることは難しい.本稿では,東北大学病院での治療経験を基準にして,症例報告を含む文献考察を混ぜながら,標準的なNMOにおける適切な治療方針について検討したい.

Key words

血液浄化療法
血液浄化療法には,単純血漿交換療法,免疫吸着療法,二重膜濾過血漿交換療法などがある.単純血漿交換では血球・血漿分離を分離カラムもしくは遠心にて行った後,廃棄する血漿の代わりにアルブミン製剤ないしは新鮮凍結血漿で置き換える.大量の血液製剤を使用する問題が生じる.免疫吸着療法は血漿をトリプトファンカラムに通して免疫グロブリンを吸着するもので,血液製剤を用いずに抗体が除去できる.
(本巻II.「血液浄化療法」(p.183)を参照)

1 NMO 再発（発症）時の治療アルゴリズム

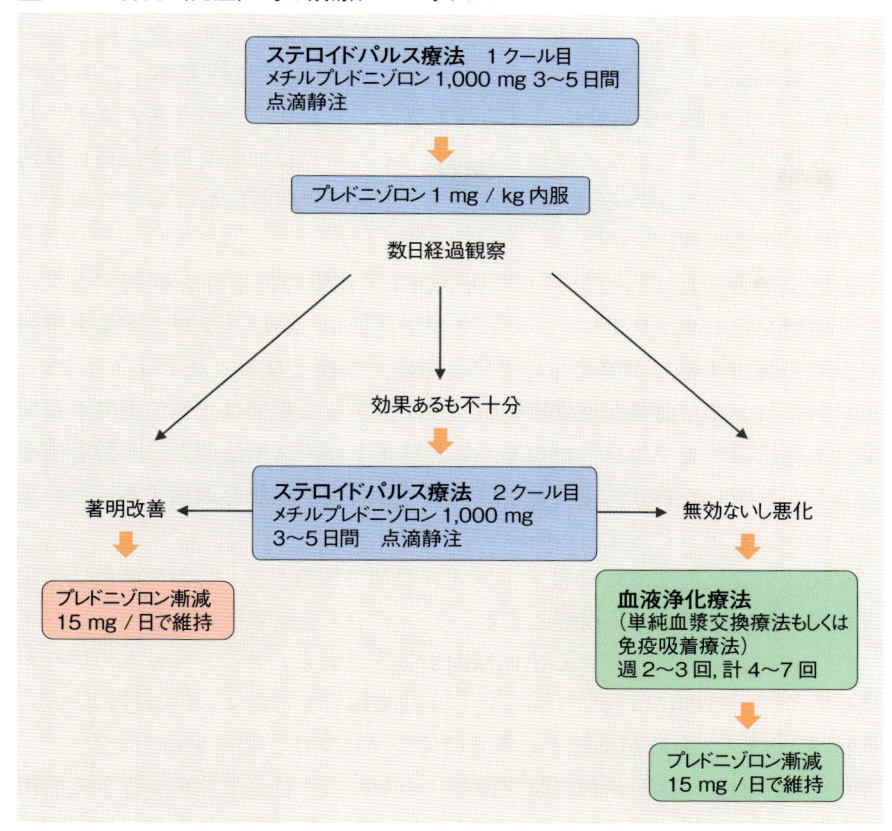

```
ステロイドパルス療法　1クール目
メチルプレドニゾロン 1,000 mg 3〜5日間
点滴静注
         ↓
プレドニゾロン 1 mg/kg 内服

       数日経過観察

            ↓
       効果あるも不十分
            ↓
ステロイドパルス療法　2クール目
メチルプレドニゾロン 1,000 mg
3〜5日間　点滴静注

著明改善 ←            → 無効ないし悪化
   ↓                        ↓
プレドニゾロン漸減        血液浄化療法
15 mg/日で維持          （単純血漿交換療法もしくは
                          免疫吸着療法）
                         週2〜3回, 計4〜7回
                              ↓
                         プレドニゾロン漸減
                         15 mg/日で維持
```

急性期治療

　急性期にはできるだけ早い時期のステロイドパルス療法が必要であり，自然軽快を期待することは避けるべきである．Nakamura ら[1]の報告では，optical coherence tomography（OCT）を用いた網膜神経線維層厚の測定を視神経炎を発症した NMO 患者で施行し，治療開始時期との関連をみており，ステロイドパルス療法による治療開始時期が早いほど，網膜神経線維層厚が保たれるという結果がみられている．特に発症3日以降の治療開始では網膜神経線維層の菲薄化は著しく，網膜神経線維層厚の高度な菲薄化を防ぐためには発症3日以内の治療開始が望まれる．この報告では，視神経炎の再発回数が多いほど，網膜神経線維層厚は薄くなる傾向もみられており，再発時の早期治療開始，厳格な再発予防が予後に強く影響することが示唆されている．

　早期のステロイドパルスにもかかわらず，多くの症例で回復が思わしくないことがある．NMO の急性期に血漿交換療法が奏効したとする症例報告はこれまでに多数みられており，血漿交換療法は多くの施設で，ステロイドパルス療法で改善が悪い場合の第二選択の治療として適用されている（**1**）．Keegan ら[2]は 10 例の NMO と 49 例の他の中枢神経脱髄疾患における血漿交換療法の治療効果の解析をして報告している．この中で，6 例の NMO で

Key words

optical coherence tomography（OCT）
光干渉断層計（OCT）は，光の干渉原理を使い，赤外光で網膜をスキャンし，網膜の断層画像を撮像可能である．NMO や MS の視神経炎では網膜神経線維層厚が菲薄化し，視神経の軸索変性の程度を反映するとされている．OCT は網膜神経線維層厚を測定するのに有用で，視神経炎における回復予後の推定にも利用されている．

著明な改善を示しており，他の59例を含めた解析において，男性例，腱反射の保たれている例，早期開始例において比較的回復が良かったと報告している．Watanabeら[3]は，ステロイドパルス療法に不応性であった6例のNMOにおける血漿交換療法の有効性を解析しており，そのうちの4例において有意な改善を認めたと報告している．その中には血漿交換療法施行後速やかな症状の改善がみられた症例もあり，NMOの病態における液性因子の強い関与が示唆されている．

血漿交換療法によって低下した抗AQP4抗体価の再上昇を抑制するために，血漿交換療法はステロイドパルス療法直後に，経口ステロイド薬を併用しながら施行するのが望ましいと考えるが，根拠となるエビデンスはない．自験例において，血漿交換療法後の回復が良かった症例は比較的再発から血漿交換療法開始までの日数が短く，ステロイドパルス療法のクール数も少ないことが判明しており，できるだけ早期に血漿交換療法を適用することが予後の改善に繋がると考えられる．

単純血漿交換療法では通常アルブミン製剤で置換し，1回の交換量は循環血漿量（約40 mL／kg）程度とする．アルブミン製剤で置換する場合，フィブリノーゲン値の低下による出血傾向が懸念されるため，1日おきの施行が望ましく，一般的には週に2回ないし3回の施行で合計4〜5回施行される．低γ-グロブリン血症が遷延する場合は免疫グロブリン製剤を補充する．

わが国においては，単純血漿交換の代わりに，トリプトファンカラムを用いた免疫（血漿）吸着療法も比較的よく用いられる．免疫吸着療法はアルブミン製剤による置換の必要がなく，患者負担が少ない．Ohashiら[4]はステロイドパルスが無効であった4例のNMO症例に免疫吸着療法を施行し，すべての症例でEDSS（Expanded Disability Status Scale）の改善を認めたと報告している．処理血漿量が2Lを超えると，カラムからの抗体の脱離が生じる可能性があり，処理量が2Lを超えない注意が必要である．施行中に血圧低下や徐脈が生じやすい場合は，施行前にアトロピン硫酸塩（硫酸アトロピン®）を筋注して予防する．単純血漿交換と免疫吸着療法の効果の違いはこれまで明らかになっていないが，重症度や全身状態によって治療法を選択してもよいかもしれない．

再発予防

NMOは再発予防を施さない場合，年間再発率は平均1.0〜1.5の間くらいとの報告が多く，その再発頻度はMSよりも高い．Weinshenkerらの報告によると，NMO-IgGもしくは抗AQP4抗体が陽性の脊髄炎において，約40％の症例が1年以内に再発を認めている[5]．European Federation of Neurological Societiesのガイドラインにおいても，NMO-IgGが陽性で臨床的な活動性が認められる場合は，免疫抑制療法の適用が推奨されている[6]．すなわち，いかなる脊髄炎，視神経炎においても，抗AQP4抗体が陽性であれば，積極的な再発予防治療の導入が強く勧められる．

2 視神経脊髄炎の主な再発予防治療

薬剤名	標準的な投与量	投与方法
プレドニゾロン（プレドニン®）	15mg（5〜20mg）/日	1mg/kgからゆっくり漸減する
アザチオプリン（イムラン®，アザニン®）	100mg（50〜150mg）/日	少量のプレドニゾロンと併用する
ミコフェノール酸モフェチル（セルセプト®）	2,000mg（750〜3,000mg）/日	少量のプレドニゾロンと併用する
リツキシマブ（リツキサン®）	375mg/m^2 1週ごと，4回 その後375mg/m^2を適宜	CD27陽性B細胞を0.05%以下に保つ

　NMOの再発は現時点では予測不能であり，慢性に進行する臨床症状や画像所見も存在しないため，再発予防効果を測るのが難しい．抗AQP4抗体価は重症度とある程度相関するため，病勢を反映していると考えられるものの，必ずしも抗体価の上昇が再発に繋がるわけではない．NMOの病態は，抗AQP4抗体による補体依存性のアストロサイト障害が中心であるため，現在開発中の薬剤の多くは抗AQP4抗体の不活性化，アストロサイトへの結合阻害，補体の不活性化を標的としている．

　NMOの急性期にはメチルプレドニゾロン（ソル・メドロール®）によるステロイドパルス療法が一般的には施されるが，パルス療法後はプレドニゾロン換算で1mg/kg/日程度の副腎皮質ホルモン製剤の経口投与が推奨される[7]．数か月かけて投与量を漸減し，0.3mg/kg/日（15mg/日）程度で少なくとも半年〜1年間は維持することが望ましい（**1**）．半年〜1年再発がなければ，さらに1mg/月あるいは10%/月くらいの割合で漸減し，最終的には0.1mg/kg/日（5mg/日）程度での維持を目標とする．

　過去の再発回数が多い症例などで，プレドニゾロン（プレドニン®）の単独治療で再発が抑制できない場合や，副作用のため高用量のプレドニゾロンが使いづらい場合には免疫抑制薬を併用する．ただし，免疫抑制薬の効果発現までには数か月かかるとされており，少なくとも半年は10mg/日以上のプレドニゾロンとの併用が望ましい．最も頻用される免疫抑制薬はアザチオプリン（イムラン®，アザニン®）であり，50〜150mg/日を分服させる[8,9]（**2**）．Mandlerらは，平均約10mg/日のプレドニゾロンとの併用でアザチオプリン75〜100mg/日を7例のNMOに投与し，有意な再発頻度の減少を認め，さらに，当初平均8.2あったEDSSが18か月で平均4.0まで改善したと報告している[8]．しかしながら，アザチオプリン単独での再発予防に関する解析の報告はこれまでになく，単独での再発予防効果は不明である．

　ミコフェノール酸モフェチル（セルセプト®）の有用性は海外から報告されており，750〜3,000mg/日を分服させる[10]（**2**）．Jacobらは，ミコフェノール酸モフェチルの治療を21か月以上行った12例のNMOの解析で，年間再発率の中央値が治療開始前の1.15から0.24に低下したと報告している[10]．ただし，多くの症例がプレドニゾロンとの併用で用いられており，

3 NMOの治療ターゲット

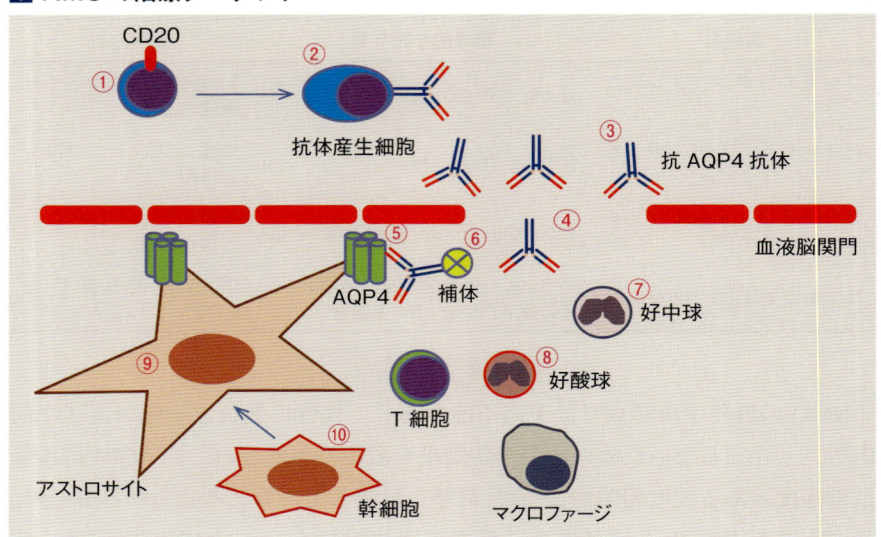

①B細胞除去：リツキシマブ，②抗体産生抑制：トシリズマブ，③抗体除去：血液浄化療法，④血液脳関門修復，⑤抗体結合阻止：aquaporumab，⑥補体活性化抑制：エクリズマブ，⑦好中球遊走抑制，⑧好酸球遊走抑制，⑨アストロサイト保護，⑩幹細胞移植．

半年以上は併用が望ましいと考える．その他，タクロリムス（プログラフ®）やシクロスポリン（ネオーラル®）などの効果を示す報告も散見される．

海外からはリツキシマブ（リツキサン®）の治療効果の報告も多い（ 2 ）．リツキシマブはB細胞表面のCD20に対するモノクローナル抗体で，投与直後から末梢血B細胞が除去される（ 3 ）．本邦からも少数例での報告があり，難治性のNMOにおいてその再発予防効果が期待される．リツキシマブは通常，375 mg/m² 量を1週間隔で4回投与することで末梢血B細胞が消滅する．リツキシマブ投与後は2か月ごとにフローサイトメトリー法で末梢血リンパ球を解析し，CD27陽性のメモリーB細胞が末梢血単核球中の0.05％を超えないように約半年ごとに1回量375 mg/m² の投与を繰り返すことが望ましい[11]．

免疫グロブリン大量静注療法（IVIg）はNMOの急性期治療，再発予防治療，いずれにおいてもその効果が期待されるがエビデンスは少ない．Okadaらは，急性期にIVIgの効果があったNMO症例に毎月1回のIVIg 0.4 g/kgの定期投与を行い，それまでの年間再発率2.0が4年間再発なしの状態に改善したと報告している[12]．また，定期的な血液浄化療法の有効性も指摘されている[13]．Miyamotoらは，定期的な血液浄化療法が有効であった2例の報告をしており，1例は数か月ごとの二重膜濾過法により年間再発率が4から2に減少し，他の1例は発症後約2年間に4回再発があった症例で，約半年ごとの単純血漿交換療法により再発が消失している[13]．

米国では終末補体活性化を阻害する終末補体蛋白C5に対するモノクローナル抗体，エクリズマブ（ソリリス®）（ 3 ）のNMOの再発予防を目的としたオープン臨床試験が進行している．エクリズマブは発作性夜間ヘモグロビ

ン尿症の溶血抑制に適用があり，安全性は高いものの，莢膜を持つ髄膜炎菌に対する終末補体複合体による免疫機能が低下し，髄膜炎菌感染症の発症リスクが上昇する．エクリズマブは非常に高い効果が期待できるものの，年間数千万円かかる治療費用が開発の妨げになっている．その他，MSに対する治療薬では，glatiramer acetate（Copaxone®／2012年現在国内未承認）が有効であった症例報告が散見される．Bergamaschiらはglatiramer acetate開始後，年間再発率0.96あった症例が5年間再発なしで経過した報告をしている[14]．

日本においても最近，通常治療に抵抗性，あるいは通常治療継続が困難なNMO症例に対する抗インターロイキン6受容体抗体（トシリズマブ〈アクテムラ®〉）（**3**）投与の臨床的有効性および安全性を判定する臨床試験が開始されている．この試験では，種々の免疫学的パラメータの変化を解析し，トシリズマブの効果発現機構も探索される．

TradtrantipらはNMO患者の髄液中のプラズマサイトからクローニングした抗AQP4-IgGを遺伝子操作し，細胞障害活性と補体活性を失活させたモノクローナル抗体を作製し，aquaporumabと名づけた（**3**）．これまでに，マウス脊髄のスライスカルチャーへの抗AQP4抗体添加およびマウス脳内への抗AQP4抗体移入モデルにおける補体依存性アストロサイト障害に対する抑制効果を示し，抗AQP4抗体によるNMO病変形成を阻害する治療薬として開発を進めている[15]．

対症療法

NMOは後遺症がひどく，再発予防治療に加えて対症療法が重要である．特に，痛みは難治性で，QOLを大きく低下させる．有痛性強直性筋痙攣（painful tonic seizure：PTS）の頻度も多く，PTSによる痛みもQOLに影響する．NMOの痛みは生活の楽しみを妨げ，歩行機能にも影響することがわかっている．PTSによる痛みにはカルバマゼピン（テグレトール®）が有効であり，他にフェニトイン（アレビアチン®）やガバペンチン（ガバペン®）も用いられる．疼痛に対しては，プレガバリン（リリカ®）が第一選択になる．イミプラミン（トフラニール®）やアミトリプチリン（トリプタノール®）などの三環系抗うつ薬も有効なことが多く，他にワクシニアウイルス接種家兎炎症皮膚抽出液（ノイロトロピン®）やトラマドール塩酸塩・アセトアミノフェン配合（トラムセット®）なども適用になる．

おわりに

NMOは再発時の症状が重度であることが多く，ステロイドパルス療法や血液浄化療法を施したとしても後遺症が重くなることがある．したがって，再発予防が長期的な予後には重要であり，不十分な再発予防治療は再発頻度を増すばかりでなく，長期予後を悪くする．ステロイドの長期投与は少量であってもその合併症が問題にはなるが，再発ごとにステロイドパルス療法を繰り返すことによる弊害に比較すれば十分に対処可能であると思われる．今

Key words

有痛性強直性筋痙攣（PTS）

脊髄炎の急性期および後遺症として有痛性強直性痙攣（painful tonic seizure〈spasm〉）を来すことがある．自動的あるいは他動的な関節の動き刺激などが発作を誘発し，痛みやしびれを伴って一側の上肢あるいは下肢が強直痙攣発作を示すものである．詳しい発症メカニズムはわかっていない．リハビリに際し四肢を他動的あるいは自動的に動かすことが刺激となって誘発されることがある．発作は通常数十秒以内に治まる．カルバマゼピンが発作予防に有用である．

後はNMOに特化したより安全な治療法の開発が望まれる．

（中島一郎）

文献

1) Nakamura M, et al. Early high-dose intravenous methylprednisolone is effective in preserving retinal nerve fiber layer thickness in patients with neuromyelitis optica. *Graefes Arch Clin Exp Ophthalmol* 2010；248：1777-1785.
2) Keegan M, et al. Plasma exchange for severe attacks of CNS demyelination：Predictors of response. *Neurology* 2002；58：143-146.
3) Watanabe S, et al. Therapeutic efficacy of plasma exchange in NMO-IgG-positive patients with neuromyelitis optica. *Mult Scler* 2007；13：128-132.
4) Ohashi T, et al. Immunoadsorption plasma pheresis for the treatment of neuromyelitis optica spectrum disorder. *Mult Scler* 2008；14：S170.
5) Weinshenker BG, et al. Neuromyelitis optica IgG predicts relapse after longitudinally extensive transverse myelitis. *Ann Neurol* 2006；59：566-569.
6) Sellner J, et al. EFNS guidelines on diagnosis and management of neuromyelitis optica. *Eur J Neurol* 2010；17：1019-1032.
7) Watanabe S, et al. Low-dose corticosteroids reduce relapses in neuromyelitis optica：A retrospective analysis. *Mult Scler* 2007；13：968-974.
8) Mandler RN, et al. Devic's neuromyelitis optica：A prospective study of seven patients treated with prednisone and azathioprine. *Neurology* 1998；51：1219-1220.
9) Wingerchuk DM, Weinshenker BG. Neuromyelitis optica. *Curr Treat Options Neurol* 2008；10：55-66.
10) Jacob A, et al. Treatment of neuromyelitis optica with mycophenolate mofetil：Retrospective analysis of 24 patients. *Arch Neurol* 2009；66：1128-1133.
11) Kim SH, et al. Repeated treatment with rituximab based on the assessment of peripheral circulating memory B cells in patients with relapsing neuromyelitis optica over 2 years. *Arch Neurol* 2011；68：1412-1420.
12) Okada K, et al. Intermittent intravenous immunoglobulin successfully prevents relapses of neuromyelitis optica. *Intern Med* 2007；46：1671-1672.
13) Miyamoto K, Kusunoki S. Intermittent plasmapheresis prevents recurrence in neuromyelitis optica. *Ther Apher Dial* 2009；13：505-508.
14) Bergamaschi R, et al. A case of relapsing neuromyelitis optica treated with glatiramer acetate. *J Neurol* 2003；250：359-361.
15) Tradtrantip L, et al. Anti-aquaporin-4 monoclonal antibody blocker therapy for neuromyelitis optica. *Ann Neurol* 2012；71：314-322.

III. 視神経脊髄炎の病態と治療
病態をめぐって〈ディベート〉

展望

> **Point**
> - 視神経脊髄炎は抗アクアポリン4抗体が関与する中枢神経の自己免疫疾患であり，多発性硬化症とは病態の異なるものである．
> - 視神経脊髄炎は日本では従来多発性硬化症の亜型と考えられてきたため，視神経脊髄型多発性硬化症と呼ばれていた．
> - 抗アクアポリン4抗体の発見により，その疾患マーカーとしての有用性から疾患概念が確立された．
> - 視神経脊髄炎と多発性硬化症を正確に鑑別するために，高い感度の抗アクアポリン4抗体アッセイの適用が必要である．
> - 抗アクアポリン4抗体による補体依存性のアストロサイト障害がNMOの病態の中心である．これを阻害する治療法の開発が進んでおり，臨床効果がおおいに期待できる．

OSMSからNMOへ

　視神経脊髄炎（neuromyelitis optica：NMO）は古くから日本において存在していたと考えられ，アジア人に特有のタイプの多発性硬化症（multiple sclerosis：MS）として扱われていた．すなわち，視神経と脊髄に重度な障害をもたらす亜型として，視神経脊髄型MS（opticospinal〈form of〉MS：OSMS）と呼ばれていた[1]．日本においてMSに対するOSMSの比率は従来非常に高く，日本のMS研究はOSMSが中心であったといっても過言ではない．特に，OSMSの病理学な特徴を多々指摘していたにもかかわらず，独立した疾患概念とせずに，重症型MSとしてとらえられたのは残念であった．従来の研究がNMOとMSの混在したものであったことは，多くの日本のMS研究が欧米で評価されない一因となったばかりでなく，日本においてMSの臨床研究，治療法開発が遅れた最大の要因となったと思われる．

　従来，日本人のMSでは重度の視神経炎と横断性脊髄炎の頻度が高いことが指摘されていたが，通常型のMSとの比較においてOSMSの特殊性が注目され始めたのは，MRIが普及し始めた1990年代後半からで，当時北祐会神経内科病院にいらした深澤俊行先生らがOSMSにおいて抗好中球細胞質抗体や抗核抗体が高頻度に認められるとした報告に代表される[2,3]．われわれはこの時点で，OSMSに分類される中でも，シェーグレン症候群や慢性甲状腺炎など他の自己免疫疾患が合併する群の存在と，その特殊性に注目し，OSMSがMSとは異なる病態をもつ疾患であることを強く認識した[4]．

　2000年頃にはOSMSが，欧米で提唱された新しい概念のNMOと同じ病

態であることをわれわれは確信し，2001年4月のAmerican Academy of Neurologyの学会において，脳病変のない10例のOSMSを，"pure neuromyelitis optica"として報告した．この報告の結論は，日本人NMO（OSMS）における重症度の多様性とHLAに依存しない病態であるとするものであったが，欧米の研究者からはNMOの臨床的特徴をまとめた報告として高く評価された．この報告がきっかけとなり，Mayo Clinicとの間で共同研究が進み，NMO-IgGの発見に繋がった[5]．2004年にLancet誌に掲載されたオリジナル論文において，22例の日本人症例が解析されているが，検体送付時にはその診断名はもちろん，疾患の内訳や割合も伏せて測定を行った．22例の内訳は，OSMSが11例，脊髄炎が1例，典型的なMSが5例，脳血管障害が5例であった．OSMSは脳病変のほとんどない症例を選んだが，歩行障害のない軽症例も数例含めた．オリジナルの報告ではOSMSの11例中6例が陽性で，陽性率55％という報告であったが，その後，NMO-IgGの対応抗原がアクアポリン4（AQP4）であることが発見され[6]，AQP4を過剰発現させたセルラインを用いた免疫染色法などで高感度な抗体測定を開発し，適用したところ[7]，オリジナル論文のOSMS 11例全例が抗AQP4抗体陽性であることが後に判明した．

MSとの鑑別

最近，国立精神・神経医療研究センターの千原典夫先生らが末梢血B細胞からの抗AQP4抗体の産生にIL-6が重要な役割を果たしていることを報告している[8]．ここでは，IL-6の治療ターゲットとしての可能性が強調されているが，さらに注目されるべきことは，これまでリウマチ性疾患でしか存在が確認されていない末梢血のプラズマブラストの高い割合である．NMOがMSとは異なり，膠原病と共通の病態を有する疾患であることを示唆している．さらに，京都大学の小森美華先生のプロテオミクスの手法を用いたクラスター解析では見事にNMOとMSが異なる病態として分類された[9]．いずれの研究も，正確に臨床診断を下している結果明確になったものであり，従来OSMSをMSの亜型として混同していた時代ではなしえなかった研究と考える．

NMOやOSMSの名前の由来の通り，NMOやOSMSは視神経と脊髄に病変が限局している症例の呼称として用いられてきた．しかしながら，抗AQP4抗体の測定が普及し，多くの抗AQP4抗体陽性症例が蓄積されることで，半数以上の症例にMRI脳病変が存在することが判明し[10]，脳病変由来の症状も決してまれでないばかりか，脳病変で発症する症例も存在することが明らかになった．すなわち，症状や画像所見だけではNMOとMSを区別することが難しい場合が多く，感度良く抗AQP4抗体を同定しなければ適切に診断できないことが徐々に明らかになったのである．典型的なNMO，特に重度のNMOでは抗AQP4抗体価は高い傾向にあり，いずれの測定法においても陽性と判断されるため問題とはならない．一方で，抗体価の低い症例

は軽症で経過することもめずらしくないため，殊更 MS と誤診されやすいうえ，感度の低い測定法では陰性と判断されて NMO の診断に至らない．実際に Mayo Clinic など他の施設で NMO-IgG 陰性あるいは抗 AQP4 抗体陰性と判断された症例が，当科の再検で陽性と判明した症例は少なくない．イギリスのオックスフォード大学における測定法はほぼわれわれの手法と同等の感度を有するが，オックスフォード大学を受診する NMO 症例においては，抗 AQP4 抗体陽性頻度は 90％以上である[11]．われわれは，高感度に抗 AQP4 抗体を測定することで，正確に NMO の診断を下すことができると考える．感度の低い測定法で判断された抗 AQP4 抗体の有無をもって病態の議論はするべきではない．

　NMO を MS から分離し，異なる疾患として認識することは，適切な治療方針を考えるうえで非常に重要である．MS の進行抑制に用いられるインターフェロンβ（IFNβ-1a〈アボネックス®〉，-1b〈ベタフェロン®〉）は NMO には効果がないばかりでなく，病態を悪化させ，重篤な再発を招く危険がある．おそらく，IFNβによって血中の IL-10 や BAFF などのサイトカインが増加し，自己抗体産生が促されることが要因と考えられるが，元来 IFNβ の作用機序には不明な点も多く，抗体産生以外の要因も否定できない．さらに，典型的な MS では抑制効果が否定されている経口の副腎皮質ステロイド薬が，NMO では非常に有効であり，ステロイド薬と免疫抑制薬の併用療法によってほとんどの NMO は再発が予防可能である．いずれの疾患においても初期治療開始による予後の改善は明確であり，病初期に適切な診断をつけることで多くの症例の予後が改善できていることは，NMO の疾患概念を確立できたからに他ならない．

NMO の病態

　抗 AQP4 抗体が補体依存性にアストロサイト（astrocyte；星状細胞）を障害し，アストロサイトの機能障害だけでなく，細胞死も引き起こすことが *in vitro* の実験で示唆されている．抗 AQP4 抗体は単なる疾患マーカーだけでなく，病態そのものに関わる重要な自己抗体であると考えられる．その病理学的変化には非特異的なものや，MS などと共通した病理所見も多くみられるため，すべての病態を抗 AQP4 抗体で説明することは難しいかもしれないが，抗 AQP4 抗体によってもたらされる病態が NMO の病態で最も重要なものであることは疑いようがない．

　日本において，NMO がなかなか独立した疾患概念として確立できなかったのは，日本人 MS の多様性によると考える．欧米人に多い典型的な MS は，やはり日本人（特に西日本）には少なく，日本の多くの MS は欧米の典型的な MS とは異なる病態を有していると考えるべきである．MS の診断は除外診断が基本なので，他の原因が否定されれば診断されるが，未知の病態による疾患が複数紛れている可能性はかなり高い．NMO がそうであったように，これまで MS と診断されていた症例の中から，特異的な病態をもつ疾患群を

分離し，病態に応じた臨床研究を進めていく必要がある．すなわち，現時点での診断が MS であっても，典型的な MS とは原因も病態も異なる疾患が多く含まれており，その中には治療法も異なる疾患が含まれることを認識する必要がある．誤った治療法を選択しないために，できる限り一つ一つの病態を今後解明していく必要がある．さらに，社会的混乱を避けるために，特異的な病態を示すものは疾患名を変えることが望ましい．

NMO の治療

　当科（東北大学病院神経内科）では 2004 年以降，NMO-IgG もしくは抗 AQP4 抗体が陽性の症例に IFNβ を投与することはなかったが，2004 年以前に IFNβ を投与された 3 例の OSMS のいずれもが早々に副作用の問題などから中止に至ったことから，OSMS に対する IFNβ の有用性に懐疑的となり，その後 OSMS に IFNβ を投与することはなかったため，IFNβ によって悪化する NMO を経験せずにすむことができた．一方で，2000 年頃から徐々に OSMS に経口ステロイド薬の予防効果を実感し始めていた．徐々に経口ステロイド薬の導入症例を増やし，2007 年には少量のプレドニゾロン（プレドニン®）の内服が再発予防に有用であること[12]，さらには NMO の急性期に血漿交換療法が有用であること[13] を世界に先駆けて報告し，今日の治療方針の確立におおいに貢献している．

　NMO の病態が，血中の抗 AQP4 抗体による補体依存性のアストロサイト障害が主体であることが解明したことによって，その治療法の開発の進展がおおいに期待できる．既存のステロイド薬や免疫抑制薬を用いることによって，ほとんどの症例が再発のない状態を維持することが可能になっているが，長期内服による安全性は依然として問題である．より安全な治療法の開発が望まれる．

　最近，Mayo Clinic が独自にエクリズマブ[*1]（ソリリス®）の NMO に対する再発予防を目的とした臨床試験を実施した．難治性の NMO 14 例に対して 15 か月間の投与で，再発回数を評価項目とした．現時点で結果の正式な発表はないが，14 例に重大な有害事象は発生せず，15 か月間の投与期間中，再発したのはわずか 2 例の 1 回ずつで，著明な再発回数の減少が報告されている．このことは，NMO が補体依存性に病態を引き起こすことを強く示唆しており，MS とは明らかに異なる要因で発症，再発をしていることを示している．

（中島一郎）

*1 発作性夜間ヘモグロビン尿症（paroxysmal nocturnal hemoglobinuria：PNH）に対する補体阻害薬であり，終末補体蛋白 C5 に対するヒト化モノクローナル抗体．

文献

1) Shibasaki H, Kuroiwa Y. EEG abnormality in optic spinal form of multiple sclerosis. *Eur Neurol* 1974；11：218-226.
2) Fukazawa T, et al. Antineutrophil cytoplasmic antibodies and the optic-spinal form of multiple sclerosis in Japan. *J Neurol Neurosurg Psychiatry* 1996；61：203-204.
3) Fukazawa T, et al. Anti-nuclear antibodies and the optic-spinal form of multiple sclerosis. *J Neurol* 1997；244：483-488.

4) Sakuma R, et al. Optic-spinal form of multiple sclerosis and anti-thyroid autoantibodies. *J Neurol* 1999 ; 246 : 449-453.
5) Lennon VA, et al. A serum autoantibody marker of neuromyelitis optica : Distinction from multiple sclerosis. *Lancet* 2004 ; 364 : 2106-2112.
6) Lennon VA, et al. IgG marker of optic-spinal multiple sclerosis binds to the aquaporin-4 water channel. *J Exp Med* 2005 ; 202 : 473-477.
7) Takahashi T, et al. Establishment of a new sensitive assay for anti-human aquaporin-4 antibody in neuromyelitis optica. *Tohoku J Exp Med* 2006 ; 210 : 307-313.
8) Chihara N, et al. Interleukin 6 signaling promotes anti-aquaporin 4 autoantibody production from plasmablasts in neuromyelitis optica. *Proc Natl Acad Sci U S A* 2011 ; 108 : 3701-3706.
9) Komori M, et al. Proteomic pattern analysis discriminates among multiple sclerosis-related disorders. *Ann Neurol* 2012 ; 71 : 614-623.
10) Kim W, et al. Characteristic brain magnetic resonance imaging abnormalities in central nervous system aquaporin-4 autoimmunity. *Mult Scler* 2010 ; 16 : 1229-1236.
11) Waters P, Vincent A. Detection of anti-aquaporin-4 antibodies in neuromyelitis optica : Current status of the assays. *Int MS J* 2008 ; 15 : 99-105.
12) Watanabe S, et al. Low-dose corticosteroids reduce relapses in neuromyelitis optica : A retrospective analysis. *Mult Scler* 2007 ; 13 : 968-974.
13) Watanabe S, et al. Therapeutic efficacy of plasma exchange in NMO-IgG-positive patients with neuromyelitis optica. *Mult Scler* 2007 ; 13 : 128-132.

III. 視神経脊髄炎の病態と治療
病態をめぐって〈ディベート〉
問題点・課題

Point
- MSとNMOの位置づけと病因をめぐっては，2つの仮説がある．MSは髄鞘，NMOはアストロサイトを標的とした自己免疫疾患で，両者はまったく異なる独立した疾患であるとする立場と，MSとNMOには異なる病理・病態機序に加えて，共通した病理・病態機序があり，MSの幅広いheterogeneityの両端に位置するという立場である．
- NMOは単一な疾患ではなく，臨床的にも免疫学的にも病理学的にもheterogeneousな疾患である．
- NMOは，臨床的には抗AQP4抗体が陽性であったり陰性であったり，単相性の例があったり多相性の例があったり，MS-likeな脳MRI病巣を伴う例があったり脳病巣を欠く例があったりと，heterogeneousである．
- NMOは病理学的には急性期病巣であってもAQP4が脱落したり，脱落しなかったり，AQP4脱落があっても血管周囲性免疫グロブリン・補体の沈着を伴ったり伴わなかったりと，heterogeneousである．
- NMOでは，同一症例であってもAQP4の脱落がみられる急性病巣もあれば，AQP4脱落を認めない急性脱髄病巣もあるという一個体のなかでも病巣によるheterogeneityが存在する．
- heterogeneousな集まりであるNMOがMSと違うかという設問自体が成り立たない．
- 免疫学的・免疫遺伝学的には，NMOにおける抗AQP4抗体，MSにおける抗Kir4.1抗体のようにアストロサイト足突起に存在する蛋白に対する自己抗体が共通して存在する点，Th17／Th1細胞の関与が共通して示唆される点，髄鞘蛋白に*in vivo*で感作されたT細胞が末梢血に共通して存在する点，*HLA-DRB1*0901*が共通して疾患抵抗性遺伝子となっている点など，MSとNMOには多くの共通点がある．
- NMO，MS，バロー病に共通する病理所見として，connexin／aquaporin-4 astrocytopathyとdistal oligodendrogliopathyがある．これらが広範な脱髄病巣の形成に密接に関係している．

多発性硬化症と視神経脊髄炎をめぐる2つの仮説[1]

　視神経脊髄炎（neuromyelitis optica：NMO）に特異的で病因であるとされる抗アクアポリン4（anti-aquaporin-4：AQP4）抗体が発見されて以降，NMOは多発性硬化症（multiple sclerosis：MS）とは独立した一疾患単位とする説が有力となっている．この説によれば，NMOは，抗AQP4抗体がアストロサイト（astrocyte；星状細胞）の足突起に発現しているAQP4に結合して補体を活性化することで，局所に炎症が惹起される．すなわち，一次的な標的はアストロサイトであって，脱髄は二次的に生じるというものである

1 MS と NMO の機序と位置づけをめぐる 2 つの仮説

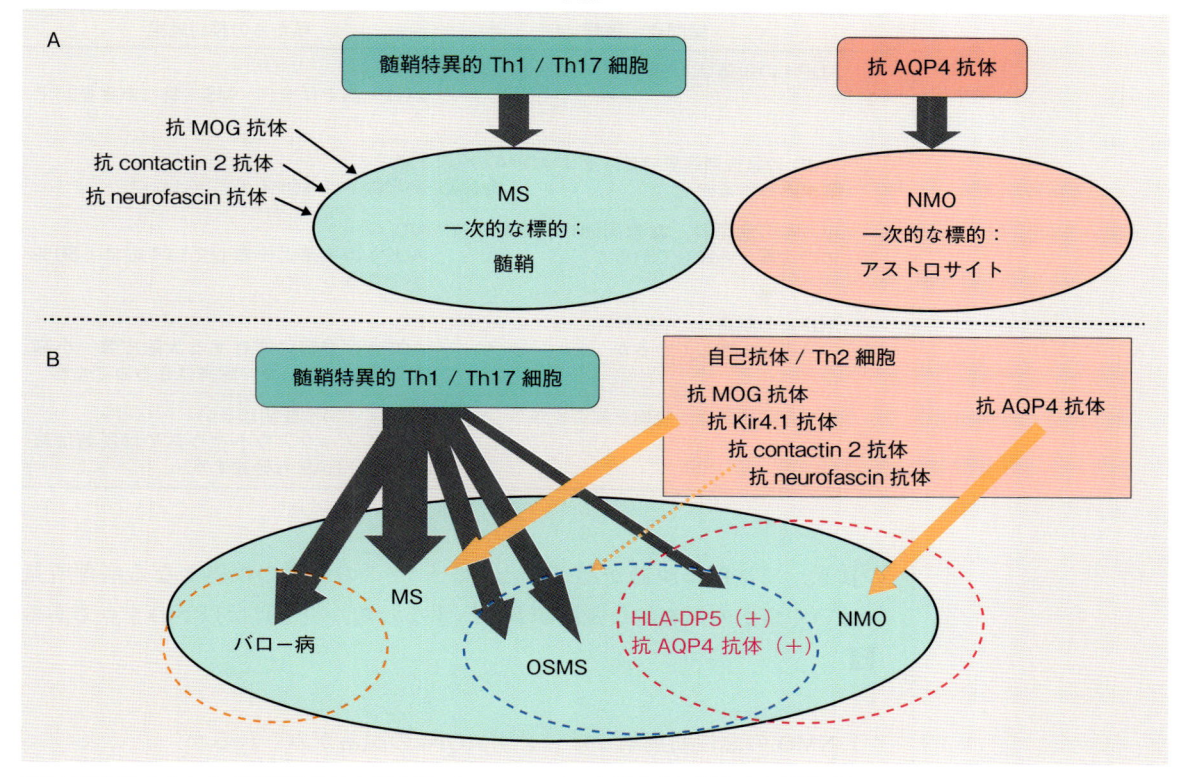

A

抗 MOG 抗体
抗 contactin 2 抗体
抗 neurofascin 抗体

髄鞘特異的 Th1／Th17 細胞 → MS 一次的な標的：髄鞘

抗 AQP4 抗体 → NMO 一次的な標的：アストロサイト

B

髄鞘特異的 Th1／Th17 細胞

自己抗体／Th2 細胞
抗 MOG 抗体
抗 Kir4.1 抗体
抗 contactin 2 抗体
抗 neurofascin 抗体

抗 AQP4 抗体

バロー病　MS　OSMS　HLA-DP5（＋）抗 AQP4 抗体（＋）　NMO

MS は臨床的のみならず病理学的にも幅の広い heterogeneity を示す点に留意する必要がある．

（■-A）．したがって，中枢神経髄鞘を標的とする自己免疫疾患と考えられる MS とは根本的に異なるとする．

これに対して，私たちは，MS でも NMO でも中枢神経抗原に対する自己反応性 T 細胞と自己抗体が，種々の程度に作用し，heterogeneous な病像を示す一連のスペクトラムであると提唱している（■-B）．髄鞘抗原を認識する Th17 細胞や Th1 細胞が血液脳関門を通過して，中枢神経に炎症を惹起し，破綻した血液脳関門を越えて種々の中枢神経抗原を認識する自己抗体が侵入して病像を修飾することで，特徴的な病像が形成されると考えている．本稿では，両仮説についての問題点と課題を，神経病理学的側面，実験モデル的側面，臨床的側面，免疫学的・免疫遺伝学的側面から抽出，検討して示したい．

神経病理学的側面からみた NMO の問題点と課題

NMO の病理では，① 髄鞘蛋白の脱落より AQP4 の脱落がより広範であること，② 同様にアストロサイトのマーカーである glial fibrillary acidic protein (GFAP) が脱落していること，③ 血管周囲性に抗体と補体の沈着がみられることなどから，抗 AQP4 抗体がアストロサイトの足突起に結合し，補体を活性化し，局所に好中球，好酸球を呼び込んでアストロサイトを破壊し，そ

表2 NMOの神経病理所見からみた疑問点・課題と私たちの検討結果

	疑問点・課題	私たちの検討結果
1	AQP4の脱落は，NMOでのみみられるか	NO. バロー病では全例，MS（特に劇症型）でもみられる
2	NMOの急性期病巣では，必ずAQP4の脱落がみられるか	NO. 約半数ではAQP4の脱落はない
3	AQP4の脱落は，血管周囲性の抗体・補体の沈着と一致しているか	NO. AQP4の脱落と一致しているのは，30%弱である
4	AQP4の脱落は，中枢神経におけるAQP4の分布と一致しているか	NO. AQP4が豊富に存在する大脳皮質，小脳は障害されないか，障害はきわめてまれ
5	AQP4の脱落は，脱髄を起こすか	起こすという証明はない AQP4ノックアウトマウスでは脱髄は起こらず，EAEも軽減する

の結果，二次的に脱髄が起こるとする[2,3]．この仮説の根拠となる病理所見にはいくつかの根本的な疑問がある．すなわち，主な点は以下の5点である（表2）．

1. NMOの急性期病巣では，必ずAQP4の脱落がみられるか．
2. AQP4の脱落は，血管周囲性の抗体・補体の沈着と一致しているか．
3. AQP4の脱落は，中枢神経におけるAQP4の分布と一致しているか．
4. AQP4の脱落は，NMOでのみみられるか．
5. AQP4の脱落は，脱髄を起こすか．

これら以外にも，たとえば，抗AQP4抗体は，IgG1クラスが主体であるのに，病理学的には沈着している免疫グロブリンはIgMクラスである点など，矛盾・疑問点は多くある．しかしここでは，紙面の制約があるので上記の5点に絞って議論する．

上記の1と2に関しては，NMO病巣をマクロファージの浸潤の程度によりLassmannらの分類に従ってステージ分けしてみると，髄鞘を貪食しているマクロファージが多数浸潤しているactively demyelinating lesionで，AQP4の脱落を認める病巣が存在する例は，NMO 11例中6例（55%）であった[4]（表3）．さらに，AQP4脱落病巣を認めた6例においても，その病巣の約3割でしか，血管周囲性免疫グロブリン・補体の沈着はみられなかった[2]．この6例では血管周囲性の免疫グロブリンや補体の沈着があってもAQP4の脱落がみられない病巣も認められた[4]．5例（45%）では，急性活動病巣であってもAQP4の脱落はまったくみられていない．同様なAQP4の脱落を認めないNMO例の病理報告[5]が日本の他施設からも出されている．したがって，NMO病巣では必ずAQP4の脱落がみられるわけでもないし，AQP4の脱落と血管周囲性の抗体や補体の沈着が一致するというわけでもない．このよ

3 自験 MS，NMO，バロー病剖検例における AQP4 の脱落と血管周囲性免疫グロブリン・補体の沈着のまとめ

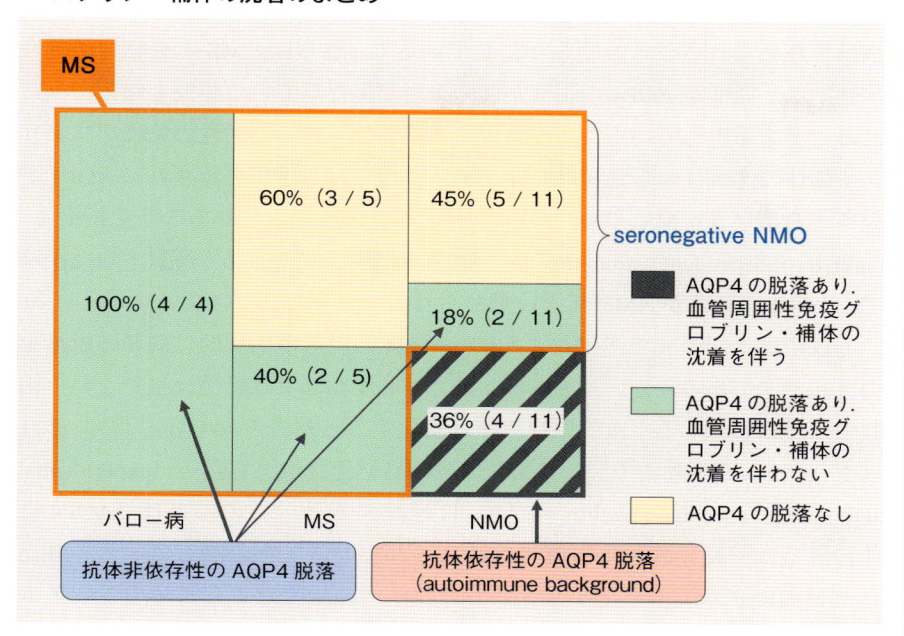

凡例：
- ■ AQP4 の脱落あり，血管周囲性免疫グロブリン・補体の沈着を伴う
- ■ AQP4 の脱落あり，血管周囲性免疫グロブリン・補体の沈着を伴わない
- □ AQP4 の脱落なし

バロー病：100%（4/4）— 抗体非依存性の AQP4 脱落
MS：60%（3/5），40%（2/5）— 抗体非依存性の AQP4 脱落
NMO：45%（5/11），18%（2/11），36%（4/11）— 抗体依存性の AQP4 脱落（autoimmune background）
seronegative NMO

4 NMO の臨床・病理学的な heterogeneity（不均一性）

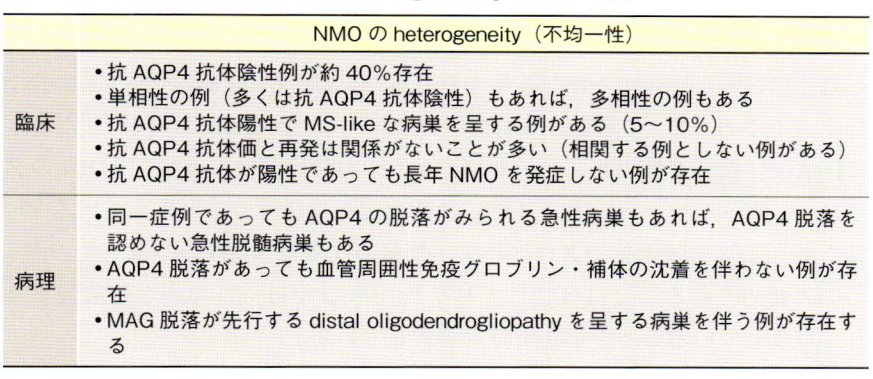

	NMO の heterogeneity（不均一性）
臨床	・抗 AQP4 抗体陰性例が約 40％存在 ・単相性の例（多くは抗 AQP4 抗体陰性）もあれば，多相性の例もある ・抗 AQP4 抗体陽性で MS-like な病巣を呈する例がある（5〜10％） ・抗 AQP4 抗体価と再発は関係がないことが多い（相関する例としない例がある） ・抗 AQP4 抗体が陽性であっても長年 NMO を発症しない例が存在
病理	・同一症例であっても AQP4 の脱落がみられる急性病巣もあれば，AQP4 脱落を認めない急性脱髄病巣もある ・AQP4 脱落があっても血管周囲性免疫グロブリン・補体の沈着を伴わない例が存在 ・MAG 脱落が先行する distal oligodendrogliopathy を呈する病巣を伴う例が存在する

に NMO の神経病理は，急性期病巣に限っても均一なものではなく，きわめて heterogeneous なものといえる（**4**）．

　上記の 3 に関しては，大脳皮質には AQP4 が豊富に存在するのに，NMO で障害されることはない．小脳にも豊富に AQP4 は存在するが，NMO で障害されることはない．また，脊髄では AQP4 は中心灰白質には頸髄から仙髄まで豊富に存在するにもかかわらず，NMO で障害されるのは，頸髄から胸髄までで，腰・仙髄が障害されるのは，まれである．他方，腎臓，胃，筋肉，網膜ミューラー細胞には AQP4 が豊富に存在するが，これらの臓器が障害されることはない（少なくとも中枢神経でみられるように破壊性に障害されることはない）．したがって，AQP4 の分布と障害部位は一致していないといえる．

上記の4に関して，私たちは，大脳白質に同心円状の巨大な脱髄病巣を呈するバロー病では，脱髄層も髄鞘保持層でも広範にAQP4の脱落がすべての病巣で認められることを明らかにしている[6]．さらに，MSでも急性活動性病巣では，同様なAQP4の脱落が髄鞘蛋白が保たれている範囲を超えてみられることを報告している[6]．これらの病巣では，血管周囲性の免疫グロブリンや補体の沈着はみられない．そこで，私たちは，抗体非依存性にAQP4が脱落する機序が，MS，バロー病，NMOで共通してみられることを指摘し，antibody-independent astrocytopathyの存在を提唱している[7,8]（**3**）．したがって，AQP4の脱落がNMOでだけ認められるというわけではない．

　それでは上記の5で述べたように，AQP4の脱落が二次的に髄鞘の脱落を引き起こすであろうか．AQP4ノックアウトマウスでは脱髄は生じない（細胞性浮腫は軽減し[9]，血管原性浮腫は悪化すると報告されている[10]）．そればかりか，MSの動物モデルである実験的自己免疫性脳脊髄炎（experimental autoimmune encephalomyelitis：EAE）は軽減する[11]．このことは，AQP4自体の脱落は，髄鞘の脱落に直接は結びつかないことを示唆している．Misuら[3]はGFAPの脱落を呈するアストロサイトの壊死がみられるので，アストロサイトが抗AQP4抗体によって破壊されるという説である．しかし，NMOの剖検例でみられるこのような壊死巣では，軸索やオリゴデンドログリア（oligodendroglia；乏突起膠細胞）などすべての要素が壊死・脱落しているので，壊死巣を注意深く除外した病理検討が不可欠である．

　以上の疑問点に対する検討結果から，私たちは，抗AQP4抗体は二次的な修飾因子であって，T細胞が炎症をトリガーし，血液脳関門が破綻したときに抗AQP4抗体が作用してアストロサイトの血管周囲性の破壊やAQP4のダウン・レギュレーションといった二次的な変化を誘導すると考えている[1,8]．私たちも血管周囲性免疫グロブリン・補体の沈着はNMOの一部（約30％）でのみ認められることは確認しており[2]，NMOでは液性免疫が修飾因子として寄与していることを示す所見と解釈している．

神経病理学からみたMS病巣のheterogeneityに関する見解の相違

　MSは臨床的にも病理学的にも多様な所見を示すheterogeneityがあるのは，広く認められているところである．この多様性に関して，2つの異なる立場がある（**5**）．Lucchinettiら[12]は，MSの病理パターンを4つに分類し，MSはheterogeneousな病理像を呈するが，1個体には1つの病理像・1つの機序しかみられないと提唱している．これに対して，私たちは，1個体でも病期，病巣によって，複数の病理像・複数の機序がみられるという立場をとっている[4,6,13]．たとえば，上記の抗AQP4抗体陽性のNMO剖検例でも，AQP4脱落が髄鞘脱落よりも広い範囲で認められる急性活動性病巣もあれば，境界のシャープな脱髄を示す急性期病巣でまったくAQP4の脱落のない病巣もある．また，同一個体（NMO）でAQP4の脱落と血管周囲性免疫グロブリン・

5 MS の病理所見の heterogeneity に対する 2 つの考え方

一個体には 1 つの病理像・1 つの機序しかみられない	
Pattern	病理学的な特徴
I	T 細胞, マクロファージ, ミクログリアの浸潤
II	T 細胞, マクロファージ, ミクログリアの浸潤＋抗体・補体の沈着：NMO など
III	MAG の脱落が先行する distal oligodendrogliopathy（オリゴデンドロサイトのアポトーシス）：バロー病など
IV	DNA 断片化を伴うオリゴデンドロサイトの脱落：PPMS など

Lucchinetti C, et al. *Ann Neurol* 2000 [12]

VS.

一個体でも病期によって複数の病理像・複数の機序がみられる

Matsuoka T, et al. *Acta Neuropathol* 2010 [6]
Matsuoka T, et al. *Brain Pathol* 2011 [4]
Masaki K, et al. *Acta Neuropathol* 2012 [13]

PPMS：primary progressive multiple sclerosis（一次性進行型多発性硬化症）

補体の沈着のみられる病巣もあれば, 血管周囲性免疫グロブリン・補体沈着があっても AQP4 の脱落や脱髄のみられない病巣もある. MS の同一個体においても, AQP4 の脱落が髄鞘蛋白脱落より広範囲で認められる病巣もあれば, 境界のシャープな脱髄を示す急性期病巣でまったく AQP4 の脱落を認めない病巣もある. 以上の所見から, MS でも NMO でも同じ一個体でも複数の病理所見があり, 複数の病態機序が作用していると考えている.

NMO 動物モデルからみた問題点と課題

抗 AQP4 抗体が単独で視神経と脊髄に選択的な脱髄病巣を生じさせるかについては, *in vivo* の動物実験がきわめて重要である. NMO の動物モデルでは, 末梢から抗 AQP4 抗体陽性 NMO 患者由来の IgG を投与しただけでは, 何も中枢神経に病巣を生じない. 血液脳関門が脆弱な幼弱ラットにヒト抗 AQP4 抗体を含む IgG を投与し, 中枢神経内にヒト IgG の沈着が認められる状態であっても何も生じない [14]. 髄鞘抗原蛋白で EAE を誘導して末梢から抗 AQP4 抗体を作用させた場合には, 脱髄病巣ではアストロサイトの脱落が生じる. Kinoshita ら [15] は, 完全フロントアジュバンドを投与して血液脳関門を脆弱にした状態で, 抗 AQP4 抗体を作用させると, 中枢神経にアストロサイト障害を呈する炎症性病巣が誘導されると報告している. しかし, このモデルでは, 何らかの神経機能障害を生じるわけではなく, 詳細な検討によって病巣が見つかるもので, ヒトの NMO のような激しい炎症性壊死性病巣や広範な脱髄病巣が生じるわけではない. 脳内に抗 AQP4 抗体を, ヒト補体とともに投与すると, アストロサイトの障害を伴う炎症性病巣が誘導される [16]. この系は, 血液脳関門の存在を無視し, かつ中枢神経内に存在する補体の inhibitor（アストロサイト上に存在する complement regulatory protein）の存在をも無視したきわめて artificial な系である. この系では, マウスの脳内の補体の inhibitor はヒトの補体は阻止できないので, ヒト補体の作用は歯

> **Memo**
>
> **AQP4の内在化（internalization）**
>
> Ratelade ら[17] は，in vitro の培養細胞ではNMO-IgGを作用させるとNMO-IgGとAQP4のエンドサイトーシスが起こるが，in vivo ではマウス脳内にNMO-IgGを投与してもNMO-IgGのアストロサイトへの結合は起こるもののNMO-IgG や AQP4 の内在化は生じないと報告している．NMO-IgG の作用は，in vitro と in vivo では異なる可能性があり，ヒトでの作用を類推するときには，NMO-IgG をどのような実験系で調べたかが重要になる．このような差異の理由として，NMO-IgGがAQP4のM23 isoform（N末の22個のアミノ酸を欠き，中枢神経内に多く，全長のM1 isoformと巨大な orthogonal array of particleと呼ばれる構造を形成するのに不可欠）と結合した場合は内在化が起こりにくく，一方，M1 isoformとの結合は内在化を起こすとされている[18]．したがって，in vitro で M1 isoform が多い培養アストロサイトでは，NMO-IgGがAQP4に結合すると内在化が生じるが，in vivo で M23 isoform が豊富な脳のアストロサイトでは内在化が起こらないと考えられる．

止めが効かずに強く出る．なお，Ratelade ら[17] は，マウス脳内へのNMO-IgGの接種でNMO-IgGのアストロサイトへの結合は起こっても，NMO-IgGやAQP4のエンドサイトーシス（内在化）は生じないことを報告している．

以上の動物実験での結果は，中枢神経内に何らかの炎症性病巣が前もって存在した場合にのみ，抗AQP4抗体が作用してアストロサイトの破壊を生じるということを示している．つまり，抗AQP4抗体は病巣形成の修飾因子と考えるのが妥当である．さらに，これらの動物実験ではNMOで最も特徴的な視神経と脊髄への選択的な病巣形成をまったく再現できていない点も大きな課題といえる．したがって，視神経と脊髄への選択的な病巣を形成する要因は別にあると考えるのが合理的である．なお，AQP4自体の能動免疫では，何も生じない（少なくともAQP4で動物を感作して何かを生じたという報告はない）．

臨床的側面からみた問題点と課題

次に，臨床的・免疫学的な面からみた問題点と課題について簡潔にふれる．まずNMOの臨床的な heterogeneity についてふれたい（**4**）．抗AQP4抗体の陽性率は，人種・地域や検査法，対象とするNMOの診断基準によって違いがある[1,8]．通常の cell-based assay に加えて，私たちはより鋭敏なフローサイトメトリー法による測定法も開発して抗体陽性率を検討したが，やはり再発性NMOの約40％は，抗AQP4抗体が陰性である[19]．イタリア人NMOでの鋭敏なフローサイトメトリー法による測定でも47％の陽性率にすぎないし[20]，フランスの全国調査例の報告でもNMOの54％でNMO-IgG／抗AQP4抗体が陽性だったと報告されている[21]．つまり，NMOといっても抗AQP4抗体が陽性の例もあれば，陰性の例もあるということである．したがって，NMOではAQP4の自己免疫がまったく関係しない群が半数近くあることになる．それではこの群は，MSとどう違うかというと，その違いはあいまいな臨床的な相違しかないのが現状である．また，単相性のものもNMOの範疇に含められているが，これらの大部分は抗AQP4抗体は陰性である．

また，NMOの診断基準[22] に従うと，NMO-IgG／抗AQP4抗体が陽性であれば，長大な脊髄病巣を伴う例では脳MRI病巣がMS基準を満たしてもNMOと診断できる．一方，NMO-IgG／抗AQP4抗体が陰性であれば，脳MRI病巣が乏しい例しかNMOとは診断できない．つまり，抗AQP4抗体の有無により，脳MRI病巣が多い例（MS-likeな例）も脳MRI病巣を認めない例も含まれることになる．つまり，抗AQP4抗体の有無，単相性・多相性という臨床経過，MS-likeな脳MRI病巣の有無という点で，臨床的にheterogeneousな集団といえる（**4**）．

一方，MSとNMOにはオーバーラップがある．NMOでもMSに特徴的とされる側脳室周囲の ovoid lesion は，MRI で sagittal FLAIR image を観察すると約半数でみられる[23]．また，逆にPittock ら[24] はMayo Clinic での

NMO-IgG陽性例の10％はMS-likeな脳病巣を呈したと報告している．MSでの抗AQP4抗体の陽性率は，私たちの検討結果でも欧米からの多数例の報告でも約5～10％である[1,19]．最近，わが国で実施されたフィンゴリモド塩酸塩（イムセラ®，ジレニア®）の治験でも，脊髄長大病巣を認める例は除かれたにもかかわらず，抗AQP4抗体が検索された64例中4例（6.3％）で陽性であった．つまり日常臨床でMSと診断される例の5～10％で抗AQP4抗体が陽性と考えるのが妥当で，それはMSと見分けがつかない（臨床像がオーバーラップしている）ことを示唆している．とりわけアジア人種では，抗AQP4抗体が陰性であってもNMOに特徴的と欧米でされている脊髄長大病巣が比較的よく認められる（10～20％）[25,26]．最近のタイ人の報告でも通常型MSと診断された46例中11例（24％）で抗AQP4抗体が陽性とされている[27]．つまり，アジア人種ではMSとNMOは臨床像のオーバーラップが欧米人より著しいといえる．このことは，両者が本質的な部分で共通した機序をもつことを示唆する．

免疫学的・免疫遺伝学的側面からみた問題点と課題

　NMOでは抗AQP4抗体が陽性例と陰性例が存在することを前述したが，抗AQP4抗体が陽性であっても，一部の報告を除いて，抗AQP4抗体価と再発など臨床パラメーターとはほとんど有意な相関は示さないとする報告が多い．私たちは，抗AQP4抗体価が治療によって著減しても再発する例を経験しているし，一方，再発を繰り返すことでaffinity maturationを起こして抗AQP4抗体価が高くなっても再発しない例も経験している[19]．同様な例の報告は他からもなされている[28]．さらに，NMOの発症の10年以上前から抗AQP4抗体が陽性であった例[29]や担癌患者で抗AQP4抗体が陽性であってもNMOを起こしていない例[30]も知られている．つまり，これらのことは抗AQP4抗体以外の要因がNMOの炎症・再発を誘導するのに不可欠であることを示唆している．また，私たちは，約5～10％程度の頻度で抗AQP4抗体が陰性から陽性へseroconversionする例を経験している[25]．さらに低力価の抗AQP4抗体陽性例の臨床像は，seronegative NMOに近いことも明らかにしており，一部の例では激しい組織破壊に伴って，二次的に低力価の抗AQP4抗体が産生される可能性がある[26]．

　私たちは，抗AQP4抗体陽性視神経脊髄型MS／NMOでは，再発時に髄液でTh17細胞の産生するIL-17とその下流のIL-8，G-CSFなどの炎症性サイトカイン，Th1細胞の産生するIFNγが上昇し，これらのサイトカインの値と総合障害度，脊髄病巣の長さ，髄液細胞数・蛋白量が相関することを報告してきた[31,32]．さらに，MSでも抗AQP4抗体が陽性のNMOでも，共通して末梢血から髄鞘蛋白特異的T細胞株が樹立でき，それらは健常者から樹立されたT細胞株と異なり，inter- and intra-molecular epitope spreadingを示す[33]．すなわち，MSでもNMOでも末梢血にはin vivoで髄鞘蛋白に感作されたT細胞が存在することが示唆される．これらのことは，NMOの再発に

Th17／Th1細胞が深く関与していることを強く示唆する．すなわち，髄鞘蛋白特異的Th17／Th1細胞が中枢神経炎症の惹起には重要であり，抗AQP4抗体が修飾因子であるという仮説によく合致する．動物実験の結果もこれに合っている．

一方，MSでもB細胞や抗体の関与を支持する報告が積み重ねられてきている．ランヴィエ絞輪部軸索に存在するneurofascinに対する抗体[34]，AQP4同様にアストロサイトの足突起に存在するKir4.1（カリウムチャネル）に対する抗体の存在である[35]．したがって，MSでもT細胞とB細胞が相互に作用してheterogeneousな病像を形成していると考えられる．

また自己免疫疾患では，HLAが遺伝学的な背景として重要である．私たちは多数例のMS，NMOでHLAクラスII遺伝子アレルを検討した結果，MSとNMOでは疾患感受性HLAクラスII遺伝子アレルは異なるものの，MSでもNMOでも共通してHLA-DRB1*0901が強力な疾患抵抗性遺伝子アレルとなっていることを明らかにしている[36]．つまり，MSとNMOの免疫遺伝学的な背景は，一部で共通しており，それは免疫学的なプロセスが一部で共通していることを支持する．

なぜ広範な脱髄病巣が生じるか—connexin astrocytopathyとdistal oligodendrogliopathy

AQP4の脱落だけでは，広範な脱髄病巣を引き起こすとは考え難い．そこで私たちは，AQP4以外にもっと脱髄に関係した分子があるのではないかと考え，connexin（Cx）に着目した．アストロサイトはCx43とCx30を発現し，オリゴデンドロサイト（oligodendrocyte；乏突起膠細胞）／髄鞘はCx47とCx30を発現している[37]．これらは，細胞と細胞間でのgap junction channelを形成する．gap junction channelは細胞間でのカルシウムイオンなどセカンド・メッセンジャーの出入りにより細胞間コミュニケーションを担っている．中枢神経では細胞外腔が乏しい分，アストロサイトが細胞間を埋めつくし，アストロサイトがさまざまな細胞とgap junction channelを形成し，細胞間コミュニケーションを行って生体の恒常性を保っている．個々のCx蛋白にはredundancyがあるため，たとえば，アストロサイトの個々のCxをノックアウトしても脱髄などは生じない（もう一方のCxが機能を代償するためと考えられている）．しかし，アストロサイトのCx43／Cx30のダブルノックアウトマウス，オリゴデンドロサイトのCx47／Cx32のダブルノックアウトマウスでは，広範な脱髄（髄鞘の空胞化）を生じる[37]．また，ペアとなるアストロサイトのCx43／オリゴデンドロサイトのCx32のダブルノックアウトマウスでも同様に髄鞘の空胞化を生じる[37]．さらに，ヒトでは，Cx32の変異は末梢の脱髄性疾患であるシャルコー・マリー・トゥース病タイプ1X（CMT1X）の原因となるが，本症では中枢神経にもCx32が発現しているために，感染症や外傷などのトリガーが作用すると広範な大脳白質病巣を生じることが報告されている[37]．

Memo

HLA-DRB1*0901と東アジア人

一般人口においては，HLA-DRB1*0901は欧米白人に少なく東アジア人種で多いHLA-DRB1アレルである．私たちは，九州など西日本に在住しているMSとNMO患者で調査をして，HLA-DRB1*0901が共通して強力な疾患抵抗性遺伝子アレルとなっている（オッズ比で0.2前後）ことを見出しているが，同様に南部の中国人でもHLA-DRB1*0901がやはりMSの疾患抵抗性遺伝子アレルとなっている．東アジア人でMSが少ないのは，この疾患抵抗性遺伝子アレルを有する人口が多いためではないかと私たちは考えている．

6 NMO と MS の共通点

	共通点
病理	・AQP4，Cx43，MAG の脱落が，脱髄範囲を越えてみられる病巣の存在（Cx / AQP4 astrocytopathy, distal oligodendrogliopathy が初期変化として共通して存在することを示唆）
臨床	・脳室周囲の ovoid lesion の存在（MS のみならず NMO でも） ・長大な脊髄病巣の存在（NMO のみならず，特にアジア人の抗 AQP4 抗体陰性 MS でも）
免疫	・Th17 / Th1 細胞の関与を示唆するサイトカイン上昇の所見 ・アストロサイト足突起に存在する蛋白に対する自己抗体の存在（NMO における抗 AQP4 抗体，MS における抗 Kir4.1 抗体） ・髄鞘蛋白に in vivo で感作された T 細胞が末梢血に存在する ・HLA-DRB1*0901 が共通して疾患抵抗性遺伝子となっている

　このような背景から，私たちは，Cx 蛋白群の発現を脱髄性疾患で調べることにした．驚いたことにバロー病では，すべての同心円状病巣で，脱髄層も髄鞘保存層も共通して Cx43，Cx32，Cx47 の脱落がみられた[13]．しかも病巣の辺縁部（leading edge）では，アストロサイトの Cx43，AQP4 の選択的な脱落がみられ，オリゴデンドロサイトの Cx47 や Cx32 は保たれていた．他の髄鞘蛋白のなかでは，MBP，OSP，MOG は保たれていて，MAG だけが発現が低下している，いわゆる distal oligodendrogliopathy の所見がみられた（これは過去の報告と同様である）．したがって，バロー病の病巣の最も新しい部分では，Cx / AQP4 astrocytopathy と distal oligodendrogliopathy が並行して生じているのである．同様な所見は，MS，Marburg type（マールブルグ型）の fulminant MS や NMO でも認められた．つまり，Cx / AQP4 astrocytopahty と distal oligodendrogliopathy は，バロー病のみならず MS，NMO でも広範な脱髄巣が形成される場合は，共通してみられる所見と考えられた．私たちは，Cx の脱落による gap junction channel の破綻が，distal oligodendrogliopathy を誘導し，本来は gap junction でつながっているアストロサイトに血管周囲から連続的に Cx の破綻が次々と拡がっていくことで広汎な脱髄巣が形成されるのではないかと考えている．

おわりに

　MS と NMO の間には多くの相違点もあるが，共通点も少なからずある（6）．相違点ばかりが注目され，共通点を探る研究はほとんど顧みられていない現状である．しかし，脱髄性疾患をより広くとらえて，NMO，MS，さらにはバロー病，マールブルグ型 MS の共通点を探索することで，より普遍的な脱髄病巣の形成過程が解明されるものと，私たちは考えている．

〔吉良潤一〕

文献

1) Kira J. Neuromyelitis optica and opticospinal multiple sclerosis : Mechanisms and pathogenesis. *Pathophysiology* 2011 ; 18 : 69-79.
2) Roemer SF, et al. Pattern-specific loss of aquaporin-4 immunoreactivity distinguishes neuromyelitis optica from multiple sclerosis. *Brain* 2007 ; 130 : 1194-1205.
3) Misu T, et al. Loss of aquaporin 4 in lesions of neuromyelitis optica : Distinction from multiple sclerosis. *Brain* 2007 ; 130 : 1224-1234.
4) Matsuoka T, et al. Reappraisal of aquaporin-4 astrocytopathy in Asian neuromyelitis optica and multiple sclerosis patients. *Brain Pathol* 2011 ; 21 : 516-532.
5) Kobayashi Z, et al. Intractable hiccup caused by medulla oblongata lesions : A study of an autopsy patient with possible neuromyelitis optica. *J Neurol Sci* 2009 ; 285 : 241-245.
6) Matsuoka T, et al. Aquaporin-4 astrocytopathy in Baló's disease. *Acta Neuropathol* 2010 ; 120 : 651-660.
7) Kira J. Astrocytopathy in Baló's disease. *Mult Scler* 2011 ; 17 : 771-779.
8) Kira J. Autoimmunity in neuromyelitis optica and opticospinal multiple sclerosis : Astrocytopathy as a common denominator in demyelinating disorders. *J Neurol Sci* 2011 ; 311 : 69-77.
9) Manley GT, et al. Aquaporin-4 deletion in mice reduces brain edema after acute water intoxication and ischemic stroke. *Nat Med* 2000 ; 6 : 159-163.
10) Papadopoulos MC, et al. Aquaporin-4 facilitates reabsorption of excess fluid in vasogenic brain edema. *FASEB J* 2004 ; 18 : 1291-1293.
11) Li L, et al. Proinflammatory role of aquaporin-4 in autoimmune neuroinflammation. *FASEB J* 2011 ; 25 : 1556-1566.
12) Lucchinetti C, et al. Heterogeneity of multiple sclerosis lesions : Implications for the pathogenesis of demyelination. *Ann Neurol* 2000 ; 47 : 707-717.
13) Masaki K, et al. Extensive loss of connexins in Baló's disease : Evidence for an autoantibody-independent astrocytopathy via impaired astrocyte-oligodendrocyte/myelin interaction. *Acta Neuropathol* 2012 ; 123 : 887-900.
14) Bradl M, et al. Neuromyelitis optica : Pathogenicity of patient immunoglobulin in vivo. *Ann Neurol* 2009 ; 66 : 630-643.
15) Kinoshita M, et al. Anti-aquaporin-4 antibody induces astrocytic cytotoxicity in the absence of CNS antigen-specific T cells. *Biochem Biophys Res Commun* 2010 ; 394 : 205-210.
16) Saadoun S, et al. Intra-cerebral injection of neuromyelitis optica immunoglobulin G and human complement produces neuromyelitis optica lesions in mice. *Brain* 2010 ; 133 : 349-361.
17) Ratelade J, et al. Evidence against cellular internalization in vivo of NMO-IgG, aquaporin-4, and excitatory amino acid transporter 2 in neuromyelitis optica. *J Biol Chem* 2011 ; 286 : 45156-45164.
18) Hinson SR, et al. Molecular outcomes of neuromyelitis optica (NMO)-IgG binding to aquaporin-4 in astrocytes. *Proc Natl Acad Sci USA* 2012 ; 109 : 1245-1250.
19) Isobe N, et al. Quantitative assays for anti-aquaporin-4 antibody with subclass analysis in neuromyelitis optica. *Mult Scler* 2012 Apr 23. [Epub ahead of print].
20) Fazio R, et al. Antiacquaporin 4 antibodies detection by different techniques in neuromyelitis optica patients. *Mult Scler* 2009 ; 15 : 1153-1163.
21) Collongues N, et al. Neuromyelitis optica in France : A multicenter study of 125 patients. *Neurology* 2010 ; 74 : 736-742.
22) Wingerchuk DM, et al. Revised diagnostic criteria for neuromyelitis optica. *Neurology* 2006 ; 66 : 1485-1489.
23) Matsushita T, et al. Reappraisal of brain MRI features in multiple sclerosis and neuromyelitis optica patients according to anti-aquaporin-4 antibody status. *J Neurol Sci* 2010 ; 291 : 37-43.
24) Pittock SJ, et al. Brain abnormalities in neuromyelitis optica. *Arch Neurol* 2006 ; 63 : 390-396.
25) Matsuoka T, et al. Heterogeneity of aquaporin-4 autoimmunity and spinal cord lesions in multiple sclerosis in Japanese. *Brain* 2007 ; 130 : 1206-1223.
26) Matsushita T, et al. Aquaporin-4 autoimmune syndrome and anti-aquaporin-4 antibody-negative opticospinal multiple sclerosis in Japanese. *Mult Scler* 2009 ; 15 : 834-847.

27) Siritho S, et al. AQP4 antibody-positive Thai cases : Clinical features and diagnostic problems. *Neurology* 2011 ; 77 : 827-834.
28) Jarius S, et al. Antibody to aquaporin-4 in the long-term course of neuromyelitis optica. *Brain* 2008 ; 131 : 3072-3080.
29) Nishiyama S, et al. A case of NMO seropositive for aquaporin-4 antibody more than 10 years before onset. *Neurology* 2009 ; 72 : 1960-1961.
30) Pittock SJ, et al. Aquaporin-4 autoantibodies in a paraneoplastic context. *Arch Neurol* 2008 ; 65 : 629-632.
31) Ishizu T, et al. Intrathecal activation of the IL-17/IL-8 axis in opticospinal multiple sclerosis. *Brain* 2005 ; 128 : 988-1002.
32) Tanaka M, et al. Distinct CSF cytokine/chemokine profiles in atopic myelitis and other causes of myelitis. *Neurology* 2008 ; 71 : 974-981.
33) Yonekawa T, et al. T cell reactivities to myelin protein-derived peptides in neuromyelitis optica patients with anti-aquaporin-4 antibody. *Neurology Asia* 2011 ; 16 : 139-142.
34) Mathey EK, et al. Neurofascin as a novel target for autoantibody-mediated axonal injury. *J Exp Med* 2007 ; 204 : 2363-2372.
35) Srivastava R, et al. Potassium channel KIR4.1 as an immune target in multiple sclerosis. *N Engl J Med* 2012 ; 367 : 115-123.
36) Isobe N, et al. Influence of HLA-DRB1 alleles on the susceptibility and resistance to multiple sclerosis in Japanese patients with respect to anti-aquaporin 4 antibody status. *Mult Scler* 2010 ; 16 : 147-155.
37) Cotrina ML, et al. Brain connexins in demyelinating diseases : Therapeutic potential of glial targets. *Brain Res* 2012 Jul 10. [Epub ahead of print]

Case Study

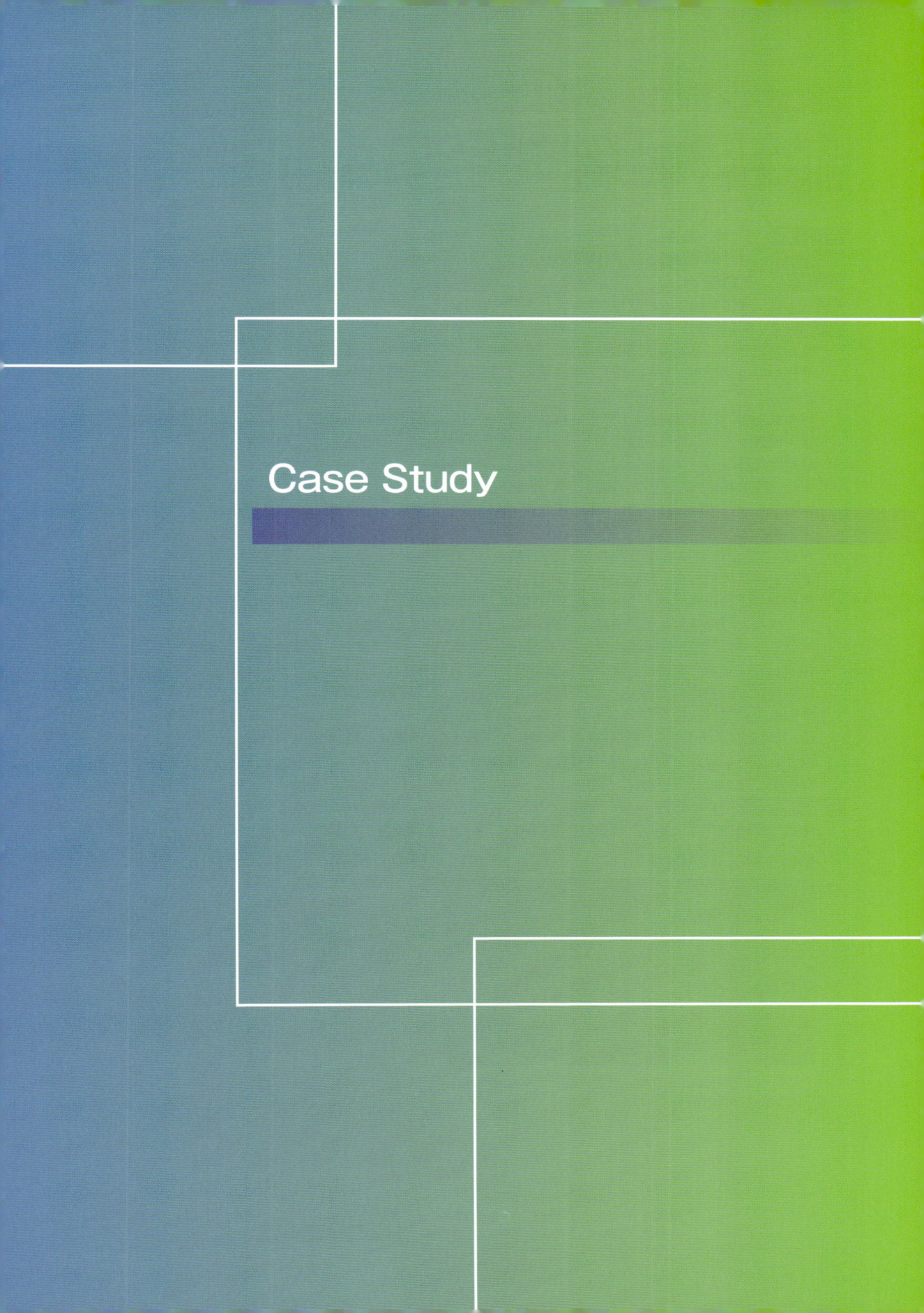

CASE 1

長大な脊髄病巣の出現を認め，四肢麻痺・呼吸不全となった54歳女性

症　　例	54歳，女性．
主　　訴	右眼の視力低下，歩行困難．
既 往 歴	高血圧
家 族 歴	特記すべきことなし．
現 病 歴	53歳時5月中旬，数日の経過で右眼の視力低下，頭痛，両側大腿部痛が出現したため，近医受診したところ右視神経炎が疑われた．頭部MRIにて右視神経に造影効果を認め，皮質下白質にT2高信号病巣を認めたが，脊髄MRIでは異常所見は認めなかった．右視神経炎に対してメチルプレドニゾロン（mPSL〈ソル・メドロール®〉）を用いたパルス療法が2コース（mPSL1g×3日，mPSL1g×5日）行われたが，視力の改善は十分ではなかった．9月になり，全身倦怠感，食欲低下が出現，10月になり複視，嚥下困難が出現した．近医受診し，血液検査で低ナトリウム血症を認め，原因として抗利尿ホルモン分泌異常症候群（syndrome of inappropriate secretion of antidiuretic hormone：SIADH）が疑われた．また，頭部MRIで側脳室周囲白質の他，視床下部，第四脳室周囲に病変を認めた（❶）．パルス療法（mPSL1g×5日）が1コース行われ，全身倦怠感，食欲低下は改善したが複視が残存した．11月になり病態の悪化予防の目的でインターフェロンβ-1b（IFNβ-1b〈ベタフェロン®〉）の投与が開始された．しかしながら，12月に入り右眼の視力低下が進行し，パルス療法（mPSL1g×5日）が行われたにもかかわらず，右目は失明した．54歳時1月某日急に，上背部痛，両下肢筋力低下，感覚低下が出現したため，治療目的で近医に再入院した．脊髄MRIでは，頸髄を中心として延髄への広がりをもち，脊髄内では灰白質を中心としたT2高信号病巣と脊髄の腫脹を認めた（❷）．血液検査では，血沈の亢進60mm／時，軽度AST，ALTの高値を認め，各種自己抗体は陰性であった．また，髄液検査では蛋白は86mg／dLと増加していたが，細胞数の増加はなかった．パルス療法（mPSL1g×5日）がなされたが，麻痺は上肢にも進行し四肢麻痺となり，さらに呼吸困難も生じ人工呼吸器管理となった．IFNβ-1bは中止され，大量免疫グロブリン投与が2コース（400mg／kg 5日，2コース）行われ，増悪症状は安定した．その後，リハビリテーションも開始され，4月には呼吸器から離脱し，経口摂取も可能となった．しかしながら，両下肢は完全麻痺となり，右上肢には不全麻痺が残存した．5月に病勢の評価と治療方針決定のために当院転院となった．
神経学的所見	①右失明，②両下肢完全麻痺，右優位の両上肢不全麻痺，腱反射は上肢正常，下肢低下，下肢病的反射は陰性，③T2以下の全感覚鈍麻，④膀胱直腸障害，を認めた．

❶頭部MRI FLAIR画像

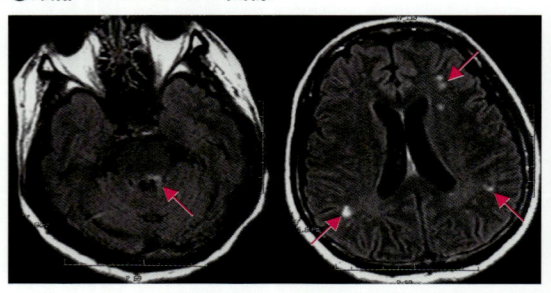

大脳半球深部白質に散在性に病巣を認める他に第四脳質に接して小病巣を認める．

❷脊髄MRI T2強調画像（縦断像〈左〉，横断像〈右〉）

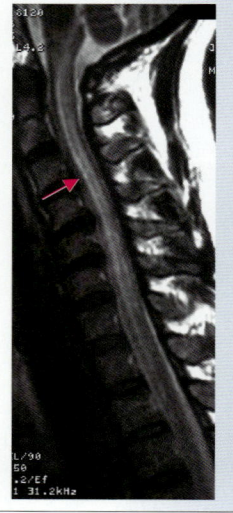

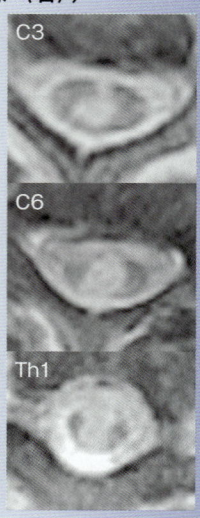

頸髄を中心とし，延髄から上部胸髄に至る長大な脊髄病巣を灰白質中心に認める．

Q1 本例の診断は何か？
Q2 IFNβ-1b 治療の影響は？
Q3 どのような治療が有効であるか？

A1 診断とそのポイント

本例は，既往歴のない54歳の女性であり，視神経炎で発症し，引き続き，複視と嚥下困難，SIADH を生じ，治療にもかかわらず，頸髄を中心として延髄への広がりをもつ長大な脊髄病変に伴い，急速に呼吸困難，四肢麻痺に至った．発症時の MRI 画像は軽微で，多発性硬化症として典型的でなく，完成された時点での臨床像は，視神経炎，急性脊髄炎，3椎体以上の長大な脊髄病変と併せて視神経脊髄炎（neuromyelitis optica：NMO）の診断基準に合致する．鑑別としては，急性散在性脳脊髄炎（acute disseminated encephalomyelitis：ADEM），神経ベーチェット病，膠原病などに伴う各種血管炎，多発性硬化症があがる．ADEM でも同様な脊髄病巣は生じうるが，先行感染が明らかでない点，視神経炎で発症している点，症状も約8か月の経過で，階段状に多発し出現している点で異なる．神経ベーチェット病としては，典型的な眼病変や皮膚の所見を認めない点で考えにくい．膠原病に伴い，本例と同様に視神経炎や長大な脊髄病変を生じることもあるが，膠原病を示唆する全身症状はなく，血液所見でも示唆されない．一方，実は，本例は脊髄病変が出現するまでは多発性硬化症として治療されていた．しかし，長大な脊髄病変が出現し，病巣の脊髄内の分布は灰白質で，延髄の分布も中心管周囲であり，これらは NMO として典型的な MRI 画像である．以上から本例の診断は NMO として問題はないであろう．

問題は，脊髄病変の出現前に診断ができたかどうかである．視神経炎の mPSL パルス療法後も視力障害が残存している点は，多発性硬化症としての治療反応性は十分ではないといえ，注意すべき点であった．また，SIADH の出現は視床下部病変の存在を示し，白質主体の多発性硬化症としてはやはり典型的ではない．また，MRI 画像は，多発性硬化症で典型的な ovoid lesion はなく，第四脳室周囲に病巣を認めている点は注目すべきであった．NMO の特異的な抗体（NMO-IgG）は，アクアポリン4（AQP4）を標的にしており，AQP4 は間脳，脳室周囲に高度に発現していることが知られている．したがって，臨床像や MRI 画像の特徴からは，脊髄病巣の出現前に NMO が診断として十分に疑うことができた．なお本例は，抗 AQP4 抗体の測定が可能になる以前の症例である．脊髄病変の増悪後，当院転院後の血清を用いた検討で抗 AQP4 抗体は陽性であった．

診断
視神経脊髄炎

A2 IFNβ-1b 治療の影響― NMO の増悪との関連

多発性硬化症の再発予防のための IFNβ の効果は確立しており，本例でも当初は多発性硬化症の診断のもとで IFNβ の投与が開始された．しかし，投与開始後に視神経炎の再発により失明し，開始45日後に長大な脊髄病変の出現により，四肢麻痺・呼吸不全となり人工呼吸器管理となった．本例の経過からは，IFNβ は無効であるばかりでなく，病勢の増悪に関与したようにもみえる．既報告においても本邦を中心に，IFNβ は NMO の再発予防には有効ではないとする報告[1,2]，再発頻度の増悪を示す報告[3]，投与後3か月以内に急性増悪を認めた症例の報告がなされている[4,5]．

本邦では，抗 AQP4 抗体の存在が明らかになり NMO の概念が確立する前には，視神経と脊髄に病巣の首座をもつ脱髄疾患を視神経脊髄型

多発性硬化症（opticospinal〈form of〉multiple sclerosis：OSMS）とし，大脳型と合わせ多発性硬化症の亜群としてとらえられてきた．しかし，抗AQP4抗体の存在が明らかになり，病態の理解が進むに従い，OSMSの中にはNMOが含まれていること，多発性硬化症とNMOとは病態がまったく異なり，前者はTh1シフトが，後者はTh2シフトが病勢の増悪に関係することが明らかになってきた．また，IFNβはTh1／Th2バランスをTh2シフトに向ける一方，各種の自己抗体の産生増加にも作用することも明らかになってきた．実際，抗AQP4抗体陽性症例では，しばしば他の全身性自己免疫疾患でみられる自己抗体が併存しており，シェーグレン症候群や全身性エリテマトーデス，慢性甲状腺炎の診断基準を満たしているものもある．

したがって現在では，IFNβは，抗AQP4抗体陽性症例，長大な脊髄病変をもつ症例，NMOの診断基準を満たす症例，膠原病の合併をする例では，投与を控える，または慎重にするのがよいと考えられる．なお，抗AQP4抗体陰性で長大な脊髄病変をもたない，純粋な視神経脊髄型多発性硬化症に対してはIFNβが有効性であるとの報告がある[6]．抗AQP4抗体の病態における役割の解明を含め，今後の検討が必要である．

Memo

longitudinally extensive spinal cord lesion (LESCL)

LESCLは，MRIにて3椎体以上にわたる広範な脊髄病変と定義される．脊髄の腫大を伴い中心灰白質を主体に長軸方向に伸展する信号異常であり，まれに脊髄全長にまで及ぶことがある．本病変を生じる最も頻度が多い疾患はNMOである．一方，MSの脊髄病変は，2椎体以下の長さで，左右非対称に存在し白質主体であり，病巣も横断面の面積で半分以下である場合が多い．しかし，抗AQP4抗体陰性のMS例でもLESCLを認めることがある．本病変を起こす疾患としては，NMO以外に，シェーグレン症候群，全身性エリテマトーデス，神経ベーチェット病，HTLV-1に伴う脊髄炎，サルコイドーシス，脊髄動静脈瘻，脊髄腫瘍などが報告されている．

A3 有効な治療

本例は抗AQP4抗体が測定可能となる以前の症例であったため，診断が遅れた．したがって，本例のように治療反応性が悪く重症な場合，頭部MRIでの病巣が多発性硬化症として典型的ではなくNMOで障害されやすい部位に存在する場合には，積極的に抗体の測定をして早期に診断しNMOとしての治療を開始する必要がある．NMOの急性期の治療としては，ステロイドパルス療法が一般に行われ，無効な例や重症例に対して血液浄化療法が行われる場合もある．寛解期の再発予防には，IFNβは控えるべきで，10〜20mg／日の経口プレドニゾロン（PSL〈プレドニン®〉）投与，PSLとアザチオプリン（イムラン®，アザニン®）の併用が用いられる．本邦では適用外であるが，ミトキサントロン（ノバントロン®）やリツキシマブ（リツキサン®）の有効性が報告されている．また，症例報告レベルであるが大量免疫グロブリンの投与の有効性も報告されている．本例では，再発予防としてアザチオプリンを開始し，急性増悪時にステロイドパルス療法を行うこととした．

〈清水　潤〉

文献

1) Tanaka M, et al. Interferon-beta (1b) treatment in neuromyelitis optica. Eur Neurol 2009；62（3）：167-170.
2) Uzawa A, et al. Different responses to interferon beta-1b treatment in patients with neuromyelitis optica and multiple sclerosis. Eur J Neurol 2010；17（5）：672-676.
3) Warabi Y, et al. Interferon beta-1b exacerbates multiple sclerosis with severe optic nerve and spinal cord demyelination. J Neurol Sci 2007；252（1）：57-61.
4) Shimizu Y, et al. Development of extensive brain lesions following interferon beta therapy in relapsing neuromyelitis optica and longitudinally extensive myelitis. J Neurol 2008；255（2）：305-307.
5) Shimizu J, et al. IFNβ-1b may severely exacerbate Japanese optic-spinal MS in neuromyelitis optica spectrum. Neurology 2010；75（16）：1423-1427.
6) Shimizu Y, et al. Therapeutic efficacy of interferon β-1b in Japanese patients with optic-spinal multiple sclerosis. Tohoku J Exp Med 2011；223（3）：211-214.

CASE 2
脳腫瘍が疑われ緊急入院となった12歳男児

症　例　12歳，男児．
主　訴　しゃべりにくい．
現病歴　発熱などの感染徴候はなく元気に過ごしていたが，4日前から言葉の出にくさを自覚した．3日前には普段通り登校したが昼食時に嘔吐した．帰宅後も話しにくさを母親に訴えていた．2日前に右手の動かしにくさに気づき，口から食物がこぼれ，歩行時に右側に傾くようになった．近医を受診し，脳CT，脳MRIで脳腫瘍が疑われ緊急入院となった．翌日，激しい嘔吐のため当院脳外科に転院となり，脳MRIを再度施行され，放射線科より脱髄性病変の可能性も指摘され神経内科に紹介となった．
既往歴　特記事項なし．最近1年間のワクチン接種歴なし．
家族歴　特記事項なし．
一般身体所見　意識清明，体温36.2℃，脈拍68/分，血圧107/57 mmHg．
神経学的所見　軽度の運動性失語，中枢性右顔面麻痺，右上下肢筋力低下，右優位に四肢深部腱反射亢進，バビンスキー反射右陽性，右顔面と右上下肢の触覚の軽度低下．
髄液検査　初圧180 mmH$_2$O，多形核球6/μL，単核球6/μL，蛋白32 mg/dL，糖74 mg/dL，ミエリン塩基性蛋白1,410 pg/mL，IgG index 0.66．
画像検査　右後頭葉，左頭頂葉，脳梁などに病変を認める（❶参照）．

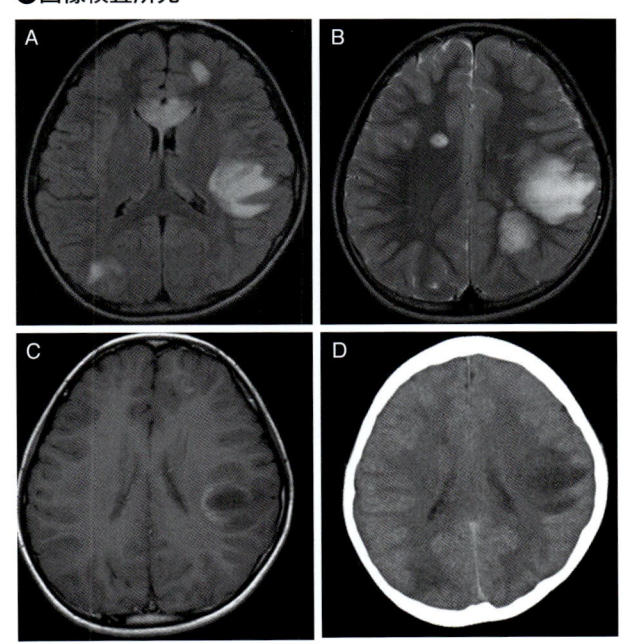

❶画像検査所見

A：FLAIR．B：T2WI．右後頭葉，左頭頂葉，脳梁などに病変を認める．C：造影MRIではopen ring signを認める．D：CTでは病変は低信号を示している．

Q1 脳腫瘍との鑑別に役立つ検査はどれか？
　　①髄液検査，②脳CT，③脳タリウムSPECT，④MR spectroscopy
Q2 脳腫瘍以外に鑑別が必要な疾患は何か？
Q3 治療はどのように行うべきか？

❷ MRSと5か月後のFLAIR像

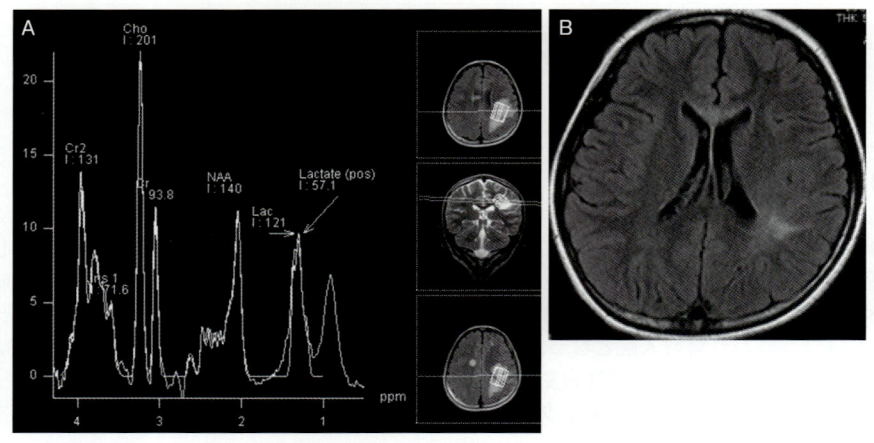

A：本症例のMRSでは軽度のNAAの低下，cholineの上昇を認めた．
B：本症例の5か月後のFLAIR像．ステロイドによる加療で病変は縮小し症状も軽快した．

　大脳白質病変で浮腫やmass effectを認めるような大きな病変を認めたとき，脱髄性病変であるか，あるいは腫瘍性病変や感染性病変，脳血管性病変であるかをまず考える．本症例では感染徴候がなく，若年者の脳血管支配域に合致しない多発病変であり，脱髄性病変か腫瘍性病変かの鑑別が最も重要になる．

　多発性硬化症（MS）のなかには浮腫や造影効果を伴う大きな病変で脳腫瘍と鑑別困難なものがあり，tumefactive MSといわれる．単相性の経過のこともあり，tumefactive demyelinating diseaseとも呼ばれ，その病変をtumefactive demyelinating lesion（TDL：腫瘍様脱髄性病変）と表現する．TDLは画像上，脳腫瘍と誤診されることが最も多いが，侵襲の強い脳生検を避けるためにも，まず髄液検査，十分な画像的検討を行う必要がある．

Memo
TDLの臨床像
TDLは若年者に多いが，50歳以上の発症もあり，急性のものから数か月間で症状が徐々に出現するものまである．典型例では病変の大きさに比べて症状は軽い．急な発症で意識障害のある例では重篤になりやすく治療を急ぐ必要がある．病変が大きいために通常型MSよりも失語や視野欠損，意識障害を伴いやすく，痙攣発作を起こしやすい（通常型MS 1～3%，TDL 6～33%）[1,2]．

A1 脳腫瘍との鑑別に必要な検査

　中枢神経の脱髄病変の診断に際しては，視神経炎や脊髄炎を同時に起こしているかを**眼底の診察，脊髄MRI，視覚誘発電位（VEP）**で確認する必要があり，もしどれかが存在すれば，TDLや急性散在性脳脊髄炎（acute disseminated encephalomyelitis：ADEM），視神経脊髄炎（neuromyelitis optica：NMO）などの中枢性免疫疾患の可能性が高くなる．本症例では視神経炎，脊髄病変とも認めていないが，その他のいくつかの検査が診断につながる．

① ○　髄液検査：中枢神経の脱髄性免疫疾患であるTDLでは，**髄液中のミエリン塩基性蛋白（MBP）やIgG indexの上昇，オリゴクローナルIgGバンド陽性**（33～75%）もみられることがあり，脳腫瘍との鑑別に役立つ．髄液中のCEAやβ_2ミクログロブリン，可溶性IL-2レセプター抗体の上昇や，髄液細胞診は脳腫瘍の診断につながる．
本症例でもMBPが上昇しており脱髄の存在が示唆された．

② ○　**脳CT**：TDLではMRIで造影される部位が単純CTで灰白質より低吸収域となるが，**脳腫瘍では造影される病変の一部が等～高吸収域**となることが多く，

Memo

TDLと鑑別を要する脳腫瘍の画像の特徴
- **PCNSL**ではT2WIで灰白質と等～著明な高信号を呈し，DWIでは細胞密度が高いことを反映し全体が高信号，ADCは著明に低下していることが多い．腫瘍に先行して自然もしくはステロイド反応性に消退する病変（sentinel lesion, ghost tumor）を認めるPCNSL例もあり注意が必要である．
- **膠芽腫（glioblastoma）**は壊死を伴いT2WI, DWIで不均一な高信号で，不整な結節状の部分を要するring enhancementのことが多い．
- **大脳神経膠腫症（gliomatosis cerebri）**では神経構造を壊さず浸潤性に拡大し，mass effectは強く造影されることはほとんどない．
- **転移性脳腫瘍**ではさまざまな画像所見を示すが，原発巣の存在の有無が重要である．

鑑別に役立つ[3]．
本症例でもMRIで造影される部位は，脳CTで灰白質よりやや低吸収を示した（❶-D）．

③ ○ 脳タリウムSPECT：TDLでは集積はみられにくく，グリオーマや悪性リンパ腫など悪性腫瘍では集積がみられることが多い．

④ ○ MR spectroscopy（MRS）：TDLはMRSで，神経細胞や軸索の密度を反映するN-acetylaspartate（NAA）やNAA／Crが正常～低下を示し，細胞膜代謝を表すcholine（Cho）やCho／Crが軽度上昇を認めることが多い．脳腫瘍でも同様の所見は認めるが，極端なNAAの低下や，Cho, lactateの著明な上昇を示すときは脳腫瘍や悪性リンパ腫が疑わしい．またTDLではTE 35 msの短エコー時間で撮影したMRSで**glutamate／glutamine（Glx）の上昇**を2.4 ppmに認めるとの報告がある[4,5]．
本症例では軽度のNAA低下，Choの上昇を認めた（❷-A）．

本症例では病変の大きさの割に浮腫が比較的軽度な多発性白質病変で，open ring signやT2 hypointense rimを認め，MRIでの造影される部位が脳CTで低吸収を示し，髄液検査でMBPの著明な上昇を認め，抗AQP4抗体が陰性であったことなどから小児のTDLと診断した．

診断

小児のTDL

A2 脳腫瘍以外のTDLの鑑別疾患

グリオーマ，PCNSL，転移性脳腫瘍などの腫瘍に加えて以下の疾患が鑑別にあがる．

■ ADEM

ADEMとTDLの鑑別は難しく，再発性ADEMでは特に難しい．TDLはADEMの亜型との見解もあるが，先行感染やワクチン接種歴，発熱や意識障害，髄液細胞数の増加，び漫性のT2WIで淡い白質病変である場合ではADEMとされることが多い．

■ 視神経脊髄炎（NMO）

NMOで陽性となる抗AQP4抗体を認め，大脳白質にTDL様の病変を呈する例もある（❺参照）．**NMO spectrum disorder**として扱われ，脳梁，脳室周囲に病変が出現する例が多く，早期のステロイド治療，血漿交換などNMOに準じた治療を行う必要がある．

■ 神経ベーチェット病

広範な癒合傾向のある脳幹部，基底核病巣が多く，時に大脳灰白質まで進展する白質病変が出現しTDLと類似している例もある．ブドウ膜炎や口内炎，陰部潰瘍，針反応，HLA-B51，髄液IL-6の上昇が診断の助けになる．

■ 神経サルコイドーシス

まれに脳実質にも病変を呈するが，脳底部の髄膜，視床に好発し，軟膜・硬膜炎，脳神経障害を起こすことが多い点でTDLとは異なる．

Memo

TDLの発症頻度

TDLは一般に2 cm以上の病巣のものが扱われてきたが，5 cmを超える大きな病変もある．TDLの発症頻度について，1992年にPoserらがMSと中枢神経慢性炎症性疾患約1,100例のうち5例（うち典型的なMSは1例）あったと報告しているが[8]，MRIの普及に伴い多く報告されるようになり，臨床上も時に遭遇する．正確な頻度は不詳であるが2 cm以上の大きさのTDLはMSの1～5%程度ではないかと考えられる．

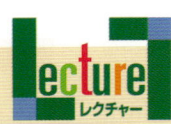

TDLの画像的特徴

TDLは脳腫瘍に比べて，脳MRIで皮質を大きく巻き込む病変は少なく，脳浮腫やmass effectの程度が脳腫瘍でみられるほど強くはない．また，明らかな病巣内の腫瘤様病変を認めない．拡散強調像（DWI）では脱髄巣は等～高信号となり（❸-C），病巣内部のapparent diffusion coefficient（ADC）は正常白質に比べて軽度上昇するが，急性期に増強されるリング状の部分はADCが低下し脱髄の先進部と考えられる．また，T1WIでは病変は低信号を示し障害が強いと治療後も残存する（T1 black hole）．

脳腫瘍のなかでも脳の既存構造をあまり崩さず浸潤性に進展するび漫性星細胞腫や大脳神経膠腫症，中枢神経系悪性リンパ腫（primary CNS lymphoma：PCNSL）ではmass effectが乏しく，退形成性星細胞腫でもTDLに似た像を示す例があるが，下記のMRI所見や鑑別法も役に立つ．

① 造影MRIで **open ring enhancement** を呈した場合，脱髄性病変の可能性は88.4～93.8%との報告がある[6]．LucchinettiらはTDLの造影MRIでring enhancementが高頻度（65%）にみられたことを報告している[1]．closed ringもみられるが，髄鞘のない皮質側がとぎれた **open ring sign** を呈することが多い．その他にhomogeneous, pathy and diffuseなど多彩な造影効果もみられ，5%は造影効果がない．3cm以上のTDLではring enhancementはやや少なくなり，T2強調像（T2WI）で病巣内周囲が帯状に軽度低信号を呈する **T2 hypointense rim** がより多くなる．（❸-A，❹）

② TDLは病巣内に血管が豊富ではなく，神経膠腫（グリオーマ）やPCNSLに比べてperfusion MRIで **相対的血流量（rCBV）の低下** がみられる[7]．

③ 造影MRIで **脱髄病変の中心部に拡張した静脈（venular enhancement）** も約半数の症例で認める（❸-B，❹）．この静脈拡張はsusceptibility-weighted imaging（SWI）venographyで確認しやすい（❸-E）．

④ 悪性度の強い脳腫瘍では病巣内にSWIで微小出血が多くみられやすい．

⑤ グリオーマやPCNSLでは脳タリウムSPECTで高信号を認めることが鑑別に役立つ．

❸ TDLの画像的特徴

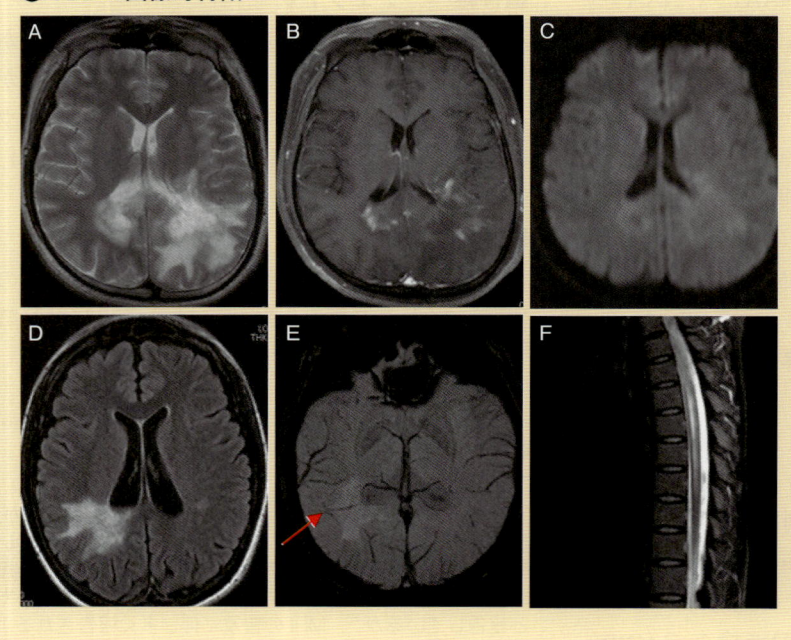

A，B，C：右同名半盲で受診し，TDLを認めた31歳の男性患者の脳MRI．T2WI（A）では広範囲に脱髄巣を認め，病巣内にT2 hypointense rimを認める．造影MRI（B）では脳室周囲に垂直方向に走る髄質の細静脈が造影され，DWI（C）では病変は淡く輪状に高信号を呈している．

D，E，F：視神経炎の既往があり，左上下肢筋力低下を呈した36歳女性．右後頭葉白質にTDLを認め，SWI（E）では病変を貫通する静脈がみられる．C6とT2-6に長大な脊髄病変も認めたが，急性期の抗AQP4抗体陰性で，ステロイド投与で病変は著明に改善した．

❹ TDL でみられる特徴的 MRI 所見の頻度

特徴的所見	TDL ≧ 20 mm（%）	TDL ≧ 30 mm（%）
正常脳組織への圧迫	2	71
脳浮腫	69	100
T1WI 病巣内部低信号	98	100
ring enhancement	65	38
病巣内部細静脈造影（venular enhancement）	50	57
T2WI 病巣周囲低信号（T2 hypointense rim）	45	79
病巣周囲の拡散強調像の高信号	61	50
MRS での Cho / Cr の上昇	81	78
皮質への進展	―	79
	n=168, MRS：n=18[1,3]	n=12[2]

❺ 急性の意識障害を起こした 58 歳女性の脳 MRI 画像

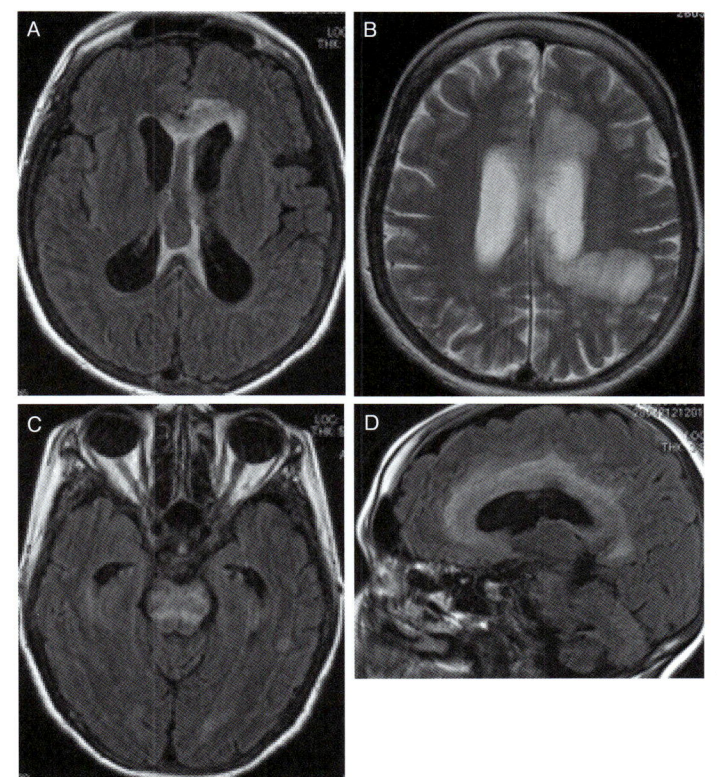

A，C：FLAIR．B：T2WI．左頭頂葉には 3 cm を超える巨大病変を認め，脳幹，脳室周囲にも病変を認める．D：矢状断 FLAIR 像では脳梁の高信号が広範囲に広がっている．
拡散強調像ではわずかに一部が高信号で，造影効果はほとんどなく，抗 AQP4 抗体，抗核抗体，抗 SS-A 抗体陽性であった．

■ CNS ループス

血管炎をきたすと大脳白質に虚血性病変が出現し，静脈血栓症を伴うこともある．抗核抗体などの抗体価が上昇し，抗リン脂質抗体が高率に合併する．

■ 進行性多巣性白質脳症（progressive multifocal leukoencephalopathy：PML）

主に免疫抑制患者に発症し，ステロイドに反応せず，髄液の JC ウイルスのリアルタイム PCR を行い確定診断できる．

Lecture レクチャー

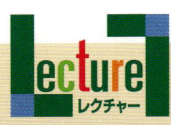

tumefactive MS の名称とその病理

巨大な腫瘍に似た脱髄病変である TDL は tumefactive MS の他に，fluminant MS や tumor-like MS，Marburg disease などという名称で報告され，バロー同心円硬化症（Balo concentric sclerosis）のなかにも大きな病変のものもみられる．いずれも脱髄病変ではあるが，免疫学的に heterogeneous で，病理像は通常の MS と同じく Lucchinetti らの 4 パターンに分類する見解もある．一般に病理像は炎症性脱髄性変化が主体で，髄鞘を貪食し断片を細胞質内にかかえるマクロファージ（myelin / lipid-laden macrophage）や，小型の核断片を有する非定型的な大型アストロサイト（クロイツフェルト細胞）がみられる．時に核異型や空胞変性を伴うアストロサイトが認められることがあり，病理組織像も星細胞腫や乏突起星細胞腫，乏突起膠腫などとの鑑別に注意が必要である．

■ウイルス性脳炎

臨床，画像ともに異なる像を示すことが多いが，帯状疱疹ウイルス，単純ヘルペスウイルスなどの抗体価の上昇がないかを確認しておく必要がある．

■脳膿瘍

感染徴候があり，MRI では周囲はほぼ一様な厚さで T2WI 低信号，連続した ring enhancement 効果を呈し，拡散強調画像で内部の膿貯留が著明な高信号を呈する．

■リンパ腫様肉芽腫症（lymphomatoid granulomatosis）

画像上 TDL に似たものもあるが，エプスタイン・バーウイルス（EB virus）感染，肺病変，リンパ節病変を伴うことが多い．

■脳アミロイドアンギオパチーに関連する炎症（cerebral amyloid angiopathy-related inflammation）

高齢者に発症し，脳 MRI の SWI で皮質下に微小出血が散在していることが診断につながる．自己免疫反応により TDL 様の白質脳症を呈することがあり，ステロイドが効果を示す例もある．

A3 TDL の治療

TDL は**ステロイドパルス療法**（メチルプレドニゾロン〈ソル・メドロール®〉1 g × 3 日間点滴静注）**が有効な例が多い**．そのほかに脳浮

❻ TDL を示唆する画像所見

- 大脳白質の病巣が主体
- 大きさの割に血管性浮腫や mass effect が軽度
- 病巣内に明らかな腫瘤性病変を認めない
- 短期間で変化する MRI 造影効果の所見
- MRI の造影部位が脳単純 CT で灰白質より低信号
- open ring sign を呈する造影効果
- 造影 MRI で病変内の拡張した静脈の描出
- SWI での微小出血を多く認めない
- MRS で Glx の上昇
- MRS で極端な lactate 上昇を認めない
- MRI 脳灌流画像で rCBV の低下
- 脳タリウムシンチで病巣に異常集積を認めない

腫に対しては濃グリセリン（グリセオール®）を使用し，**ステロイド抵抗例には血漿交換や免疫グロブリン大量療法（IVIg）を行う**[9,10]．

本症例はステロイドパルス 1 クール後に一部病変の広がりを認めたが，3 クール施行後にプレドニゾロン（プレドニン®）30 mg /日を内服，3 か月かけて 5 mg /日まで減量し 1 年間再発なく経過良好であった（❷-B）．

Lucchinetti らは，tumefactive MS は平均 3.9 年のフォローアップで 70％が Poser あるいは McDonald criteria で definite となり，単相性の経過が 24％，最後まで単独病変であったものが 14％あったと報告している．さらに，再発までは平均 4.8 年を要し，一般的な CIS（clinically isolated syndrome）が MS に至る期間 2〜3 年よ

> **Memo**
>
> **TDL の難治療例**
>
> ステロイド，IFNβ，ミトキサントロン，IVIg，natalizumab で治療できなかった tumefactive MS に対し，生検を施行し，免疫グロブリンと補体沈着のある MS 病理分類パターン II 型に相当し，血漿交換とリツキシマブが効果を示した症例報告がなされている[12]．

り長く，Kurtzke の EDSS（Expanded Disability Status Scale）の進行も通常の MS より遅かった[1]．これらのことから，病変の大きさの割には予後は軽い傾向にあるが，画像所見や臨床像が通常の MS に近く，再発する例には再発予防のインターフェロンβ（IFNβ-1a〈アボネックス®〉，-1b〈ベタフェロン®〉）を用いてよいのではないかと考えられる．ステロイド定期内服も再発予防のエビデンスはないが，再発を繰り返す例では一度考慮するべきであろう．免疫抑制薬の効果を示した報告例もある[11]．

TDL は❻にあげる点に注意しながら画像的に腫瘍と鑑別し，髄液検査，臨床症状なども加えて判断することで，侵襲的な検査をせずに診断治療を行うことができる．しかし，なかには腫瘍の可能性を否定できないものもあり，確定診断に脳生検を必要とする症例もある．生検施行の有無にかかわらず，患者への十分な説明が必要である．TDL の治療はステロイドパルスが有効であり，速やかな治療を試みるべきである．TDL の病態はまだ不明な点が多く，免疫学的な違いや画像診断についてさらなる研究が期待され，診断治療の進歩が必要と考えられる．

（桐山敬生，上野　聡）

文献

1) Lucchinetti CF, et al. Clinical and radiographic spectrum of pathologically confirmed tumefactive multiple sclerosis. *Brain* 2008 ; 131 : 1759-1775.
2) Kiriyama T, et al. Characteristic neuroimaging in patients with tumefactive demyelinating lesions exceeding 30 mm. *J Neuroimaging* 2011 ; 21 : e69-e77.
3) Kim DS, et al. Distinguishing tumefactive demyelinating lesions from glioma or central nervous system lymphoma : Added value of unenhanced CT compared with conventional contrast-enhanced MR imaging. *Radiology* 2009 ; 251 : 467-475.
4) Malhotra HS, et al. Characterization of tumefactive demyelinating lesions using MR imaging and in-vivo proton MR spectroscopy. *Mult Scler* 2009 ; 15 : 193-203.
5) Cianfoni A, et al. Metabolite findings in tumefactive demyelinating lesions utilizing short echo time proton magnetic resonance spectroscopy. *AJNR Am Neuroradiol* 2007 ; 28 : 272-277.
6) Masdeu JC, et al. Open-ring imaging sign : Highly specific for atypical brain demyelination. *Neurology* 2000 ; 54 : 1427-1433.
7) Cha S, et al. Dynamic contrast-enhanced T2*-weighted MR imaging of tumefactive demyelinating lesions. *AJNR Am J Neuroradiol* 2001 ; 22 : 1109-1116.
8) Poser S, et al. Acute demyelinating disease. Classification and non-invasive diagnosis. *Acta Neurol Scand* 1992 ; 86 : 579-585.
9) Dastgir J, et al. Acute tumefactive demylinating lesions in a pediatric with known diagnosis of multiple sclerosis : Review of literature and treatment proposal. *J Child Neurol* 2009 ; 24 : 431-437.
10) 荒川博之，ほか．腫瘍様変化を呈する多発性硬化症（MS），急性散在性脳脊髄炎（ADEM）の臨床的検討．神経免疫学 2008 ; 16 : 93.
11) McAdam LC, et al. Pediatric tumefactive demyelination : Case series and review of literature. *Pediatr Neurol* 2002 ; 26 : 18-25.
12) Haupts MR, et al. Fulminant tumefactive multiple sclerosis : Therapeutic implications of histopathology. *J Neurol* 2008 ; 255 : 1272-1273.

CASE 3
脳MRIにて同心円状病変を呈した45歳女性

症　例	45歳，女性．
主　訴	めまい，複視．
現病歴	6年前に嚥下障害が出現するも，1か月程度で自然に軽快．2年前にめまい，耳鳴り，複視，味覚低下が出現，2か月程度続いたものの自然に軽快．2か月ほど前からめまい，複視，味覚障害が再度出現したため近医入院．次第に軽度の意識障害を伴ってきたため，紹介・入院となった．なお，今回の症状の1か月以内に何らかの感染症状を呈したことはなかった．
既往歴	35歳時，子宮筋腫摘出術，45歳時，逆流性食道炎．
家族歴	特記すべきものなし．
入院時既往	一般身体所見：特記すべき所見なし．神経学的陽性所見：#1軽度意識障害（Japan Coma Scale 3），#2右向き回旋性眼振，#3滑動性眼球運動障害，#4構音障害，#5嚥下障害，#6右不全片麻痺，#7体幹および四肢運動失調．
入院時MRI画像	T2強調矢状断像（❶-A）にて橋から延髄にかけて高信号と等信号が同心円状に層をなしている．橋におけるT2強調横断像（❶-B）では，やや右優位に高信号と等信号の同心円状が認められる．一方，Gd造影T1強調横断像（❶-C）では，病変部は造影効果は乏しく，T2強調画像で高信号の部位が低信号に認められ，低信号と等信号が同心円状に層をなしている．

❶ 入院時脳MRI画像

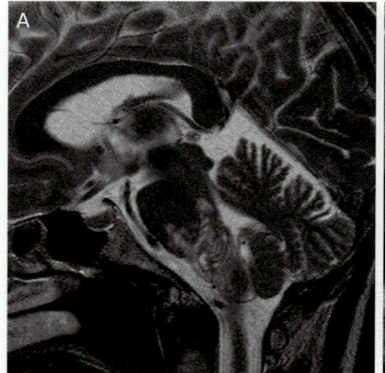

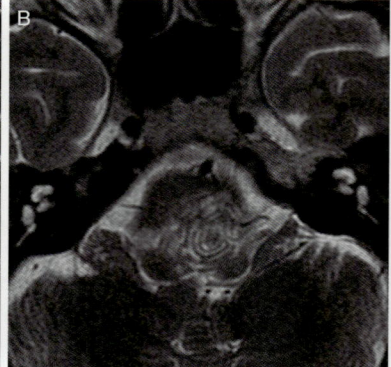

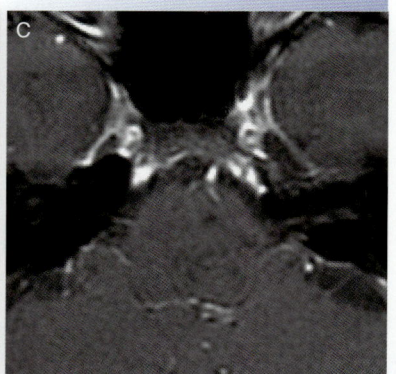

A：T2強調矢状断像，B：T2強調横断像，C：Gd造影T1強調横断像．

Q1 鑑別すべき疾患は？
Q2 疾患を鑑別するためにどのような検査を検討すべきか？
Q3 治療はどうすべきか？

今回の入院までに，2回の嚥下障害や複視などの自然に軽快するエピソードを有する症例である．本症例で特徴的なことは，脳MRIでの脳幹部の同心円状病変であり，同部位は造影効果に乏しい所見が認められる．

A1 同心円状の脳幹病変を呈した症例だが，これまで2回ほど神経症状を疑わせるエピソードがあることに注目

MRIにて同心円状の病変を呈しているが，このような所見を呈する場合鑑別すべき疾患と

しては，脳腫瘍，脳膿瘍などがあるが，mass effectを伴っていない，著明な周囲の造影効果がみられない，炎症所見をまったく認めないなど，積極的にそれらの疾患を疑わせる所見はない．それ以外に鑑別すべきものとして，急性散在性脳脊髄炎（acute disseminated encephalomyelitis：ADEM），視神経脊髄炎（neuromyelitis optica：NMO），バロー同心円硬化症があげられる．

A2 上記疾患を鑑別するために行うべき検査

血液検査，髄液検査は必須である．今回は脳幹に病変があるため，生検は躊躇されるが，大脳半球で生検しても症状が出にくい場所であれば，特に腫瘍が否定できない場合は鑑別のために生検も検討される．本症例では，血液検査では血算正常，生化学的検査でも肝・腎機能含め特記すべき所見なく，各種自己抗体も陰性であった．最近，NMO-IgG陽性のNMO症例で脳幹部に同心円状の病変をMRIで認めた症例の報告や[1]，同心円状病変においては，AQP4が脱落しているとの報告がなされているが[2]，本症例は抗AQP4抗体は陰性であった．髄液検査では細胞数1.7 /mm^3，蛋白46 mg/dL，糖81 mg/dL，IgG 4.6 mg/dL，IgG index 0.90と軽度蛋白およびIgG indexの上昇を認めたが，細胞数の増加は認めずオリゴクローナルバンドも陰性であった．本症例では検討しなかったが，magnetic resonance spectroscopy（MRS）を行うことで，診断に役立つ場合があり，脱髄疾患の場合，病変部のN-acetyl aspartate（NAA）の低下を来す一方，cholineの上昇を示し，NAA/choline比の低下を来すとされている．さらに，バロー同心円硬化症の急性期の場合には，lactateが上昇するとの報告もある．

A3 感染症や腫瘍が考えにくい場合は，まずはステロイドパルス療法を検討

多発性硬化症やNMO，ADEM，バロー同心円硬化症が鑑別として残った場合には，まずはステロイドパルス療法を検討し，その反応をみながら，血漿交換・免疫吸着療法などを検討する．現在までのところ，バロー同心円硬化症に対する臨床試験が行われていないため，明らかな有効性を証明した治療法はないが，バロー同心円硬化症の急性期ではステロイド治療が行われることが多い．バロー同心円硬化症にミトキサントロン（ノバントロン®）を使用した例や血漿交換・免疫吸着を行った例も報告されているが，必ずしも効果は証明されていない．

治療とその後の経過

本症例は，今回のエピソードに対し，ステロイドパルス療法および経口ステロイドの後療法を行い，症状は完全に消失した．脳幹病変を疑う症状を繰り返しており，病変は脳幹の同心円状病変のみであったため，再発性バロー同心円硬化症を疑い，低用量の経口ステロイドの継続を行った．しかし，その3か月後と8か月後に2椎体未満の同心円状ではない頸髄病変で再発し，さらに，症状は認めなかったが，大脳白質にT2強調画像で同心円状ではない高信号病変を複数認めた．以上の経過から多発性硬化症と診断し，ステロイドを中止し，インターフェロンベータ自己注射薬を導入した．なお，本症例における脳幹の同心円状病変は，その後消失した．これまでもMSの経過中に同心円状病変を大脳半球にMRIで認め，その後その病巣が消失したとの報告がある[3]．バロー同心円硬化症とMSやNMOの異同に関しては議論のあるところであるが[4]，同心円状病変は，大脳半球の他，脊髄，小脳，視交叉などにも出現することがあり[4,5]，経過を追うことで正確な診断ができることが少なくないため，MRIにおいて同心円状の病変で発症した症例の場合には，その後十分な経過を追っていくことが大切である．

診断

多発性硬化症

（新野正明）

文献

1) Graber JJ, et al. Neuromyelitis optica and concentric rings of Baló in the brainstem. *Arch Neurol* 2009 ; 66 : 274-275.
2) Matsuoka T, et al. Aquaporin-4 astrocytopathy in Baló's disease. *Acta Neuropathol* 2010 ; 120 : 651-660.
3) Iannucci G, et al. Vanishing Baló-like lesions in multiple sclerosis. *J Neurol Neurosurg Psychiatry* 2000 ; 69 : 399-400.
4) Kreft KL, et al. Spinal cord involvement in Balo's concentric sclerosis. *J Neurol Sci* 2009 ; 279 : 114-117.
5) Karaarslan E, et al. Baló's concentric sclerosis : Clinical and radiologic features of five cases. *AJNR Am J Neuroradiol* 2001 ; 22 : 1362-1367.

付録

- 多発性硬化症（MS）の診断基準として国際的に広く用いられているMcDonald基準が，新たなエビデンスとコンセンサスに基づいて2010年に2度目の改訂が行われた．
- MRIによる中枢神経病変の空間的多発性および時間的多発性を証明する基準が簡素化され，状況によっては1回のスキャンでこの両者を証明できることになった．
- 今回の改訂では前回（2005年）の改訂の基準よりも感度が高く，一方特異度を維持しつつ診断基準を簡素化しており，この基準作成の基になった欧米の成人白人のみならず，小児やアジア，南アメリカなど広範な集団へ適応できると考えられ，またより早期の診断が可能になる．
- 視神経脊髄炎（NMO）は典型的なMSとは区別すべき疾患であることが明記された．また3椎体以上の長い脊髄病変，視神経炎が重症あるいは視交叉病変を呈する場合，また難治性吃逆や悪心，嘔吐が延髄のMRIで中心管周囲の病変を伴う場合にはNMOを疑い，抗アクアポリン4抗体を含めてMSとの鑑別を慎重に検討する必要がある．

付録
最新版多発性硬化症診断基準
（2010年改訂 McDonald 基準）

McDonald 基準の変更の勧告—2010年改訂

　多発性硬化症（MS）の診断に関して国際的に広く使用されている McDonald 基準が，初版（2001年），第1回改訂（2005年）に引き続き，国際委員会によって新たなエビデンスとコンセンサスに基づいて2010年に第2回の改訂が行われた[1,2]．その要点を解説する．

空間的多発性（DIS）についての改訂基準

　過去の McDonald 基準では，MRI による DIS（dissemination in space）の証明には Barkhof／Tintore 基準が用いられた．この基準は感度および特異度は良好であったが，画像診断の専門家ではない医師にとっては複雑で使いにくかった．今回の改訂では，Swanton らの簡素化された基準が承認された（**1**）[3,4]．MS への MRI の応用を研究する欧州 MAGNIMS 多施設共同研究ネットワークは[5]，DIS に関する Barkhof／Tintore 基準と Swanton 基準を比較し，DIS を証明できるのは MS に特徴的とみなされ初版の McDonald 基準で規定されている4領域（皮質直下，脳室周囲，テント下，脊髄）のうち少なくとも2領域に1つ以上の T2 高信号病変がある場合であると結論した（**1**）．なお，脳幹症候群や脊髄症候群を有する患者では，その症候性病変は除外しなければならない．この新たな基準による DIS の証明は，初版の McDonald 基準による DIS と比較して，より簡便でありまた感度が少し高いが，特異度および精度は低下しない．

時間的多発性（DIT）についての改訂基準

　今回の McDonald 基準の改訂では前回の基準よりも簡素化され，ベースラインの MRI の撮影時期に関係なく1つの新しい T2 高信号病変が認められれば，DIT（dissemination in time）が証明されるとした（**2**）[5]．

　またガドリニウム造影病変が MS 以外の病因によるものではないと断定できるとすれば，ベースラインの MRI においてガドリニウム造影および非造影病変がともに存在すれば DIT が証明されるとした（**2**）[5]．

　したがって，MRI にて DIS が証明され，さらに1回の MRI で認められる MS に典型的な中枢神経領域の造影病変と非造影病変がともに存在することにより DIT が証明されれば，clinically isolated syndrome（CIS）患者において1回の MRI によって MS と診断することができるようになった．

診断における髄液所見の価値

　髄液所見陽性（IgG 高値または2つ以上のオリゴクローナルバンド）はその疾患が炎症性脱髄性であることを裏づけ，その他の診断を鑑別し，臨床的に診断確実な MS への移行を予測す

1 病変の空間的多発性（DIS）の証明のための 2010年 McDonald MRI 基準

以下の4つの中枢神経領域の2領域以上に1個以上のT2高信号病変[a]がある場合にDISが証明される：
  脳室周囲
  皮質直下
  テント下
  脊髄[b]

[a] DISの証明にガドリニウム造影病変は必要とされない．
[b] 脳幹または脊髄症候群がある場合は，症候性病変は基準から除外し，病変数に数えない．
（藤原一男〈監訳〉. Ann Neurol 日本語版 2011[2] より／Swanton JK, et al. J Neurol Neurosurg Psychiatry 2006[3]；Swanton JK, et al. Lancet Neurol 2007[4] に基づく）

2 病変の時間的多発性（DIT）の証明のための 2010年 McDonald MRI 基準

DIT は以下によって証明される：
1. ベースラインMRIの撮影時期にかかわりなく，ベースラインMRIと比較してその後に撮ったMRIに新しいT2およびガドリニウム造影病変が出現
2. いつの時点でもよいが無症候性のガドリニウム造影病変および非造影病変が同時に存在

（藤原一男〈監訳〉. Ann Neurol 日本語版 2011[2] より／Montalban X, et al. Neurology 2010[5] に基づく）

3 疾患の発症から進行の過程におけるMS診断のための2010年 McDonald 基準

以下がみられる場合，一次性進行型MS（PPMS）と診断できる：
1. 1年間の疾患進行（後ろ向きまたは前向きに判定）
2. 以下の3つの基準の2つに該当[a]：
    A. MSに特徴的な1つ以上の脳領域（脳室周囲，皮質直下，テント下）における1個以上のT2[b] 病変に基づく病変の空間的多発性（DIS）のエビデンス
    B. 脊髄における2個以上のT2[b] 病変に基づくDISのエビデンス
    C. 髄液所見陽性（等電点電気泳動法によるオリゴクローナルバンドのエビデンスおよびIgG index 高値）

[a] 脳幹または脊髄症候群が認められる場合，すべての症候性病変を基準から除外する．
[b] ガドリニウム造影病変は必要とされない．

（藤原一男〈監訳〉. Ann Neurol 日本語版 2011[2] より）

るうえで重要であることが改めて確認された．ただし，今回の改訂によってより簡素化されたMRI基準を用いてDISとDITを証明する際に，髄液所見が陽性の患者においてMRIの要件をさらに緩和することは，まだ評価が行われておらず現時点では適切ではないと判断された．

一次性進行型多発性硬化症（PPMS）の診断

　2005年のMcDonald基準におけるPPMS（primary progressive multiple sclerosis）の診断に関する基準の改訂では，1年間の疾患進行に加えて，以下の3つの所見のうち2つに該当することが必要だった．①脳MRI陽性（9個のT2高信号病変，または4個以上のT2病変と視覚誘発電位所見陽性），②脊髄MRI陽性（2個の限局性T2病変）あるいは③髄液所見陽性．これらの基準は，実用的でありPPMSに関する臨床試験の組み入れ基準として用いられてきた．

　しかし今回の改訂では，あらゆる病型のMSの診断基準を調和させるため，3つのMRIまたは髄液の所見のうち2つを満たす場合にPPMSと診断することが勧告され，脳MRI基準として新しいDISの基準（以下の3つのうち2つを満たす：①MSに特徴的な1つ以上の領域〈脳室周囲，皮質直下，テント下〉における1個以上のT2病変，②脊髄における2個以上のT2病変，または③髄液所見陽性〈等電点電気泳動法によるオリゴクローナルバンド陽性およびIgG index 高値〉）が採用された（3）．このPPMSの診断基準は，これまでの基準との比較により正当性が示されている．しかし，今後さらにこのMRI基準の有用性を実証する追加デー

タが必要である．

小児，アジア系，ラテンアメリカ系集団へのMcDonald基準の適用

　McDonald基準は，主に欧米の成人の白人集団におけるデータを用いて作成されたものであり，他の集団（特に小児症例，アジアおよびラテンアメリカ系人種の症例）へ適用してよいかどうかは不明だった．

小児MS

　小児MS患者の95％以上は初期には再発寛解型の疾患経過をとる．一方，PPMSは小児ではまれである．小児症例の約80％および思春期症例のほぼ全例において，成人のCISにみられる典型的な発作がみられる．

　今回，国際委員会のコンセンサスとしては，DISの証明に関する改訂MRI基準は，ほとんどの小児MS患者，特に急性脱髄病変がCISとして出現した症例に有用であろうということになった．

　しかし，主に11歳未満の小児MS患者の約20％は，急性散在性脳脊髄炎（acute disseminated encephalomyelitis：ADEM）との鑑別が困難な脳症や多巣性病変を呈する．ADEM様の初回発作がみられる小児におけるMS診断に関する現行の国際的コンセンサス基準では，2回以上の非ADEM様発作が確認されること，または1回の非ADEM発作が確認され，さらに臨床症状のない病変が認められることがMS診断の要件とされている．

　また単相性ADEMの小児のADEMでは，さまざまな程度に造影される複数（しばしば3個以上）の病変（典型的には皮質直下白質，テント下や脊髄）が認められることが多い．すなわち，このような患者では今回の改訂基準を初回MRIでのDISとDITの証明に適用することは適切ではなく，MSの診断確定にはその後の臨床所見とMRI所見が必要である．

アジアおよびラテンアメリカ諸国の集団におけるMS

　アジア系人種における中枢神経の炎症性脱髄疾患症例では，視神経脊髄炎（neuromyelitis optica：NMO），3椎体以上の長大な脊髄病変，および血清抗アクアポリン4抗体陽性を特徴とする病型が欧米人集団よりも割合が高い．抗アクアポリン4抗体の発見以後，NMOの臨床症候，MRIその他の検査所見，病態や治療がMSと異なることが明らかになってきている．

　今回，国際委員会が実施した調査ではMcDonald基準はアジアやラテンアメリカ地域で広く利用されていることがわかったが，特にアジアではMSとNMOの識別が必ずしも明確になっていない．また視神経脊髄型MSという用語が通常のMSとNMOのどちらにも使用されてきた．2006年改訂のWingerchuk基準は，視神経炎，急性脊髄炎，3つの補助的な検査所見（3椎体以上の連続性の脊髄病変，MSとは診断されない発症時の脳MRI，血清NMO-IgG陽性）のうち2つ以上の存在を診断確実なNMOの基準として推奨しており，この基準は視神経炎と脊髄炎のある患者においてNMOとMSの鑑別に有用である．しかしNMO spectrum disorderはこの2006年改訂Wingerchuk基準により診断されたNMOより広い概念であり，再発性の脊髄炎および視神経炎，初発時に症候性脳病変を伴うNMO症候群，全身性自己免疫疾患を伴うNMOなども含まれている．近年，NMOの治療はMSとは異なることがわかってきており，その鑑別診断が正確に行われないと治療に影響が出る．

4 MS 診断のための 2010 年 McDonald 基準

臨床像	MS 診断のために必要とされる追加データ
2 回以上の発作[a]，2 個以上の病変に関する臨床的客観的エビデンス，または過去に合理的なエビデンスを有する発作が認められた 1 個の病変に関する臨床的客観的エビデンス[b]が存在する	なし[c]
2 回以上の発作[a]，1 個の病変に関する臨床的客観的エビデンス	以下の事象により空間的多発性（DIS）が証明される： MS に特徴的な 4 つの中枢神経領域（脳室周囲，皮質直下，テント下，脊髄）の 2 領域以上に，1 個以上の T2 病変が存在する[d]， または 別の中枢神経部位が関与する次の臨床発作を待つ[a]
1 回の発作[a]，2 個以上の病変に関する臨床的客観的エビデンス	以下の事象により時間的多発性（DIT）が証明される： ある時点での無症候性ガドリニウム造影病変および非造影病変がともに存在する， または ベースライン MRI の撮影時期を問わず，その後に撮った MRI 上で 1 個の新しい T2 あるいはガドリニウム造影病変が存在する， または 2 回目の臨床発作を待つ[a]
1 回の発作[a]，1 個の病変に関する臨床的客観的エビデンス (clinically isolated syndrome)	以下の事象により DIT・DIS が証明される： DIS： MS に特徴的な 4 つの中枢神経領域（脳室周囲，皮質直下，テント下，脊髄）の 2 領域以上に，1 個以上の T2 病変が存在する[d]， または 別の中枢神経部位が関与する 2 回目の臨床発作を待つ[a] DIT： ある時点での無症候性ガドリニウム造影病変および非造影病変がともに存在する， または ベースライン MRI の撮影時期を問わず，その後に撮った MRI 上で 1 個の新しい T2 およびガドリニウム造影病変が存在する， または 2 回目の臨床発作を待つ[a]
MS が疑われる潜行性神経学的進行 （一次性進行型 MS〈PPMS〉）	1 年間の疾患進行が認められる（後ろ向きまたは前向きに判定）とともに，以下の 3 つの基準の 2 つに該当する[d]： 1. MS に特徴的な領域（脳室周囲，皮質直下，テント下）における 1 個以上の T2 病変に基づく脳における DIS のエビデンス 2. 2 個以上の脊髄 T2 病変に基づく脊髄における DIS のエビデンス 3. 髄液所見陽性（等電点電気泳動法によるオリゴクローナルバンドのエビデンスおよび IgG index 高値）

診断基準を満たし，他の疾患の臨床症状に該当しない場合，「MS」と診断する．MS が疑われるが基準を完全に満たさない場合，「MS の疑い」と診断する．評価途中に他の疾患の臨床症状と考えたほうがよいとされた場合，「非 MS」と診断する．

[a] 発作（再発，増悪）とは，中枢神経の急性炎症性脱髄病変に特徴的な自覚症状または他覚症状が現在または過去に 24 時間以上持続して認められ，発熱または感染症を伴わないものと定義する．同時に神経学的検査を実施して発作を証明すべきであるが．MS に特徴的な症状や経過が認められるものの客観的な神経学的所見による証明が得られていない過去の事象も，過去の脱髄性病変の合理的なエビデンスとすることができる．ただし，発作性症状（過去または現在）とは，24 時間以上持続する複数のエピソードでなければならない．MS の確定診断を下す前に少なくとも 1 回の発作について，過去の神経学的検査所見，以前に視覚障害が報告された患者では視覚誘発電位（VEP）反応所見あるいは過去の神経学的症状に関与する中枢神経領域の脱髄に一致する MRI 所見による裏づけが得られなければならない．

[b] 2 回の発作に関する臨床的客観的所見に基づいた臨床診断が最も確実である．客観的な神経学的所見による証明が得られていない場合，過去の 1 回の発作に関する合理的なエビデンスとして，炎症性脱髄病変に特徴的な症状や経過を伴う過去の事象を採用できる．しかし，少なくとも 1 回の発作について客観的な所見による裏づけが必要である．

[c] 追加検査の必要はない．しかし，本基準に基づく MRI が得られている状況で MS と診断することが望ましい．MRI または他の検査（髄液検査など）が実施されており，陰性である場合，MS と診断するには細心の注意が必要であり，他の疾患を検討する必要がある．MS と診断するには，臨床像より適切に説明する他の疾患がなく，客観的エビデンスが存在する必要がある．

[d] ガドリニウム造影病変は必要としない．脳幹または脊髄症候群が認められる場合，これらの症候性病変を検討対象から除外する．

（藤原一男〈監訳〉．Ann Neurol 日本語版 2011[2] より）

今回，国際委員会は NMO または NMO spectrum disorder が疑われる患者，特にこの疾患の割合が高いアジアまたはラテンアメリカ系の患者に対して，妥当性が証明された測定法による抗アクアポリン4抗体検査を行うことを推奨している．現時点で得られているエビデンスからは，NMO および NMO spectrum disorder を除外すれば，アジアまたはラテンアメリカにおける西洋型 MS は白人集団の典型的な MS と基本的に差異はなく，このような患者には今回改訂された MRI 基準を適用できると考えられる．ただし確認試験を実施すべきである．

今回の改訂 McDonald 基準の適用

今回，DIS と DIT の証明の要件および PPMS の診断に特に焦点を当てて，McDonald 基準の改訂が行われた（**4**）．この基準は，他疾患の除外を行えば小児，アジア系，ラテンアメリカ系の集団にも適用できると思われる．

ただし CIS を呈する小児患者において1回の初回 MRI に基づき DIS および DIT を証明することによって MS の診断をすることが妥当かどうかは，前向き試験による確認を要する．またアジア系やラテンアメリカ系の集団では McDonald 基準の妥当性は検証されておらず，このような患者において McDonald 基準の感度および特異度を検証しなければならない．鑑別診断としては NMO の除外に注意を払う必要がある．

（藤原一男）

文献

1) Polman CH, et al. Diagnostic criteria for multiple sclerosis：2010 revisions to the "McDonald Criteria". *Ann Neurol* 2011；69：292-302.
2) 藤原一男（監訳）．多発性硬化症の診断基準— 2010 年改訂 McDonald 基準. *Ann Neurol* 日本語版 2011；5：1-11.
3) Swanton JK, et al. Modification of MRI criteria for multiple sclerosis in patients with clinically isolated syndromes. *J Neurol Neurosurg Psychiatry* 2006；77：830-833.
4) Swanton JK, et al. MRI criteria for multiple sclerosis in patients presenting with clinically isolated syndromes：A multicentre retrospective study. *Lancet Neurol* 2007；6：677-686.
5) Montalban X, et al. MRI criteria for MS in patients with clinically isolated syndromes. *Neurology* 2010；74：427-434.

付録
本書でとりあげた わが国で多発性硬化症治療に用いられる主な薬剤

製品写真の入っているものは多発性硬化症の再発予防等に適応がある　　　（監修　吉良潤一 / 2012 年 10 月現在）
※製品写真については許諾を得て掲載

	一般名	主な製品名 （製品情報問い合わせ先）	よく使われる剤形・容量・ 商品外観など	備考
多発性硬化症再発予防薬	インターフェロンベータ-1a （IFNβ-1a）	アボネックス （バイオジェン・アイデック・ジャパン）	筋注用シリンジ 30μg	販売開始 2006 年 11 月 薬価収載 2006 年 9 月 効能・効果：多発性硬化症の再発予防
	インターフェロンベータ-1b （IFNβ-1b）	ベタフェロン （バイエル薬品）	皮下注用 960 万国際単位	販売開始 2000 年 11 月 薬価収載 2009 年 9 月* 効能・効果：多発性硬化症の再発予防および進行抑制 *販売名変更に伴う薬価基準収載
	フィンゴリモド塩酸塩	イムセラ （田辺三菱製薬）	カプセル 0.5 mg	販売開始 2011 年 11 月 薬価収載 2011 年 11 月 効能・効果：多発性硬化症の再発予防および身体的障害の進行抑制
		ジレニア （ノバルティスファーマ）	カプセル 0.5 mg	販売開始 2011 年 11 月 薬価収載 2011 年 11 月 効能・効果：多発性硬化症の再発予防および身体的障害の進行抑制
副腎皮質ステロイド	メチルプレドニゾロンコハク酸エステルナトリウム	ソル・メドロール （ファイザー）	静注用 40 mg, 125 mg, 500 mg, 1,000 mg	「多発性硬化症の急性増悪」の効能・効果追加が，2012 年 9 月に公知申請された
	プレドニゾロン	プレドニン （塩野義製薬）	錠 5 mg	
	デキサメタゾン	デカドロン （日医工）	錠 0.5 mg	
	デキサメタゾンリン酸エステルナトリウム	デカドロン （MSD）	注射液 1.65 mg, 3.3 mg, 6.6 mg	
		オルガドロン （MSD）	注射液 1.9 mg, 3.8 mg, 19 mg	
免疫抑制薬など	ミトキサントロン塩酸塩 （MITX）	ノバントロン （日本製薬）	注 10 mg 5 mL, 20 mg 10 mL	多発性硬化症に対しては保険適用外
	シクロホスファミド水和物 （CPA）	エンドキサン （塩野義製薬）	錠 50 mg, 注射用 100 mg, 500 mg	多発性硬化症に対しては保険適用外
	アザチオプリン（AZT）	イムラン （グラクソ・スミスクライン）	錠 50 mg	多発性硬化症に対しては保険適用外
		アザニン （田辺三菱製薬）	錠 50 mg	多発性硬化症に対しては保険適用外
	メトトレキサート（MTX）	メソトレキセート （ファイザー）	錠 2.5 mg	多発性硬化症に対しては保険適用外

索引

太字のページは詳述箇所を示す

和文索引

あ

アクアポリン	319
アクアポリン 4（AQP4）	102, 304, 343, **344**, 376
──エンドサイトーシス（内在化）	376
──脱落病変	344
──分子	336
悪性リンパ腫	92
アクテムラ®	363
アザチオプリン	175, 217, 220, **222**, 270, 277, 297, 361, 386
アザニン®	175, 217, 270, 361, 386
アストロサイト	33, 152, **153**, **154**
──傷害	348
──傷害性	312
──病理	**33**
反応性──	34
肥大──	33
アストロサイトパチー	345
アセトアミノフェン配合	363
アトピー性脊髄炎	**109-114**
アドヒアランス	279
アノテーション	127
アフェレシス（血液浄化療法）	**183-192**, 358
──禁忌, 副作用	**191**
──作用メカニズム	**183**
──種類	**185**
アポトーシス誘導因子	247
アボネックス®	38, 55, 73, 88, 161, 176, 187, 194, 197, 198, 200, 217, 226, 266, 274, 283, 313, 367, 393
アミトリプチリン	257, 363
アミロイドアンギオパチー	392
アリセプト®	261
アレビアチン®	363
アレムツズマブ	6, 41, 223, **235-239**
──抗原	**235**
──作用機序	**235**
──臨床試験	**237**
アンチピリン	283

い

イクセロン®	261
イスコチン®	260
イソニアジド	260
イミプラミン	363
遺伝子多型	120
イムセラ®	6, 43, 55, 205, 269, 275, **283**, 363
イムラン®	175, 217, 270, 361, 386
インターフェロンβ（IFNβ）	161, 179, **194-203**, 220, 282, 368
──non-responder（ノンレスポンダー）	130-132, 195
──responder（レスポンダー）	130
──種類	**194**
──製剤間での相違	**200**, **201**
──中和抗体	201
──長期追跡調査	199
──治療	**265-269**
──妊婦・胎児への影響	**274-277**
──副作用	201
インデラル®	260
インフリキシマブ	270, 297
インフルエンザ様症状	201

う

ウイルス性脳炎	392
ウートフ徴候	52, 290
運動誘発電位（MEP）	**67-69**

え

液性免疫	**41**, **42**
エクリズマブ	362, 368
エタネルセプト	270
エフェクター T 細胞	208
エフェクターメモリー T 細胞	207
エプスタイン・バーウイルス	13, 140, 141
嚥下障害	261
エンドキサン	90, 107, 217, 270, 277
エンブレル®	270

お

横断性脊髄炎	49
黄斑浮腫	214
オミックス	126
オリゴデンドロサイト	**32**, **33**, 155
オリゴデンドロサイト異常説	**168**

か

カーンズ・セイヤー症候群	96
階層的クラスター解析	131, 132
回転性めまい	52
核間性眼筋麻痺	49
ガバペン®	256, 363
ガバペンチン	256, 363
ガランタミン	261
カルバマゼピン	53, 257, 363
感覚障害	50
間接蛍光抗体法	317
関節リウマチ（RA）	335, 336
──合併	267, 270
完全フロイントアジュバント（CFA）	353, 375
顔面麻痺	52
顔面ミオキミア	53
関連解析	119

き

キメラ抗体	240
客観的臨床能力試験	**280**
ギャバロン®	256
急性散在性脳脊髄炎（ADEM）	**85**, **86**, **104-107**, 115, 389, 395, 400
キラー T 細胞	**41**
ギラン・バレー症候群（GBS）	115, 116

く

空間的多発性（DIS）	56
──MRI 基準	79
──MRI 基準（2005 年改訂）	80
──MRI 基準（2010 年改訂）	**398**, 399
クラドリビン	**246-249**
グリア限界膜	147

索引

グリア細胞 **150-155**, 167
グリア・リミタンス 147
グリオーシス 46, 111
グリセオール® 392
クロイツフェルト細胞 33
クロナゼパム 260

け

経口ステロイド療法（薬） 269, 270, 395
痙縮 50, 255
痙性神経因性膀胱 51
頸椎症性ミエロパチー 93
血液浄化療法（アフェレシス）**183-192**, 358
　──禁忌，副作用 **191**
　──作用メカニズム **183**
　──種類 **185**
血液脳関門 147, **154**, **157-162**
血球除去療法 **183-192**
血漿（免疫）吸着療法 183, 184, 186, 187, 274, 360
血漿交換（療法）107, 185, 274, 392, 393
血漿浄化療法 **183**
結節性多発動脈炎 95
ゲノムワイド関連解析 **120-122**, 130
ケモカイン 43, 339

こ

抗アクアポリン4（AQP4）抗体　66, **314-321**, 351
　──検査／検出／測定　309, **317**, **318**, 332
　──作用機序 356
　──症候群 311
　──病原性 **312**, **346**, **351**
　──陽性例の臨床像 **319**, **320**
構音障害 261
抗原提示細胞 150
膠原病 95
　──NMOの合併 268
　──合併（例） **263-270**, 282, 386
骨粗鬆症 181
コロナウイルス 141
コンプライアンス 279

さ

サイトカイン 43, 339, 340
　──バランス 276, **338-342**
　──プロファイル **338**
再発性散在性脳脊髄炎 86
細胞性免疫 **38-42**
サルベージ経路 252
三環系抗うつ薬 363

三叉神経痛 53

し

シアリス® 260
シェーグレン症候群（SjS） 95, 335
　──合併 265, 267, 269
視覚誘発電位（VEP） **64**, **65**, 388
時間的多発性（DIT） 56, 57
　──MRI基準 79
　──MRI基準（2005年改訂） 80
　──MRI基準（2010年改訂） **398**, 399
軸索障害 **33-36**
軸索変性 152
軸索離断 34
シクロスポリン 277, 362
シクロホスファミド 90, 107, 217, **221**, **222**, 270, 277
自己免疫疾患合併 **263**, **264**
自己免疫性甲状腺疾患合併 **266**, **267**, 269, 335
視神経炎 48, 60, 64, **324**
視神経脊髄炎 191, **227**, 276, 385, 389, 395, 400
　──heterogeneity 373, 376
　──SNP関連解析 **340**
　──アフェレシス **192**
　──一般病理学的特徴 **343**
　──遺伝的要因 **339**
　──疫学 **324**
　──概念 **304-313**, **343**
　──機序 **371**
　──急性期治療 **359**
　──血管関連病態 **347**
　──膠原病合併 **268**
　──再発予防 **360**
　──視神経炎 **324**
　──神経病理学／所見 **343-349**, **371-375**
　──診断基準 **304-313**, 323, 332
　──脊髄炎 **325**
　──対症療法 **363**
　──大脳病変 **326**, **336**
　──多発性硬化症（MS）との鑑別 **366**
　──多発性硬化症（MS）との相違点／共通点 344, 379
　──治療 **358-364**, **368**
　──治療アルゴリズム **359**
　──治療ターゲット **362**
　──とAQP4 **344-346**
　──動物（実験）モデル **351-356**, 375
　──妊娠・出産 276, **324**
　──病態 **320**, **321**, **367**
　──免疫学的・免疫遺伝学的特徴 **338-341**, 377

抗AQP4抗体陰性── **312**
　再発性── **308**, **309**
　単相性── **308**, **309**
次世代シークエンサー 126
疾患感受性遺伝子 11, 120, 121, **130**
実験的自己免疫性脳脊髄炎（EAE） 37, **146-149**, 351
シトクロムC 247
ジニ係数 **299**
ジヒドロオロト酸脱水素酵素 252
樹状細胞 151
腫瘍様脱髄性病変 388
小児脱髄性疾患 **85-87**, 89, 90
小脳失調症 50
シルデナフィル 260
ジレニア® 6, 43, 55, 205, 269, 275, **283**
神経原性疼痛 257
神経サルコイドーシス 95, 392
神経終末軸索 33
神経障害性疼痛 257
神経スウィート病 95
神経ベーチェット病 95, 392
進行性多巣性白質脳症（PML） 62, **97**, **98**, 162, **231-233**, 391
振戦 259

す

髄腔内バクロフェン（ITB）療法 256, 257
髄鞘構造 165
髄鞘再生 35, 36, **164-169**
　──阻害因子の増大説 **166**
　──促進因子の欠如説 **168**
　──療法 169
髄鞘蛋白 30
ステロイド（剤）161, 217, 257, 273, 361
　──作用機序 **178**
　──長期投与 **181**
　──副作用 **181**
　急性増悪期における── **179-182**
　経口──療法（薬） 269, 270, 395
ステロイドパルス療法（治療） **179**, 285, 361, 386, 392, 395
　経静脈── 269, 270
　定期的── 182
スフィンゴシン-1-リン酸 207
スモン 94

せ

正規化 126
性機能障害 52, 260
制御性T細胞 40, 152
赤色ぼろ線維・ミオクローヌスてんかん症候群 97
脊髄炎 **325**

脊髄空洞症 94
脊髄小脳変性症 94
舌咽神経痛 53
セルセプト® 361
全身性エリテマトーデス(SLE) 95, 335
　——合併 268, 270
セントラルメモリーT細胞 207

そ

造影病変 179
総合障害度スケール［Kurtzkeの］
　（EDSS） 19, 54
ソリリス® 362, 368
ソル・メドロール® 107, 179, 220, 224, 269, 273, 285, 361, 392

た

体外免疫調節機構 185
体性感覚誘発電位(SEP) 65-67
大脳病変 326, 336
タクロリムス(水和物) 297, 362
多形膠芽腫 92
多相性散在性脳脊髄炎 86
タダラフィル 260
脱髄 155, 165, 346
　二次性—— 355
脱髄(性)疾患
　中枢・末梢神経の—— 115-118
脱髄(病)巣 378
　慢性—— 165
多発性硬化症
　—— heterogeneity 374
　—— MRA 60
　—— MRI 56-62
　——遺伝的要因（因子） 10
　——移動／移民 14, 16, 139
　——緯度との関係 3, 12, 142
　——疫学 9-17, 137, 138
　——家族研究 139
　——環境要因（因子） 10, 12, 137-145
　——感染因子 13
　——鑑別診断 92-98
　——機序 371
　——喫煙との関係 15, 143
　——急性期の治療 175, 176
　——再発／障害進行(の)防止 176, 194-253
　——再発誘発因子 285
　——紫外線 137, 138, 142
　——視神経脊髄炎(NMO)との比較／対比 190, 329, 345
　——自然経過 18, 19, 24, 71
　——疾患概念（日本） 2-8
　——疾患感受性遺伝子 11, 120, 121, 130
　——食事との関連 144
　——人種差 10
　——診断基準 6, 7, 70-83, 398-402
　——診療行為(区分)別医療費構造 295-297
　——請求金額 297-299
　——性差 14
　——脊髄MRI 25, 60-62
　——セルフケア 290, 291
　——造影病変 179
　——(第4回)全国臨床疫学調査／患者全国調査（2004年） 15, 24, 26, 265, 268
　——多様性 347
　——長期予後 286
　——日照時間との関係 12, 137
　——妊娠 22, 272-277
　——認定基準(2003年) 82, 83
　——バイオマーカー 4
　——発症年齢 3
　——ビタミンD 13, 142
　——病型分類 25, 18-27, 132
　——免疫遺伝学的背景／免疫学的機序 119-124, 230
　——有病率 2, 9, 10, 12, 15, 137, 138
　——予後 18-27
　——予後不良因子 23
Marburg（マールブルグ）型—— 99, 349, 379
アジアおよびラテンアメリカ系諸国における—— 400
一次性進行型——(PPMS) 19, 82, 197, 399
急性(劇症型)—— 54, 99
急性期—— 29
再発寛解型——(RRMS) 19, 20, 21, 130, 187-190, 196, 209, 213, 237
視神経脊髄型——(OSMS) 11, 24, 26, 120, 264, 307, 312, 338, 339, 365
小児（小児期発症）—— 23, 85-91, 400
進行型—— 31
ステロイド治療抵抗性—— 189
通常型—— 24, 26
典型的な—— 81
二次性進行型——(SPMS) 19, 197, 237, 250
非典型的な—— 81
慢性期—— 31
慢性進行型—— 71, 190
良性(型)—— 21, 74
単純血漿交換療法 183

ち

治験の説明 284
チザニジン 256
中枢運動伝導時間 68
中枢感覚伝導時間 67

て

テーラーメイド医療 126
テオドール® 283
テオフィリン 283
テグレトール® 53, 257, 363
デスモプレシン 259
テルネリン® 256

と

同心円状病変(病巣) 100, 394
同心円性硬化症 99
　バロー—— 395
疼痛 258
特発性血小板減少性紫斑病 335
トシリズマブ 362, 363
ドネペジル 261
トフラニール® 363
トラマドール塩酸塩 363
トラムセット® 363
トランスクリプトーム解析 130-133
トリプタノール® 257, 363
トル様受容体 151

な

ナタリズマブ 6, 43, 90, 135, 147, 161, 162, 214, 220, 223, 229-234, 284, 392
　——安全性 231-233
　——作用機序と効果 229-231
難病申請 281

に

二重濾過血漿分離交換療法 183, 187
認知(機能)障害 51, 261

ね

ネオーラル® 277, 362
ネクローシス 351, 353

の

ノイロトロピン® 363
濃グリセリン 392
脳膿瘍 98, 392
ノバントロン® 90, 107, 277, 386, 395

は

バイアグラ®	260
バイオマーカー	**4**
梅毒	92
排尿・排便障害	258, 259
排尿筋括約筋協働不全	51
バクロフェン	256, 261
パターン刺激	66
バルデナフィル	260
バロー同心円硬化症	395
バロー病	**99-103**, 373, 379

ひ

ビーズ状変性	152
皮質脱髄	32
非ステロイド抗炎症薬（NSAIDs）	**201, 202**
ビスホスホネート製剤	181
ヒト化モノクローナル抗体	235
非特異的炎症	**353**, 355
ヒトヘルペスウイルス 6 型	141
病態修飾療法（DMT）	**5**, 6, **205, 206**

ふ

フィンゴリモド	6, 43, 55, **205-215**, 223, **269**, 275, **283**
――安全性と副作用	**211, 212**
――作用機序	**207-209**, 212
――生殖毒性	214
――妊娠・出産への影響	275
フェニトイン	363
フォサマック®	181
複視	49
副腎皮質ステロイド（薬）（→ステロイド）	
福原病	97
ブラウン-セカール症候群	48
プレガバリン	257, 363
プレドニゾロン	179, 269, 270, 273, 285, 361, 368, 386, 392
プレドニン®	179, 269, 273, 285, 361, 368, 386, 392
プログラフ®	297, 362
プロテオーム解析	**133-135**
プロプラノロール	260
分子ネットワーク解析	**126-129**

へ

ベタフェロン®	5, 38, 55, 73, 89, 161, 181, 187, 194, 197, 217, 274, 313, 367, 393
ヘルパー T 細胞	38, 121
片側顔面痙攣（攣縮）	53

ほ

膀胱直腸障害	50
歩行障害	261
補体	351
――経路	**351**
――古典的経路	353, 354
――沈着	344
――活性化	345, 351
ボツリヌス治療	256
ボナロン®	181
ポリ（ADP-リボース）ポリメラーゼ（PARP）	247

ま

マトリックスメタロプロテアーゼ	178
慢性炎症性脱髄性多発ニューロパチー（CIDP）	115, 117, 118
慢性進行性外眼筋麻痺症候群	96
慢性脱髄巣	165

み

ミエリン構成蛋白	**116**, 117
ミエリン貪食マクロファージ	31
ミグレニン®	283
ミクログリア	**150-153**
ミコフェノール酸モフェチル	361
水チャネル	319
ミトキサントロン（塩酸塩）	90, 107, **218**, 219, 277, 386, 392, 395
ミトコンドリア脳筋症	96
ミトコンドリア脳筋症・乳酸アシドーシス・脳卒中様発作症候群	96
ミルタザピン	233

め

メキシチール®	257
メキシレチン	257
メソトレキセート®	218, 277
メチルプレドニゾロン	107, 179, 180, 220, 224, 237, 269, 270, 273, 285, 361, 392
――パルス療法	108
メトトレキサート	218, **223**, 277
メファキン®	233
メフロキン	233
メマリー®	261
メマンチン	261
免疫（血漿）吸着療法	183, 186, 274, 360
免疫グロブリン大量（静注）療法	107, **224-228**, 362, 392
――安全性と副作用	**226**
――作用機序	**224**
免疫再構築症候群	233
免疫抑制薬	**217-223**, 269, 361
――妊娠・出産への影響	**277**

や・ゆ

薬剤胎児危険度分類基準（FDA）	275
有痛性強直性筋痙攣	363
有痛性筋攣縮	257

り

リオレサール®	256
リツキサン®	42, 240, 362, 386
リツキシマブ	42, **240-245**, 362, 386, 393
――作用機序	**240**
――副作用	**244**
リバスチグミン	261
リフレックス®	233
リボトリール®	260
リボヌクレオチド還元酵素	247
リリカ®	257, 363
リンパ腫様肉芽腫症	392
リンパ濾胞形成	32

れ

レビトラ®	260
レミケード®	270, 297
レミニール®	261
レメロン®	233
レルミット徴候	52, 257
連鎖解析	119

ろ・わ

ロイスタチン®	246
ワーファリン®	283
ワクシニアウイルス接種家兎炎症皮膚抽出液	363
ワルファリン	283

数字・欧文索引

数字

4アミノピリジン徐放製剤	261

A

acute disseminated encephalomyelitis（ADEM）	85, 86, **104-107**, 115, 389, 395, 400
AFFIRM	230
AIF	247
alemtuzumab	6, 41, 223, **235-239**
annotation	127
antibody-independent astrocytopathy	374
antigen presenting cell（APC）	150
AQP 分子	336
aquaporin-4（AQP4）	102, 304, 343, **344**, 376
aquaporumab	363
association study	119
astrocytopathic disease	**311**
atopic myelitis	109
Aubagio®	223
autoimmune exocrinopathy	95
azathioprine（AZP, AZT）	175, 217, 220, **222**, 270, 277, 297, 361, 386

B

B 細胞	242
Barkhof brain lesion	3, 4
BENEFIT	198
benign MS	21, **74**
Betaseron®	194, 197
BG-12	6, 223, **251-253**
black hole	59
blood-brain barrier（BBB）	147, **154**, **157-162**
bystander activation	104, 105, 141

C

Cambridge study group	237
CAMMS223 study	238
Campath (-1H)®	6, 41, 223, 235
CARE-MS II	238
CD4 陽性（CD4⁺）T 細胞	38
CD8 陽性（CD8⁺）T 細胞	41
CD19	241
CD20	240, 241
CD25	40
CD52	235
CD56 陽性 NK 細胞	250
cell-based assay 法	317
central motor conduction time（CMCT）	68
central sensory conduction time（CSCT）	67
CFA	353, 375
CHAMPIONS	199
CHAMPS	198, 199
Chlamydia pneumoniae	142
CHOICE study	251
chronic inflammatory demyelinating polyneuropathy（CIDP）	115, **117**, **118**
chronic progressive external ophthalmoplegia（CPEO）	96
cidofovir	233
CLARITY	248
clinically definite MS（CDMS）	42, 71, 75
clinially isolated syndrome（CIS）	42, 71, 86, 198, 401
——診断基準	**70-83**
——分類	72
——臨床的特徴	73
clinically probable MS（CPMS）	77
CNS ループス	95, 391
CNS compartmentalization	71
connexin 蛋白	35
connexin astrocytopathy	**378**
conventional MS（CMS）	24, 26
Copaxone®	41, 73, 89, 130, 219, 220, 363
corticosteroid（CS）	217, 257, 269, 270, 395
Creutzfeldt astrocyte	33
cyclophosphamide（CPA）	90, 107, 217, **221**, **222**, 270, 277
cytapheresis	**183-192**

D

D1201 試験	210, 212
daclizumab	40, 223, **249-251**
dalfampridine	261
Dawson's finger	58, 59
"definite" NMO	308
detrusor hyperreflex	51
detrusor sphincter dyssynergia	51
DHODH	252
diagnosis proce-dure combination（DPC）	293, 294
differentially expressed genes（DEG）	127, 128
dimethyl fumarate	6, 223, **251-253**
disease activity free state（DAFS）	7, 8
disease modifying therapy（DMT）	**5**, 6, **205**, **206**, 255
dissemination in space（DIS）	56
—— MRI 基準	79
—— MRI 基準（2005 年改訂）	80
—— MRI 基準（2010 年改訂）	**398**, 399
dissemination in time（DIT）	56, 57
—— MRI 基準	79
—— MRI 基準（2005 年改訂）	80
—— MRI 基準（2010 年改訂）	**398**, 399
distal oligodendrogliopathy	32, 102, **378**
DNA マイクロアレイ	126
DNA polymerase（DNAP）	247
double filtration plasmapheresis（DFPP）	183, 187

E

early active demyelination	30
east-west gradient	138
ELISA 法	318
eosinophil cationic protein（ECP）	111
eotaxin	110
epitope spreading	105, 117, 141
Epstein-Barr virus（EBV）	13, 140, 141
ETOMS	199
European Federation of Neurological Societies	360
Expanded Disability Status Scale[of Kurtzke]（EDSS）	19, 54
experimental autoimmune encephalomyelitis（EAE）	37, **146-149**, 351
Extavia®	194
extracellular matrix（ECM）	133

F

fingolimod	6, 43, 55, **205-215**, 223, **269**, 275, **283**
fluoroimmunoprecipitaion 法	317
follicular helpwe T cells（T$_{FH}$）	40
FREEDOMS 試験	209, 212
FTY720	**283**
Functional Assessment of Multiple Sclerosis（FAMS）	288

G

γ ナイフ治療	257
genome wide association study（GWAS）	**120-122**, 130
glatiramer acetate	41, 73, 89, 130, 131, 363

glia limitans	147
glioblastoma	92
glioma	92
granulocyte macrophage-colony stimulating factor（GM-CSF／G-CSF）	133, 151, 153, 154
Guillain-Barré syndrome（GBS）	115, 116

H

HHV6	141
HLA-DRB1＊0405	26, 27
HLA-DRB1＊0901	378
HLA-DRB1＊1501（DR2）	13, 39, 42, 120, 121
HTLV-I 関連脊髄症	94
human leukocyte antigen（HLA）	**120–122**
hygiene hypothesis	140
hypertrophic astrocyte	33

I

IFN 応答遺伝子群	131
IFNβ	161, 179, **194–203**, 220, **265–269**, **274–277**, 282, 368
――― non-responder	130–132, 195
――― responder	130
IFNβ-1a	38, 55, 73, 88, 161, 176, 187, 194, 197–199, 200, 217, 238, 266, 274, 283, 367, 393
IFNβ-1b	5, 38, 55, 73, 89, 161, 176, 187, 194, 197–200, 217, 274, 367, 385, 393
IFN-responsive genes（IRG）	131
IgG サブクラス	188, 224, 318
IgG index	42
IL2RA	11
IL7R	11
IL-21	239
immune reconstitution inflammatory syndrome（IRIS）	233
immunoadsorption plasmapheresis（IAPP／IAP）	183, 188, 274, 360
INCOMIN	200
inter- and intra-molecular epitope spreading	377
internalization	376
International Pediatric MS Study Group（IPMSSG）	85, 86
internuclear ophthalmoplegia（INO）	49
intrathecal baclofen therapy（ITB 療法）	256, 257
IVIg（療法）	225, **227**, 362, 392

J・K

JC ウイルス	231, 391
KeyMolnet®	128, 129

L

laboratory-supported definite MS（LSDMS）	76
laboratory-supported probable MS（LSPMS）	77
Lhermitte sign	52
linkage analysis	119
longitudinally extensive myelitis（LEM）	333
longitudinally extensive spinal cord lesion（LESCL）	4, 24, 26, 386
lymphomatoid granulomatosis	392
lymphotoxin	42

M

Marburg type of MS	99, 349, 379
matrix metalloproteinase（MMP）	178
McDonald 基準	77–83, 323, **400**
――― 2001 年初版	**77**
――― 2005 年改訂	**80**
――― 2010 年改訂	81, 398
――― 4 つの基本原則	81
―――小児，アジア系，ラテンアメリカ系集団への適応	**400**
MEP	**67–69**
methylprednisolone（MP）	107, 179, 180, 220, 224, 237, 269, 270, 273, 285, 361, 392
mitochondrial myopathy, encephalopathy, lactic acidosis and stroke-like episodes（MELAS）	97
MITX	90, 107, **218** 219, 277, 386, 392, 395
molecular mimicry	104, 105, 141
monocyte chemotactic protein-1（MCP-1）	43
MS-ADEM 基準	88
"MS の鑑別診断に関する国際委員会"が定めた NMO の診断基準	310
MTX	218, **223**, 277
multiphasic disseminated encephalomyelitis（MDEM）	86
myoclonus epilepsy associated with ragged-red fibers（MERRF）	97

N

natalizumab	6, 43, 90, 135, 147, 161, 162, 214, 220, 223, **229–234**, 284, 392
natural course	19
neuritic beading	152
neuromyelitis optica（NMO）	**191**, **227**, 276, 385, 389, 395, 400
―――スペクトラム	310
――― heterogeneity	373, 376
next-generation sequencing technology（NGS）	126
NF-κB	131, 132
NF-κB 阻害薬	133
NMO-IgG	**314–316**, 332
NMO spectrum disorder（NMOsd）	122, **331–337**, 341
―――概念	333
―――自己免疫疾患合併	335
―――臨床病型	**333**
空間的限局型―――	**334**
normalization	126
north-south gradient	137, 138
Nrf2	251
NSAIDs	201

O

Objective Structured Clinical Examination（OSCE）	**280**
oligoclonal bands（OCB）	42
omics	126
ONO-4641	284
open ring sign	59, 96, 387
optical coherence tomography（OCT）	359
opticospinal〈form of〉MS（OSMS）	11, 24, 26, 120, 264, **307**, **312**, **338**, 339, 365
ovoid lesion	58

P

P100	64, 66
painful tonic seizure（PTS）	363
Pan-Asian Committee for Treatment and Research in Multiple Sclerosis（PACTRIMS）	7
perivascular cuff	30, 35
personalized medicine	126
plasma adsorption（PA）	183, 186, 187
plasma exchange（PE）	183–185, 274
plasmapheresis（PP）	**183**
Poser の診断基準	75, 76
prednisolone（PSL）	179, 269, 270, 273, 285, 361, 368, 386, 392
prednisone	180
primary progressive MS（PPMS）	19, 20, 82, 197, **399**
PRIMUS study	272
progressive multifocal leukoencephal-	

opathy (PML) 62, **97**, **98**, 162, **231–233**, 391

R

radioimmunoprecipitaion 法 317
radiologically isolated syndrome (RIS) 63, 73
Rebif® 194, 199, 200, 238
recurrent disseminated encephalomyelitis (RDEM) 86
regulatory T cell (Treg) 40, 152
relapsing remitting MS (RRMS) 19, **20**, **21**, 130, **187–190**, 196, 209, 213, 237
remyelination 35
rheumatoid arthritis (RA) 335, 336
——合併 267, 270
rituximab (RTX) 42, **240–245**, 362, 386, 393
RNR 247

S

S1P (S1P₁) 受容体 207, 214
Schumacher の診断基準 74
secondary progressive MS (SPMS) 19, 197, 237, 250
SENTINEL 230
SEP **65–67**
SG® 283
shadow plaque 35
simple plasma exchange (SPE) 183
Sjögren syndrome (SjS) 95, 335
——合併 265, 267, 269
SNRI 261
SNP 関連解析 **340**
South Japan Multiple Sclerosis Genetics Consortium (SJMSGC) 120, 122, 341
spastic dysarthria 261
spheroid 111
SSRI 261
subacute myelo-optico-neuropathy (SMON) 94
systemic lupus erythematosus (SLE) 95, 335
——合併 268, 270

T

T 細胞 242
T₂ hypointense rim 390
teriflunomide 223, **253**
terminal axonal ovoids 33
Th1 細胞 38, **148**
Th1 / Th2 (バランス) **38**, 273
Th2 細胞 38
Th17 細胞 **148**, 355
The Nottingham Adjustment Scale Japanese Version (NAS-J) 289
therapeutic apheresis **183–192**, 358
therapy-related acute leukemia (TRAIL) 221
tight junction (TJ) 157
TIP30 168
Toll-like receptor (TLR) 151
transforming growth factor (TGF)-β 153, 154
TRANSFORMS 試験 209, 211
tumefactive demyelinating lesion (TDL) 388, 389, 392, 393
tumefactive MS 96, 388
Tysabri® 6, 43, 90, 135, 147, 161, 214, 220, 229, 285

U・V・Z

Uhthoff sign 290
Uhthoff's symptom 52
venular enhancement 390
VEP **64**, **65**, 388
Vistide® 233
Zenapax® 40, 223, 249

アクチュアル 脳・神経疾患の臨床

最新アプローチ 多発性硬化症と視神経脊髄炎

2012年11月5日 初版第1刷発行 ©〔検印省略〕

シリーズ総編集	辻　省次
専門編集	吉良潤一
発行者	平田　直
発行所	株式会社 中山書店 〒113-8666 東京都文京区白山1-25-14 TEL 03-3813-1100（代表）　振替 00130-5-196565 http://www.nakayamashoten.co.jp/
本文デザイン	藤岡雅史（プロジェクト・エス）
編集協力	株式会社学樹書院
DTP作成	有限会社ブルーインク
装丁	花本浩一（麒麟三隻館）
印刷・製本	図書印刷株式会社

Published by Nakayama Shoten Co., Ltd.　　　　　　　　　　Printed in Japan
ISBN 978-4-521-73441-5
落丁・乱丁の場合はお取り替えいたします

・本書の複製権・上映権・譲渡権・公衆送信権（送信可能化権を含む）は株式会社中山書店が保有します．
・ JCOPY ＜(社)出版者著作権管理機構 委託出版物＞
本書の無断複写は著作権法上での例外を除き禁じられています．複写される場合は，そのつど事前に，(社)出版者著作権管理機構（電話 03-3513-6969，FAX 03-3513-6979，e-mail: info@jcopy.or.jp）の許諾を得てください．

本書をスキャン・デジタルデータ化するなどの複製を無許諾で行う行為は，著作権法上での限られた例外（「私的使用のための複製」など）を除き著作権法違反となります．なお，大学・病院・企業などにおいて，内部的に業務上使用する目的で上記の行為を行うことは，私的使用には該当せず違法です．また私的使用のためであっても，代行業者等の第三者に依頼して使用する本人以外の者が上記の行為を行うことは違法です．

神経内科医としての
プロフェショナリズムを
究める！

アクチュアル
脳・神経疾患の臨床

◉総編集
辻　省次
（東京大学教授）

- B5判／並製／各巻320〜450頁
- 本体予価9,500〜13,000円

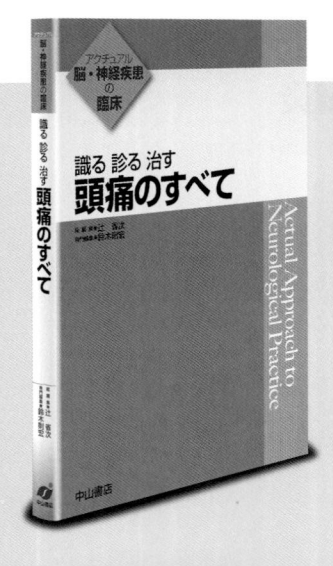

全10冊

Actual Approach to Neurological Practice

● 診療上のノウハウを満載！
▶ 最新の進歩・知識の全体をバランスよくカバー．検査法，診察法，治療法はベーシックサイエンスを踏まえて記述．

●「考える力」をつける
▶ 実地臨床で必要とされる，患者の特徴（variance）を把握して最適な診療を進める考え方（individual-oriented medicine）を重視．従来の教科書的な記載以外の話題も盛り込んだ「ケーススタディ」「ディベート」などで，臨床の現場で本当に役立つ「考える力」を身につける．

● 視覚に訴える実用書
▶ 診断アルゴリズムをとりいれつつ，患者の特性に応じて使いこなせるよう，具体的な記述を目指しシェーマ，写真，フローチャートを積極的に収載．

大好評　刊行中!!

全10冊の構成と専門編集委員

● 識る 診る 治す 頭痛のすべて	定価（本体9,500円+税）	鈴木則宏	（慶應義塾大学）
● 認知症　神経心理学的アプローチ	定価（本体10,000円+税）	河村　満	（昭和大学）
● てんかんテキスト New Version	定価（本体10,000円+税）	宇川義一	（福島県立医科大学）
● 最新アプローチ　多発性硬化症と視神経脊髄炎	定価（本体11,000円+税）	吉良潤一	（九州大学）
○ 小脳と運動失調　小脳はなにをしているのか		西澤正豊	（新潟大学）
○ すべてがわかる 筋萎縮性側索硬化症・運動ニューロン疾患		祖父江元	（名古屋大学）
○ パーキンソン病とMovement Disorders		髙橋良輔	（京都大学）
○ 脳血管障害治療最前線		鈴木則宏	（慶應義塾大学）
○ 神経感染症を究める		水澤英洋	（東京医科歯科大学）
○ 神経難病の包括的医療　患者を地域で支えるために		西澤正豊	（新潟大学）
○ 別巻『構造と機能からみた神経診断学』			

※配本順，タイトルは諸事情により変更する場合がございます．●は既刊．

中山書店　〒113-8666　東京都文京区白山1-25-14　TEL 03-3813-1100　FAX 03-3816-1015
http://www.nakayamashoten.co.jp/